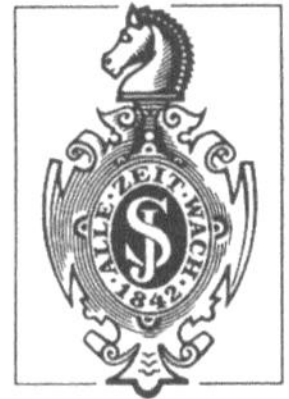

4. Kongreß der Deutschen Gesellschaft für Intraokularlinsen Implantation

6. bis 7. April 1990, Essen

Herausgegeben von
K. Schott, K. W. Jacobi, H. Freyler

Mit 223 zum Teil farbigen Abbildungen

Springer-Verlag
Berlin Heidelberg New York
London Paris Tokyo
Hong Kong Barcelona

Dr. med. K. Schott
Chefarzt der Augenklinik
Evangelisches Krankenhaus Essen-Werden
Pattbergstraße 1–3, W-4300 Essen 16
Bundesrepublik Deutschland

Professor Dr. med. K. W. Jacobi
Direktor der Universitäts-Augenklinik Gießen
Friedrichstraße 18, W-6300 Gießen
Bundesrepublik Deutschland

Professor Dr. med. H. Freyler
Vorstand der I. Universitäts-Augenklinik Wien
Spitalgasse 2, 1090 Wien
Österreich

CIP-Titelaufnahme der Deutschen Bibliothek
Deutsche Gesellschaft für Intraokularlinsen-Implantation:
... Kongress der Deutschen Gesellschaft für Intraokularlinsen-
Implantation. – Wien; New York: Springer.
  Auf d. Umschlag: DGII. – Teilw. im Verl. Springer, Berlin,
  Heidelberg, New York, London, Paris, Tokyo, Hong Kong, Barcelona.
  – Teilw. im Verl. Enke, Stuttgart
  ISSN 0934-2036
4. 6. bis 7. April 1990, Essen. – 1991
  ISBN-13: 978-3-642-76083-9   e-ISBN-13: 978-3-642-76082-2
  DOI: 10.1007/ 978-3-642-76082-2

Gesamtherstellung: Graphischer Betrieb Konrad Triltsch, Würzburg
11/3130-543210 – Gedruckt auf säurefreiem Papier

Mitarbeiterverzeichnis (Erstautoren)

ADAMS, H. A., Priv.-Doz. Dr. med.,
Abteilung für Anästhesiologie und Operative Intensivmedizin,
Klinikum der Justus-Liebig-Universität, Klinikstraße 29,
D-6300 Gießen

ARTARIA, L. G., Dr. med.,
Viale Stazione 8a, CH-6500 Bellinzona

BUSIN, M., Priv.-Doz. Dr. med.,
Universitäts-Augenklinik Bonn, Sigmund-Freud-Straße 25,
D-5300 Bonn 1

CUSUMANO, A., Dr. med.,
Universitäts-Augenklinik Bonn, Sigmund-Freud-Straße 25,
D-5300 Bonn 1

DAUS, W., Priv.-Doz. Dr. med.,
Universitäts-Augenklirik Heidelberg, Im Neuenheimer Feld 400,
D-6900 Heidelberg

DENNINGER, U., Dr. med.,
Universitäts-Augenklinik Bonn, Sigmund-Freud-Straße 25,
D-5300 Bonn 1

DIESTELHORST, M., Dr. med.,
Universitäts-Augenklinik Köln, Joseph-Stelzmann-Straße 9,
D-5000 Köln 41

DUNCKER, G., Priv.-Doz. Dr. med.,
Abteilung Ophthalmologie im Zentrum Operative Medizin II
der Universität Kiel, Hegewischstraße 2, D-2300 Kiel 1

EFFERT, R., Dipl.-Phys. Dr. med.,
Augenklinik der RWTH, Pauwelsstraße 30, D-5100 Aachen

EPSTEIN, D., Dr. med.,
Department of Ophthalmology, University Hospital,
S-751 85 Uppsala

FROHN, A., Dr. med.,
Universitäts-Augenklinik Tübingen, Schleichstraße 12,
D-7400 Tübingen 1

FROHN, C., Dr. med.,
Universitäts-Augenklinik Tübingen, Schleichstraße 12,
D-7400 Tübingen 1

GERNET, H., Prof. Dr. med.,
Schrannenstraße 43, D-8710 Kitzingen

GIERS, U., Dr. med.,
Universitäts-Augenklinik Ulm, Prittwitzstraße 43, D-7900 Ulm

GLOOR, B., Prof. Dr. med.,
Augenklinik, Universitätsspital, CH-8091 Zürich

GODER, G.J., Prof. Dr. med.,
Augenklinik des Klinikums Berlin-Buch,
Akademie für Ärztliche Fortbildung, Karower Straße 11,
D-1115 Berlin

GREITE, J.H., Prof. Dr. med.,
Augenabteilung des Städtischen Krankenhauses
München-Harlaching, Sanatoriumsplatz 2, D-8000 München 90

GUTHOFF, R., Priv.-Doz. Dr. med.,
Universitäts-Krankenhaus Eppendorf, Augenklinik,
Martinistraße 52, D-2000 Hamburg 20

HAIGIS, W., Dr. rer. nat.,
Universitäts-Augenklinik, Josef-Schneider-Straße 11,
D-8700 Würzburg

HANSELMAYER, H., Prof. Dr. med.,
Universitäts-Augenklinik, Auenburggerplatz 4, A-8036 Graz

HARTMANN, CHR., Priv.-Doz. Dr. med., Dr. rer. nat. (F.),
Universitäts-Augenklinik Köln, Joseph-Stelzmann-Straße 9,
D-5000 Köln 41

HARTMANN, M., Dr. med.,
Augenklinik des Lehrkrankenhauses Kassel,
Mönchebergstraße 41/43, D-3500 Kassel

HESSEMER, V., Dr. med.,
Universitäts-Augenklinik, Friedrichstraße 18, D-6300 Gießen

HERMEKING, H., Dr. med.,
Klinikum Barmen, Augenklinik, Heusnerstraße 40,
D-5600 Wuppertal-Barmen

HETTLICH, H.-J., Dr. med.,
Institut für Pathologie der RWTH, Pauwelsstraße 30,
D-5100 Aachen

HOFFMANN, F., Prof. Dr. med.,
Universitäts-Augenklinik, Klinikum Steglitz, Freie Universität Berlin,
Hindenburgdamm 30, D-1000 Berlin 45

HUEBSCHER, H.-J., Dr. med.,
Augenklinik des Klinikums Berlin-Buch,
Akademie für Ärztliche Fortbildung, Karower Straße 11,
D-1115 Berlin

HÜTZ, W., Dr. med.,
Augenklinik, Kreiskrankenhaus Bad Hersfeld, Seilerweg 29,
D-6430 Bad Hersfeld

IMKAMP, E., Dr. med.,
Augenklinik der RWTH Aachen, Pauwelsstraße, D-5100 Aachen

JACOBI, K.W., Prof. Dr. med.,
Universitäts-Augenklinik, Friedrichstraße 18, D-6300 Gießen

JÖRGENSEN, J.S., Dr. med.,
Augenklinik, Zentralkrankenhaus St.-Jürgen-Straße,
St.-Jürgen-Straße, D-2800 Bremen 1

KAISER, W., Dr. med.,
Augenklinik, Kreiskrankenhaus Bad Hersfeld, Seilerweg 29,
D-4630 Bad Hersfeld

KAMMANN, J.P., Dr. med.,
St.-Johannes-Hospital, Augenabteilung, Johannesstraße 9–11,
D-4600 Dortmund 1

KLAAS, D., Dr. med.,
Bahnhofstraße 5, D-8904 Friedberg

KLEMEN, U.M., Prof. Dr. med. Prim.,
Augenabteilung des Krankenhauses der Stadt St. Pölten,
Probst-Führer-Straße 4, A-3100 St. Pölten

KRAUSE, K., Prof. Dr. med.,
Universitäts-Augenklinik Münster, Domagkstraße 15,
D-4400 Münster

KÜCHLE, M., Dr. med.,
Augenklinik mit Poliklinik der Universität Erlangen-Nürnberg,
Schwabachanlage 6, D-8520 Erlangen

LOMMATZSCH, P.K. Prof. Dr. med.,
Augenklinik der Karl-Marx-Universität Leipzig, Liebigstraße 14,
D-7010 Leipzig

LUTTKE, J., Dr. med.,
Augenklinik des St. Johannes-Hospitals Dortmund,
Johannesstraße 9–11, D 4600 Dortmund 1

MENAPACE, R., Priv.-Doz. Dr. med.,
I. Universitäts-Augenklinik, Spitalgasse 2, A-1090 Wien

MESTER, U., Prof. Dr. med.,
Augenklinik der Bundesknappschaft, D-6603 Sulzbach/Saar

NOWAK, M. R., Dr. med.,
Universitäts-Augenklinik, Friedrichstraße 18, D-6300 Gießen

PHAM, D. T., Priv.-Doz. Dr. med.,
Augenklinik im Klinikum Charlottenburg
der Freien Universität Berlin, Spandauer Damm 130,
D-1000 Berlin 19

QUENTIN, C. D., Dr. med.,
Universitäts-Augenklinik Göttingen, Robert-Koch-Straße 40,
D-4300 Göttingen

RASSOW, B., Prof. Dr. med.,
Universitäts-Augenklinik, Abteilung für Medizinische Optik,
Martinistraße 52, D-2000 Hamburg 20

REICH, M. E., Dr. med.,
Universitäts-Augenklinik, Auenbruggerplatz 4, A-8036 Graz

RIEMANN, S., Dr. med.,
Universitäts-Augenklinik Tübingen, Schleichstraße 12,
D-7400 Tübingen 1

ROCHELS, R., Prof. Dr. med.,
Universitäts-Augenklinik, Langenbeckstraße 1, D-6500 Mainz

ROTH, E., Dr. med.,
Abteilung für Strabologie und Neuroophthalmologie der Universität,
Robert-Koch-Straße 40, D-3400 Göttingen

SCHNAUDIGEL, O.-E., Prof. Dr. med.,
Zentrum der Augenheilkunde,
Klinikum der Johann-Wolfgang-Goethe-Universität Frankfurt,
Theodor-Stern-Kai 7, D-6000 Frankfurt/Main

SCHWAB, B., Dr. med.,
Augenabteilung, Kreiskrankenhaus, D-5510 Saarburg

SKJÄRPE, F., Dr. med.,
Augenabteilung, Sentralsjukhuset i Rogaland,
Armauer Hansensvei 20, N-4011 Stavanger

SPALECK, CH., Dr. med.,
Marktplatz 13, D-8078 Eichstätt

STROBEL, J., Priv.-Doz. Dr. med.,
Universitäts-Augenklinik Gießen, Friedrichstraße 18,
D-6300 Gießen

STRUCK, H.G., Dr. med.,
Klinik und Poliklinik für Augenkrankheiten
der Martin-Luther-Universität Halle-Wittenberg, Leninallee 8,
D-4010 Halle

TEICHMANN, K.D., Dr. med.,
Augenklinik Kiel-Bellevue, Lindenallee 21, D-2300 Kiel

THIEME, J., Dipl.-med.,
Augenklinik des Bereiches Medizin (Charité)
der Humboldt-Universität zu Berlin, Schumannstraße 20/21,
D-1040 Berlin

WEGHAUPT, H., Dr. med.,
I. Universitäts-Augenklinik, Spitalgasse 2, A-1090 Wien

WELGE-LÜSSEN, L., Prof. Dr. med.,
Augenklinik des St. Marienkrankenhauses,
Richard-Wagner-Straße 14, D-6000 Frankfurt/Main

WENZEL, M., Dr. med.,
Augenklinik der RWTH Aachen, Pauwelsstraße, D-5100 Aachen

WETZEL, W., Dr. med.,
Abteilung Ophthalmologie im Zentrum Operative Medizin II
der Universität Kiel, Hegewischstraße 2, D-2300 Kiel 1

Vorwort

Dieser 4. Kongreßband der DGII enthält mit wenigen Ausnahmen alle Referate, Vorträge und Demonstrationen, die auf dem 4. Kongreß der Gesellschaft vom 6. bis 7. April 1990 in Essen vorgetragen wurden. Darunter sind Beiträge von Kolleginnen und Kollegen aus der DDR, die zu unserer Freude erstmalig in einer größeren Anzahl an der Tagung der Gesellschaft teilnehmen konnten.

Neben zahlreichen klinischen und experimentellen Studien zu Fragen der IOL-Implantation war eines der Hauptthemen die Frage nach den Ursachen postoperativer Entzündungen. Biochemische Gründe, die seinerzeit den Begriff „Toxic-lens-Syndrom" prägten, treten nach neueren Erkenntnissen gegenüber bakteriellen Problemen weitgehend zurück. In diesem Zusammenhang sind auch Beiträge über die OP-Hygiene von besonderem Interesse.

Einen breiten Raum nehmen Beiträge über die theoretisch-optischen Grundlagen und die ersten klinischen Erfahrungen mit Multifokallinsen ein. Hier kann sich der Leser über die derzeitig bekannten Vor- und Nachteile dieser neuen optischen Korrektur informieren. Beiträge über spezielle Operationstechniken, Komplikationen bei IOL-Implantationen sowie auch über Biometrie und Probleme der Lokalanästhesie zeigen den derzeitigen Stand der Erkenntnisse auf dem jeweiligen Gebiet auf. Schließlich finden sich zusammenfassende Referate und Einzelbeiträge zum Thema der refraktiven Hornhautchirurgie, die auf der Tagung selbst besonders intensiv und kontrovers diskutiert wurden.

Der Band ist in verschiedene Sachgebiete unterteilt, so daß der Leser die ihn besonders interessierenden Themen zusammengefaßt vorfindet. Am Schluß sind die Beiträge des Video- und Filmprogramms mit kurzen Inhaltsangaben angeführt. Zusätzlich erleichtert ein Sachregister das Auffinden in den entsprechenden Beiträgen. Die Zusammenfassungen sind in deutscher und englischer Sprache den Arbeiten vorangestellt, so daß auch der nicht deutschsprachige Leser eine Orientierung zu den Themen des Kongresses gewinnen kann.

Die Herausgeber danken dem Springer-Verlag, insbesondere Frau Irmgard C. Legner für viele redaktionelle Ratschläge und eine vorzügliche Ausgestaltung des Bandes.

An dieser Stelle sei auch Frau Jutta Böhm gedankt, die als Sekretärin des Erstherausgebers während dessen Tätigkeit als Sekretär der Gesellschaft in den vergangenen 4 ½ Jahren ehrenamtlich mit großem Engagement am organisatorischen Aufbau der Gesellschaft beteiligt war.

K. SCHOTT   K. W. JACOBI   H. FREYLER

Inhaltsverzeichnis

Intraokulare Entzündungen nach IOL-Implantation

OP-Hygiene und Anästhesie

Biometrie und Densitometrie bei IOL

Film- und Videoprogramm

Begrüßung

Heinz Freyler

Meine sehr verehrten Damen und Herren!

Sie haben mich vor einem Jahr am 3. Kongreß unserer Gesellschaft in Wien zum Präsidenten der DGII gewählt, und in dieser Funktion habe ich nun gleichermaßen die Ehre und das Vergnügen, sie hier in Essen begrüßen zu dürfen. Ist das nicht ein schöner Beweis für die Überregionalität der Deutschen IOL-Implantationsgesellschaft: In Wien trat in dieser Mission ein Bundesdeutscher, nämlich mein verehrter Amtsvorgänger, Herr Jacobi, vor Sie, heute ein Österreicher in Ihrem Heimatland.

Heimatland bleibt das Stichwort für die nächsten Sätze: Das präsumptiv wiedervereinigte Deutschland führt Ihnen Ihre Landsleute aus der DDR als neue Staatsbürger zu. Sie sind für uns ganz besonders liebe, neue Mitglieder, sofern sie die Mitgliedschaft anstreben. Für unsere Gesellschaft werden sich dadurch aber zunächst einmal einige Probleme finanzieller Natur ergeben, die – ich nehme es vorweg – aber durchaus zu meistern sind. Der Vorstand wird Ihnen in der Mitgliederversammlung am Samstagmorgen konkrete Vorschläge zur Diskussion und Beschlußfassung unterbreiten, die alle Beteiligten befriedigen könnten. Unser Mitgliederstand von 500 wird dadurch und mit dem Beitritt von Kollegen aus anderen Ostblockstaaten gewaltig ansteigen. Dieser Umstand sichert uns die Spitzenposition der mitgliederreichsten Teilgruppe im European Intraocular Lens Implant Council (EIIC).

Europa rückt zusammen. Der EIIC soll als European Academy of Cataract und Refractive Surgery ein Pendant zur Amerikanischen Gesellschaft für Katarakt- und Refraktive Chirurgie werden, in die die bisherigen Landesgesellschaften als Sektionen aufgehen. Ob dann in Zukunft unsere eigenen jährlichen Tagungen überhaupt noch nötig sein werden, wird ein weiterer Diskussionspunkt der diesjährigen Mitgliederversammlung sein. Es lohnt sich also, daran teilzunehmen.

Freuen Sie sich einstweilen auf ein ungemein dichtes und interessantes Programm. Dieser 4. Kongreß der DGII in der alten deutschen Kultur- und Kruppstahl-Stadt Essen mit einer der angesehensten Augenkliniken Deutschlands hat für Sie eine Reihe „heißer Eisen" der kontemporären Kataraktchirurgie in seinem „Programmfeuer": So etwa die Frage der Effizienz multifokaler IOL, das Problem der IOL-Implantation bei kongenitaler Katarakt, neue Wege der Nachstarverhütung und das Toxic Lens-Syndrom, dessen pathogenetisches Konzept im Lichte langjähriger klinischer Erfahrungen zu überdenken sein wird. Schließlich wird auch die keratorefraktive Chirurgie keinesfalls zu kurz kommen. Holen Sie sich Anregungen, diskutieren Sie eifrig und fühlen Sie sich in dem frühlingshaft schönen Essen so richtig wohl!

Mit diesen Wünschen erkläre ich den 4. Kongreß der DGII für eröffnet.

Klinische und experimentelle Studien zur Intraokularlinse

Die ST-Linse – Eine Ganzkörperlinse zur spannungsfreien endokapsulären Fixation

J. H. GREITE [1], J. P. KAMMANN [2], I. TSINOPOULOS [1] und C. F. KREINER [3]

Zusammenfassung. Die heute gebräuchlichen Schlaufenlinsen sind zu groß für die Kapselsackfixation. Diese Linsen sind zu schwierig zu implantieren, sie verziehen und verformen den Kapselsack und neigen bei nicht geschlossener Kapsulotomie zur Dislokation. Sie sind besser geeignet für die Sulcusfixierung.

Die optimal an den Kapselsack angepaßte Linse hat einen Gesamtdurchmesser von 10 mm. Sie liegt spannungsfrei im Kapselsack und die Gefahr einer Dislozierung, vor allem auch bei nicht geschlossener vorderer Kapsulotomie, ist gering.

Summary. Currently available loop lenses are too large for fixation in the capsular bag. These lenses are too difficult to implant, they distort and deform the capsular bag, and they tend to dislocate when placed through an open capsulotomy. They are far better suited for sulcus fixation.

The lens optimally matched to the capsular bag has an overall diameter of 10 mm. It fits in the capsular bag without tension, and there is little danger of dislocation even when the anterior capsulotomy is unclosed.

Für die heute zumeist angewandte endokapsuläre Fixation werden immer noch Intraokularlinsen verwendet, die ursprünglich für die Sulcusfixation entwickelt wurden. Es sind dies in der Regel dreiteilige und einteilige Linsen mit offener Haptik vom modifizierten Sinskey- und Simcoetyp [1–3]. Der große Gesamtdurchmesser dieser Linsen und die Geometrie der Schlaufen sind nicht den speziellen Bedingungen der Kapselsackfixation angepaßt. Nach Apple beträgt der durchschnittliche Durchmesser des Kapselsacks $9,6 \pm 0,4$ mm [4]. Im Gegensatz hierzu haben die derzeit gebräuchlichen Linsen einen Gesamtdurchmesser von 13,5 und 14 mm, was einer Sulcusfixation gerecht wird. Werden diese Linsen doch in den Kapselsack implantiert, wird dieser gespannt. Eine ovaläre Verformung einer anfänglich kreisrunden vorderen Kapselöffnung (noch Kapsulorhexis) sowie Streßlinien der hinteren Kapsel sind die Folge (Abb. 1a, b).

[1] Augenabteilung, Städtisches Krankenhaus München-Harlaching, Sanatoriumsplatz 2, D-8000 München 90
[2] St. Johannes Hospital, Augenabteilung, Johannesstraße 9–11, D-4600 Dortmund 1
[3] Adatomed GmbH, Am Moosfeld 26, D-8000 München 82

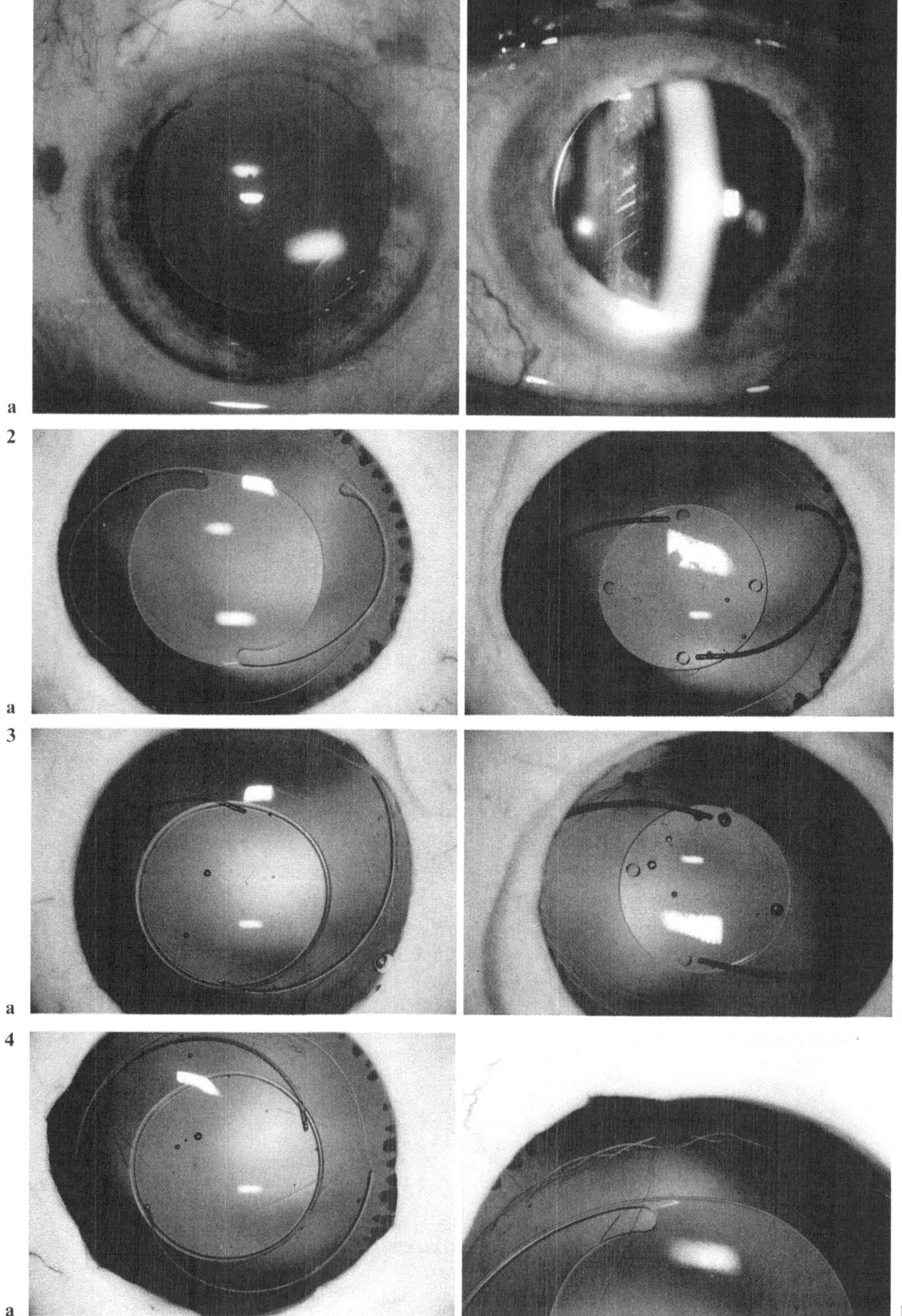

5

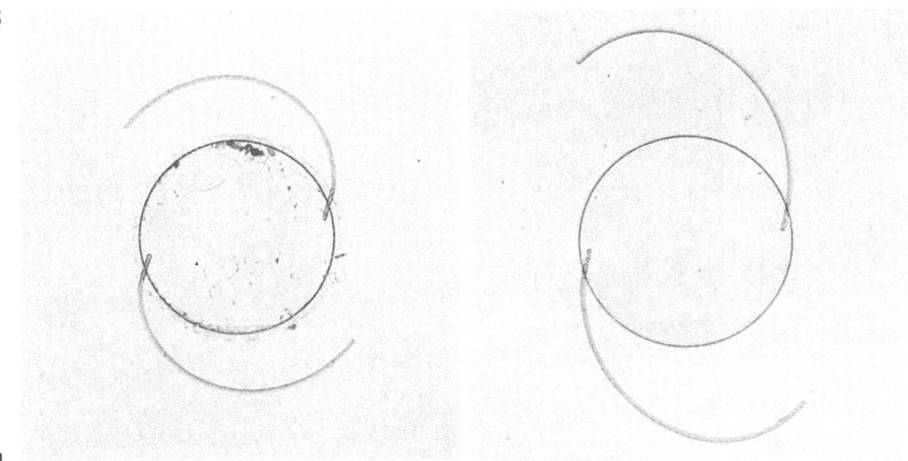

a   b

Abb. 1a, b. Ovaläre Verformung der vorderen Kapselöffnung und Streßfaltenbildung durch eine 14 mm große Linse mit modifizierten C-Schlaufen. **a** Intraoperativ, **b** 3 Tage postoperativ

Abb. 2. a Mäßige Verformung des Kapselsackes durch eine endocapsulär fixierte Ganzkörper-C-Schlaufenlinse (14 mm) nach Kapsulorhexis (experimentelle Aufnahme). **b** Starke Verformung des Kapselsackes durch eine endokapsulär implantierte Linse vom Sinskey-Typ (14 mm Gesamtdurchmesser, Polypropylen-Schlaufen; experimentelle Aufnahme)

Abb. 3a, b. Lage der Schlaufen nach geplanter endokapsulärer Implantation bei nach Can-Opener-Technik eröffnetem Kapselsack (experimentelle Aufnahmen). **a** Unmittelbar nach der Implantation gleitet ein Bügel aus dem Kapselsack in den Sulcus ciliaris. Linsentyp: 14 mm Gesamtdurchmesser, plankonvex, modifizierte C-Schlaufe aus PMMA. **b** Aufgrund der geringeren Anlagefläche finden beide Schlaufen nicht genügend Halt im Kapselsack. Linsentyp: 14 mm Gesamtdurchmesser, plankonvex, J-Schlaufe aus Polypropylen

Abb. 4a, b. Endokapsulär fixierte HKL nach Letterbox-Technik (experimentelle Aufnahmen). **a** Keilförmiges Spreizen der vorderen Kapselblattanteile aufgrund der Spannung bei einer 14-mm-Linse mit modifizierten C-Schlaufen aus PMMA. **b** Detailaufnahme der Schwachstelle einer Letterbox-Technik, verstärkt durch die Spannung einer 13,6 bikonvexen einteiligen Linse

Abb. 5. a Nach drei Wochen explantierte HKL mit einem auf 10 mm reduzierten Gesamtdurchmesser. **b** Gleiche HKL im Originalzustand mit einem Gesamtdurchmesser von 14 mm

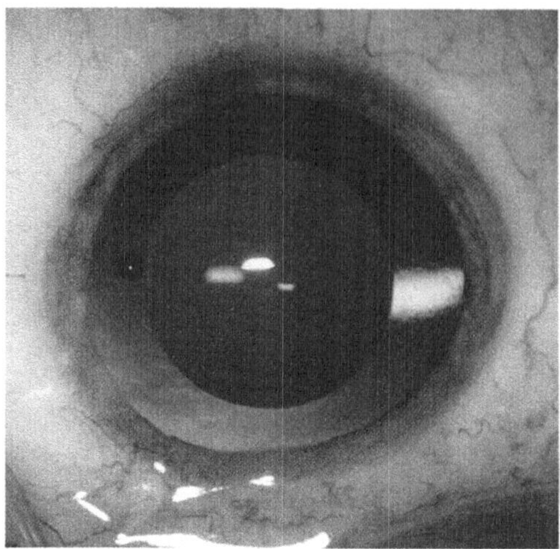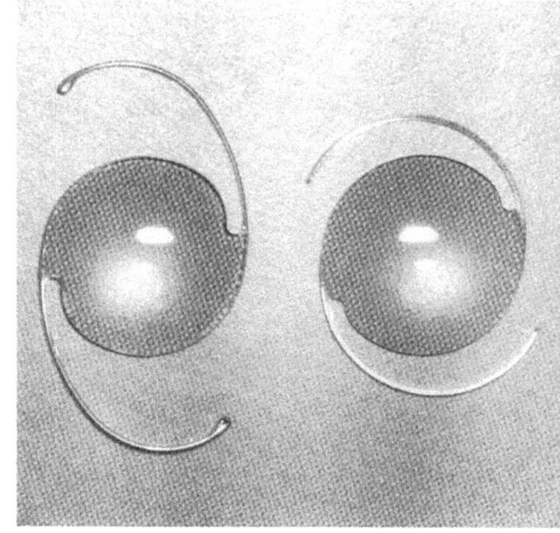

6   7

Abb. 6. In den Kapselsack implantierte Silikondisklinse mit 9,6 mm Durchmesser am Ende der Operation. Keine Verziehung der Kapsulorhexis, keine Streßfalten

Abb. 7. Ganzkörperschlaufenlinse mit einem Gesamtdurchmesser von 10 mm (ST) im Vergleich zu einer Ganzkörperlinse mit einem Gesamtdurchmesser von 13,5 mm

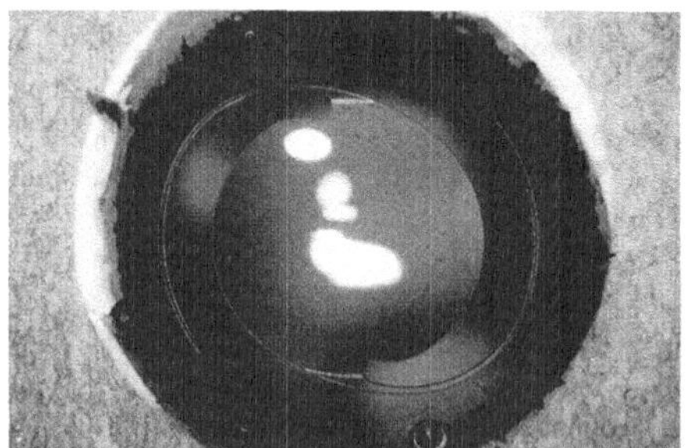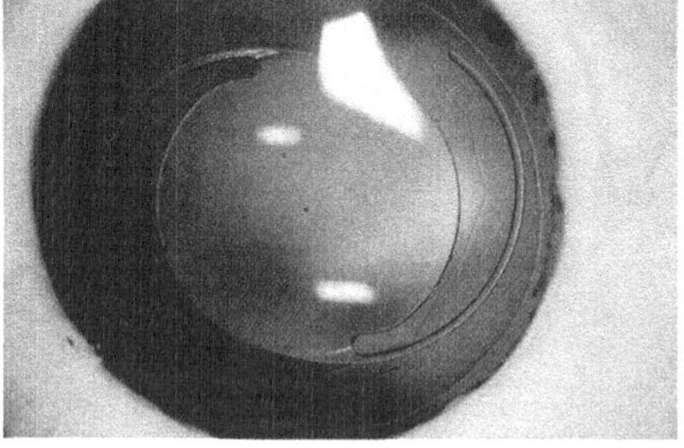

8   9

Abb. 8. Endokapsulär nach Kapsulorhexis implantierte ST-Linse. Spannungsfreie, zentrale Positionierung (experimentelle Aufnahme)

Abb. 9. Endokapsuläre Fixation der ST-Linse nach Can-Opener-Kapsulotomie. Die Bügel üben keinen Druck auf den Linsenäquator aus und führen zu keiner Ausspreizung der vorderen Kapselfragmente (experimentelle Aufnahme)

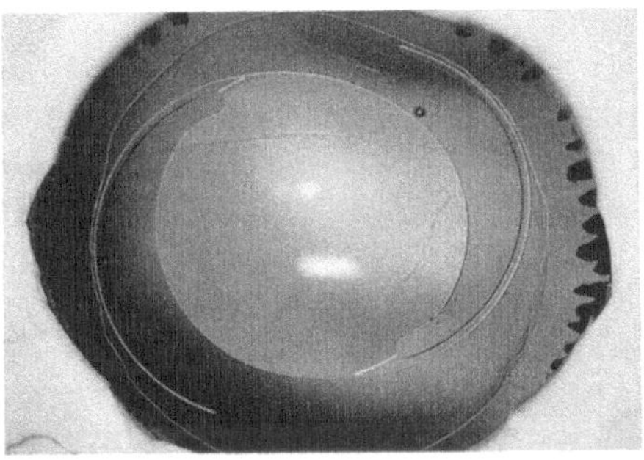

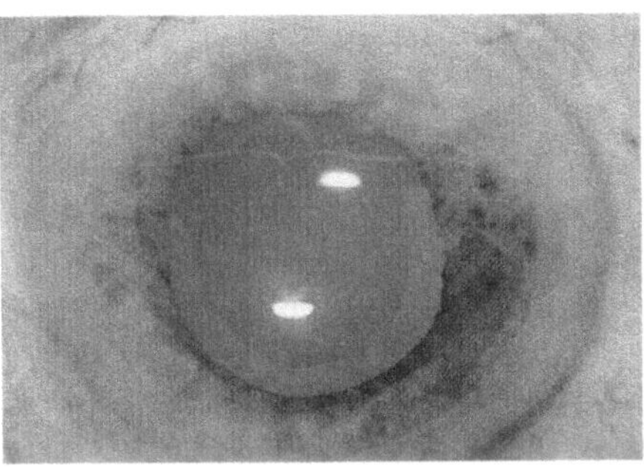

Abb. 10. Endokapsuläre Implantation der ST-Linse nach Letterbox-Technik. Durch die spannungsfreie Lage der Linse bleibt die ursprüngliche Form der Kapselöffnung erhalten (experimentelle Aufnahme)

Abb. 11. Endokapsulär implantierte ST-Linse nach Letterbox-Kapsulotomie am Ende der Operation. Die vorderen Kapselblattanteile verbleiben in ihrer ursprünglichen Lage

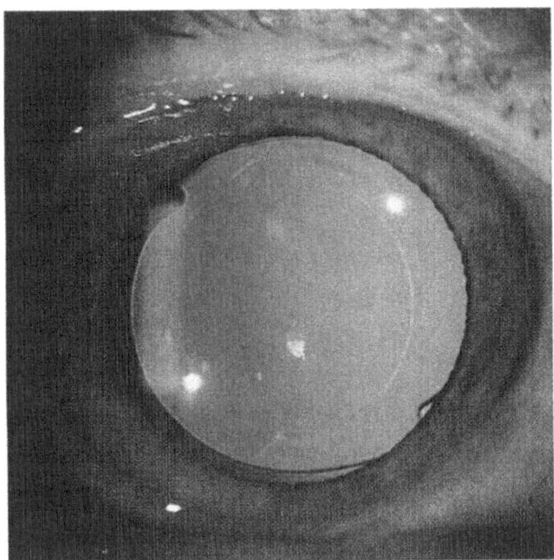

Abb. 12. Kapselfixierte ST-Linse 3 Monate postoperativ. Absolut zentrische Lage

Experimentelle Untersuchungen

Ob diese Spannung sich nachteilig auswirkt und zu einer Malpositionierung führt, hängt im wesentlichen von der Art der Kapseleröffnung ab. Dies wurde durch Untersuchungen an postmortem Augen, an denen Hornhaut und Iris entfernt wurden, untersucht.

Bei der geschlossenen runden Kapsulorhexis [5] bewirken diese Spannungen nur eine mehr oder weniger starke ovaläre Verziehung des Kapselsackes in Abhängigkeit vom Schlaufentyp, jedoch keine Dislozierung. Am ausgeprägtesten ist die Verziehung der vorderen Kapselöffnung bei Linsen vom Sinskey-Typ, die, wie in Abb. 2 klar ersichtlich, kaum für die Kapselsackfixation geeignet sind.

Bei der Can-Opener-Technik bietet der offene gezackte Rand des vorderen Kapselblattes nicht genügend Halt für die gespannten Schlaufen. In den meisten Fällen (nach Apple bei 80%) gleitet hierbei mindestens ein Bügel aus dem Kapselsack [6], wie in Abb. 3a, b demonstriert. Ein nach Letterbox-Technik eröffneter Kapselsack bietet besseren Halt für Linsen mit 14 mm Durchmesser. Die Schwachstelle bei dieser Technik ist, daß der Einriß der vorderen Kapsel den Linsenäquator erreicht. Die Spannung der Schlaufen bewirkt ein Spreizen des oberen und unteren Teils des vorderen Kapselblattes, so daß sich der Einriß äquator-parallel oder sogar bis in das hintere Kapselblatt fortsetzen kann (Abb. 4a, b). Eine dauerhafte Kapselsackfixierung ist auch hier in Frage gestellt.

Wie groß sollte eine in den Kapselsack fixierte Linse sein?

Wir wissen, daß eine implantierte Linse bereits nach sehr kurzer Zeit ihr sogenanntes Memory, also ihre Spannung, verliert [7], so daß es für die endgültige Stabilität der Linse unbedeutend ist, ob der Kapselsack ausgespannt wird oder nicht.

Abbildung 5a zeigt eine nach drei Wochen aus dem Kapselsack explantierte Linse. Der Gesamtdurchmesser von ursprünglich 14 mm ist auf 10 mm geschrumpft. Abbildung 5b zeigt die gleiche Linse im ursprünglichen Zustand.

Die idealen Linsen sind Disklinsen, die den Kapselsack ohne Spannung ausfüllen, wie Abb. 6 deutlich demonstriert. Leider sind sie jedoch, vor allem in Verbindung mit der Kapsulorhexis, schwer zu implantieren.

Um die Vorteile der Disklinse mit der leichten Implantierbarkeit zu kombinieren, haben wir eine Ganzkörperschlaufenlinse mit einem Gesamtdurchmesser von 10 mm entwickelt (Abb. 7). Der dem Kapselsack angepaßte Schlaufenverlauf bewirkt eine absolut spannungsfreie zentrale Positionierung dieser Linse im Kapselsack (Abb. 8). Wir haben diese Linse ST-Linse genannt, wobei ST für „Sine Tensione" steht.

Auch bei Can-Opener-Kapsulotomie (Abb. 9) oder bei der Letterbox-Technik (Abb. 10) werden die verbleibenden vorderen Kapselblattanteile nicht verzogen und können so in richtiger Lage miteinander verkleben.

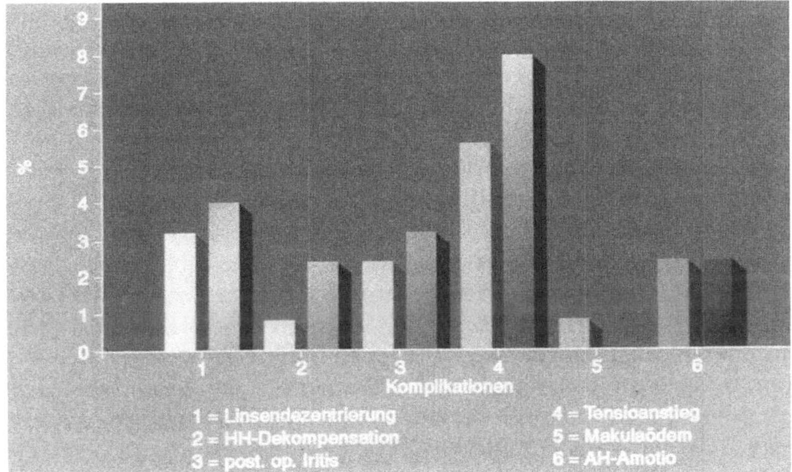

Abb. 13. Verteilung der postoperativen Komplikationen. ST-Linse versus C-Schlaufen-Linse

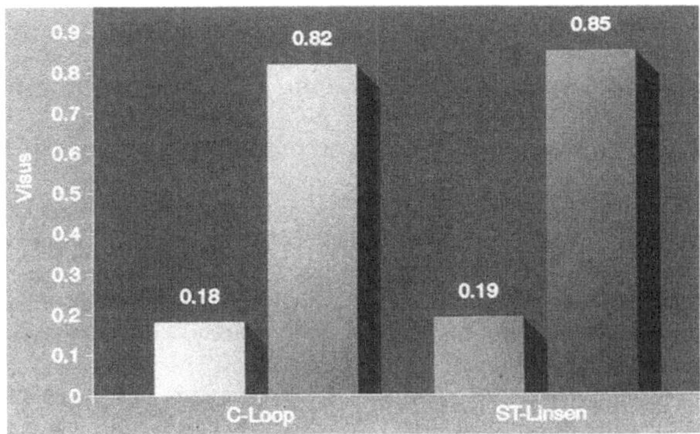

Abb. 14. Prä- und postoperativer Visus. ST-Linse versus C-Schlaufen-Linse

Klinische Ergebnisse

Die klinischen Ergebnisse bestätigen die experimentellen Untersuchungen. Abbildung 11 zeigt eine endokapsulär implantierte ST-Linse nach Letter-Box-Kapsulotomie am Ende der Operation. Die vorderen Kapselblattanteile werden nicht auseinander gespreizt, wie es bei großen Linsen die Regel ist. In Abb. 12 ist eine ST-Linse drei Monate nach Implantation in absolut zentrischer Position dargestellt.

In einer bizentrischen Studie, durchgeführt im Städtischen Krankenhaus in München-Harlaching und im St. Johannes Hospital in Dortmund haben wir 125 aufeinanderfolgende Implantationen von konventionellen C-Schlaufen-

Linsen innerhalb des gleichen Zeitraums verglichen. Die Mindestbeobachtungsdauer betrug sechs Wochen nach der Operation. Zur Auswertung gelangten folgendene Kriterien: Linsendezentrierung, Hornhaut-Dekompensation, postoperative Iritis, Tensio-Anstieg, Makula-Ödem, Aderhautamotio sowie prä- und postoperativer Visus.

Die graphische Darstellung in Abb. 13 sowie Abb. 14 zeigt, daß in keiner der aufgeführten Kriterien ein signifikanter Unterschied in den beiden Gruppen auftrat. Am meisten interessiert in diesem Zusammenhang die Linsendezentrierung. Die beiden Vergleichsgruppen wiesen diesbezüglich keinen signifikanten Unterschied auf. Linsendezentrierungen größer als einen Millimeter traten in beiden Gruppen in 3 bzw. 4% der Fälle auf. Die prä- bzw. postoperativen Visusergebnisse waren in beiden Gruppen nahezu identisch.

Postoperatives Zentrierverhalten und funktionelle Ergebnisse sind demnach ausgezeichnet, nicht beobachtet wurde eine Faltenbildung der hinteren Kapsel, wie sie bei herkömmlichen PMMA-Linsen mit großem Gesamtdurchmesser nicht selten zu beobachten sind.

Literatur

1. Ohrloff C, Dardenne K, Konen C, Sherif A (1982) Erfahrungen mit den ersten 1400 Hinterkammerlinsen-Implantationen nach Phakoemulsifikation. Klin Monatsbl Augenheilkd 181:253
2. Simcoe C (1981) Simcoe posterior chamber lenses. Theory, techniques and results. J Am Intraoc Implant Soc 7:154
3. Hansen SO, Tetz MR, Solomon KD, Borup MD, Brems RN, Morchoe DJ, Bouhaddou O, Apple DJ (1988) Decentration of flexible loop posterior chamber intraocular lenses in a series of 222 postmortem eyes. Ophthalmology 95:344
4. Apple DJ (1988) Presentation at the 6th EIIC Congress, Copenhagen, Denmark
5. Neuhann Th (1987) Theorie und Operationstechnik der Kapsulorhexis. Klin Monatsbl Augenheilkd 190:542
6. Apple DJ, Mamalis N, Loftfield K, Googe JM, Novak LC, Kavkavan, Normann D, Brady SE, Olson RJ (1984) Complications of intraocular lenses. A historical and histopathological review. Surv Ophthalmol 29:1
7. Drews RC, Kreiner CF (1987) Comparative study of the elasticity and memory of intraocular lens loops. J Cataract Refract Surg 13:525

Ergebnisse der klinischen Prüfung mit einer neuen Silikondisklinse

J. P. KAMMANN [1], J. H. GREITE [2], G. DORNBACH [1] und J. HARDE [1]

Zusammenfassung. In 201 Fällen wurde eine kapselsackfixierte Silikondisklinse implantiert. Der Nachbeobachtungszeitraum erstreckte sich bis zu 6 Monaten. Die postoperativen Visusergebnisse lagen im Mittel bei 0,74. Die 9,6-mm-Disklinse hatte keinen negativen Einfluß auf das intraokulare Druckverhalten. Es wurden verschiedene Kapsulotomietechniken angewandt und ihr Einfluß auf die Zentrierung und Synechierungstendenz untersucht. Als bestes Operationsverfahren stellte sich die Implantation nach Phakoemulsifikation bei intakter Kapsulorhexis dar.

Summary. In 201 cases a capsular bag fixed silicone disc lens was implanted. The post observation period lasted 6 months. The post operative visus results revealed an average of 0.74. The 9.6 mm disc lens had no negative influence on the intraocular pressure. Several techniques of capsulotomy were used and the influence on the centring- and the synechia tendency was examined. The best operative method turned out to be the implantation after phacoemulsification on intact capsulorhexis.

Silikon wurde 1976 erstmals zur Fertigung intraokularer Linsen angewandt. Nach der anfänglichen Begeisterung über die Faltbarkeit des Materials trat bald aufgrund von Dislozierungen und Unverträglichkeitsreaktionen der Linse eine Ernüchterung ein [3, 6, 16]. Diese Linsen wurden jedoch größtenteils im Sulcus ciliaris fixiert. Zudem unterscheiden sich Silikonkautschuke in ihrem chemischen Aufbau und den sich daraus ergebenden physikalischen Eigenschaften sowie ihrer Bioverträglichkeit. Der Vernetzungsgrad bestimmt die mechanischen Kriterien des Materials wie Elastizität, Zug- und Reißfestigkeit. Die freien, nicht zur Vernetzung herangezogenen Reste, bestimmen hingegen im wesentlichen die chemischen und physikalischen Eigenschaften des Silikonkautschuk [11, 12, 18] und damit auch ihre Verträglichkeit.

Die erste intraokulare Linse, 1949 von Ridley entwickelt, war eine Disklinse, hergestellt für die Kapselfixation. Da alle Modifikationen der Haptik in J- oder C-Form letztendlich keine optimale Zentrierung und Fixation garantieren [7, 8], bestehen immer wieder Ansätze, zu Ridleys Originalidee zurückzukehren und die menschliche Linse durch eine künstliche Disklinse zu ersetzen. Auf Grund ihrer radiären Symmetrie besitzt die Disklinse eine ideale

---

[1] Augenabteilung, St. Johannes-Hospital, Johannesstr. 9–11, D-4600 Dortmund
[2] Augenabteilung, Städtisches Krankenhaus München-Harlaching, Sanatoriumsplatz 2, D-8000 München 90

Form. Die Haptik zeigt keine Schlaufen, die durch den Kapselsack penetrieren bzw. dislozieren können. Dadurch sind die postoperativen Probleme, wie Dezentrierung, Iris-capture-Phänomen und schlechte Positionierung durch Dislokation eines Bügels in den Sulcus ciliaris ausgeschlossen [1, 2, 7, 8].

Material und Methodik

In einer bizentrischen Studie implantierten wir an 201 Augen von 199 Patienten eine bikonvexe Disklinse mit einem Gesamtdurchmesser von 9,6 mm und einem optischen Durchmesser von 6 mm. Die Linse wurde von der Firma Adatomed entwickelt.

Das Durchschnittsalter des Patientengutes lag bei 71 Jahren und reichte von 33 bis 85 Jahren. Es wurden 104 rechte und 97 linke Augen operiert.

Vier verschiedene Operationsverfahren kamen zur Anwendung:
1. Letterbox-Technik mit extrakapsulärer Kataraktextraktion.
2. Phakoemulsifikation bei kleiner Kapsulorhexis und seitlichem Einschnitt der vorderen Linsenkapsel bei 2 und 10 Uhr zur Vergrößerung der Rhexis und damit zur Reduzierung des Streßvorganges am Kapselsack und der Zonulafasern während der Implantation. Hierbei handelt es sich letztendlich um ein modifiziertes Letterbox-Verfahren.
3. Große Kapsulorhexis bei Phakoemulsifikation oder extrakapsulärer Kataraktextraktion mit nachfolgender Implantation der Linse ohne Faltung nach Erweiterung des Corneoskleralschnittes auf 8,5 mm.
4. Kapsulorhexis, Phakoemulsifikation und Implantation der Linse im gefalteten Zustand durch einen auf 5 mm erweiterten Corneoskleralschnitt.

Die Scheitelbrechwerte der implantierten Linsen lagen zwischen 14,5 und 26,5 dptr.

Ergebnisse

Alle Patienten wurden von uns persönlich nachuntersucht. Der Beobachtungszeitraum lag zwischen zwei und sechs Monaten. Trotz des hohen Durchschnittsalters der Patienten und der großen Patientenzahl mit okulären Risikofaktoren betrug der postoperative Visus nach drei Monaten durchschnittlich 0,74. Eine detaillierte Visusanalyse (Abb. 1) zeigt, daß nach einem Monat 63%, nach drei Monaten 80% der Patienten ein Sehvermögen von 0,5 und besser erreichen.

Bei 43 Patienten war ein Auge mit einer PMMA-Linse versorgt worden, das zweite Auge mit einer Silikonlinse, die subjektiv allen Patienten einen angenehmeren und weicheren Seheindruck vermittelte.

Bei 30 Patienten wurde zusätzlich eine Prüfung des Kontrastsehens mit dem Ginsbourgh-Test durchgeführt. Dabei zeigte sich kein Unterschied in der Kontrastempfindlichkeit beider Gruppen.

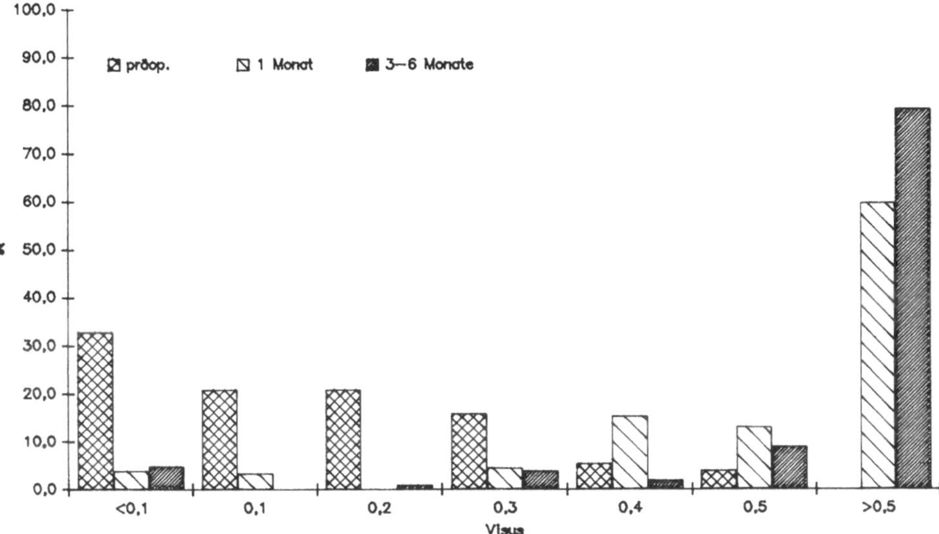

Abb. 1. Vergleichende Darstellung der prä- und postoperativen Visusergebnisse

Abbildung 2 zeigt das Verhalten des intraokularen Druckes. Daraus ist zu erkennen, daß die 9,6-mm-Silikondisklinse keinen negativen Einfluß auf das intraokulare Druckverhalten hat.

Das präoperative Druckverhalten der Glaukompatienten ist in Abb. 3 dem postoperativen gegenübergestellt. Auch hier zeigt sich, daß kein drucksteigernder Effekt durch die Implantation der Silikonlinse hervorgerufen wird. Lediglich bei einem Patienten lag der IOP nach der Implantation längere Zeit über 24 mm Hg appl.

Aufgrund der guten Biokompatibilität des Silikonmaterials hatten wir in unser Patientengut bewußt viele Patienten mit okulären Risikofaktoren einbezogen, die postoperativ eine erhöhte Komplikationsrate erwarten ließen. Insgesamt machten sie 39,3% des operierten Patientengutes aus. 45 Patienten hatten als Begleiterkrankung einen Diabetes mellitus. Bei 34 Patienten bestand ein Glaukom. Fünf Augen wiesen ein Pseudoexfoliationssyndrom auf, bei 5 Patienten war ein präoperativer Eingriff vorausgegangen. Eine chronische Iridocyclitis wiesen 6 Augen auf, bei zwei Patienten bestand eine Heterochromiecyclitis, in einem Fall ein Zustand nach perforierender Verletzung.

An Komplikationen fanden wir insgesamt bei neun Patienten (4,9%) iridokapsuläre Synechierungen, davon zusätzlich in drei Fällen mäßige Fibrinablagerungen auf der Linsenvorderfläche. Bei vierzehn Augen (7,4%), bestanden iridolentikuläre Synechierungen, in fünf Fällen mit mäßiger Fibrinablagerung. Bei drei Patienten (1,5%) lagen Fibrinablagerungen ohne Synechierungen vor, in einem Fall stellten wir eine iridokapsulolentikuläre Adhäsion fest. Klinisch relevante Fibrosierungen fanden wir nicht. Die angeführten Komplikationen traten nur bei Patienten auf, die nach Letterbox- oder einer verwandten OP-

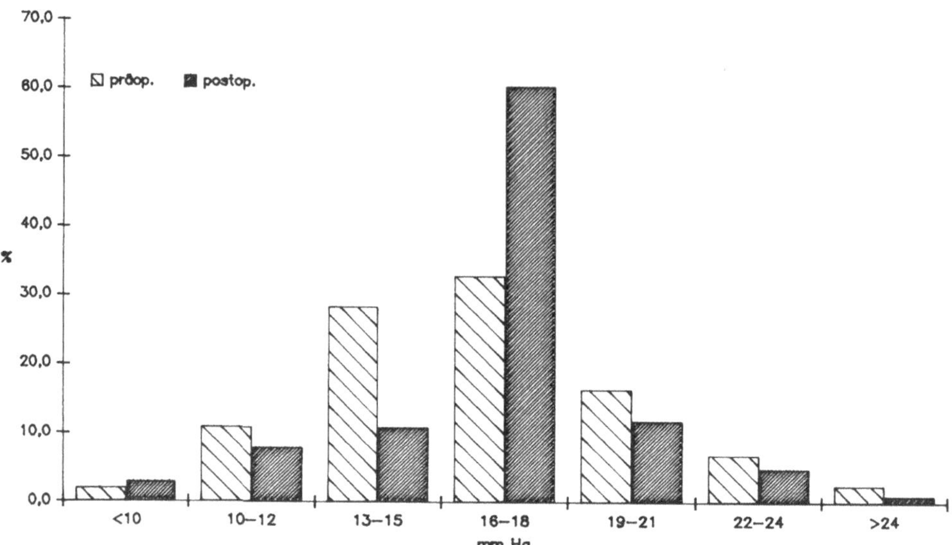

Abb. 2. Prä- und postoperatives Verhalten des Augeninnendruckes

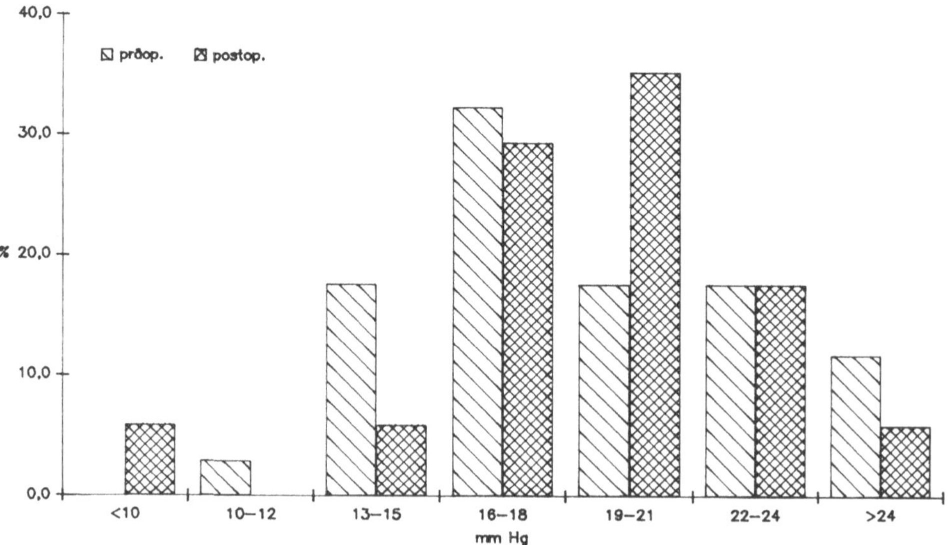

Abb. 3. Prä- und postoperatives Verhalten des Augeninnendruckes bei Glaukompatienten

Technik operiert wurden. Lediglich zwei Patienten (1%) mit Synechierungen und Fibrinausschüttzung hatten keine okuläre Vorerkrankung, die einen komplizierten postoperativen Heilungsverlauf erwarten ließ.

Klinisch nicht relevante Dezentrierungen von weniger als 1 mm fanden wir nur in 14 Fällen, nie nach intakter Kapsulorhexis. In einem Fall lag eine Dezentrierung über 1 mm vor. Diese war jedoch nicht linsenbedingt, der Operateur hatte sich intraoperativ nicht von dem intrakapsulärem Sitz der Linse vergewissert.

Diskussion und Schlußfolgerung

Linsen mit J- und C-Schlaufen führen, in Abhängigkeit von dem angewandten Operationsverfahren, häufig zu unerwünschten Positionierungen bzw. Fixierungen der Linse [1, 2, 4, 5, 15]. Diese postoperativen Komplikationen können durch Implantation der Linsen in den Kapselsack bei intakter Kapsulorhexis erheblich reduziert werden. Besonders trifft dies für die Implantation von Linsen mit kleinem Gesamtdurchmesser [7, 8] oder von diskförmigen Linsen [9] zu.

Nach Implantation von Silikonlinsen in den Sulcus ciliaris fanden Skorpik [17] und Koch [10] keine iridokapsulären Adhäsionen. Diese fehlende Synechierung nach Sulcusfixation ist wahrscheinlich auf die Abgrenzung des vorderen Kapselblattes von der Irisrückfläche durch das Implantat zurückzuführen.

Skorpik [17] fand nach Implantation in den Kapselsack bei intakter Kapsulorhexis in 16% iridokapsuläre Synechierungen. In unserem Krankengut fanden wir iridokapsuläre bzw. iridolentikuläre Synechierungen in 11%. Diese Synechierungen waren jedoch stark abhängig von der angewandten Operationstechnik und den okulären Begleiterkrankungen. So fanden wir Synechierungen in 20% der Patienten, die nach Letterboxtechnik operiert waren und zusätzlich okuläre Risikofaktoren aufwiesen. Bei Patienten, die nach Letterboxtechnik ohne okuläre Risikofaktoren operiert waren, zeigten sich nur in 4 Fällen (3,4%) Synechierungen.

Nach intakter Kapsulorhexis und Phakoemulsifikation (110 Pat.) bestanden bei 7 Patienten (6,4%) Synechierungen, davon wiesen wiederum 5 Patienten (4,5%) okuläre Risikofaktoren auf, wie Diabetes, Glaukom usw.

Damit erreichten wir mit der von uns implantierten Linse eine deutlich geringere Synechierungsrate (6,4%) als Skorpik [17]. Möglicherweise ist dies auf die unterschiedliche chemische Zusammensetzung des von den verschiedenen Firmen verwendeten Silikonkautschuks zurückzuführen.

Die Implantation bei intakter Rhexis erfolgte bei 110 Patienten (55%). Nach drei Monaten bestand nur in einem Fall eine angedeutete Dezentrierung, unabhängig von okulären Vorerkrankungen. Duncker [4] fand nach Phakoemulsifikation bei intakter Kapsulorhexis und Implantation von PMMA-Linsen in 1,5% eine Dezentrierung während der frühen postoperativen Phase (3.–7. Tag). Nach Letterbox-Technik und Kernexpression war eine endokapsuläre Fixierung nur in 68% gewährleistet [5]. In unserer Studie stellten wir nach Anwendung der Letterbox-Technik bei 88 Patienten (44%) in 24% der Fälle eine Dezentrierung der Linse nach drei Monaten fest. Die trotz der sicheren endokapsulären Fixierung der Silikondisklinse auftretende Dezentrierung ($<1,0$ mm) nach Letterbox-Technik erklären wir uns durch die Verklebung der Irisrückfläche mit den zipflig aufgestellten Teilen der vorderen Kapsel oder durch die Schrumpfung des Kapselsackes bzw. des kranialen vorderen Kapselblattes. Insgesamt zeigt sich, daß die Dezentrierung nach Kapselsackfixation bei intakter Rhexis, unabhängig davon ob eine PMMA- oder Silikonlinse implantiert wurde, deutlich geringer ist als bei der Letterbox-Technik.

Die Prüfung des Kontrastsehens mit dem Ginsbourgh-Test ergab keinen Unterschied zu einer Kontrollgruppe, die mit PMMA-Linsen versorgt war [13, 17].

Im Gegensatz zu Milauskas [14], der eine erhöhte Inzidenz von Hinterkapselfibrosen nach Silikonlinsenimplantation in den ersten vier Monaten postoperativ beobachtete, fanden wir bei unserem Patientengut keine Fibrosierungen der hinteren Linsenkapsel, die eine YAG-Laserkapsulotomie erforderlich machte. In zwei Fällen führten wir bisher problemlos eine Kapsulotomie durch. Hierbei handelte es sich jedoch um Patienten mit schon intraoperativ vorhandener Verdichtung der hinteren Linsenkapsel.

Zusammenfassend sind wir wie Koch [10] und Mitarbeiter der Ansicht, daß die Silikonlinsen besonders für „Problem-Augen" geeignet sind. Bei Implantation im gefalteten Zustand kommen die Vorteile der Kleinschnittechnik zum Tragen. Die von uns getestete Silikondisklinse garantiert aufgrund ihrer anatomischen Paßform bei intakter Kapsulorhexis eine faltenfreie Ausspannung der hinteren Kapsel, bei gleichzeitiger optimaler Zentrierung und Beibehaltung ihrer Position. Aus diesem Grund halten wir die Phakoemulsifikation mit intakter Kapsulorhexis und Implantation einer Silikonlinse in den Kapselsack für ein optimales OP-Verfahren.

Literatur

1. Apple DJ, Mamalis N, Loftfield K et al. (1984) Complications of intraocular lenses. A historical and histopathological review. Surv Ophthalmol 29:1–54
2. Apple DJ, Park SB, Merkley KH et al. (1986) Posterior chamber intraocular lenses in a series of 75 autopsy eyes. Part I. Loop location. J Cataract Refract Surg 12:358–362
3. Crawford JB, Faulkner GD (1986) Pathology report on the foldable silicone posterior chamber lens. J Cataract Refract Surg 12:297–300
4. Duncker G, Wetzel W (1990) Linsenposition nach geplanter Kapselsackfixierung: Ergebnisse von 200 konsekutiv operierten Phakoemulsifikationen. Fortschr Ophthalmol 87:140–143
5. Duncker G, Böke W, Krüger H, Behrendt S (1989) Linsenposition nach geplanter Kapselsackfixierung: Kapsulorhexis versus Briefkastentechnik. 2. Kongreß der Deutschen Gesellschaftt für Intraokularlinsen-Implantation. Enke, Stuttgart, S 120–124
6. Faulkner GD (1986) Early experience with Staar silicone elastic lens implants. J Cataract Refract Surg 12:36–39

7. Greite JH (1989) The "ST-Lens" a new lens design for capsular bag fixation. Seventh Congress of the European Intraocular Implantlens Council, Zürich 1989, 27. 08.–31. 08

8. Greite J, Kammann J (1990) How big has a lens to be for capsular bag fixation? Symposium on Cataract, IOL and Refractive Surgery, Los Angeles, 04. 03.–07. 03. 90

9. Kammann JP, Greite JH, Kreiner CF, Dornbach G, Harde J (1990) First clinical results with a new developed silicone disk-shaped lens for endocapsular fixation, Symposium on Cataract IOL and Refractive Surgery, Los Angeles, 04. 03.–07. 03. 90

10. Koch HR et al. (1989) Klinische Ergebnisse nach Implantation von FV-II Silikon Intraokularlinsen in die Hinterkammer. In: Freyler H, Skorpik Ch, Grasl M (Hrsg) 3. Kongreß der Deutschen Gesellschaft für Intraokularlinsen-Implantation. Springer, Wien New York, S 148

11. Kreiner CF (1987) Chemical and physical aspects of clinically applied silicons. Dev Ophthalmol 14:11–19

12. Kreiner CF (1989) Vergleich der chemischen und physikalischen Eigenschaften von Silikonkautschuk und Hema für die intraokulare Anwendung. Augenspiegel 5:38–42

13. Luttke J, Guthoff R, Dornbach G, Kammann J, Draeger J (1990) Klinische Untersuchung an Patienten mit diffraktiver IOL. 4. Kongreß der DGII, 6.–7. 4. 1990

14. Milauskas AT (1987) Posterior capsule opacification after silicone lens implantation and its management. J Cataract Refract Surg 13:644–648

15. McDonnell PJ, Green WR, Champion R (1986) Pathologic changes in pseudophakia. Semin Ophthalmol 1:80–103

16. Neumann AC, Cobb B (1989) Advantages an limitations of current soft intraocular lenses. J Cataract Refract Surg 15:257–263

17. Skorpik CH et al. (1988) Klinische und experimentelle Ergebnisse nach Implantation von Hinterkammerlinsen aus Silikonmaterial. Spektrum Augenheilkd 2, Heft 2 (Beilage)

18. Sodero EC (1986) The chemical, physical and biologic properties of silicone and silicone intraocular lenses. In: Mazzocco T, Rajacich G, Epstein E (eds) Soft implant lenses in cataract surgery. Slack Incorporated, pp 83–96

Nachuntersuchung von Iris-claw-Linsen in phaken, myopen Augen

J. STROBEL [1] und P. U. FECHNER [2]

Zusammenfassung. Die vorliegende Untersuchung hat insgesamt bestätigt, daß die Iris-claw-Linsen mit hoher Sicherheit ins Auge implantiert werden können. Die Irisirritation ist äußerst gering und liegt unter der, die von sulcusfixierten Intraokularlinsen unterhalten wird. Kritisch und besonders kontrollbedürftig erscheint die Hornhautendothelzellzahl. Hier muß der individuell gewünschte Nutzeffekt der Linse mit dem Hornhautendothelrisiko sorgfältigst abgewogen werden.

Summary. The present study confirms the safety of iris claw lenses as a intraocular implant. Iris irritation is minimal and is less than that produced by sulcus-fixated intraocular lenses. The corneal endothelial cell population appears to be critical and to merit particularly close monitoring. The potential benefit of the lens for the individual should be weighed very carefully against the risk to the corneal endothelium.

Die Korrektur von hoch myopen Augen mittels Brille oder Kontaktlinse ist nicht in jedem Falle befriedigend. Für eine Reihe von Patienten ist aus äußeren oder inneren Gründen eine Brillenkorrektur nicht akzeptabel. Die Kontaktlinse als Alternative wird nicht immer vertragen. Für diese Patientengruppe sind verschiedene operative Verfahren zur Korrektur der Myopie entwickelt worden. Die Epikeratophakie zur Korrektur von hoch myopen Augen ist über ein klinisches Versuchsstadium aufgrund unzureichender Ergebnisse, insbesondere hinsichtlich der postoperativen Sehschärfe, nicht hinausgekommen [3, 5]. Die Entwicklung von intrakornealen Linsen zur Myopenkorrektur hat ebenfalls den Nachteil der veränderten Hornhautstruktur mit intrakornealen Komplikationen, insbesondere des Visusabfalls [2]. Die Keratomileusis bei Myopie [9] ist mit einer zentralen Verdünnung der Hornhaut verbunden und mit den Komplikationen aller hornhautchirurgischen Eingriffe behaftet [8]. Ein weiteres Verfahren zur operativen Korrektur einer hohen Myopie ist von Worst [10] konzipiert und von Fechner erstmals eingesetzt und beschrieben worden [1]. Es besteht in der Implantation einer zusätzlichen Linse vor die menschliche Linse.

---

[1] Universitäts-Augenklinik, Friedrichstraße 18, D-6300 Gießen
[2] Augenabteilung des Robert-Koch-Krankenhauses Hannover-Gehrden, Schmiedestraße 41, D-3000 Hannover

Um eine möglichst objektive Kontrolle dieses neuen Operationsverfahrens zu erhalten, wurde zusätzlich zur sorgfältigen Verlaufskontrolle durch den Operateur eine Nachuntersuchung des Patientengutes an einer zweiten, unabhängigen Universitäts-Augenklinik vorgenommen. Über die Ergebnisse dieser Nachuntersuchungen soll im folgenden berichtet werden.

Patientengut

In der Zeit von November 1986 bis Dezember 1989 wurden von Fechner in Hannover 109 Augen mit einer Lobster-claw-Linse operativ versorgt und mindestens 6 Monate nachbeobachtet. Die Herkunft der Patienten verteilt sich auf das gesamte Bundesgebiet. Alle Patienten wurden aufgefordert, sich einer Nachuntersuchung in der Univ.-Augenklinik Gießen zu unterziehen. Von den einbestellten Patienten mit 109 operierten Augen erschienen 38 Patienten mit 68 operierten Augen zur Nachuntersuchung. Die nicht zur Nachuntersuchung erschienenen Patienten waren aus zeitlichen bzw. Kostengründen nicht bereit, die Nachuntersuchung vornehmen zu lassen.

Die Geschlechtsverteilung sowie die Altersverteilung geht aus Abb. 1 hervor. Die untersuchte Patientengruppe hat ein mittleres Lebensalter von 39 Jahren bei einer Standardabweichung (1s) von 11,8 Jahren und einer Spannweite von 19 bis 65 Jahren. Die Geschlechtsverteilung zeigt ein Verhältnis von 28 männlichen zu 40 weiblichen Augen. Beim männlichen Geschlecht liegt der Mittelwert bei 38,2 Jahren, die Standardabweichung bei 12,5 und die Spannweite zwischen 19 und 65 Jahren. Das weibliche Geschlecht hat ein mittleres Lebensalter von 39,4 ± 11,4 Jahren bei einer Spannweite von 21 bis 59 Jahren.

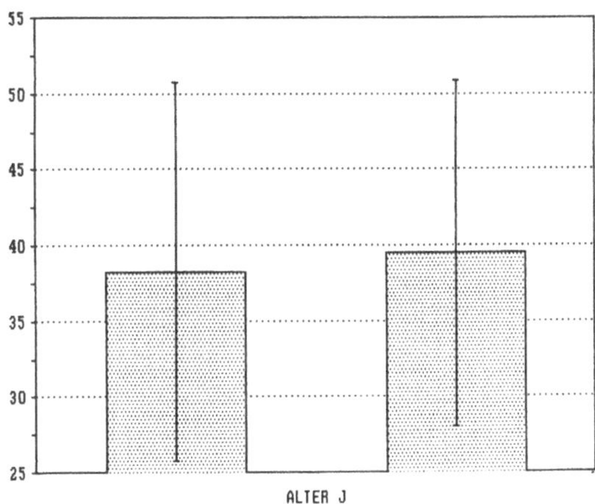

Abb. 1. Altersverteilung der untersuchten Gruppen, *links* männlich, *rechts* weiblich. Auf der Ordinate ist die Häufigkeit (absolute Fallanzahl) angegeben. Eingezeichnet sind der Mittelwert und die Standardabweichung

Methode

Hornhautendothelzellzahl

Für die Untersuchung des Hornhautendothels steht das modifizierte Spiegelmikroskop Biophthal der Fa. Leitz zur Verfügung. Unter Benutzung eines
45°-Auflicht-Illuminators werden Beleuchtungs- und Abbildungsstrahlengang
auf zwei zehnfach vergrößernde Objektive aufgeteilt, deren optische Achse
sich in einem Winkel von 45° in den Scharfstellungsebenen der beiden Objektive schneiden. Das Gerät ist dadurch modifiziert, daß ein zwanzigfach ver-
größerndes Objektiv benutzt wird und durch einen Orthomaten eine zehnfache
Zusatzvergrößerung vor der Aufnahme auf einem nichtempfindlichen HP5-
Film durchgeführt wird. Hierdurch wird eine Zellzahl von 30–80 Zellen pro
Bild erreicht. Das Gerät wird im Kontaktverfahren benutzt. Die Auswertung
erfolgt auf einer Fläche konstanter Größe. Durch ein Fenster einer Maske
wird die Zellzahl auf dem Bildausschnitt gezählt und durch Multiplikation
eines bekannten Vergrößerungsfaktors in die Zellzahl pro Quadratmillimeter
umgerechnet. Die Zählung erfolgt analog der Erythrozytenzählweise in einer
Kammer [4].

Biometrie des vorderen Augenabschnittes

Die Hornhautdicke bestimmen wir lichtoptisch nach Jäger. Die Tiefe der
vorderen Vorderkammer, d. h. der Abstand vom Hornhautendothel zur Oberfläche der menschlichen Linse wird ebenso wie der Abstand der Intraokularlinse zur menschlichen Linse (hintere Vorderkammer) gemessen.

Quantitative Messung von Eiweiß und Zellen in der Vorderkammer

Zum Einsatz kommt das Laser Flare Cell Meter FC1000. Dieses Gerät basiert
auf der quantitativen Erfassung des Tyndallphänomens. Dieser Erscheinung
liegt zugrunde, daß die Intensität eines reflektierten Lichtes proportional der
Konzentration, d. h. der Anzahl der Partikel in der Lösung ist. Auf der Basis
dieser Linearität kann das Gerät die Proteinkonzentrationen in Flüssigkeiten,
wie in der vorderen Kammer des Auges, objektiv durch die Messung der
Intensität des zurückfallenden Lichtes messen. Basierend auf der Rayleigh-
Gleichung ist die Intensität des zurückgeworfenen Lichtes proportional dem
Sechsfachen der Größe der Teilchen. Hieraus resultiert, daß Zellen eine wesentlich höhere Lichtintensität aufweisen als Proteine. Hieraus ergibt sich die
Möglichkeit, die Proteine und die Zellen getrennt zu zählen. Eine Differenzierung zwischen Albuminen und Globulinen bzw. ihren Fraktionen ist bisher
nicht möglich.
  Das Meßgerät liefert einen Beleuchtungsstrahl, der von einem Heliumlaser
kommt. Dieser Strahl wird über einen Scanner geschickt und in die vordere
Augenkammer fokussiert. Rechtwinkelig zu dem einfallenden Laserstrahl
wird ein Fotodetektor eingesetzt, der über eine Computeranalyse die Intensität
des reflektierten Lichtes mißt. Ausgemessen wird ein Volumen von 0,075 mm^3.

Der Laser arbeitet mit einer Wellenlänge von 632,8 nm, einer Energie am Laser von 0,5 mW und einer Energie in der vorderen Augenkammer von weniger als 0,05 mW. Der Durchmesser beträgt 20 µm. Die Meßdauer beträgt 0,5 s für den Eiweißgehalt und 0,5 s für die Bestimmung der Zellzahl.

Es werden üblicherweise 5 Messungen durchgeführt, die einer automatischen Fehlerüberprüfung unterliegen. Es wird in der Regel ein Mittelwert aus den 5 Messungen gebildet und dieser bei einer Standardabweichung von unter 10% akzeptiert. Bei unserer Messung von Flare und Zellen in der vorderen Kammer konnten wir dieses Verfahren nicht zugrunde legen. Aufgrund der starken Reflexe durch die irisgetragene Vorderkammerlinse sowie durch den verkleinerten Abstand zwischen Hornhautendothel und Intraokularlinse gestalteten sich die Messungen als ausgesprochen schwierig, so daß wir eine einzige gültige Messung als repräsentativ ansehen mußten. Die Dauer der Untersuchung am Laser Flare Cell Meter für eine einzige gültige Messung beträgt etwa 30 min.

Ergebnisse

Hornhautendothelzellzahl

Die Hornhautendothelzellzahl zeigt geschlechtsspezifische Unterschiede. Die männlichen Augen haben eine mittlere Hornhautendothelzellzahl von $1648 \pm 287,5$. Die Spannweite liegt bei 1000–2200 Hornhautendothelzellen/mm². Der Mittelwert der weiblichen Augen beträgt 1579 Hornhautendothelzellen/mm² bei einer Standardabweichung von 380,4. Die Spannweite liegt zwischen 350 und 2400 Zellen/mm² (Abb. 2).

Eiweiß

Die Messungen der Eiweißkonzentrationen sollen ebenfalls geschlechtsspezifisch aufgeführt werden. Bei den Männern haben wir einen Mittelwert von $8,27 \pm 4,96$ Zähleinheiten bei einer Spannweite von 2,60–26,40. Der Mittelwert der Frauen liegt mit $14,11 \pm 2,23$ deutlich höher und hat eine höhere Standardabweichung als bei den Männern. Die Spannweite ist ebenfalls größer, sie liegt zwischen 1,50 und 93,60 (Abb. 3).

Zellen

Die Zellzahl pro 0,075 mm³ beträgt beim männlichen Geschlecht $4,53 \pm 10,27$. Die maximale Zellzahl beträgt 46 Zellen. Beim weiblichen Geschlecht liegt der Mittelwert bei 5,78, die Standardabweichung beträgt 0,01. Die maximal gezählte Zellzahl ist 27 Zellen pro 0,075 mm³ (Abb. 4).

Hornhautdicke

Die lichtoptisch gemessene Hornhautdicke zeigt ebenfalls geringe Unterschiede, die geschlechtsspezifisch sind. Bei den Männern fand sich eine mittlere

                                        J. Strobel u. P. U. Fechner

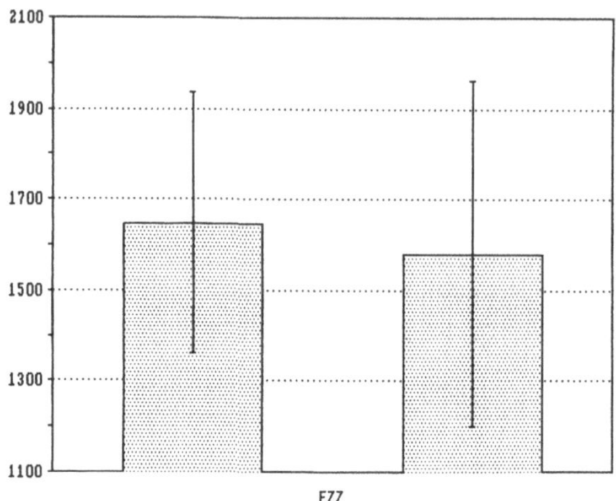

Abb. 2. Hornhautendothelzahl bei Männern (*links*) und Frauen (*rechts*) mit Angabe von Standardabweichungen und Mittelwert (*Säule*). Die Ordinate gibt die Hornhautendothelzahl/mm^2 an

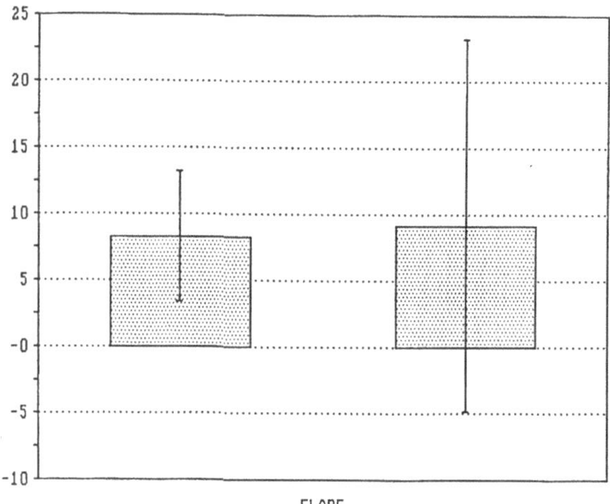

Abb. 3. Eiweißkonzentrationen in der Vorderkammer bei Männern (*links*) und Frauen (*rechts*). Angegebenen sind die Mittelwerte sowie die Standardabweichungen

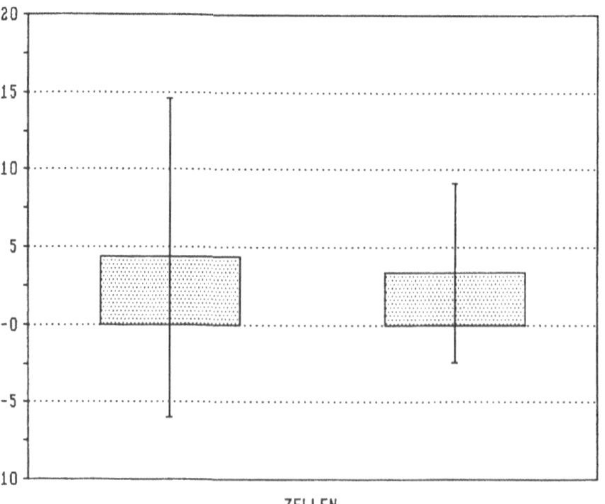

Abb. 4. Angaben der mittleren Zellzahl sowie der Standardabweichung bei Männern (*links*) und bei Frauen (*rechts*). Gemessen ist ein Volumen von 0,075 mm^2 im Zentrum der Vorderkammer

Hornhautdicke von 0,488 bei einer Standardabweichung von 0,041 und einer Spannweite von 0,43–0,57 mm. Die gleichen Werte betrugen bei den Frauen 0,499 (Mittelwert), 0,042 (Standardabweichung) und 0,42–0,59 (Spannweite) (Abb. 5).

Vorderkammertiefe

Die Vorderkammertiefe, gemessen als Abstand zwischen dem Hornhautendothel und der vorderen Kapsel der menschlichen Linse, beträgt bei den Männern $2,91 \pm 0,43$ und bei den Frauen $2,98 \pm 0,42$ mm (Abb. 6).

Abstand Kunstlinse zur natürlichen Linse

Dieser Abstand variiert. Er beträgt bei den Frauen $0,574 \pm 0,142$ mm und bei den Männern $0,625 \pm 0,193$ mm. Die Werte gehen aus Abb. 7 hervor.

Altersabhängigkeiten

Wird die Altersabhängigkeit der *Hornhautendothelzellzahlen* zunächst geschlechtsunabhängig mittels einer Regressionsanalyse überprüft, so ergibt sich bei einer Irrtumswahrscheinlichkeit von $P = 0,0001$ bei 62 auswertbaren Augen ein hoch signifikanter Zusammenhang zwischen der Hornhautendothelzellzahl und dem Alter der Patienten. Die entsprechende Graphik ist in Abb. 8 als Regressionsanalyse zu erkennen. Eine Aufgliederung nach Geschlechtern ergibt ähnliche Regressionsgleichungen.

Eine Überprüfung der Altersabhängigkeit hinsichtlich der *Eiweißkonzentrationen* ergibt bei 66 auswertbaren Augen keine Altersabhängigkeit ($P = 0,11$). Wird eine geschlechtsspezifische Analyse durchgeführt, so zeigt sich bei einer Irrtumswahrscheinlichkeit von 0,03 eine Regression derart, daß bei höherem Alter die Eiweißreaktion abnimmt (Abb. 9). Für diese beim männlichem Geschlecht gefundenen Werte steht eine ebenfalls signifikante Regression ($P = 0,0049$) bei dem weiblichen Geschlecht gegenüber. Bei einer Irrtumswahrscheinlichkeit von $P = 0,049$, also noch signifikant, ergibt sich mit zunehmenden Alter ein Anstieg der Eiweißwerte in der vorderen Augenkammer (Abb. 10).

Die Analyse der Abhängigkeit der *Zellen* vom Alter zeigt bei einer Irrtumswahrscheinlichkeit von 46% keine Altersabhängigkeit der Zellen. Eine Analyse nach Geschlechtern zeigt bei einer Irrtumswahrscheinlichkeit von über 5% keine Abhängigkeit vom Alter. Eine Analyse der Altersabhängigkeit der *Hornhautdicke* ergibt für alle Patienten keine Altersabhängigkeit. Eine Aufteilung nach Geschlechtern zeigt, daß beim weiblichen Geschlecht ebenfalls keine Altersabhängigkeit besteht. Beim männlichen Geschlecht findet sich eine Altersabhängigkeit bei einer Irrtumswahrscheinlichkeit von 0,036. Hier läßt sich eine Abnahme der Hornhautdicke mit zunehmendem Alter feststellen (Abb. 11). Die *Vorderkammertiefe* zeigt sowohl beim Gesamtkollektiv als auch bei einer Aufteilung nach Geschlechtern eine signifikante Abhängigkeit vom Alter. Die *Vorderkammertiefe* nimmt mit zunehmendem Alter ab (Abb. 12).

J. Strobel u. P. U. Fechner

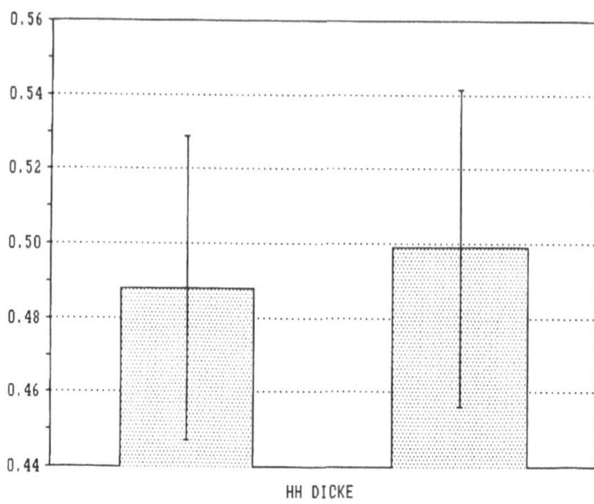

Abb. 5. Mittelwert und Standardabweichung der Hornhautdicke. Die Ordinate gibt die Werte in Millimetern an. *Links* die Angaben für die Männer, *rechts* für die Frauen

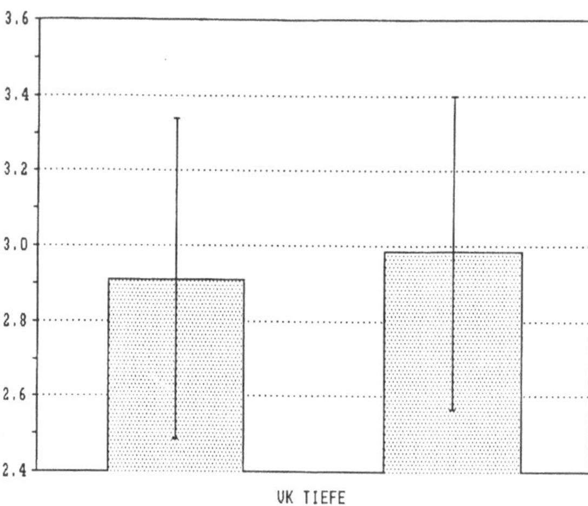

Abb. 6. Abstand des Hornhautendothels von der Vorderfläche der menschlichen Linse in Millimetern (*Ordinate*) für Männer (*links*) und Frauen (*rechts*)

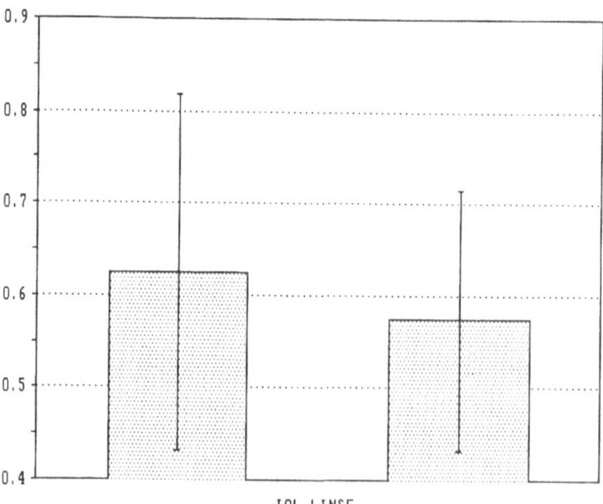

Abb. 7. Abstand der intraokularen Linse vom Hornhautendothel. Die Angaben sind in Millimetern auf der *Ordinate* aufgetragen. Angegeben ist der Mittelwert und die einfache Standardabweichung für Männer (*links*) und Frauen (*rechts*)

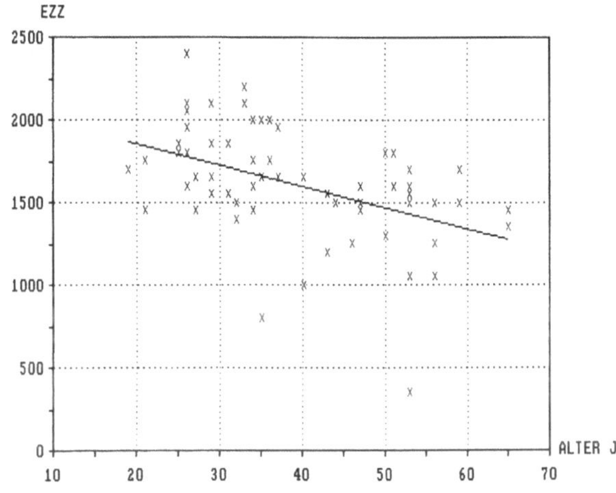

Abb. 8. Regressionsanalyse für die Abhängigkeit der Hornhautendothelzellzahl (Hornhautendothelzellzahl/mm^2 ist auf der *Ordinate* aufgetragen) vom Patientenalter. Die Abszisse enthält das Alter der Patienten in Jahren

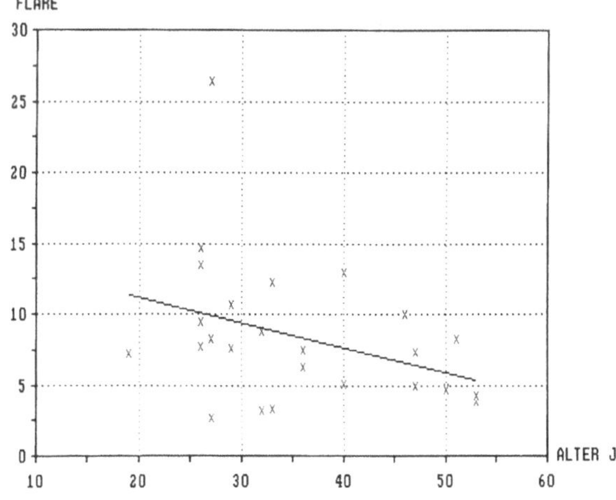

Abb. 9. Abhängigkeit der intraokularen Eiweißkonzentration vom Alter beim männlichen Geschlecht. Die *Ordinate* enthält die am Gerät abgelesenen Zahlenwerte in Maßeinheiten, die mittels einer Regressionsgleichung in Eiweißkonzentrationen umgerechnet werden können

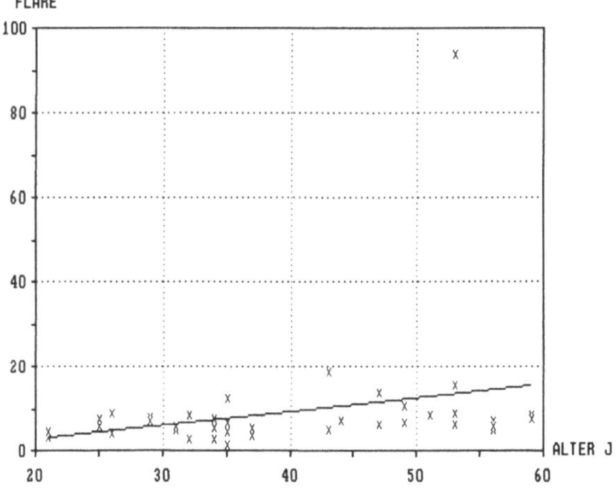

Abb. 10. Regressionsanalyse der Abhängigkeit der Eiweißkonzentrationen in der Vorderkammer vom Alter beim weiblichen Geschlecht

                                                     J. Strobel u. P. U. Fechner

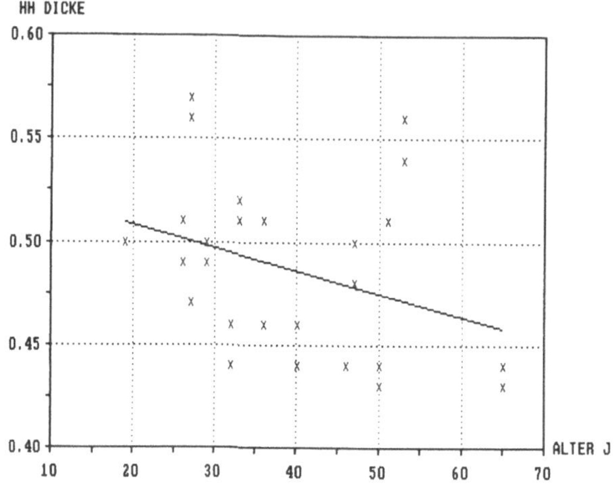

Abb. 11. Abhängigkeit der Hornhautdicke vom Alter beim männlichen Geschlecht. Angaben der Hornhautdicke auf der *Ordinate* in Millimetern

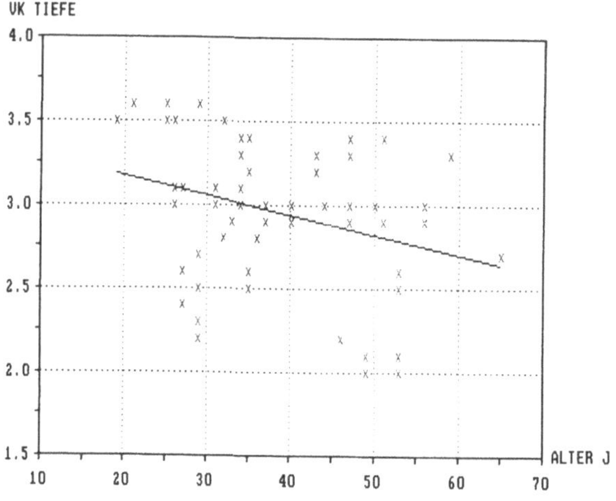

Abb. 12. Abhängigkeit der Vorderkammertiefe vom Alter des Patienten, wobei die Vorderkammertiefe auf die *Ordinate* in Millimetern angegeben ist

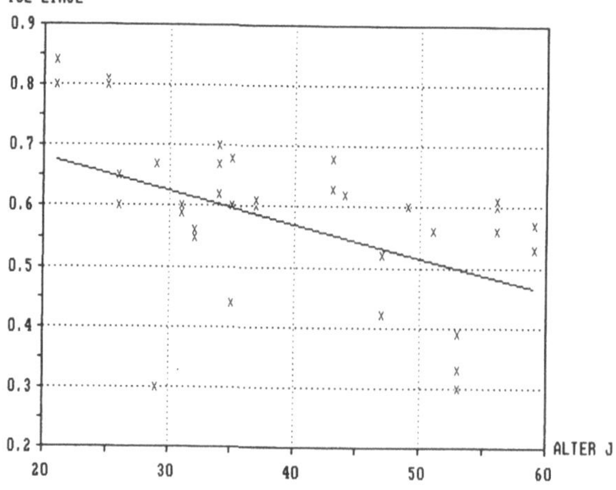

Abb. 13. Abhängigkeit des Abstandes der intraokularen Linse von der Vorderfläche der menschlichen Linse. Angaben in Millimetern

Die Kurven für das männliche und weibliche Geschlecht unterscheiden sich von der Gesamtkurve nur geringfügig (Abb. 12). Die Irrtumswahrscheinlichkeit für die entsprechende Regressionsanalyse beim männlichen Geschlecht beträgt 0,02 und für das weibliche Geschlecht 0,03. Die Kurven verlaufen ähnlich wie in Abb. 12.

Der *Abstand der Kunstlinse zur menschlichen Linse* zeigt keine Altersabhängigkeit. Die Analyse beim männlichen Geschlecht zeigt ebenfalls keine Altersabhängigkeit. Beim weiblichen Geschlecht tritt dagegen bei einer Irrtumswahrscheinlichkeit von 0,2% eine Altersabhängigkeit auf (Abb. 13).

Diskussion

Die *Altersverteilung* des vorliegenden Patientengutes ist gegenüber dem Patientengut bei der Katarakt-Chirurgie mit Intraokularlinsenimplantation verständlicherweise völlig anders. Während das mittlere Alter bei der Katarakt-Operation mit Sicherheit oberhalb von 40 Jahren liegt, haben wir in dem vorliegenden Patientengut einen erheblichen Anteil an jüngeren Patienten.

Die *Hornhautendothelzellzahl* liegt im Mittel etwa 500 Zellen unter den Normalwerten. Die Altersabhängigkeit ist, ebenso wie in einem Normalkollektiv, vorhanden, jedoch ist der Winkel des Abfalls wesentlich stärker als im Normalkollektiv. Während im Normalkollektiv die Werte von 2250 bei 40jährigen Patienten bis auf Werte von 2200 bei 70jährigen Patienten abfallen, haben wir bei den Augen mit eingepflanzter Linse einen Abfall von 1600 bei 40jährigen auf 1300 Zellen pro mm² bei 65jährigen. Andererseits muß betont werden, daß nur Einzelfälle eine Hornhautendothelzellzahl haben, die unter 1000 Zellen pro mm² liegt. Eine genaue Analyse der Zellzahlen an einem großen Patientenkollektiv ist publiziert unter gleichen Untersuchungsbedingungen [4]. Unter Einschluß sämtlicher vorliegender Befunde gehört die absinkende Hornhautendothelzellzahl zu den kritischsten Punkten dieses Intraokularlinsentyps.

Die Häufigkeitsverteilung der *Eiweißkonzentrationen* gleicht nahezu dem Normalkollektiv [5]. Während bei der kaukasischen Bevölkerung, wie sie auch in dem vorliegenden Untersuchungsgut vorliegt, die Normalwerte unoperierter Augen im Mittel bei 5 Einheiten liegen, haben wir bei den Iris-claw-Linsen eine altersabhängige Regression von 12 auf 5 Einheiten bei einem Alter von 20 auf 50 Jahre beim männlichen Geschlecht. Der Abfall der Flarewerte mit zunehmendem Alter könnte darauf hindeuten, daß die Reaktivität der Iris beim männlichen Geschlecht mit zunehmendem Alter abnimmt. Auffällig ist, daß die gleichen Flarewerte beim weiblichen Geschlecht eine schwach zunehmende Tendenz aufweisen. Ein einzelner Flarewert ist mit über 90 Einheiten deutlich erhöht. Tatsächlich entwickelte diese Patientin in den nächsten Tagen eine vorübergehende Iritis. Alle anderen Werte liegen deutlich unter 20 bei einem Mittelwert, der sich nicht groß von 5 Maßeinheiten unterscheidet. Hier scheint sich eine Tendenz zu zeigen, daß Frauen in höherem Alter mit einer eher etwas heftigeren Irisreaktion zu rechnen haben als Männer. Für eine

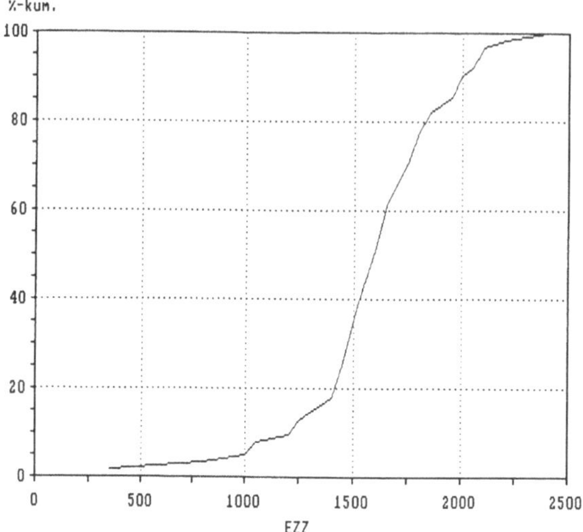

Abb. 14. Kumulative Häufigkeit der Hornhautendothelzellzahlen. Auf der Ordinate ist die kumulative Häufigkeit in Prozent aufgetragen, während die Abszisse die Hornhautendothelzahlen in Zellzahlen/mm² enthält

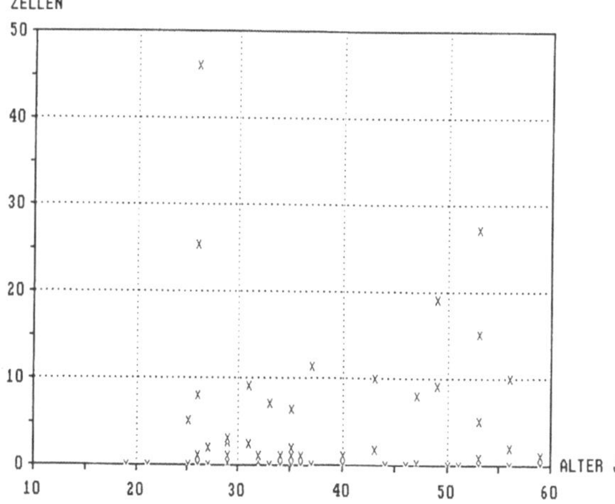

Abb. 15. Zellzahlen in der Vorderkammer in Abhängigkeit vom Alter. Ein statistisch absicherbarer Zusammenhang zwischen Zellzahlen in der Vorderkammer und Alter besteht nicht

vergleichende statistische Analyse beider Geschlechter ist die Fallzahl ungenügend. Vergleicht man aber diesen Kunstlinsentyp hinsichtlich der Eiweißkonzentrationen mit anderen Intraokularlinsentypen [5], so läßt sich folgendes erkennen: Die irisstromafixierten Iris-claw-Linsen rufen Eiweißausschwemmungen hervor, die größenordnungsmäßig zwischen den kapselsackfixierten und den der sulcusfixierten Hinterkammerlinsen liegen [5]. Sie ist deutlich niedriger als bei den pupillarsaumfixierten Linsen. Die *Zellzahl* (Abb. 15) liegt insgesamt niedrig, jedoch deutlich über dem Nullwert. Dieser Wert ist gegenüber dem Normalkollektiv, wo 0 bis 1 Zelle pro gemessener Volumeneinheit gefunden werden [5], deutlich erhöht. Werte einer chronischen oder aktiven Iridozyklitis werden jedoch in der Regel nicht erreicht. Hier müßten sich Werte von über 100 Zellen pro Volumeneinheit finden [5].

Die *Hornhautdicke* liegt im Normbereich und erreicht mit ihren altersabhängigen Werten Größen, die an der unteren Grenze der Norm liegen. Ein Hornhautödem aufgrund der intraokularen Linse liegt also nicht vor. Die *Vorderkammertiefen* liegen ebenfalls im Normbereich. Vergleichende Untersuchungen sind schwierig, da die in der Literatur bekannten Kollektive in der Regel mit dem vorliegenden Kollektiv nicht vergleichbar sind. Zieht man zum Vergleich Normalaugen heran [4], so ergibt sich, daß die Vorderkammertiefen innerhalb des 99%-Vertrauensintervalls von Normalaugen liegen.

Der *Abstand der Intraokularlinse von der natürlichen Linse* schwankt altersabhängig und ist mit unter 1 mm sehr gering. Einzelne Werte erreichen Abstände von 0,3 mm. Vermutlich verstärkt die ausgeprägte Miosis bei jüngeren Menschen unter dem Lichteinfall bei der Untersuchung den Abstand der Kunstlinse von der natürlichen Linse.

Literatur

1. Fechner PU, van der Heyde GL, Worst JGF (1988) Intraokulare Linse zur Myopiekorrektion des phaken Auges. Klin Monatsbl Augenheilkd 193:29–34
2. Lindstrom RL, Lane SS (1986) Polysulfon intracorneal lenses. In: Sanders DR, Hofmann RF, Salz JJ (eds) Refractive corneal surgery. pp 551–563
3. McDonald M (1986) Epikeratophakia for aphakia, myopia and Keratoconus in adult patients. In: Sanders DR, Hofmann RF, Salz JJ (eds) Refractive corneal surgery. pp 439–443
4. Strobel J (1984) Zu speziellen computerisierten klinischen Untersuchungen vor der Implantation von Intraocularlinsen. Berechnung der Brechkraft der zu implantierenden Linse und morphometrische Zellanalyse des Hornhautendothels. Habilitationsschrift, Gießen
5. Strobel J (1990) Epikeratophakie, ein Überblick zum gegenwärtigen Status. In: Freyler H, Skorpik Ch, Grasl M (Hrsg) 3. Kongreß der Deutschen Gesellschaft für Intraokularlinsen-Implantation. Springer, Wien New York, S 479–483
6. Strobel J (1990) Zur Vorhersage von postoperativen Fibrinexsudationen. 4. Kongreß der DGII, 6.–7. 4. 1990
7. Strobel J (1990) Inflammatory process measured by laser flare cell meter. Implant Ophthalmol (im Druck)
8. Swinger CA (1986) Keratophakia and keratomileusis for hyperopia. In: Sanders DR, Hofmann RF, Salz JJ (eds) Refractive corneal surgery. pp 497–512
9. Villasenor RA (1986) Hemoplastic keratomileusis for myopia. In: Sanders DR, Hofmann RF, Sakz JJ (eds) Refractive corneal surgery. pp 515–525

Erste Ergebnisse nach Kapselsackimplantation einer 5-mm-one-piece-PMMA-Hinterkammerlinse (Phacobag)

J. S. Jörgensen[1] und J. A. Müller-Bergh

Zusammenfassung. Von September 1989 bis Februar 1990 haben die Autoren in einer ersten Pilotstudie 19 PMMA-one-piece-biconvex-Hinterkammerlinsen implantiert. Nach Anlegen eines 5,0 mm corneoskleralen Stufenschnittes, Kapsulorhexis und Phakoemulsifikation wurden die Linsen mit einem Optikdurchmesser von 5,0 mm in den Kapselsack implantiert. Die postoperativen Untersuchungen im Zeitraum von 1, 2 und 4 Monaten ergaben folgende Ergebnisse:
1. die Mittelwerte der postoperativen Astigmatismen waren am 6. postoperativen Tag −1,5 cyl.dpt./180°, nach einem Monat −0,72 cyl.dpt./180°, nach zwei Monaten −0,32 cyl.dpt./180° und nach vier Monaten −0,42 cyl.dpt./180°
2. gutes Zentrierungsverhalten (1 von 19 Patienten zeigte geringe Dezentrierung)
3. schnelle visuelle und postoperative Rehabilitation
4. 2 von 19 Patienten berichteten von Ringwahrnehmungen um Lichtquellen bei Dunkelheit, die jedoch nicht als subjektiv störend empfunden wurden.

Unter Ausnutzung der Vorteile der Small-incision-Technik bei der extrakapsulären Kataraktextraktion zeigen die Ergebnisse der ersten Pilotstudie mit einer 5,0-mm-PMMA-Linse möglicherweise eine vielversprechende Alternative zu den faltbaren Linsen. Weitere Langzeitergebnisse müssen jedoch noch abgewartet werden.

Summary. In a first prospective study from September 1989 till February 1990 19 PMMA one-piece biconvex posterior chamber lenses were implanted. After performing a 5.0 mm wide corneoscleral incision, capsulorhexis and phacoemulsification the intraocular lenses with a diameter of the optics of 5.0 mm were inserted into the capsular sack. The postoperative follow-up after 1, 2 and 4 months respectively had following results:
1. The mean value of the postoperative astigmatism was on the 6th postoperative day: −1.5 cyl.dpt./180°, after 1 month: −0.72 cyl.dpt./180°, after 2 months: −0.32 cyl.dpt./180° and after 4 months: −0.42 cyl.dpt/180° respectively
2. good centration (1 out of 19 patients showed a minor degree of decentration)
3. rapid visual and postoperative rehabilitation
4. 2 out of 19 patients reported of seeing rings around lights in a dark environment, which did not cause subjective disturbance.

Using the advantages of the small incision technic in the extracapsular cataract surgery the results of this first prospective study with a 5.0 mm PMMA-lens might be a much promising alternative for the foldable lenses. Further results of a longtime follow-up must be waited for.

Einleitung

Die Small-incision-Technik der Kataraktextraktion hat in den letzten Jahren zunehmendes Interesse gefunden. Die Ursachen hierfür sind unter anderem ein

---

[1] Augenklinik, Zentralkrankenhaus St.-Jürgen-Straße, D-2800 Bremen 1

niedriger postoperativer Astigmatismus, ein geringerer postoperativer Reizzustand sowie eine schnelle visuelle Rehabilitation. Dazu kommt, daß die Geräte zur Phakoemulsifikation in den letzten Jahren zunehmend verbessert worden sind, was die Technik der Small-incision-Kataraktextraktion erleichtert hat.

Im Vergleich hierzu sind die Ergebnisse nach Implantation faltbarer Linsen weiterhin umstritten. So berichteten Neumann u. Cobb [4] über geringere postoperative Komplikationen nach Implantation von PMMA-Intraokularlinsen mit kleinem optischen Durchmesser als nach Implantation faltbarer Linsen.

Um diese Problemstellung weiter zu untersuchen, wurde eine Studie durchgeführt, um festzustellen, ob eine PMMA-Hinterkammerlinse mit einem Optikdurchmesser von 5,0 mm bei der Small-incision-Technik der Kataraktextraktion eine mögliche Alternative zu den viel diskutierten faltbaren Linsen darstellt.

Material und Methode

In einer Pilotstudie wurden 19 PMMA-Linsen mit einem Optikdurchmesser von 5,0 mm bei 19 Patienten (12 Männer, 7 Frauen) im Alter von 45 bis 86 Jahren (Durchschnittsalter 69,2 Jahre) implantiert (Tabelle 1). Es handelt sich um eine selektierte Gruppe von Patienten, wo folgende Fälle ausgeschlossen wurden:
1. diabetische Retinopathie
2. vorangegangene intrackulare Eingriffe jeglicher Art
3. begleitende Hornhautdystrophien
4. akute oder chronische Uveitiden
5. intraoperative Kapseldefekte
6. Verdacht auf traumatische Linsensubluxation oder sonstige Alterationen des Linsenaufhängeapparates
7. mangelnde Mydriasis, bei der eine kontrollierte Implantation in den Kapselsack nicht möglich ist
8. auf bestmögliche Nyktopie angewiesene Patienten
9. Patienten, bei denen die Verfügbarkeit für die Follow-up-Untersuchungen nicht möglich war
   Bei der Linse handelt es sich eine UV absorbierende, bikonvexe One-piece-PMMA-Hinterkammerlinse. Der Durchmesser der Optik beträgt 5,0 mm bei einem Gesamtdurchmesser von 14,0 mm (Abb. 1).

Folgende Small-incision-Operationstechnik wurde gewählt: alle Patienten wurden in Retrobulbäranästhesie operiert. Nach Anlegen eines 5,0 mm breiten corneoskleralen Stufenschnittes und Kapsulorhexis mit einem Durchmesser von etwa 6 mm erfolgte anschließend die Phakoemulsifikation des Kerns und Aspiration-Irrigation der Rindenreste. Unter Schutz einer viskoelastischen Substanz wurde die Linse in den Kapselsack implantiert und die corneosklerale Inzision mit zwei 10-0 Einzelknopfnähten verschlossen (Abb. 2).

Tabelle 1. Patientendaten

Anzahl der Patienten:	19
Alter:	45 bis 86 (69,2 ± 12,6) (Mittelwert ± SD)
Geschlecht:	7 Frauen
	12 Männer
Nachuntersuchungszeitraum:	2 bis 6 Monate (3,1 ± 1,5)
präoperativer Astigmatismus:	−0,06/0° (−1,75/170° bis 1,25/0°)
präoperativer Visus:	FZ bis 20/40 (0,21 ± 0,12)
Achsenlänge:	22,56 bis 25,30 mm (23,67 ± 0,64 mm)

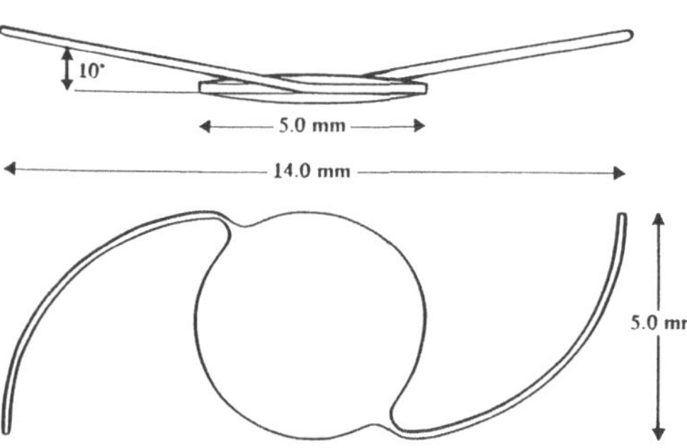

Abb. 1. Schematische Darstellung der UV absorbierenden, bikonvexen One-piece-PMMA-Hinterkammer-linse (Durchmesser der Optik: 5,0 mm; Gesamtdurchmesser: 14,0 mm)

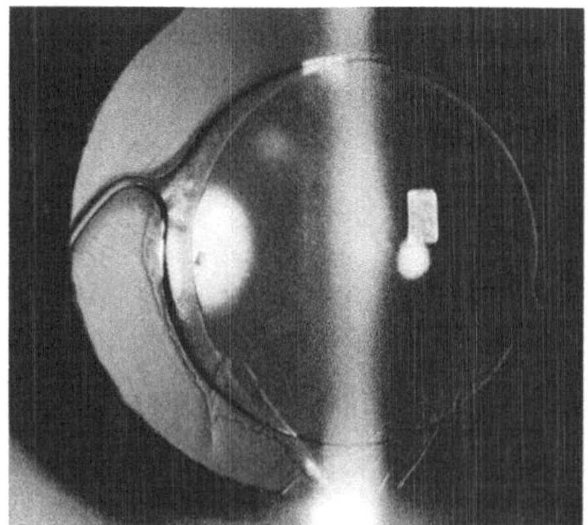

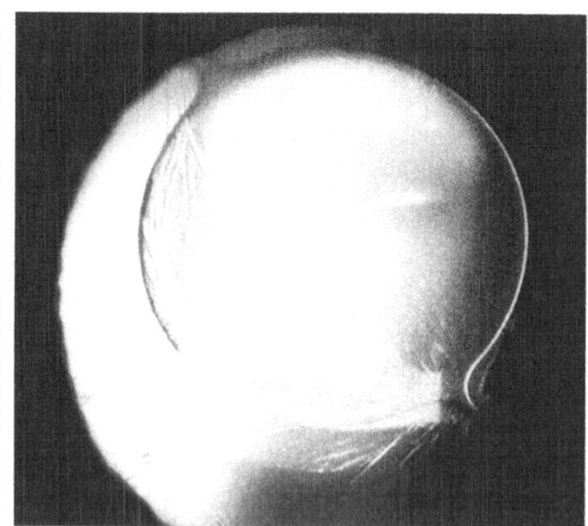

Abb. 2. Klinisches Bild 4 Wochen postoperativ nach Implantation einer 5-mm-Hinterkammerlinse. Man erkennt die vordere Kapselöffnung, und daß das vordere und hintere Kapselblatt peripher der Linsenoptik zusammengeklebt sind

Abb. 3. Klinisches Bild 4 Monate postoperativ mit einer geringen Dezentrierung der 5,0-mm-Hinterkammerlinsenoptik durch einen von der hinteren Kapsel ausgehenden, schrumpfenden fibrotischen Strang

Ergebnisse

Visus. Bei allen 19 Patienten kam es von präoperativ (mittlerer Visus: 0,21) am
6. postoperativen Tag (mittlerer Visus: 0,76) zu einem signifikanten Visusanstieg (p < 0,001, Wilcoxon-Test) sowie vom 6. postoperativen Tag zu einer
weiteren signifikanten Visusbesserung nach einem Monat (mittlerer Visus:
0,83) (p < 0,05), während der Unterschied zwischen 1. und 2. (mittlerer Visus:
0,88) bzw. 2. und 4. Monat (mittlerer Visus: 0,92) bei der geringen Fallzahl
nicht signifikant war (Tabelle 2).

Astigmatismus. Die Mittelwerte der postoperativen Astigmatismen waren am
6. postoperativen Tag −1,5 cyl.dpt./180°, nach einem Monat −0,72 cyl.dpt./
180°, nach zwei Monaten −0,32 cyl.dpt./180° und nach vier Monaten
−0,42 cyl.dpt./180° (Tabelle 3).

Komplikationen. Bei einem Patienten kam es zu einer geringen Dezentrierung
der Linse (Abb. 3). Der Patient klagte nach 6 Wochen bei einem Visus von 1,2
über deutliche Ringwahrnehmung beim Dunkelsehen. Bei der Untersuchung
zeigte sich bei diesem Patienten eine deutliche Fibrosierung der Kapsel mit
einem fibrotischen Strang, der die Linse quer nach oben zog.
   Zwei Patienten hatten leichte Glare-Phänomene („edge-effect"), die jedoch
nicht subjektiv als optisch störend empfunden wurden. Bei einem Patienten
kam es nach 2 Monaten zur Ausbildung eines Cataracta secundaria, der komplikationslos mit einer YAG-Nd Nachstardiszision behandelt werden konnte.

Tabelle 2. Visusanstieg

Visus	Präoperativ	Postoperativ			
	n (%)	6. Tag n (%)	1. Monat n (%)	2. Monat n (%)	4. Monat n (%)
25/20−45/50		10 (53)	9 (47)	6 (60)	4 (67)
20/25−15/20		3 (16)	6 (32)	3 (30)	2 (33)
20/30−20/40	1 (5)	4 (21)	3 (16)	1 (10)	
20/50−20/80	6 (32)	1 (5)	1 (5)		
20/100−20/200	10 (53)	1 (5)			
≤ 20/400	2 (10)				

Tabelle 3. Postoperativer Astigmatismus

6. postoperativer Tag:	−1,50/0° (−4,0/0° bis ±0,0/0°)	(n = 19)
1. postoperativer Monat:	−0,72/0° (−1,25/0° bis +1,0/0°)	(n = 19)
2. postoperativer Monat:	−0,32/0° (−1,0/0° bis +1,25/0°)	(n = 10)
4. postoperativer Monat:	−0,42/0° (−0,5/0° bis +0,75/0°)	(n = 6)

Bei der Funduskontrolle konnte bei den Patienten sowohl indirekt als auch direkt die Netzhautperipherie durch die hintere Kapsel an der Hinterkammerlinse vorbei bis vor die Ora serrata eingesehen werden, während der funduskopische Blick durch die Optik der Intraokularlinse Einblick bis in die äußere Peripherie gewährte.

Diskussion

Polymethylmethacrylat hat sich als verträgliches und stabiles Linsenmaterial bewährt. Bei der Beurteilung neuer Materialien für Intraokularlinsen entsteht die Schlußfolgerung, daß bei allen Nachteilen, die dem PMMA angehaftet werden [1], die Tatsache einer jahrzehntelangen klinischen Verträglichkeit bestehen bleibt [3]. Als wesentlicher Einwand gegen PMMA-Linsen wird auch hervorgehoben, daß sie aufgrund ihrer Größe (7–9 mm) und Rigidität bei der Small-incision-Technik der Kataraktchirurgie nicht verwendet werden kann.

Neumann u. Cobb [4] wiesen bei der Small-incision-Technik der Kataraktextraktion eine erhöhte Inzidenz von postoperativen Komplikationen nach Implantation von faltbaren Linsen im Vergleich zu PMMA-Hinterkammerlinsen mit einem Optikdurchmesser von 5,8 mm nach. Die Autoren empfehlen deshalb bei der Small-incision-Kataraktextraktion eine Implantation von PMMA-Hinterkammerlinsen mit einem kleinen optischen Durchmesser.

Fine u. Robertson [2] versuchten dieses zu lösen, indem sie eine PMMA-Linse mit zusammenschiebbaren Flügeln erprobten. Die Fläche der Linsenoptik betrug bei diesem Linsentyp 3 mm × 6 mm. Die seitlichen verschiebbaren Flügel dienten dazu, einen möglichen Kanteneffekt („edge-effect") zu vermeiden. Obwohl der Durchmesser der Linse in der einen Diagonale nur 3 mm betrug, berichteten die Autoren, daß die Netzhautperipherie problemlos eingesehen werden konnte. Neumann et al. [5] wiesen nach, daß eine Vergrößerung der Schnittöffnung von 3,0 auf 5,8 mm bei der Größe des zu erwartenden postoperativen Astigmatismus keine entscheidende Rolle spielt.

Um auf die Problemstellung weiter einzugehen, haben wir in einer ersten Pilotstudie eine PMMA-Linse mit einem Optikdurchmesser von 5,0 mm implantiert. Die ersten Erfahrungen mit der Implantation einer 5,0-mm-PMMA Hinterkammerlinse haben vielversprechende Ergebnisse gebracht. Im Patientenkollektiv konnte eine auffällig schnelle visuelle Rehabilitation beobachtet werden. So betrug der postoperative Visus schon am 6. Tag bei über 70% der Patienten 0,75 oder mehr (Tabelle 2).

Der 5,0 mm breite Stufenschnitt, der durch 2 corneosklerale Einzelknopfnähte verschlossen wurde, gab nur Anlaß zu einem geringen postoperativen Astigmatismus (Tabelle 3). Ferner zeigte es sich, daß der Astigmatismus sich nach 2 Monaten (Mittelwert: $-0,32$ cyl.dpt./180°) stabilisierte und im weiteren Verlauf konstant blieb (Tabelle 3). Die Ergebnisse des postoperativen Astigmatismus zeigten vergleichbare Resultate zu anderen Autoren, wo eine Small-incision-Technik angewandt wurde [5, 6]. In nur einem Fall kam es bis jetzt zu einer Dezentrierung der Linse, hervorgerufen durch eine strangförmige Fibrosierung der hinteren Kapsel. Möglicherweise hätte man hier zu einem früheren Zeitpunkt eine YAG-Nd-Laserdurchtrennung des fibrotischen Stranges durchführen sollen (Abb. 3).

Nach unseren Erfahrungen ist es von Vorteil, bei der Kapsulorhexis einen Durchmesser der Kapselöffnung von etwa 6–7 mm zu wählen. So ist es leicht und sicher, die Linse in den Kapselsack zu implantieren, was für eine gute Zentrierung bei dieser Größe der Linsenoptik von entscheidender Bedeutung ist. Abbildung 2 zeigt ein klinisches Bild 4 Wochen postoperativ nach Implantation einer 5 mm Hinterkammerlinse. Man erkennt hier die vordere Kapselöffnung, und daß das vordere und hintere Kapselblatt peripher der Linsenoptik zusammengeklebt sind. So ist die Linse gut verankert und kann sich nicht dezentrieren.

Zusammenfassend läßt sich feststellen, daß die ersten Erfahrungen mit der Implantation einer 5,0-mm-PMMA-Hinterkammerlinse bis jetzt vielversprechende Ergebnisse gebracht haben. Möglicherweise bieten PMMA-Linsen mit einem kleinen optischen Durchmesser einer Alternative zu den viel diskutierten und nicht unumstrittenen faltbaren Linsen. Längere postoperative Beobachtungszeiträume müssen jedoch abgewartet werden.

Literatur

1. Apple DJ, Mamalis N, Loftfield K, Googe JM et al. (1984) Complications of intraocular lenses. A historical and histopathological review. Surv Ophthalmol 29:1–54
2. Fine IH, Robertson JE (1989) Initial experience with the AMO PC-28LB (Phacofit®) small-incision implant: a preliminary report. J Cataract Refract Surg 15:327–331
3. Jacobi KW, Nowak MR (1989) Neue Materialien bei Intraokularlinsen. Fortschr Ophthalmol 86:203–205
4. Neumann AC, Cobb B (1989) Advantages and limitations of current soft intraocular lenses. J Cataract Refract Surg 15:257–263
5. Neumann AC, McCarty GR, Sanders DR, Raanan MG (1989) Small incisions to control astigmatism during cataract surgery. J Cataract Refract Surg 15:78–84
6. Shepherd JR (1989) Induced astigmatism in small incision cataract surgery. J Cataract Refract Surg 15:85–88

Endokapsuläre Polymerisation einer injizierbaren Intraokularlinse – Erste In-vitro- und In-vivo-Ergebnisse

H.-J. Hettlich[1], P. Kaden[1], F. Otterbach[1], A. Fritz[1] und C. F. Kreiner[2]

Zusammenfassung. Um die Vorteile der Phakoemulsifikation in der Katarakt-Chirurgie voll ausschöpfen zu können, sind bereits von verschiedenen Arbeitsgruppen Versuche mit injizierbaren Materialien als Linsenersatz unternommen worden. Bei dem hier beschriebenen Verfahren bedient man sich eines flüssigen Monomers, das unter Einwirkung von Licht einer bestimmten Wellenlänge innerhalb von 20 s polymerisiert und dabei über gute optische Eigenschaften verfügt. Die In-vitro-Untersuchungen mittels Zellkultur ergaben eine zellwachstumshemmende Wirkung im direkten Kontakt, jedoch ohne Abgabe zellschädigender Substanzen in das umgebende Medium. Die Zellwachstumshemmung des Materials im direkten Kontakt könnte dabei im Hinblick auf eine Nachstarunterdrückung interessant werden. Eine Operationstechnik zur Injektion mit anschließender endokapsulärer Polymerisation wurde an Kadaveraugen entwickelt und brachte ermutigende Resultate. Eine z. Zt. laufende Pilotstudie an Kaninchen erlaubt eine erste Bewertung in vivo.

Summary. To fully utilize the advantages of phacoemulsification in cataract surgery, various groups of workers have already experimented with injectable materials for lens replacement. The process described here employs a liquid monomer which polymerizes within 20 s when exposed to a particular wavelength of light and shows good partical properties. Culture studies demonstrated that the material causes inhibition of cell growth on direct contact but does not release cytotoxic substances into the surrounding medium. The contact inhibition of cell growth may be of interest in terms of after-cataract suppression. An operative technique for injection of the monomer with subsequent endocapsular polymerization was developed in cadaveric eyes and has yielded encouraging results. A current pilot study in rabbits is providing the first in vivo data.

Einleitung

Erstmals wurden in den 60er Jahren Berichte veröffentlicht, in denen ein Wiederauffüllen der Linsenkapsel nach Katarakt-Extraktion beschrieben wurde [1, 3, 4]. Die enorme Entwicklung der Operationstechnik, nicht zuletzt durch die Einführung der Phakoemulsifikation, aber auch die Entwicklung neuer Kunststoffe veranlaßte verschiedene Arbeitsgruppen in den letzten Jahren, diese Idee wieder aufzugreifen [5–7]. Oft stand hierbei die Schaffung einer akkommodationsfähigen IOL unter Verwendung von sehr flüssigen Linsenersatzmaterialien im Vordergrund. Zum Teil konnten diese Materialien nur durch einen zuvor eingebrachten Ballon in der Kapsel gehalten werden.

---

[1] Institut für Pathologie der RWTH Aachen, Pauwelsstraße, D-5100 Aachen
[2] Adatomed GmbH, Am Moosfeld 27, D-8000 München 82

Bei dem hier beschriebenen Verfahren arbeitet man mit einem Kunststoff, der als flüssiges Monomer in die Kapsel injiziert wird und durch Lichteinwirkung zur Polymerisation gebracht wird. Die Phakoemulsifikation ermöglicht bei endokapsulärer Arbeitsweise die hierzu notwendige kleine Kapsulotomie.

Material und Methoden

Kunststoff

Bei dem Kunststoff handelt es sich um ein flüssiges Monomer, das einen UV-Absorber enthält und unter Lichteinwirkung polymerisiert. Die Viskosität des Monomers liegt bei 0,664 Pa s. Der Polymerisationsvorgang erfolgt unter Bestrahlung mit einer Kaltlichtquelle für 20 s in einem Wellenlängenbereich von 400–500 nm. Ein meßbarer UV-Anteil wird nicht emittiert. Nach der Polymerisation sind die optischen Eigenschaften des Kunststoffs denen von PMMA vergleichbar. Der Brechungsindex (Monomer) liegt bei 1.532.

In-vitro-Versuche

Die zellwachstumsbeeinflussende Wirkung und Selektion eines geeigneten Materials wurde unter verschiedenen Versuchsbedingungen in der Zellkultur ermittelt, und mit den Bewertungskriterien Zellmorphologie, Autoradiographie (Einzelzellsynthese), Protein-Syntheserate sowie DNS-Syntheserate geprüft.

Für alle Kulturversuche wurden folgende Materialien verwendet:
- Zellen: Larynx-Ca, human (HPE_2)
- Medium: Basal Medium Eagle (BME)
- Serum: 5% Newborn Calf Serum
- Radioisotop: ^{3}H-Thymidindesoxyribonukleotid; 1 µC/ml BME (spezifische Aktivität: 20–60 Ci/mmol)

Monomer im direkten Zellkontakt: Je 12 vorgezüchtete, semikonfluente Kulturen wurden nach Absaugen des Mediums mit zwei Tropfen des flüssigen Monomers überschichtet und für 3 h bei 37 °C inkubiert. Anschließend wurde der Kunststoff abgesaugt, und es folgte eine Inkubation mit frischem, ^{3}H-TdR-haltigem Medium für weitere 24 h.

Polymer im direkten Zellkontakt: Es wurden je 12 Kunststoffscheiben (Durchmesser 15 mm) in Multiwellkulturgefäßen sowie 4 Scheiben (24 × 40 mm) nach Fixierung auf Objektträgern durch TCAB (Tissue Culture Adhäsivsystem) in Leighton Tubes eingebracht. Die Proben sowie eine entsprechende Anzahl von materialfreien Kontrollen wurden direkt mit Epithelzellen unter Anwesenheit von ^{3}H-TdR bezüchtet und 24 h bei 37 °C inkubiert.

Extraktionslösungen: Es wurden 1 cm^2 große Streifen des Polymers mit jeweils 0,5 ml BME drei Tage bei 37 °C auf einem Taumelgerät inkubiert. Jeweils nach 24 h wurde die Inkubationslösung ausgetauscht und auf vorgezüchtete, semikonfluente Kulturen unter Zugabe von ^{3}H-TdR appliziert. Diese wurden wiederum nach 24 h Inkubation abgebrochen und ausgewertet.

In-vivo-Versuche

Die Operationstechnik wurde an Kaninchenaugen unmittelbar post mortem entwickelt. Der Corneoskleralschnitt wurde auf 3 mm begrenzt. Nach 3 mm breiter Letterbox-Kapsulotomie bei 12 Uhr und endokapsulärer Phakoemulsifikation wurde das Kunststoffmonomer in die Kapsel injiziert. Bis zum Ende des Polymerisationsvorgangs wurde dabei über eine zweite Kanüle kontinuierlich Methylzellulose in die Vorderkammer gegeben, um eine Leckage des Monomers zu verhindern (Abb. 1). Die In-vivo-Versuche wurden einseitig an bisher drei Kaninchen (weiße Neuseeländer, weiblich) unter Ketanest/Rompun-Anäthesie i.v. durchgeführt. Der Spüllösung (Ringer) wurden auf 500 ml 5000 IE Heparin sowie 1 mg Suprarenin zugesetzt. Der Corneoskleralschnitt wurde mit zwei Einzelknüpfnähten Vicryl 9×0 verschlossen. Postoperativ erhielten die Augen einmalig Isopto-Max-Augensalbe. Nach wöchentlichen Spaltlampenkontrollen wurden die Versuche nach 5 Wochen abgebrochen und die Augen kalottiert sowie photographiert. Zur histologischen Bewertung wurden Hornhaut, vorderes Segment und der hintere Augenpol in Paraffin eingebettet und HE-gefärbt.

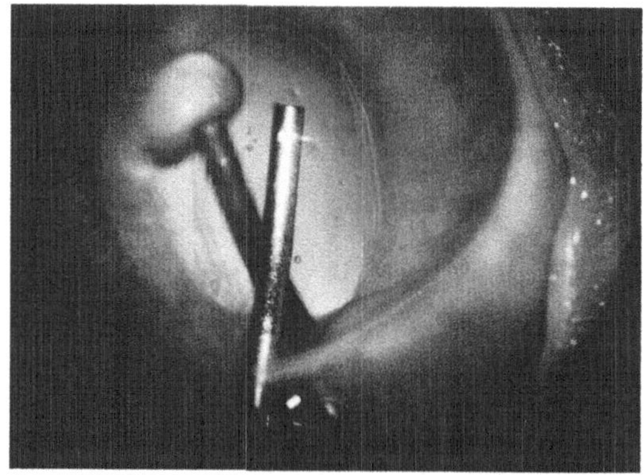

a

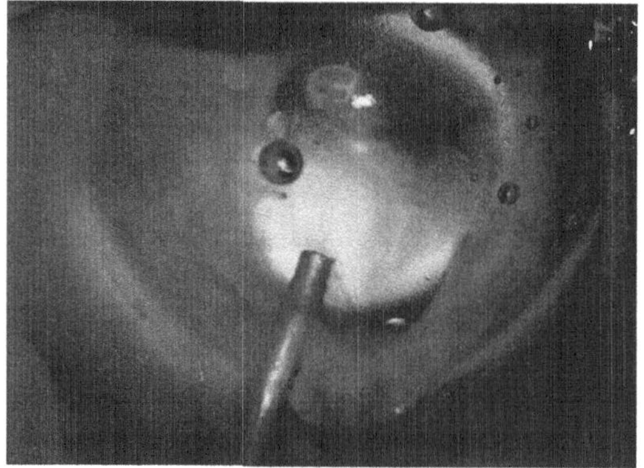

b

Abb. 1 a, b.
Operationsmikroskopische Aufnahmen. **a** Injektion des Kunststoffmonomers in die Linsenkapsel unter gleichzeitiger Gabe von Methylzellulose in die Vorderkammer. **b** Endokapsuläre Polymerisation durch Bestrahlung mit einer Kaltlichtquelle

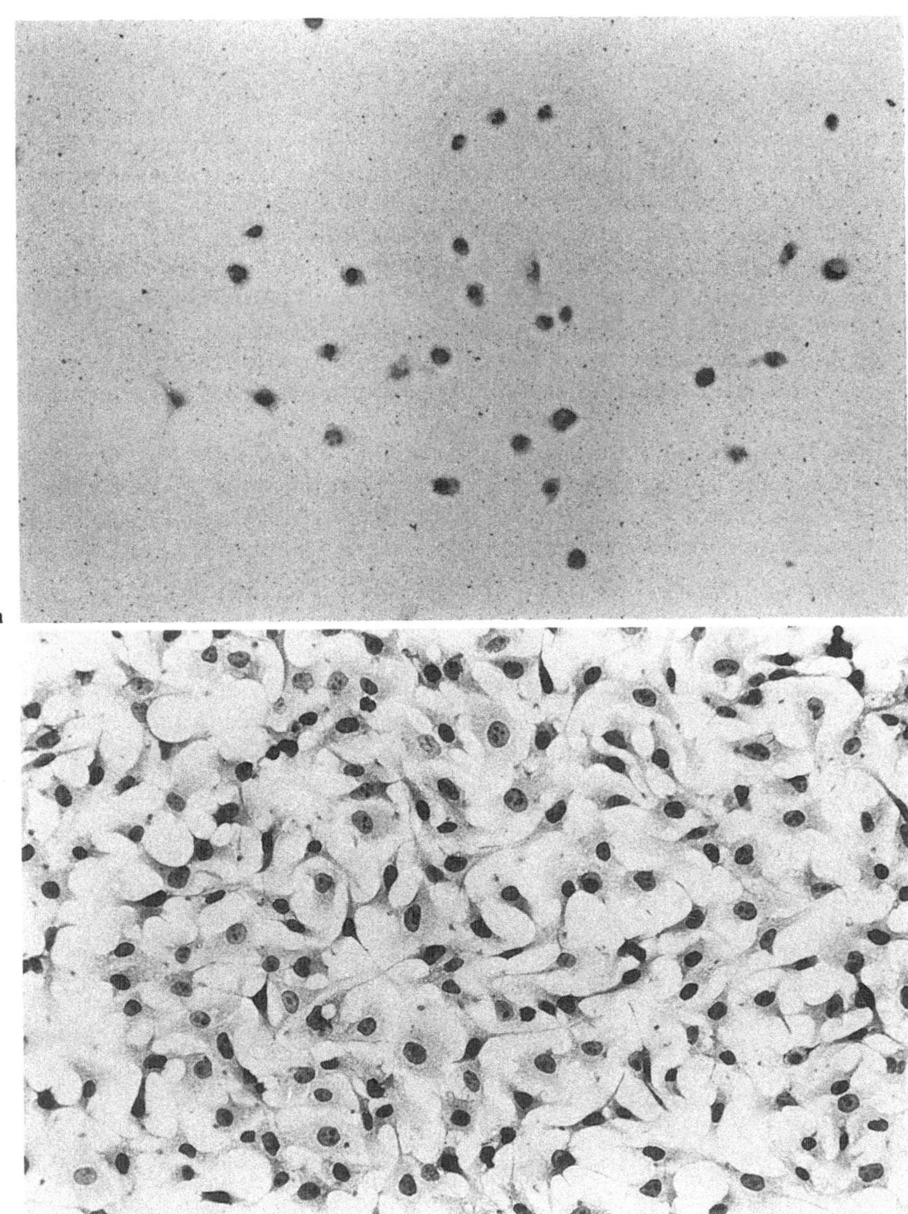

Abb. 2a, b. Zellmorphologie (in vitro). **a** Im direkten Kontakt zum Polymer. **b** Kontrollkultur. Färbung Hämalaun, Originalvergrößerung 400 ×

Ergebnisse

In-vitro-Versuche

Nur einer von zehn geprüften Kunststoffen bot die Voraussetzungen für eine injizierbare IOL. Die folgenden Ergebnisse beziehen sich auf dieses Material.

Das untersuchte Monomer wie auch das Polymer zeichnen sich im direkten Zellkontakt in der Zellkultur durch Zytotoxizität aus. Die Zellmorphologie zeigt stark geschädigte Zellen (Abb. 2). Unmittelbar neben dem applizierten Material ist das Zellbild regelrecht. Protein- und DNS-Bestimmung ergaben für das Monomer eine Reduzierung der Syntheseleistung um 80 bzw. 97%. Für das Polymer wurde gegenüber den Kontrollkulturen eine um 68% verminderte Protein-Synthese und eine um 92% reduzierte DNS-Synthese ermittelt (Abb. 3).

Alle mit den mit verschiedenen Extraktionslösungen des Polymers inkubierten Kulturen zeigten eine regelrechte Zellmorphologie. Weder die Einzelzellsynthese noch Protein- oder DNS-Bestimmung zeigten eine signifikante Abweichung im Wachstumsverhalten der Zellen gegenüber den Kontrollkulturen.

In-vivo-Versuche

Bei den wöchentlichen Spaltlampenkontrollen fiel auf, daß die Augen bereits nach einer Woche reizfrei waren. Die Pupillen waren nahezu rund und reagierten auf Licht. Hornhauttrübungen entwickelten sich nur bei einem Tier als zarte, zentrale Stromainfiltrationen in der dritten postoperativen Woche.

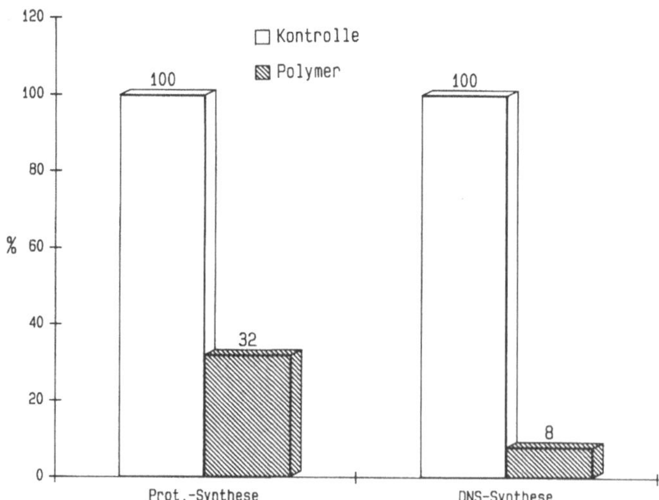

Abb. 3. Relatives Zellwachstum (in vitro) ermittelt über DNS- und Proteinbestimmung im direkten Polymerkontakt gegenüber Kontrollkulturen (auf Glas)

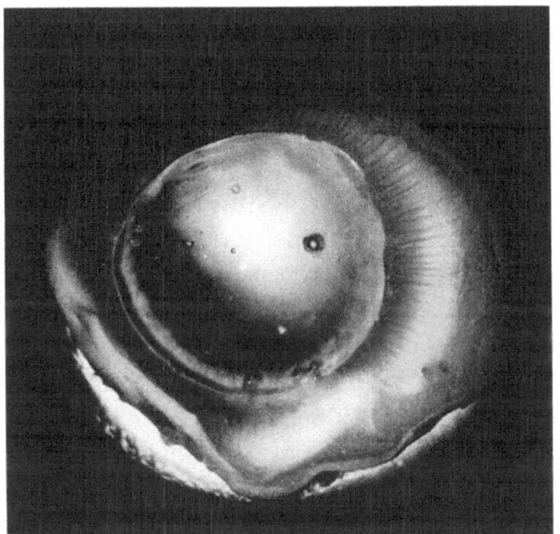

Abb. 4. Linsenkapsel nach Kunststoffauffüllung und endokapsulärer Polymerisation. Die Kapsel ist nahezu vollständig mit Polymer gefüllt

Abb. 5. Histologische Auswertung 5 Wochen postoperativ. Anschnitt von Iris und vorderer Linsenkapsel mit diskreter, perivaskuläre Infiltration mit mononukleären Zellen. Färbung HE, Originalvergrößerung 250 ×

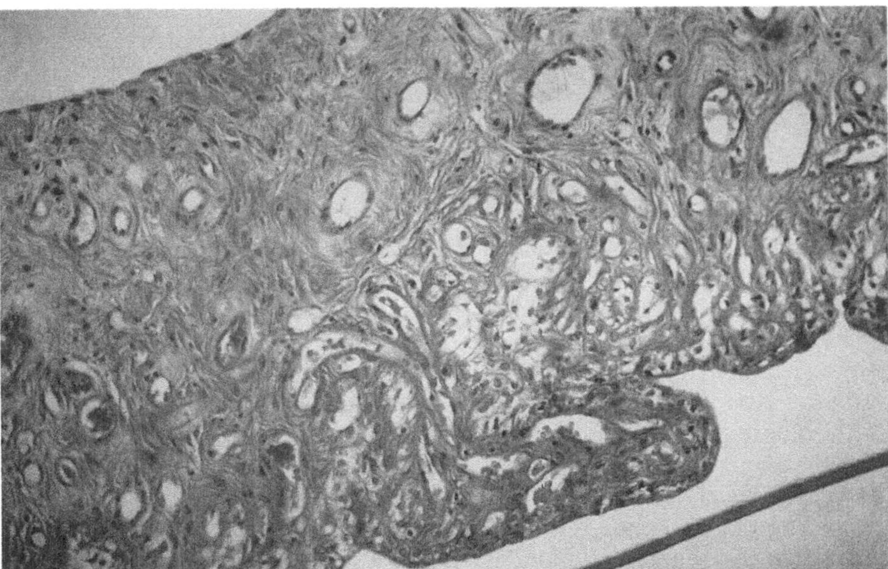

Post mortem fanden wir makroskopisch unauffällige Befunde. Die Kapseln waren allerdings teilweise nicht vollständig mit Kunststoff gefüllt (Abb. 4).

Die histologische Auswertung der vorderen Segmente ergab eine geringgradige, hauptsächlich perivaskuläre Infiltration der Iris mit mononukleären Zellen (wahrscheinlich Lymphozyten) (Abb. 5). Es wurden weder leukozytäre Infiltrate noch Gewebsnekrosen und auch keine Veränderungen an Cornea und Retina gefunden.

Diskussion

Bei der Bewertung der In-vitro-Ergebnisse ist es notwendig, sowohl die Aussagekraft der Zellkultur als auch die gewünschten zellbiologischen Anforderungen an ein Linsenersatzmaterial zu berücksichtigen. Zellkulturen stellen, bedingt durch eine hohe Proliferationsrate (etwa 98% in 24 Stunden), ein hochsensibles Testsystem dar, das auch geringste zellwachstumsbeeinflussende Wirkungen erfaßt. Die In-vivo-Reaktion ist in der Regel wesentlich geringer. Die beschriebene zytotoxische Wirkung des untersuchten Materials wirkt sich in vivo wahrscheinlich nicht negativ aus, da erstens ein direkter Zellkontakt des Kunststoffs außer mit den Linsenepithelzellen vermieden werden kann, und zweitens eine proliferationshemmende Wirkung auf das Linsenepithel durchaus wünschenswert ist. Zu denken ist hier, wie auch bei kürzlich beschriebenen Versuchen mit zytotoxischen Spüllösungen [2], an eine langfristige Nachstarunterdrückung.

Wesentlich erscheint uns, daß vom Polymer keine zellwachstumsbeeinflussenden Faktoren in das umgebende Medium abgegeben werden. Die Versuche mit Extraktionslösungen konnten dieses sicher belegen. Außerdem ist bei einer vollständigen Füllung der Linsenkapsel das Polymer gut von okulären Geweben abgeschlossen; nur im Bereich der Kapsulotomie kommt es zu einem Kontakt mit Kammerwasser.

Zu den In-vivo-Versuchen ist zu sagen, daß die Operationstechnik sicher noch erheblich verfeinert werden muß. Eventuell sind auch Veränderungen der Materialeigenschaften des Kunststoffs notwendig, wie zum Beispiel eine Erhöhung der Viskosität des Monomers oder eine Änderung des Brechungsindex. Beides ist aus chemischer Sicht möglich. Bei den optischen Problemen ist neben einer vollständigen und blasenfreien Füllung der Kapsel besonders die präzise Einstellung der Refraktion zu nennen. Wir können uns vorstellen, daß hierzu spezielle OP-Mikroskope entwickelt werden, die eine Injektion unter refraktometrischer Kontrolle erlauben.

Die relativ gute Akzeptanz des Materials in den ersten Kaninchenversuchen erlaubt sicher keine endgültige Bewertung der Verträglichkeit des Kunststoffs (und des Polymerisationsvorgangs) im lebenden Auge. Die gefundene Reizantwort war jedoch so gering, daß weitere Bemühungen um das Verfahren gerechtfertigt erscheinen.

Bei allen bisherigen Versuchen, die Linsenkapsel mit sehr flüssigen Materialien zu füllen, um eine Akkommodation zu ermöglichen [5-7], erscheint uns die Vermeidung einer Leckage des eingebrachten Materials vordringlich. Versuche eines Nahtverschlusses der Kapsel [5] ließen sich nicht auf den Menschen übertragen. Das Einbringen eines Ballons in die Kapsel verhindert zwar relativ sicher einen Materialaustritt in die Vorderkammer, bringt aber andere Nachteile mit sich wie zum Beispiel ein Einreißen der Kapsel bei der Insertion. Bei der endokapsulären Polymerisation wird ein Materialaustritt aus der Kapsel sicher verhindert.

Eine anatomische Rekonstruktion der Linse nach Kataraktextraktion erscheint zum jetzigen Zeitpunkt weitgehend möglich; bis zur optischen Präzision heutiger IOL bedarf es sicher noch massiver Anstrengungen sowie der interdisziplinären Zusammenarbeit von Ophthalmologen, Chemikern und Ingenieurwissenschaftlern.

Literatur

1. Agarwal LP, Narsimhan EC, Mohan M (1967) Experimental lens refilling. Orient Arch Ophthalmol 5:205–212
2. Greite JH, Kaden P, Kreiner CF, Kain H, Hunold W (1990) Osmo-Lavage – zur Nachstarverhütung. In: Freyler H, Skorpik Ch, Grasl M (Hrsg) 3. Kongreß der DGII, Springer, Wien New York, S 197–207
3. Kessler J (1964) Experiments in refilling the lens. Arch Ophthalmol 71:412–417
4. Kessler J (1966) Refilling the rabbit lens: further experiments. Arch Opthalmol 76:596–598
5. Nishi O (1989) Refilling the lens of the rabbit eye after intercapsular cataract surgery using an endocapsular balloon and an anterior capsule suturing technique. J Cataract Refract Surg 15:450–454
6. Nishi O, Hara Ts, Hara Ta, Hayashi F, Sakka Y, Iwata S (1989) Further developments of experimental techniques for refilling the lens of animal eyes with a balloon. J Cataract Refract Surg 15:584–588
7. Parel JM, Gelender H, Trefers WF, Norton EWD (1986) Phako-Ersatz: cataract surgery designed to preserve accommodation. Graefes Arch Clin Exp Ophthalmol 224:165–173

Untersuchungen der Linsenkapseldicke an Fragmenten der zentralen vorderen Linsenkapsel kataraktöser Linsen

M. Hartmann[1] und W. Aust[1]

Zusammenfassung. An histologischen Präparaten von 139 Kapselfragmenten der vorderen polaren Linsenkapsel extrakapsulär operierter Katarakte wurde die Kapseldicke gemessen. Die statistische Auswertung ergab eine signifikante Dickenzunahme der Linsenkapsel mit zunehmendem Alter. Auffallend war, daß die Kapseln senil-kataraktöser Linsen mit ausschließlicher oder zusätzlicher hinterer subkapsulärer Rindentrübung signifikant dünner waren als Kapseln von Linsen, die nur eine Kern- oder Rindentrübung aufwiesen. Dieses bisher nicht beschriebene Wachstumsverhalten der Linsenkapsel bei sogenannter hinterer Schalentrübung könnte mit Störungen im vorderen Linsenepithel im Zusammenhang stehen, das vergleichbar den aus der Literatur bereits bekannten Veränderungen im äquatorialen Linsenepithel seine Stoffwechselaktivitäten zuungunsten der Produktion von Kapselmaterial verändert haben könnte.

Summary. In histological slices of 139 fragments of the central anterior capsule of cataracteous lenses which had been extracapsularly operated the thickness of the capsule was measured. A statistical evaluation showed significantly that the thickness of the capsule of the lens increased with the age of the patient. It became obvious that the capsule of lenses of senile cataracteous lenses which had only subcapsular opacities or subcapsular opacities combined with cortical opacities and an opacity of the nucleus were significantly thinner than the capsules of lenses with opacities of the nucleus or cortex only. Until now this phenomenon has not been described. It might be caused by disturbances of the anterior lens epithelium which may have changed its metabolic activities so that the production of the material for the lens capsule is diminuated. So far a similar reaction of the equatorial lens epithelium has been described.

Wir maßen die Dicke der vorderen polaren Linsenkapsel von 139 extrakapsulär extrahierten kataraktösen Linsen. Die zunächst fixierten und später in Eponaraldit eingebetteten Präparate wurden zuvor einer gerichteten Flacheinbettung unterzogen. Hiernach fertigten wir 1 μm dicke Semidünnschnitte mit dem Ultracut-Gerät an und färbten sie mit Toluidin-Pyronin.

Ausgehend von den Randbezirken suchten wir im Zentrum die dünnste Stelle des Kapselstückes auf und führten bei 63 × 12,5facher Vergrößerung mit einem Okularmikrometer die Dickenmessung durch. Die 139 untersuchten Linsenkapseln entstammten den Augen von 127 Patienten, von denen 12 an beiden Augen operiert wurden, wobei wir die Kapseln beider Linsen berücksichtigten (Abb. 1).

---

[1] Augenklinik des Lehrkrankenhauses Kassel, Mönchebergstr. 41/43, D-3500 Kassel

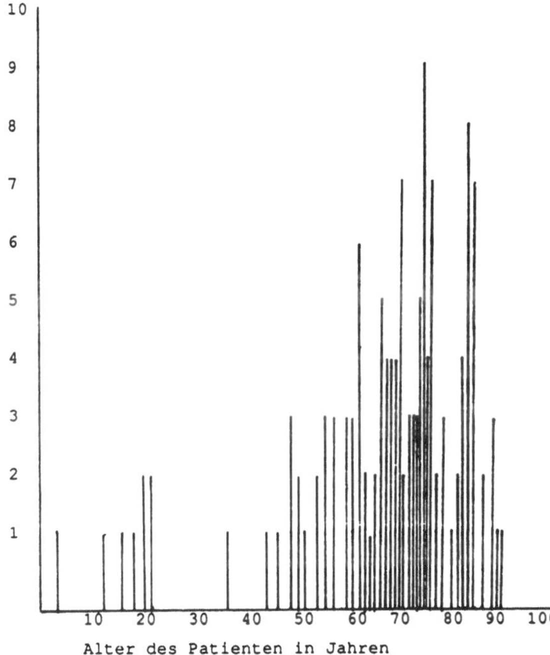

Abb. 1. Altersverteilung der Linsenkapseln, die statistische Berücksichtigung fanden

Tabelle 1. Durchschnittliche Kapseldicke in den verschiedenen Altersklassen

Alter (J.)	Zahl d. Kapseln	Arithm. Mittel	Median d. KD
1–39	9	13,25 μ	12,00 μ
40–49	7	15,00 μ	15,00 μ
50–59	17	17,868 μ	18,00 μ
60–69	38	18,059 μ	18,375 μ
70–79	39	20,173 μ	20,25 μ
80–	29	21,00 μ	21,00 μ

Die statistische Analyse der Messungen zeigte deutliche Unterschiede der Kapseldicke zwischen den verschiedenen Altersklassen (Tabelle 1).

Die durchschnittlich dünnste Linsenkapsel am vorderen Linsenpol mit 13,25 μ hatten Patienten, die jünger als 40 Jahre alt waren, die durchschnittlich dickste mit 21,0 μ die über 79jährigen. Trotz teilweise erheblicher Dickenunterschiede in den einzelnen Altersklassen (Tabelle 2) wies die statistische Auswertung aller 139 Fälle eine deutliche Korrelation bei einer Irrtumswahrscheinlichkeit von unter 1‰ zwischen Kapseldicke und Alter der Patienten auf. Sie ließ ein signifikantes Dickenwachstum mit zunehmendem Alter erkennen, was jedoch nicht linear verlief. So stagnierte der Kapseldickenzuwachs in der Klasse der 60–69jährigen ebenso wie der Patienten, die älter als 79 Jahre waren. Zwischen der 4. und der 5. Altersklasse war ein deutliches Anwachsen der Kapseldicke zu verzeichnen (Tabelle 3, Abb. 2).

Tabelle 2. Maxima und Minima der Kapseldicken in den Altersklassen

Altersklasse	Maximum	Minimum d. KD	Varianz
<39	22,50 μ	9,75 μ	13,359
40–49	18,00 μ	12,00 μ	3,750
50–59	21,00 μ	15,00 μ	1,985
60–69	22,50 μ	12,00 μ	6,366
70–79	24,00 μ	15,00 μ	3,191
>80	25,50 μ	18,00 μ	3,616

Tabelle 3. Signifikanzniveau der Kapseldickenunterschiede zwischen den einzelnen Alters-klassen im Mann-Whitney-Wilcoxon-Rangsummentest, ausgedrückt in der Irrtumswahr-scheinlichkeit p. Die *unterstrichenen Werte* liegen über der geforderten Irrtumswahrschein-lichkeit von p=0,05 und zeigen einen *nicht* signifikanten Unterschied der Kapseldicke zwischen den jeweiligen Klassen

	Klasse 2	Klasse 3	Klasse 4	Klasse 5	Klasse 6
Kl. 1	p=0,0415	p=0,0013	p=0,0006	p=0,0002	p=0,0002
Kl. 2		p=0,0031	p=0,0048	p=0,0000	p=0,0001
Kl. 3			p=0,3863	p=0,0000	p=0,0000
Kl. 4				p=0,0002	p=0,0000
Kl. 5					p=0,0728

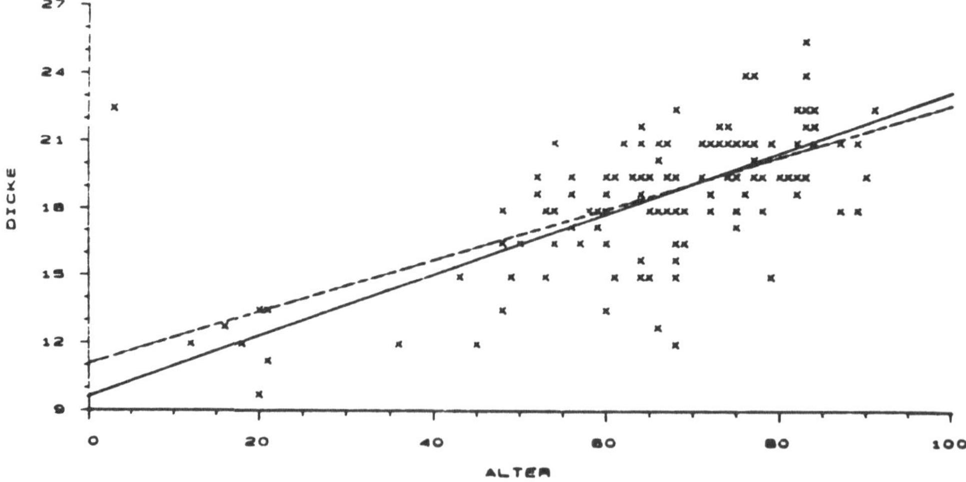

Abb. 2. Korrelation zwischen Linsenalter und Linsenkapseldicke (——— Regressionsgerade ohne Berücksichtigung der Linsenkapseldicke eines Falls mit Cataracta congenita; - - - - Regressionsgerade unter Berücksichtigung der Linsenkapseldicke eines Falls mit Cataracta congenita)

Neben dem Einfluß des Alters untersuchten wir die Frage, inwieweit auch die intralentikuläre Lokalisation der Linsentrübung die Kapseldicke beeinträchtigte. Hierzu wurden die Dicken der Kapseln, die von Patienten stammten, die älter als 67 Jahre waren, jeweils 4 verschiedenen Gruppen zugeteilt, die sich in der Art der Linsentrübung voneinander unterschieden. Wir differenzierten in Trübungen des Kerns, der vorderen und hinteren Rinde, in Trübungen des Kerns kombiniert mit Rindentrübungen sowie in Trübungen der hinteren subkapsulären Rinde (Tabelle 4). Zeigten diese Gruppen auch untereinander keine größeren Differenzen des durchschnittlichen Patientenalters, so war die durchschnittliche Kapseldicke in der Gruppe mit hinterer subkapsulärer Schalentrübung signifikant geringer als in den 3 anderen (Tabelle 5).

Gesondert betrachteten wir die Verhältnisse beim Kapselepithelstar. Bei dieser Kataraktform zeigt ein Vergleich der Kapseldicken, daß nicht nur das Alter, sondern auch Art und Ausprägung der Linsentrübung die Kapseldicke beeinflussen. So war von den Patienten mit Kapselepithelstar die Kapsel eines 60jährigen mit 13,5 μ und die Kapsel eines 68jährigen mit 12,0 μ so dick wie die eines 21jährigen bzw. einer 12jährigen Patientin (Tabelle 6).

Tabelle 4. Durchschnittliche Kapseldicke in den vier Gruppen unterschiedlicher Kataraktausprägung. Das Patientenalter liegt jenseits des 67. Lebensjahres. (K-W-Test zur Berechnung der Signifikanz eines Altersunterschiedes und zur Berechnung der Signifikanz eines Dickenunterschiedes zwischen den Gruppen: p Alter = 0,4119, p Dicke = 0,0177)

	Fälle	Lokalisation	Arithm. Mittel	
			des KD	des Alters
Gruppe 1	5	Vordere u./o. hintere Rindentrübung	21,1 (21,0)	75,4
Gruppe 2	22	Hintere subkapsuläre „Schalentrübung" (allein o. kombiniert mit anderen Trübungsformen)	18,92 (19,5)	76,72
Gruppe 3	14	Kerntrübung	21,16 (21,0)	78,286
Gruppe 4	34	Rindentrübung	20,47 (20,47) (Median)	78,088

Tabelle 5. Signifikanzniveau der Dickenunterschiede zwischen den vier Gruppen im Mann-Wilcoxon-Whitney-Rangsummentest, ausgedrückt in der Irrtumswahrscheinlichkeit p. Die *unterstrichenen Werte* liegen oberhalb der geforderten Irrtumswahrscheinlichkeit von p = 0,05 und zeigen einen *nicht* signifikanten Kapseldickenunterschied. Die niedrige Fallzahl in Gruppe 1 erschwert eine statistische Beurteilung

	Gruppe 2	Gruppe 3	Gruppe 4
Gruppe 1	p = 0,2125	p = 0,5079	p = 0,7969
Gruppe 2		p = 0,0088	p = 0,0054
Gruppe 3			p = 0,5176
(Niedrige Fallzahl der Gruppe 1)			

Tabelle 6. Kapseldicken bei Kapselepithelstar

Alter d. Patienten	Kapseldicke (μ)	Durchschnittl. Kapseldicke in der jeweiligen Altersklasse
12	12,0	13,25
21	11,25	13,25
21	13,5	13,25
60	13,5	18,059
68	12,5	18,059
89	18,0	21,00

Tabelle 7. Kapseldicken beider Linsen gleicher Patienten

Alter (J.)	Kapseldicke (1)	Kapseldicke (2)	Differenz
84	21,0 μ	21,0 μ	0,0
84	21,0 μ	21,0 μ	0,0
75	21,0 μ	21,0 μ	0,0
76	24,0 μ	24,0 μ	0,0
73	21,0 μ	21,75 μ	0,75[a] (3,57%)
77	21,0 μ	21,0 μ	0,0
65	19,5 μ	19,5 μ	0,0
59	17,25 μ	18,0 μ	0,75[a] (4,35%)
53	18,75 μ	19,5 μ	0,75[a] (4,00%)
52	18,75 μ	19,5 μ	0,75[a] (4,00%)
56	18,75 μ	19,5 μ	0,75[a] (4,00%)
89	18,0 μ	18,0 μ	0,0

[a] Die Abweichung von 0,75 μ entspricht gerade dem halben Abstand zwischen zwei Teilstrichen auf der Skala des Okularmikrometers

Für die Genauigkeit unserer Messungen spricht (Tabelle 7), daß der Vergleich der Kapseldicke beider Linsen eines Patienten in den 12 Fällen keine oder nur geringe Unterschiede aufwies.

Diskussion

Hatten Fisher u. Pettet [2] anhand ihrer Messungen an Linsenkapseln Verstorbener ein stetes Wachstum der vorderen Linsenkapsel im Verlauf des Lebens festgestellt, so gelang uns, ähnlich wie Bleckmann et al. [1] in ihrer jüngst veröffentlichten Studie, ein vergleichbares Dickenverhalten für die Kapseln kataraktöser Linsen nachzuweisen. Versteht man die Linsenkapsel als ein Produkt des Linsenepithels, so dürfte ihr Dickenwachstum trotz teilweise erheblicher degenerativer Veränderungen ihrer epithelialen Produktionsstätten auch unter Bedingungen gewährleistet sein, die in unmittelbarem Zusammenhang mit der kataraktösen Veränderung des Linsengefüges stehen. Der stete Zuwachs der Kapseldicke könnte ein Faktor in der Genese zumindest der senilen Linsentrübung darstellen, wie es Naumann [4] vermutet, wenn er feststellt, daß der Prozeß des Alterns und altersbedingter Degeneration wohl auch in der Linse ein Membranproblem ist, ähnlich wie es für Netzhaut und Hornhaut beschrieben wurde. Die deutlich dünneren Kapseln senil kataraktöser Linsen mit hinterer subkapsulärer Rindentrübung weisen möglicherweise darauf hin, daß das subkapsuläre Epithel nicht mehr in der Lage ist, Kapselmaterial zu bilden. Störungen der Mitoserate und subkapsuläre Epithelproliferationen über den Äquator hinaus wurden bereits für das äquatoriale Epithel nachgewiesen. Eine Störung des geordneten Kapselzuwachses könnte auch ausschlaggebend sein für die deutlich dünneren Kapseln dreier Linsen mit Kapselepithelstar. Ähnlich wie Young u. Ocumpaugh [8] die geringe Wachstumstendenz der hinteren Kapsel damit erklären, daß die subkapsulären Linsenfasern im Laufe des Wachstums ihre Zellorganellen weniger in den Dienst der Kapselproduktion als in den Dienst der Synthese anderer Linseneiweiße stellen, wäre ein Grund dafür in der Produktion des eigentlich kapselfremden Bindegewebes zu vermuten. Da die Zellen andererseits ihre Fähigkeit zur Synthese von Basalmembran nicht verloren haben, könnte auch der aufgehobene Zellverband im subkapsulären Gewebe einen schichtweisen Kapselzuwachs verhindern.

Zusammenfassend läßt sich sagen, daß die Kapseln kataraktöser Linsen mit zunehmendem Alter dicker werden. Neben dem Alter hängt die Kapseldicke auch von Art und Lokalisation der Katarakt ab.

Literatur

1. Bleckmann H, Khodadadyan C, Schnoy N (1989) Licht- und Elektronenmikroskopie der humanen, anterioren Kataraktkapsel. Fortschr Ophthalmol 86:556–560
2. Fisher RF, Pettet BE (1972) The postnatal growth of the capsule of human crystalline lens. J Anat 112:207–214
3. Johnson MC, Beebe DC (1984) Growth, synthesis and regional specialization of the embryonic chicken lens capsule. Exp Eye Res 38:579–592
4. Naumann GOH (1980) Pathologie des Auges. Springer, Berlin Heidelberg New York
5. Rafferty NS, Goossens W (1978) Growth and aging of the lens capsule. Growth 42:375–389
6. Rötth Av, Klein N (1930) Die Linsenkapsel bei der intrakapsulären Staroperation. Klin Monatsbl Augenheilkd 84:823–828
7. Salzmann M (1912) Anatomy and pathology of the human eyeball in the normal state. University of Chicago Press, Chicago
8. Young RW, Ocumpaugh DE (1966) Autoradiographic studies on the growth and development of the lens capsule in the rat. Invest Ophthalmol 5:583–593

Vergleichende Untersuchungen zum Kapselsackdurchmesser und zur Kapselsackverformung nach Kapsulorhexis und großer, anteriorer Kapsulotomie mit Hinterkammerlinsenimplantation

E. Imkamp[1], R. Effert[1], S. Fleckhaus[1] und H. Böhmer[1]

Zusammenfassung. In einer experimentellen Studie wurden 46 Schweineaugen untersucht. Der Durchmesser der Linse des Schweineauges betrug 10,5 mm (Mittelwert). An 23 Augen wurde eine vordere Kapsulotomie nach der Can-opener-Technik, an 23 weiteren Augen eine Kapsulorhexis durchgeführt. Die Kapselsackdehnung nach intrakapsulärer Implantation einer J-loop-Linse ergab für beide Kapsulotomietechniken gleiche Dehnungswerte. Nach Drehung der Intraokularlinse im Kapselsack um 90 Grad nahm die elliptische Verformung des Kapselsackes bei beiden Kapsulotomietechniken wieder ab.

Summary. In this experimental study 45 pig eyes were examined. The diameter of the lens was 10.5 mm (mean value). An anterior capsulotomy was performed using the can-opener-technique and a continuous tear capsulorhexis. After intracapsular fixation of a three-piece-IOL (J-loop) the capsular bag was measured again. The bag was stretched to the same degree with both capsulotomy-techniques. The IOL was then rotated 90 degrees within the capsular bag. The capsular bag returned form an elliptical to a round shape with both capsulotomy techniques.

Einleitung

Die Kapselsackfixierung intraokularer Hinterkammerlinsen (IOL) gilt heute als die Methode der Wahl in der Implantationschirurgie, da sie gegenüber der früher üblichen Sulkusfixierung der IOL viele klinische Vorteile bietet. Die intrakapsuläre Implantation heutiger Linsen verändert jedoch die Größe und die Form des Kapselsackes. Diese Verformung hängt u. a. vom Gesamtdurchmesser der IOL [1, 6], vom Linsenmaterial [1, 2] und von der Konfiguration der Haptiken ab [2, 3]. Um die Struktur und die Stabilität des Kapselsakkes besser zu erhalten und um eine sichere Kapselsackfixierung zu erreichen, wechseln heute viele Operateure von der weiten Can-opener-Kapsulotomie zur Kapsulorhexis.

Uns interessierte nun die Frage, ob die Verformung des Kapselsackes auch durch die Technik der vorderen Kapsulotomie beeinflußt wird.

Methode und Ergebnisse

Es wurden n = 46 Schweineaugen 1–4 h nach Enukleation untersucht. Mit Hilfe eines Nonius-Meßgerätes wurde zunächst der Durchmesser der Linse der Schweineaugen nach Entfernen von Cornea und Iris bestimmt. Der Mittelwert aller Messungen ergab einen Durchmesser von 10,5 mm, der damit etwas größer als der Durchmesser der menschlichen Linse ist, der mit 9,5 mm angegeben wird [7].

Bei 23 Augen wurde eine anteriore Kapsulotomie nach der Can-opener-Technik mit dem Satomesser durchgeführt, bei 23 weiteren Augen erfolgte eine Kapsulorhexis mit einer 23 Gauge-Kanüle. Die Größe der Kapsulotomie betrug für beide Verfahren 6 mm.

Nach Exprimierung des Linsenkernes und Entfernung aller Rindenreste wurde eine J-loop-Hinterkammerlinse vom Typ Jacobi in den Kapselsack implantiert, wobei die Haptiken bei 6 + 12 Uhr fixiert wurden.

Die Kapselsackdehnung wurde jeweils in Längsrichtung der IOL und senkrecht zu dieser Achse in Millimeterangaben bestimmt.

Bei der Kapsulorhexisgruppe wurde der Kapselsack von ursprünglich 10,47 mm auf 12,46 mm (Mittelwert aller Messungen) mit einer Standardabweichung von 0,16 gedehnt (Abb. 1).

Bei der Can-opener-Kapsulotomie betrug die Kapselsackdehnung im Mittel 12,50 mm mit einer Standardabweichung von 0,23 (Abb. 1). Diese Werte entsprechen der Dehnung des Kapselsackes in der Längsrichtung der IOL.

Senkrecht zu dieser Ebene ergaben sich wieder nahezu gleiche Dehnungswerte nach Kapsulorhexis von 10,10 mm und nach Can-opener-Technik von 10,09 mm im Mittel. Die Standardabweichung betrug 0,30 bzw. 0,33.

Im nächsten Schritt wurde die IOL im Kapselsack um 90 Grad gedreht, so daß die Haptiken bei 3 und 9 Uhr positioniert wurden.

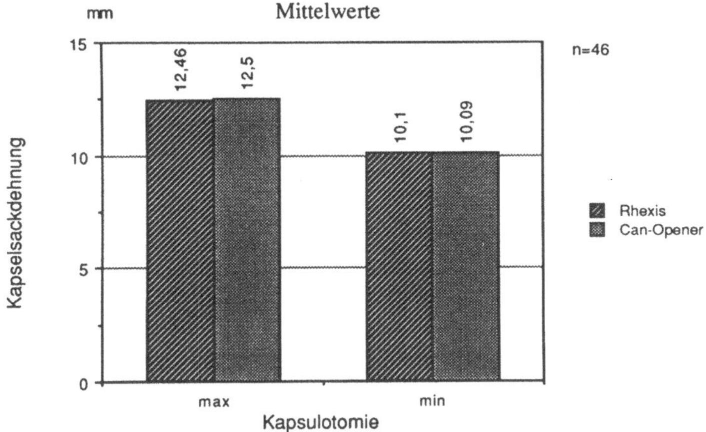

Abb. 1. Kapselsackdehnung nach Kapsulorhexis und Can-opener-Kapsulotomie entlang der Längsachse der IOL (*max*) und senkrecht zu dieser Achse (*min*) gemessen

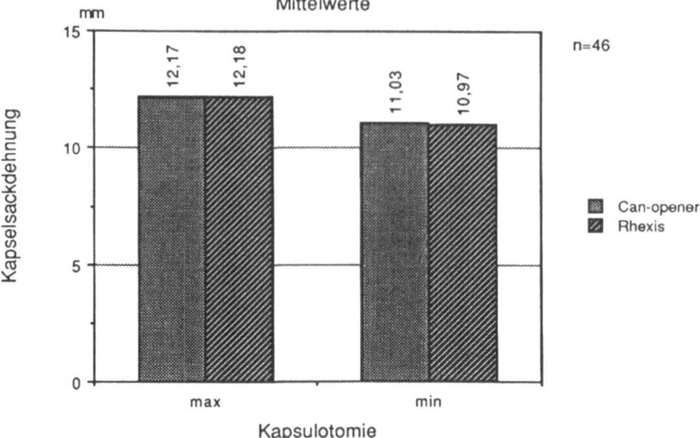

Abb. 2. Kapselsackdehnung nach Drehung der IOL im Kapselsack nach Kapsulorhexis und Can-opener-Technik (*max* Längsrichtung der IOL; *min* senkrecht zur Längsachse gemessen)

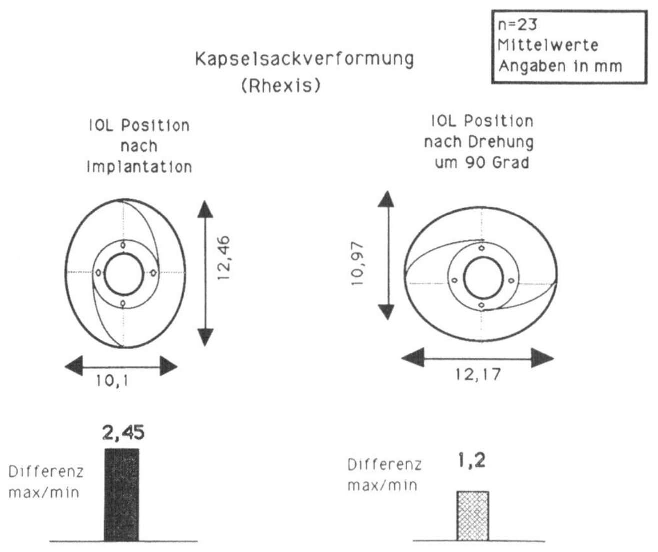

Abb. 3. Kapselsackverformung nach Kapsulorhexis und IOL-Implantation; die Abbildung zeigt, daß die elliptische Verformung des Kapselsackes nach Drehung der IOL im Kapselsack um 90 Grad abnimmt

In Längsrichtung der IOL gemessen ergab sich ein Mittelwert von 12,17 mm (Standardabweichung = 0,24) für die Kapselsackdehnung nach Kapsulorhexis und von 12,18 mm (Std. = 0,18) für die Can-opener-Kapsulotomie (Abb. 2).

Vergleicht man die Kapselsackdehnung nach Fixierung der IOL-Haptiken bei 6 und 12 Uhr mit den Ergebnissen nach Drehung der IOL um 90 Grad in die 3-Uhr/9-Uhr-Position, so zeigte sich, daß die starke elliptische Verformung des Kapselsackes nach der Drehung abnahm und daß der Kapselsack wieder eine rundere Form annahm (Abb. 3).

Diskussion

Die weite, vordere Kapsulotomie nach der Can-opener-Technik [1, 4] führte bislang zu guten klinischen Ergebnissen. Sie wurde vor ca. 20 Jahren entwikkelt und fand sowohl bei der manuellen Kernexpression als auch zur Phakoemulsifikation Anwendung. Mit der Umstellung von sulkusfixierten Hinterkammerlinsen auf eine intrakapsuläre Implantation der IOL begann die Entwicklung eines Trendes zu kleinen vorderen Kapsulotomien, um eine Kapselsackfixierung unter Sicht der Kapsulotomieränder zu erzielen [5, 8]. Die große, vordere Kapsulotomie nach der Can-opener-Technik birgt die Gefahr der Beschädigung von Zonulafasern, die auf der Linsenvorderfläche inserieren, und die Möglichkeit des Auftretens radiärer Einrisse der Vorderkapsel. Diese Einrisse vermindern die Stabilität des Kapselsackes und können zu Linsendezentrierung und -dislokation führen [5, 8].

Die Kapsulorhexis zeigt durch ihre zirkuläre, kontinuierliche Öffnung eine sehr geringe Inzidenz für das Auftreten radiärer Kapselsackrisse. Die Struktur und die Stabilität des Kapselsackes bleibt erhalten, wodurch eine gute Zentrierung der IOL im Kapselsack gewährleistet wird. Die Kapsulorhexis ist jedoch technisch schwieriger durchzuführen als die Can-opener-Kapsulotomie [5,8].

In diesem experimentellen Modell am Schweineauge ergab sich, daß die elliptische Verformung des Kapselsackes nach intrakapsulärer Linsenimplantation bei Kapsulorhexis und Can-opener-Technik gleichermaßen stark ausgeprägt war. Die Kapselsackverformung war somit unabhängig von der Technik der vorderen Kapsulotomie.

Diese Verformung führt zur Bildung von Längsfalten in der Hinterkapsel, die eine klinische Bedeutung im Rahmen der Nachstarbildung haben können, da sie das Vorwandern von metaplasierenden Linsenepithelzellen auf die Hinterkapsel begünstigen [1].

Diese elliptische Verformung des Kapselsackes konnte bei beiden Kapsulotomietechniken jedoch durch die Drehung der IOL im Kapselsack um 90 Grad vermindert werden, wodurch der Kapselsack wieder eine rundere, physiologische Form annahm. Dieser Effekt beruht wahrscheinlich auf der Kompressibilität der Polypropylenhaptiken.

Insgesamt konnten wir in unserem Modell keinen Unterschied hinsichtlich der Verformung des Kapselsackes zwischen Kapsulorhexis und Can-opener-Kapsulotomie finden.

Ob sich für beide Kapsulotomieverfahren ein unterschiedlicher Verlauf im Hinblick auf die langfristige, postoperative Verformung des Kapselsackes ergibt, läßt sich jedoch nur in Langzeitstudien feststellen, die auch die Schrumpfung und Kontraktion des Kapselsackes berücksichtigen.

Literatur

1. Apple DJ, Mamalis N, Olson R, Kincaid M (1989) Intraocular lenses. Williams & Wilkins, Baltimore
2. Effert R, Danassis M, Heim T (1990) Verformung des Kapselsacks nach Implantation von intraokularen Linsen. In: Freyler, Skorpik, Grasl (Hrsg) 3. Kongreß der DGII. Springer, Wien New York, S 87–92
3. Effert R, Imkamp E, Danassis M, Heim T (1990) Vergleichende Untersuchungen über die Kompressibilität intraokularer Linsen aus PMMA und Polypropylen. 4. Kongreß der DGII, Essen 1990
4. Fechner PU (1980) Intraokularlinsen. Enke, Stuttgart
5. Gimbel HV, Neukann T (1990) Development, advantages and methods of the continuous circular capsulorhexis technique. J Cataract Refract Surg 16:31–37
6. Imkamp E, Apple DJ (1989) The capsule in physiological and pathological state. Tagung der EIIC, Zürich 1989
7. Imkamp E, Apple DJ, Ohmi S (1989) New concepts of posterior chamber IOL sizing. 3. Tagung der DGII, Wien 1989
8. Neukann T (1987) Theorie und Operationstechnik der Kapsulorhexis. Klin Monatsbl Augenheilkd 190:542–545

Vergleichende Untersuchungen über die Kompressibilität der Haptiken intraokularer Kunstlinsen aus PMMA und Polypropylen

R. Effert [1], E. Imkamp [1], M. Danassis [1] und Th. Heim [1]

Zusammenfassung. Die Haptiken intraokularer Kunstlinsen müssen – in Abhängigkeit von der verwandten Technik – während des Implantationsvorganges um einen bestimmten Betrag gestaucht werden. Diese Vorspannung hat der Kapselsack aufzunehmen, und sie belastet ihn natürlich auch nach der Implantation.

Zur Beantwortung der Frage, ob diese Kräfte in Abhängigkeit vom Haptikmaterial unterschiedlich groß sind, wurden die Haptiken von je n = 10 C-Schlaufen-Linsen verschiedener Hersteller auf der Meßplatte einer Hochpräzisionswaage mit Hilfe einer speziellen Versuchsanordnung um exakt 2 mm komprimiert. Nach einer Kompressionszeit von genau 5 Minuten wurden die Meßwerte (in der Einheit Milli-Newton) abgelesen.

Die Differenzen sind erheblich: Die Kompressionskraft für Haptiken aus PMMA ist – bei gleicher Haptikgeometrie – regelhaft um mindestens 100% größer, als für Haptiken aus Polypropylen. In Einzelfällen wurden sogar Differenzen bis zu 500% gemessen. Der Kapselsack wird durch Haptiken aus PMMA offensichtlich wesentlich mehr belastet als durch solche aus Polypropylen.

Summary. The haptics of one-piece (full PMMA) and two-piece intraocular lenses (modified-C) were compressed on a high precision scale. After 5 minutes compression time, the force necessary to compress both haptics for 2 mm was read. The difference between the two types was 100% at least.

Einleitung

Während der Implantation einer intraokularen Kunstlinse in den Kapselsack müssen die Haptiken in Abhängigkeit von der verwandten Technik um einen bestimmten Betrag gestaucht werden. Die so herbeigeführte Vorspannung belastet den Kapselsack, und die Spannkraft der Haptik hat auch nach der Implantation einen wesentlichen Einfluß auf die Dehnungskräfte, die in ihm wirksam werden.

Neuerlich besteht in zunehmendem Maße die Tendenz, Linsen mit Haptiken aus PMMA anstelle von Polypropylen zu implantieren (sog. One-piece-Linsen). Von PMMA ist bekannt, daß es wesentlich rigider ist als Polypropylen. Es ist also zu erwarten, daß die Belastung des Kapselsackes bei Verwendung von Haptiken aus PMMA größer ist, als bei Haptiken aus Polypropylen. In der vorliegenden Studie wird untersucht, wie groß die Unterschiede sind.

---

[1] Augenklinik der RWTH Aachen, Pauwelsstraße 30, D-5100 Aachen

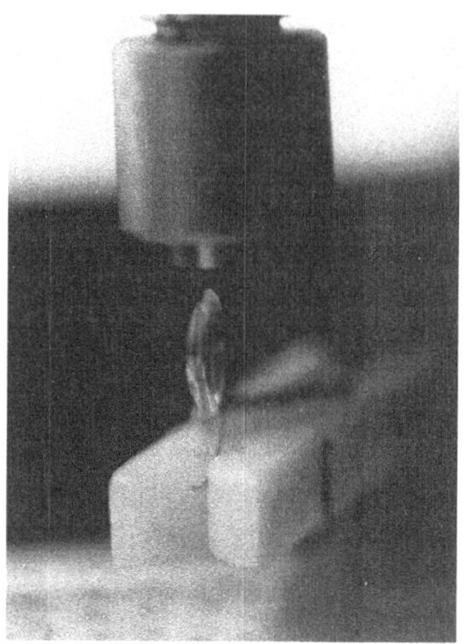

Abb. 1. Versuchsanordnung. Die Haptik einer intraokularen Linse wird eingespannt und auf die Meßplatte einer Hochpräzisionswaage gestellt. Die gegenüberliegende Haptik wird mittels einer Mikrometerschraube um 2 mm komprimiert

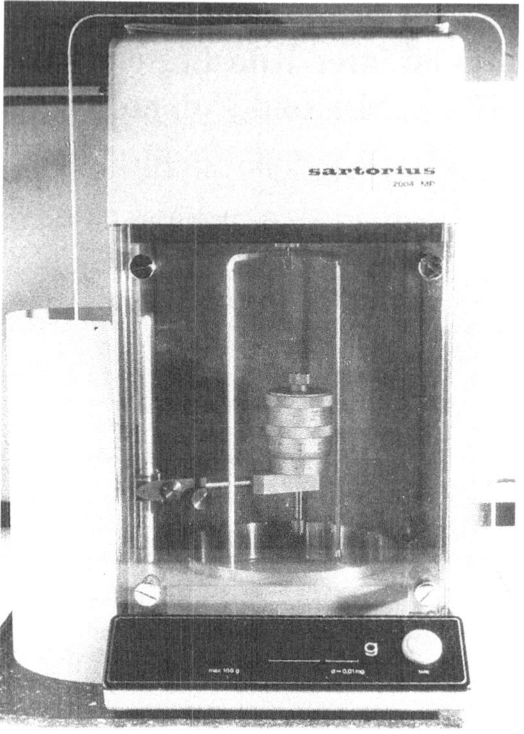

Abb. 2. Hochpräzisionswaage und Mikrometerschraube in der Gesamtansicht

Methode und Ergebnisse

Über den Versuchsaufbau wurde an anderer Stelle detailliert berichtet [6]. Die Linsen wurden mit der Haptik in eine spezielle Haltevorrichtung eingespannt und auf die Meßplatte einer Hochpräzisionswaage gestellt. Die exakte Stauchung der gegenüberliegenden Haptik wurde mit einer Mikrometerschraube bewerkstelligt, einer Versuchanordnung, die Kompressionen mit einer Genauigkeit von 0,01 mm ermöglicht (Abb. 1 und 2).

Der Zeitpunkt der Ablesung – bezogen auf den der Einspannung – war zu definieren, denn die Werte fallen unmittelbar nach dem Beginn der Messung zunächst stark ab; Abb. 3 zeigt das exemplarisch an einer Linse mit Haptikmaterial aus Polypropylen. Um Vergleiche zwischen den verschiedenen Linsentypen anstellen zu können, wurde nach exakt 5 Minuten abgelesen. Untersucht wurden je n = 10 Linsen verschiedener Hersteller mit Haptiken aus Polypropylen bzw. aus PMMA. [2] (Mittelwerte und Standardabweichung als Abb. 4).

---

[2]   Vom Typ 71 p und 70 p standen nur 5 Linsen zur Verfügung (vgl. Abb. 4).

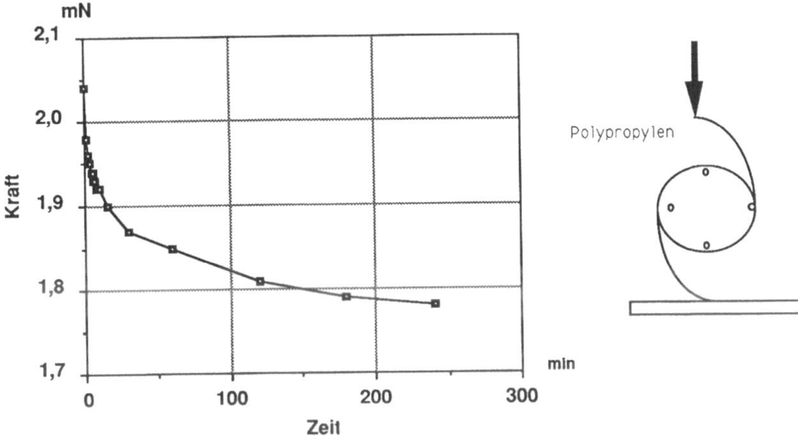

Abb. 3. Nach Einspannung einer Linse in die Meßanordnung fällt die notwendige Kraft, um die Linsenhaptiken zu komprimieren, rasch ab. Es handelt sich um eine C-Schlaufen Linse mit Haptikmaterial aus Polypropylen

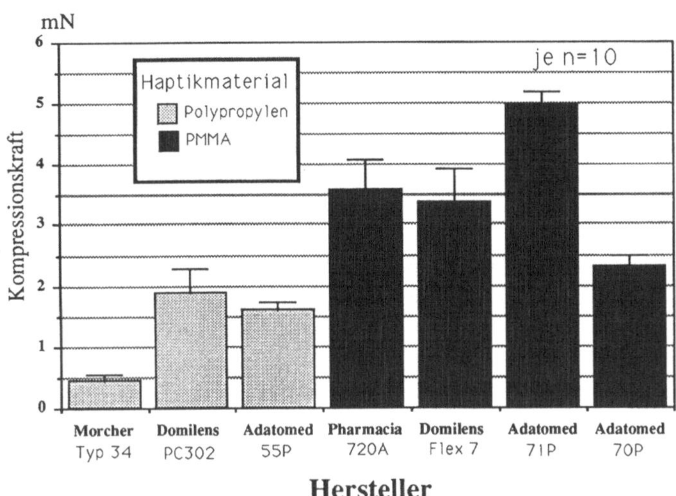

Abb. 4. Mittelwerte und Standardabweichungen der untersuchten Linsentypen. Die Haptiken aller Linsen wurden um 2 mm gestaucht. Die Ablesung der notwendigen Kompressionskraft erfolgte nach 5 min

Diskussion

Es gibt bisher nur wenige Arbeitsgruppen, die sich mit den genannten Fragestellungen befassen [1, 3, 4]. In Abb. 4 ist zu erkennen, daß die notwendige Kompressionskraft für Haptiken aus PMMA – wie erwartet – generell höher ist als für die aus Polypropylen. Die Ergebnisse müssen aber differenziert betrachtet werden, weil die Geometrie der Haptik nicht für alle Linsentypen identisch ist. Die genauen Krümmungsradien bzw. Kurvenverläufe der Haptiken sind in den Datenblättern der einzelnen Hersteller nicht angegeben. Es ist offensichtlich, daß die notwendige Kompressionskraft für gleiche Strecken bei J-Schlaufen-Linsen höher ist als für C-Schlaufen-Linsen. Bei den hier untersuchten Linsentypen handelt es sich in der Regel um sogenannte modifizierte C-Schlaufen, die aber in ihrem Verlauf nicht genau übereinstimmen. Auch die Dicke des Materials ist wichtig. Über die Durchmesser der Schlaufen findet man ebenfalls in den meisten Fällen keine Angaben in den Datenblättern. Den implantierenden Arzt können aber letztendlich nur die absoluten Werte interessieren.

Die PMMA-Linsen der Firma Adatomed haben einen Durchmesser von 13,5 mm, die übrigen Linsen von 14 mm. Der Durchmesser der menschlichen Linse beträgt im Mittel 9,5 mm [2].

Durch die Implantation kann er theoretisch auf den Gesamtdurchmesser der implantierten Intraokularlinse gedehnt werden. Der Kapselsack eines Schweineauges dehnt sich im Mittel von 10,2 mm auf 11,6 mm bei Implantation einer C-Schlaufen-Linse mit Haptikmaterial aus Polypropylen [5]. Er reicht dabei um so näher an die maximal mögliche Dehnung heran, je stärker die notwendige Kompressionskraft der verwendeten Linsenhaptik ist [6].

Klinisch besteht der Eindruck, daß die Faltenbildung der Hinterkapsel eines gedehnten Kapselsackes die Nachstarbildung fördert. Wenn das richtig ist, müßte nach den obigen Ergebnissen die Nachstarbildung bei Linsen aus PMMA größer sein als bei Linsen mit Haptiken aus Polypropylen unter der Voraussetzung, daß Linsen mit gleicher Haptikgeometrie und gleichem Gesamtdurchmesser verwendet werden. Andererseits ist zu erwarten, daß die größere Rigidität von PMMA den Schrumpfungskräften des Kapselsackes bei der Nachstarbildung besser standhält, so daß die Gefahr der Verformung der Haptiken nach der Implantation geringer ist als bei Polypropylen. Es ist deshalb zu überlegen, ob der Durchmesser von One-piece-Linsen nicht generell verkleinert werden kann, so daß die ursprünglichen anatomischen Verhältnisse beibehalten werden [2]. Diese Tendenz wurde von der Industrie bereits aufgegriffen. In der letzten Zeit werden zunehmend Linsen mit kleinerem Gesamtdurchmesser angeboten.

Literatur

1. Abramo F, Guthoff R, Draeger J (1989) Rückstellelastizität verschiedener Weichlinsentypen im Hinblick auf die Kapselsackbelastbarkeit. In: Freyler H, Skorpik Ch, Grasl M (Hrsg) 3. Kongreß der DGII. Springer, Wien New York, S 111–116
2. Apple DJ, Mamalis N, Olson RJ, Kincaid MC (1989) Intraocular lenses. Williams & Wilkins, Baltimore
3. Draeger J, Guthoff R, Abramo F (1989) Zur Biomechanik der Intraokularlinsen Haptik: Vergleichende Messungen von Elastizitäts- und Rückstellkraft in Abhängigkeit von Materialeigenschaften und Konstruktion. In: Lang KW, Ruprecht KW, Jacobi KW (Hrsg) 2. Kongreß der DGII. Enke, Stuttgart, S 42–44
4. Drews RC, Kreiner Ch (1987) Comparative study of the elasticity and memory of intraocular lens loops. J Cataract Refract Surg 13:525–530
5. Effert R, Danassis M, Heim T (1989) Verformung des Kapselsackes nach Implantation von intraokularen Linsen. In: Freyler H, Skorpik Ch, Grasl M (Hrsg) 3. Kongreß der DGII, Springer, Wien New York, S 87–92
6. Effert R, Danassis H, Heim T (1990) Quantifizierung der wirkenden Kräfte im Kapselsack nach Implantation von intraokularen Linsen. Fortschr Ophthalmol (im Druck)

Zum Formerinnerungsvermögen verschiedener Kunststofflinsenhaptiken im Hinblick auf Geometrie und Materialien

R. Guthoff[1], F. Abramo[1], V. Middleton[1] und J. Draeger[1]

Zusammenfassung. Über das Formerinnerungsvermögen verschiedener Haptikmaterialien ist in der Literatur Gegensätzliches berichtet worden. Zur Klärung dieser Frage wurden Kunstlinsen mit PP-Bügeln und PMMA-Bügeln identischer Geometrie gegenübergestellt. Sie wurden bis zu 12 Monate in zylindrischen Behältnissen mit einem Innendurchmesser von 11 mm eingespannt. Der unbeeinflußte Außendurchmesser der Implantate betrug 14,0 mm. Zu unterschiedlichen Zeitpunkten wurden die Bügeldurchmesser im entspannten Zustand vermessen und die Rückstellkräfte mit einem elektronischen Dynamometer bestimmt. Die PMMA-Schlaufen zeigten ein geringfügig besseres Formerinnerungsvermögen und erzeugten bei identischer Verformung größere Rückstellkräfte als Polypropylene-Haptiken. Der Einfluß der Geometrie – es wurden jeweils C- und J-Schlingen beider Materialien verglichen – erwies sich als stärker als die Materialeigenschaften. Für die Biomechanik der Kunstlinse kommt danach der Formgebung eine größere Bedeutung als den Materialeigenschaften zu.

Summary. In the literature one finds conflicting reports on the form-memory characteristics of different IOL haptic materials. To clarify this question we compressed IOL's with identical geometry (loop span 14.0 mm) and either polypropylene or PMMA loops in 11.0 diameter containers for up to 12 months. At varying intervals the then-existing loop span was measured and the counter-resistance force to compression documented. PMMA loops showed a slightly better form-memory and demonstrated higher counter-resistance force to compression as polypropylene. The influence of geometry (C- and J-loops of both materials were tested) was stronger than the material qualities. In terms of the biomechanics of IOL's the geometrical construction appears to play a greater role than the haptic materials.

PMMA als Implantatmaterial ist seit Ridleys ersten Intraokularlinsen als inert und biokompatibel bekannt. Die in der modernen Implantationschirurgie weitgehend aufrechterhaltene Trennung zwischen Optik- und Haptikelementen der Implantate haben, nach schlechten Erfahrungen mit Platin- und Nylonschlingenmaterialien, zur Einführung von Polypropylen seit 1971 durch Draeger geführt [6]. Erst seit 1978 wurde über die möglicherweise erhöhte Biodegradation von Polypropylen von Drews berichtet [3, 4], was schließlich dazu führte, daß PMMA auch für die filigranen Strukturen von Kunstlinsenhaptiken verwendet wurde. Es scheint in diesem Zusammenhang gerechtfertigt, die mechanischen Eigenschaften beider Materialien im Hinblick auf das Formerinnerungsvermögen und damit auch auf die Elastizität zu untersuchen. Erste Berichte darüber liegen von Drews u. Kreiner [5] vor.

---

[1] Universitäts-Krankenhaus Eppendorf, Augenklinik, Martinistraße 52, D-2000 Hamburg 20

Material und Methode

Zur Bearbeitung dieser Frage standen uns J- und C-Schlingenlinsen zur Verfügung. Beide Linsentypen wurden uns von einem Hersteller für diese Versuchszwecke sowohl mit Polypropylen- als auch mit PMMA-Haptiken geliefert (Abb. 1a, b). Zur Beschreibung der mechanischen Eigenschaften der Haptikschlingen wurde die Rückstellelastizität in einem elektronischen Dynamometer [7] vor Versuchsbeginn und in unterschiedlichen Abständen in einem Zeitraum von bis zu 54 Wochen nach Kompression auf 11 mm in speziell dafür hergestellten Behältnissen getestet. Zu den unterschiedlichen Prüfzeitpunkten haben wir darüber hinaus die Änderung des Linsengesamtdurchmessers nach einer festgelegten Zeit von 15 min nach Entnahme aus dem Kompressionsbehältnis bestimmt. Um die Rückstellelastizität nach unterschiedlichen Kompressionszeitpunkten zu bestimmen, wurden die einzelnen Haptikbügel auf einen Durchmesser von 10,5 mm verformt und die in dieser Position auftretende Rückstellkraft festgehalten.

Ergebnisse

Beim Vergleich von J-Schlingenlinsen gleicher Geometrie und Dimension zeigten die PMMA-Prüflinge ein deutlich besseres Formerinnerungsvermögen als Polypropyleneschlingenmaterialien (Abb. 2). Nach ca. 20 Wochen hatte sich der Durchmesser der PMMA-Linsen auf 12,4, der von Polypropylene auf 11,5 mm reduziert. Nach Abschluß der Versuchsserie lagen sie bei 12 bzw. 11,2 mm. Diese Unterschiede konnten bei C-Schlingenlinsen nicht sicher nachgewiesen werden (Abb. 3). Betrachten wir die Rückstellkräfte bei Verformung auf 10,5 mm, so finden wir höhere Werte bei PMMA als bei Polypropylen. In der Tendenz ähnlich, aber weniger deutlich gilt dieser Unterschied auch für C-Schlingen-Haptiken (Abb. 4).

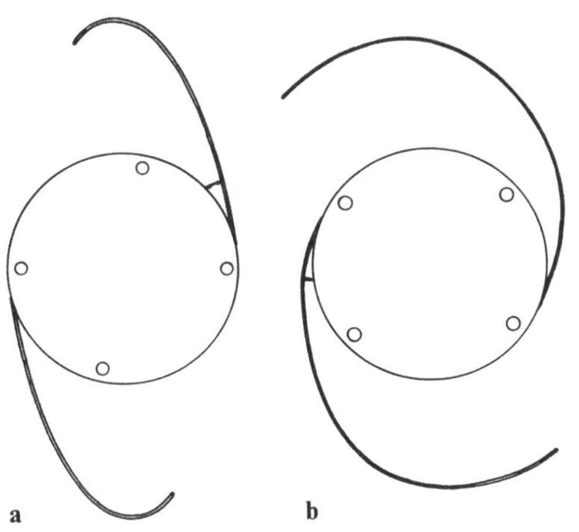

Abb. 1. Maßstabgerechte Schemazeichnung von **a** J- und **b** C-Schlingenlinsen mit einem Gesamtdurchmesser von 14,0 mm. Schlingenmaterialdurchmesser 0,12 mm. Die Prüflinge (n = 12) wurden bei identischer Geometrie mit PMMA und Polypropylenhaptiken hergestellt

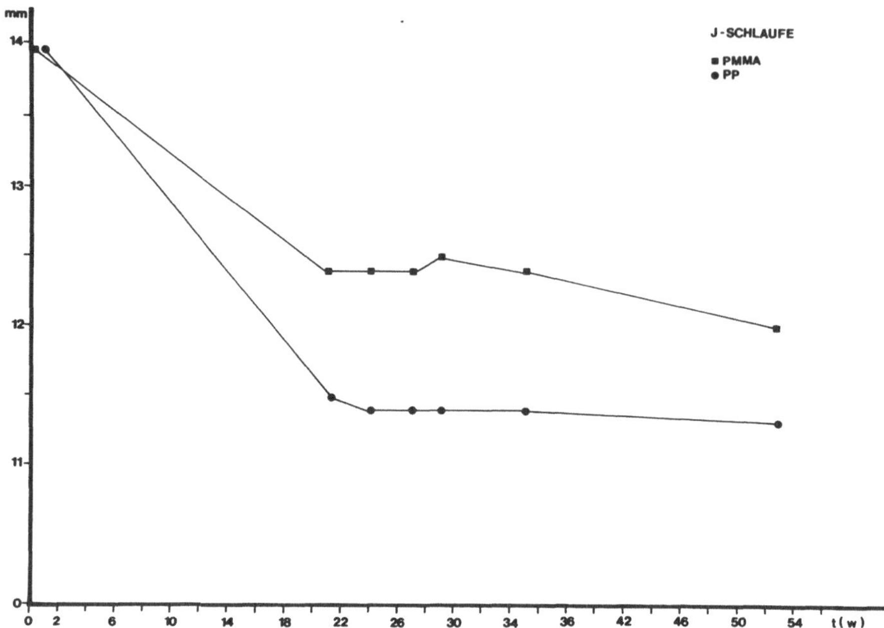

Abb. 2. Gesamtdurchmesser der Kunstlinsen mit J-Schlingenhaptiken nach Verformung auf 10,5 mm über einen Zeitraum von maximal 52 Wochen (15 min nach Entnahme aus dem Kompressionsbehälter)

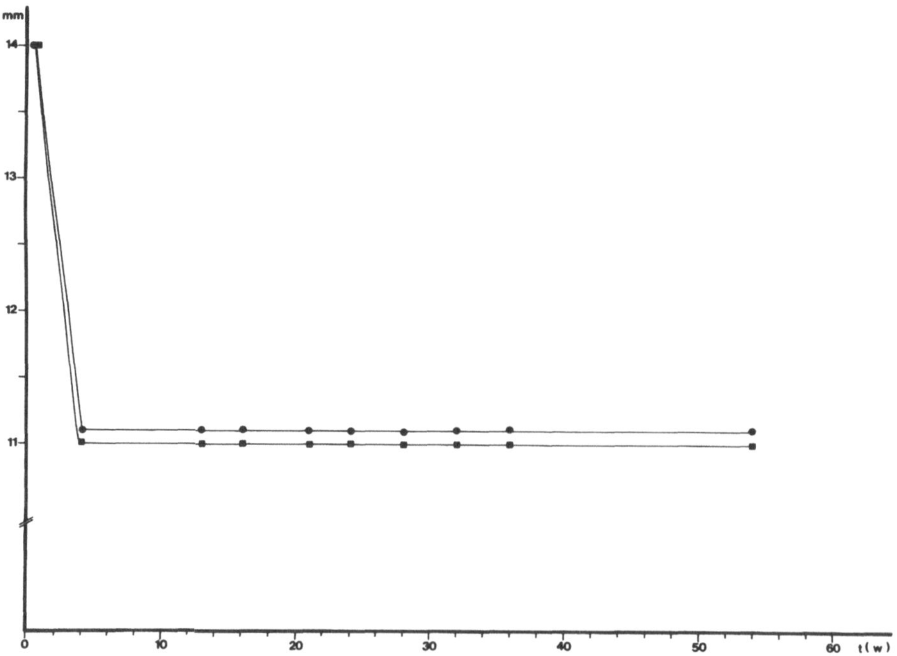

Abb. 3. Gesamtdurchmesser der Kunstlinsen mit C-Schlingenhaptiken nach Verformung auf 10,5 mm über einen Zeitraum von maximal 52 Wochen (15 min nach Entnahme aus dem Kompressionsbehälter)

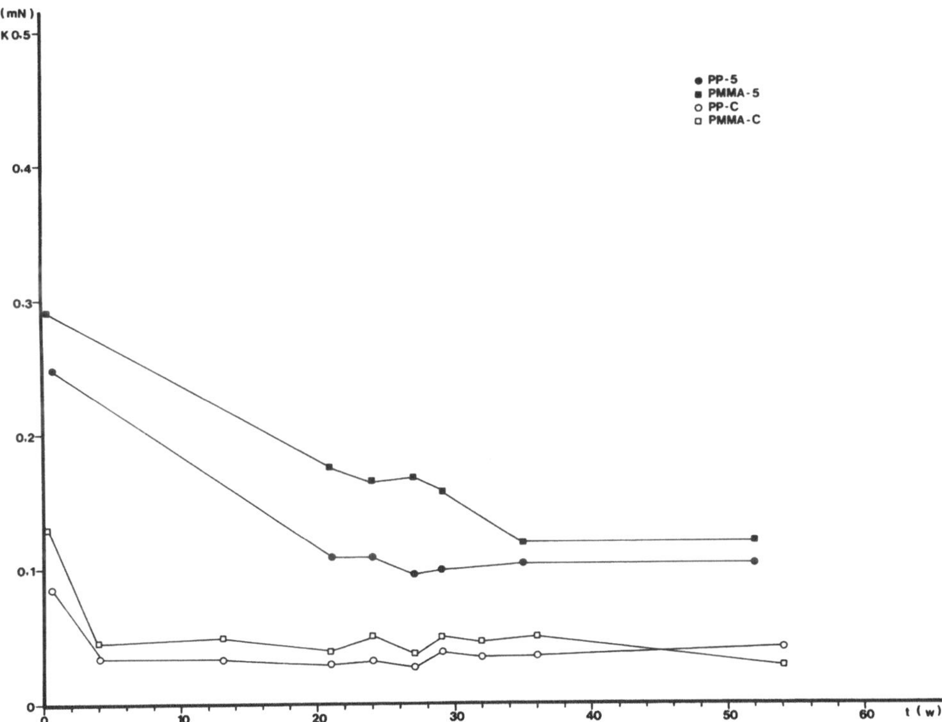

Abb. 4. Rückstellkräfte bei Verformung eines Linsenbügels entsprechend einem Gesamt-durchmesser von 10,5 mm in Abhängigkeit von der Verformungsdauer

Diskussion

Die uns vorliegenden Prüflinge wurden aus Materialien hergestellt, wie sie routinemäßig in der Implantationschirurgie verwendet werden. Die Durch-messer der PMMA- und Polypropylen-Haptiken betrugen einheitlich 0,12 mm. Nach unseren Ergebnissen müssen wir davon ausgehen, daß mate-rialbedingt PMMA ein höheres Formerinnerungsvermögen besitzt als Poly-propylene, und wir stehen damit im Widerspruch zu der Publikation von Drews u. Kreiner [5], der einzigen Arbeit, die wir zu dieser Fragestellung in der Literatur finden konnten. Eine schlüssige Erklärung für diese Diskrepanz ist uns zum gegenwärtigen Zeitpunkt nicht möglich. Aus den klinischen Beobach-tungen, daß PMMA-Schlingen den Sulcus ciliaris erodierten, wurde geschlos-sen, daß diese Materialien ein höheres Formerinnerungsvermögen haben müß-ten [1, 2]. Das entspricht unseren Ergebnissen; es ist jedoch fragwürdig, ob diese kleinen Unterschiede wirklich dafür verantwortlich zu machen sind, ob nicht vielmehr die in der Frühzeit der PMMA-Haptiken verwendeten größeren

Schlingenquerschnitte der One-piece-Linsen den entscheidenden Faktor darstellten. Vergleichen wir die J-Schlingen- mit den C-Schlingenhaptiken, fällt auf, daß die Rückstellelastizität wesentlich mehr von der Haptikgeometrie als vom Haptikmaterial beeinflußt wird. So beträgt bereits beim unbelasteten Prüfling die Rückstellkraft einer Polypropylen-J-Schlinge mit 0,25 m in etwa das Doppelte einer PMMA-C-Schlinge. Diese Relation von 1:2 vergrößert sich auf 1:3 nach längerer Kompression, um dann über unseren Beobachtungszeitraum in diesem Verhältnis konstant zu bleiben (Abb. 4).

Schlußfolgerungen

Unsere Untersuchungen zeigen, daß das Formerinnerungsvermögen der Kunstlinsenhaptiken im wesentlichen durch die Haptikgeometrie bestimmt wird, und daß bei identischem Querschnitt der durch Materialkonstanten bestimmte Einfluß zu vernachlässigen ist.

Danksagung. Die Autoren danken den Firmen Adatomed München und Morcher Stuttgart für die technische Unterstützung.

Literatur

1. Apple DJ, Mamalis N, Loftfield K, Googe JM et al. (1984) Complications of intraocular lenses: A historical and histopathological review. Surv Ophthalmol 29:1–54
2. Champion R, McDonnell PJ, Green WR (1985) Intraocular lenses. Histopathologic characteristics of a large series of autopsy eyes. Surv Ophthalmol 30:1–32
3. Drews RC, Smith ME, Okun N (1978) Scanning electron microscopy of intraocular lenses. Ophthalmology 85:415–424
4. Drews RC (1983) Polypropylene in the human eye. Am Intraocular Implant Soc J 9:137–142
5. Drews RC, Kreiner C (1987) Comparative study of the elasticity and memory of intraocular lens loops. J Cataract Refract Surg 13:525–530
6. Draeger J (1982) Lens implantation. In: Leonard P, Rommel J, Jang W (eds) p 30
7. Guthoff R, Abramo F, Draeger J (1990) Zur Rückstellelastizität von Intraokularlinsenhaptiken verschiedener Geometrie und verschiedenen Materials. Klin Monatsbl Augenheilkd (im Druck)

Die quantitative zytologische Auswertung spiegelmikroskopischer Befunde von Linsenimplantaten

M. WENZEL [1]

Zusammenfassung. Zur reproduzierbaren Auswertung spiegelmikroskopischer Befunde von implantierten Linsen in vivo und von explantierten Linsen ist eine Standardisierung nötig. Zumindestens zwei Differenzierungsformen der aufgelagerten Entzündungszellen lassen sich unterscheiden: die histiocytären Riesenzellen und die kleinen spindelförmigen Zellen, bei denen es sich meist um Makrophagen handelt. Sind beide Zelltypen vorhanden, wird getrennt die maximale Dichte (Zellen/mm^2) und die Größe (Länge oder Durchmesser in µm) notiert. Weiter können Erythrozyten, Pigmente, Fibrinstränge, eine homogene Membran (Wolter) und Materialauffälligkeiten unterschieden werden.

Summary. Using specular microscopy, living cells can be found on the surface of implanted IOLs. We differentiate between two types of cells: 1) The giant cells, including the epitheloid cells. In the specular area, they have a map-like formation and 2) the small and spindless-shaped cells. Their density should be measured in cells/mm^2, their size or diameter should be measured in µm. Beside inflammatory cells, erythrocytes, pigment debris, fibrine and the homogenous membrane first described by Wolter can be differentiated.

Die Spiegelmikroskopie ist in ihren Anfängen noch älter als die Spaltlampenmikroskopie. Solange nur eine qualifizierende Spiegelmikroskopie des Endothels durchgeführt wurde, blieb die klinische Resonanz bescheiden [3]. Erst die reproduzierbare Quantifizierung endothelmikroskopischer Befunde seit Mitte der 70er Jahre führte zu ihrer breiten klinischen Akzeptanz.

A. Vogt begann seine spiegelmikroskopische Arbeiten nicht am Endothel. Schon 1917 beschrieb er die Spiegelmikroskopie der Linse [3]. Seit Mitte der 80er Jahre findet sie eine gewisse Renaissance in der Beobachtung implantierter Kunstlinsen. Während sich die meisten Autoren auch hier mit einer lediglich qualitativen Auswertung begnügen, halten wir es für klinische Studien für unabdingbar, auch die in vivo zytologischen Befunde auf Intraokularlinsen zu quantifizieren und damit zu standardisieren [1, 2, 4, 6].

In Aachen haben wir aus den Erfahrungen der letzten vier Jahre ein Beurteilungsschema entwickelt, mit dessen Hilfe wissenschaftliche Studien durchführbar sind. Eine große Bedeutung spielen diese Befunde bei neuen Linsenmaterialien und bei der Beurteilung von oberflächenmodifizierten Linsen. Die Gliederung versucht, die Reihenfolge der Befunde in etwa anhand ihrer klinischen Bedeutung aufzulisten.

---

[1] Augenklinik der RWTH Aachen, Pauwelsstraße 30, D-5100 Aachen

Methodik

Zur Befunderhebung soll der Patient an der Spaltlampe im Spiegelbezirk voruntersucht werden. Die Spaltlampenuntersuchung mit dem problemlosen Wechsel zwischen fokaler, regredienter und der Beleuchtung im Spiegelbezirk kann gewährleisten, daß alle relevanten Linsenareale beobachtet worden sind. Die Befunddokumentation mit einem Spiegelmikroskop im Nonkontaktverfahren erbringt den Vorteil der höheren Vergrößerung. Von jedem zu untersuchenden Patienten sollen mindestens 10 Fotos angefertigt werden. Als Film bevorzugen wir einen Tageslichtdiafilm von mittlerer Empfindlichkeit (200 ASA). Aus untersuchungstechnischen Gründen ist es einfach und sinnvoll, dem Linsenareal mit der höchsten Zelldichte die größte Aufmerksamkeit zu widmen. Eine Untersuchung bei nicht dilatierter Pupille reicht aus. Da es aber besonders dem Anfänger schwer fällt, den Spiegelbezirk der Linse überhaupt erst zu finden, und dieser bei weiter Pupille eher zu finden ist als bei enger, ist eine Mydriasis anzustreben. Zur Reproduzierbarkeit der Ergebnisse soll primär die Vorderfläche der Linse im Spiegelbezirk untersucht werden. Dazu ist eine fortwährende Überprüfung der Fokussierung nötig. Als Fokussierungshilfe können der Pupillarsaum, die Positionierungslöcher der Linse oder Linsenauflagerungen dienen. Auf die hintere Linsenfläche werden nur manchmal Auflagerungen der Linsenvorderfläche scharf abgebildet. Bei gröberer Fehljustierung kann eine indirekte Untersuchung des Endothels einen Linsenbefund imitieren.

Die Fotos mit positivem Zellbefund werden unter fester Vergrößerung (Ophthalmic Viewer von Topcon) auf einen Schirm projiziert. Zum Auswerten dienen Schablonen mit einem Gitternetzmuster, dessen Einheiten einem Linsenareal von je 0,1 mm² entsprechen. Bei guten Untersuchungsbedingungen werden wenigstens fünf benachbarte Areale ausgezählt. Beim Auftreten von Riesenzellen kann das Auszählen von einem mm² sinnvoll sein. Zur Größeneichung dienen mitfotografierte Positionierungslöcher der Linse, deren Durchmesser herstellerabhängig bei 400 µm liegt. Der Reproduzierbarkeit der Methode entspricht es, wenn die Dichte der Riesenzellen bis auf die letzte Stelle vor dem Komma angegeben werden (1/mm², 2/mm², 3/mm² usw.) Die in der frühen postoperativen Phase viel häufigeren kleinen und spindelförmigen Zellen sollten lediglich in 10er Stufen angegeben werden (10/mm², 20/mm², 30/mm² usw.) Bei Erythrozyten reicht es aus, semiquantitativ in 100er Schritten auszuwerten (100/mm², 200/mm², 300/mm² usw.). Da die Zelldichte in verschiedenen Bereichen unterschiedlich sein kann, wird zur Standardisierung die maximale Dichte angegeben. Die mittlere Zelldichte wäre nur zu bestimmen, wenn alle Bereiche der Linse fotografiert und ausgewertet werden, was in Ausnahmefällen möglich ist. Um eine Aussage über die Verteilung der Zelldichte auf der Linse machen zu können, reicht die Angabe, ob die niedrigste Dichte wesentlich kleiner als die maximale Zelldichte ist oder nicht (s. unten).

Auswertung der Befunde

Die Befunddokumentation beginnen wir mit anamnestischen Daten (Abb. 1): Name und Alter des Patienten, untersuchtes Auge, Fotonummer und Datum der Aufnahme, Datum der Linsenimplantation und die Nummer von evtl. bereits vorher angefertigten Fotos. Darüber hinausgehende Daten, etwa Untersuchungen des Partnerauges, werden frei formuliert.

1. Riesenzellen und Epitheloidzellen. Bei den meisten Patienten treten in den ersten Wochen und Monaten nach der Implantation vorübergehend einige

---

Patient:.., geb. ....Auge...........
Foto-Nr. .... vom .... IOL implantiert .... Vorbefunde ....

Kurzanamnese:...
....

1. Riesenzellen und Epitheloidzellen

1.1 Maximale Dichte $\_\_$ / mm^2
1.2 Verteilung $\_$ (regelmäßig) $\_$ (unregelmäßig)
                                        (0 : 0/mm^2, I : 1 - 5/mm^2, II : 6 - 15/mm^2, III : >15/mm^2)
1.3 Größe (Ø in µm, 25 + 75 Perzentil) $\_\_\_$ $\_\_\_$ - $\_\_\_$
1.4 Kern-Zytoplasma-Verteilung $\_$ (<1) $\_$ (>1)

2. Kleine und spindelförmige Zellen

2.1 Maximale Dichte $\_\_\_$ / mm^2
2.2 Verteilung $\_$ (regelmäßig) $\_$ (unregelmäßig)
                                        (0 ≤ 10/mm^2, I:> 10 - 50/mm^2, II: 60 - 150/mm^2, III: >150/mm^2)
2.3 Länge (in µm, 25 + 75 Perzentil) $\_\_\_$ $\_\_\_$ - $\_\_\_$

3. Sonstige Auflagerungen
3.1 Erythrozyten $\_\_\_\_$ / mm^2
3.2 Pigment (0, +, ++, +++) $\_$
3.3 Fibrin (0, +, ++, +++) $\_$
3.4 Woltermembran $\_$ (...)

4. Untersuchtes Areal $\_$ > 0,5 mm^2 $\_$ > 0,1 mm^2 $\_$ < 0,1 mm^2

5. Anmerkungen...
....
....

                                                    Untersucher ....

Abb. 1. Formular zur zytologischen Auswertung spiegelmikroskopischer Befunde von Linsenimplantaten

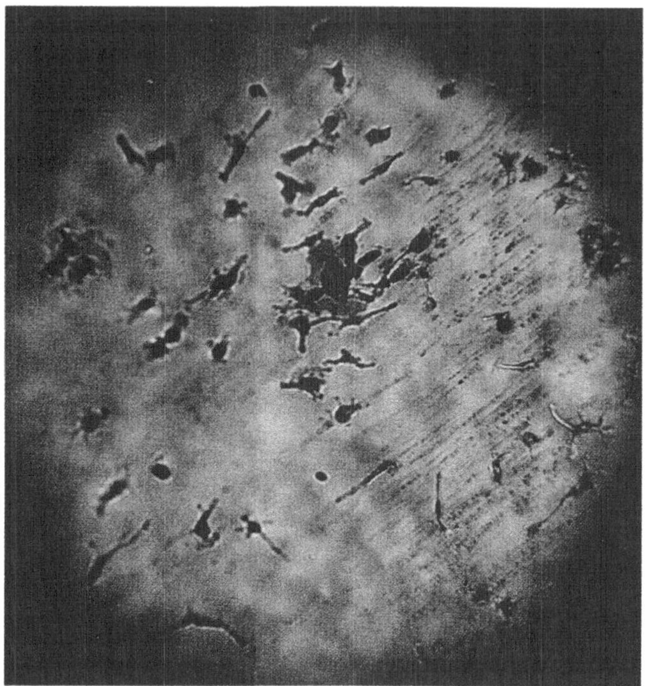

Abb. 2. Beispiel der zytologischen Auswertung eines Linsenbefundes nach Abb. 1 (Vergrößerung 100 ×): 1.1: 6/mm²; 1.2: unregelmäßig; 1.3: 80 μm (70 μm – 100 μm); 1.4: <1; 2.1: 90/mm²; 2.2: regelmäßig; 2.3: 50 μm (40 μm – 80 μm); 3.1: 0/mm²; 3.2: +; 3.3: 0; 3.4: 0; 4: >0,5 mm²

Riesenzellen als Zeichen einer subklinischen Fremdkörperreaktion auf (Abb. 2). Dieses erfordert noch keine gezielte Medikation. Wenn sie an Zahl nicht wieder abnehmen, kann sich eine chronische Fremdkörperreaktion anschließen. Riesenzellen sind wegen ihrer Größe und meist rundlichen bis amöboiden Form einfach zu diagnostizieren. Von einer lebenden Zelle kann nur dann ausgegangen werden, wenn sich in ihr eine oder viele erhabene Strukturen mit einem Durchmesser von wenigstens 10 μm befinden, die Kernen entsprechen können.

   1.1. Für die Klinik ist bereits die Frage entscheidend, ob Riesenzellen überhaupt gefunden worden sind. Die im folgenden genannten Unterpunkte sind von sekundärem Interesse. Die maximale Dichte liegt nur selten über 15/mm². Schon mit der Spaltlampe kann unterschieden werden zwischen einer geringen Dichte (1–5/mm²), einer mittleren Dichte (6–15/mm²) und einer hohen Dichte (>15/mm²). Die Epitheloid- und Riesenzellen entstehen aus der Fusion von kleineren Zellen. Die Auszählung wird schwierig, wenn spiegelmikroskopisch nicht entschieden werden kann, ob zwei Zellen einen Zusammenschluß beendet haben (Abb. 2). Bei flächenhaftem Auftreten kann als maximale Dichte auch „konfluierend" angegeben werden.

1.2. Bei nur geringer Zelldichte ($1-5/mm^2$) ist es wenig ergiebig, von einer evtl. unregelmäßigen Verteilung zu sprechen. Bei mittlerer oder hoher maximaler Zelldichte ist eine Verteilung dann als unregelmäßig anzusehen, wenn sie auf anderen Linsenarealen um mindestens zwei Stufen (Abb. 1) niedriger liegt. Unregelmäßige Verteilung läge demnach vor, wenn die maximale Zelldichte zwischen 6 und $15/mm^2$ liegt und auf anderen Linsenbereichen mindestens ein mm^2 ohne Riesenzellen ist oder bei einer maximalen Zelldichte von über $15/mm^2$ und einer minimalen Zelldichte von $5/mm^2$ oder weniger.

1.3. Die kleinsten Zellen, die zu dieser Gruppe zählen, haben einen Durchmesser ab 30 µm und sind als Epitheloidzellen zu bezeichnen. In der Größe gibt es einen stufenlosen Übergang bis hin zu Riesenzellen mit einem Durchmesser von über 500 µm. Da Zellen verschiedener Größen gefunden werden können, ist als mittlerer Wert der *Median* des mittleren Durchmessers von möglichst 10 oder mehr typischen, gut abgebildeten Zellen anzugeben. Um einen Eindruck der Verteilung geben zu können, ist ergänzend die Angabe des 25 und 75 Perzentils sinnvoll, also beispielsweise bei 12 ausgemessenen Zellen der mittlere Durchmesser der viertgrößten und der neuntgrößten Zelle. Am aktivsten sind Riesenzellen mit einem Durchmesser von etwa 100 µm.

1.4. Die zytologische Differenzierung der Riesenzellen ist nur immunzytochemisch möglich. Um die morphologische Vielfalt und Aktivität der Riesenzellen in vivo grob einzuteilen, läßt sich eine Kern-Zytoplasma-Relation bestimmen. Häufiger haben die Zellen um eine zentrale Kernregion, die im Spiegelbezirk höckerig aussieht, ein ausgedehntes graues oder sogar in den Spektralfarben schillerndes Zytoplasma, dessen Dicke um 1 µm liegt. Wenn dieses flächenmäßig größer als die zentrale Kernregion ist, sind die Zellen als eher inaktiv anzusehen. Die größten wie auch die kleinsten Riesenzellen gehören ausschließlich zu diesem Typus. Eine zweite Riesenzellklasse besteht vorwiegend aus Zellen mit einem Durchmesser um 100 µm. Sie sind immer von rundlicher Form. Um die große zentrale Kernregion zieht allenfalls ein relativ schmaler Zytoplasmasaum, dessen Fläche kleiner als die Fläche der zentralen Kernregion ist.

2. *Kleine und spindelförmige Zellen.* Bei allen Patienten treten in den ersten Tagen und Wochen nach der Implantation kleine Zellen von runder, von keulenartiger oder von spindelförmiger Konfiguration auf (Abb. 2). Eine kleine Zelle kann innerhalb weniger Minuten einen Fortsatz ausbilden und zu einer spindelförmigen Zelle werden. Größere Zellen können mehrere spindelige Arme haben, wir haben bis zu 8 Ausläufer pro Zelle gefunden. Das Zytoplasma ist nicht grau oder schillernd wie bei den Riesenzellen sondern immer klar transparent. Phagozytierte Pigmente können ihnen einen rot-bräunlichen Farbton geben. Um die Bewertungskriterien zu standardisieren, werden alle Auflagerungen gezählt, die Zellform haben, vereinzelt liegen (s. unten) und eine Dicke von mindestens 10 µm aufweisen, da sie sonst keinen Zellkern enthalten können. In der frühen postoperativen Phase können dies neben Entzündungszellen (Makrophagen) auch einmal abgeschilferte Iriszellen sein.

2.1. Die maximale Dichte der kleinen Zellen liegt meist um 40/mm². Schon mit der Spaltlampe kann unterschieden werden zwischen einer geringen Dichte (10–50/mm²), einer mittleren Dichte (60–150/mm²) und einer hohen Dichte (>150/mm²). Um reproduzierbare Daten zu haben, verzichten wir auf die Angabe der Dichte bis zur letzten Ziffer vor dem Komma, es wird auf Zehnerstellen gerundet. Die Dichte „0" entspricht nur „keine einzige Zelle gesehen". 1 bis 14 Zellen wird gerundet auf „10", 15 bis 24 Zellen auf „20", 25 bis 34 Zellen auf „30" usw.

2.2. Bei nur geringer Zelldichte (10–50/mm²) ist es wenig ergiebig, von einer evtl. unregelmäßigen Verteilung zu sprechen. Bei mittlerer oder hoher maximaler Zelldichte ist eine Verteilung dann als unregelmäßig anzusehen, wenn sie auf anderen Linsenarealen um mindestens zwei Stufen (Abb. 1) niedriger liegt. Unregelmäßige Verteilung läge demnach vor, wenn die maximale Zelldichte zwischen 60 und 150/mm² liegt und auf anderen Linsenbereichen höchstens 10/mm² Zellen gefunden werden oder bei einer maximalen Zelldichte von über 150/mm² und einer minimalen Zelldichte von 50/mm² oder weniger.

2.3. Die kleinsten Zellen, die zu dieser Gruppe zählen, haben einen Durchmesser von über 10 μm. Die meisten Zellen sind um 20 μm lang. In der Größe gibt es einen stufenlosen Übergang bis hin zu spindelförmigen Zellen mit einer Länge von über 100 μm. Da Zellen verschiedener Größen gefunden werden können, ist als mittlerer Wert der *Median* des mittleren Durchmessers von möglichst 10 oder mehr typischen, gut abgebildeten Zellen anzugeben. Um einen Eindruck der Verteilung geben zu können, ist ergänzend die Angabe des 25 und 75 Perzentils sinnvoll, also beispielsweise bei zwölf ausgemessenen Zellen der mittlere Durchmesser der viertgrößten und der neuntgrößten Zelle.

3. Sonstige Auflagerungen

3.1. Erythrozyten sind an der Spaltlampe bei fokaler Beleuchtung kaum von Pigmentpartikeln aus der Iris zu unterscheiden. Im Spiegelbezirk ähneln sie jedoch auffällig den kleinen Zellen (s. oben). Die Unterscheidung ist einfach sowohl durch die genaue Anamnese als auch durch das Verhalten der einzelnen Zellen zueinander. Der Durchmessser der Einzelzelle liegt nicht über 10 μm. Erythrozyten neigen zur Agglutination und liegen in kleinen Gruppen beieinander. Leukozyten dahingegen neigen zur Kontaktinhibition und sind so nicht in aneinanderliegenden Gruppen zu finden. Der rötliche Farbton ist weniger hilfreich, da Leukozyten durch phagozytiertes Material gefärbt sein können.

3.2. Pigment kann Melanin von der Iris her sein oder Hämosiderin (Abb. 2). Zur Beurteilung der Pigmentierung einer Linse eignet sich besser die Spaltlampe bei fokaler oder regredienter Beleuchtung als der Spiegelbezirk. Deshalb wird es semiquantitativ geschätzt.

3.3. Zur Beurteilung der Fibrinauflagerungen auf einer Linse eignet sich ebenfalls besser die Spaltlampe bei mäßiger Vergrößerung als das Spiegelmikroskop. Deshalb wird auch dieses semiquantitativ geschätzt.

3.4. Im Gegensatz zu unerwünschten entzündlichen Membranen ist nach Wolter auf jeder implantierten Linse eine dünne eosinophile homogene Membran, die nicht von den Zellen gebildet wird [5]. In vivo kann diese manchmal sichtbar sein durch Fältelung, Risse oder Farbbrechungsmuster im Sinne von Newtonschen Ringen [2]. Wenn eine solche Membran gefunden wird, sollte kurz kommentiert werden, durch welchen optischen Effekt dies möglich war.

4. Zur Bestimmung der Untersuchungsqualität soll angegeben werden, wie groß das zusammenhängend untersuchte Linsenareal war. Eine Untersuchungsfläche von mehr als 0,5 mm^2 scharf abgebildete Linsenoberfläche ist die Regel. Nur in Ausnahmefällen können kleinere Areale akzeptiert werden.

5. Bei jeder Auswertung sollte kurz der Spaltlampenbefund notiert werden. Darüber hinaus sind Besonderheiten festzuhalten, die im oberen Teil nicht festgehalten werden konnten, so etwa Materialauffälligkeiten der Linse.

Literatur

1. Ohara K (1985) Biomicroscopy of surface deposits resembling foreign-body giant cells on implanted intraocular lenses. Am J Ophthalmol 99:304–311
2. Okada K, Sagawa H (1989) Newton rings on the surface of implanted intraocular lenses. Ophthalmic Surg 20:33–37
3. Vogt A (1930) Lehrbuch und Atlas der Spaltlampenmikroskopie des lebenden Auges. Springer, Berlin
4. Wenzel M, Reim M, Heinze M, Böcking A (1988) Cellular invasion on the surface of intraocular lenses. In vivo cytological observations following lens implantation. Graefes Arch Clin Exp Ophthalmol 226:449–454
5. Wolter JR (1982) Lens implant cytology. Ophthalmic Surg 13:939–942
6. Ygge J, Wenzel M, Philipson B, Fagerholm P (1990) Foreign body reactions on heparin-modified vs. regular PMMA lenses during the first postoperative month. Ophthalmology (in press)

Zur Vorhersage von postoperativen Fibrinexsudationen durch In-vivo-Untersuchungen des Kammerwassers auf Zellen und Eiweiß

J. STROBEL [1]

Zusammenfassung. Anhand der vorliegenden Untersuchung sind die Normbereiche der Eiweißkonzentrationen in der Vorderkammer nach geplanter extrakapsulärer Katarakt-Extraktion bestimmt worden. Außerhalb des 2s Vertrauensbereiches liegende Eiweißkonzentrationen sind sichere Vorzeichen für eine bevorstehende Fibrinexsudation. Diese kann zu unterschiedlichen Zeitpunkten im postoperativen Verlauf auftreten.

Summary. The normal ranges for protein concentrations in the aqueous chamber following planned extracapsular cataract extraction have been determined. Protein concentrations outside the 2 SD confidence interval are found to be a definite signal of impending fibrin exudation. This may occur at various points in the postoperative course.

Die postoperative Fibrinexsudation nach Katarakt-Operation mit Implantation von intraokularen Hinterkammerlinsen ist eine unerwünschte, postoperative Komplikation. Wenn es gelingen sollte, eine derartige Reaktion vorhersagbar zu machen, könnte eine gezielte Therapie möglich werden. Im folgenden soll ein Weg gezeigt werden, der es ermöglicht, eine postoperative Fibrinexsudation vor ihrem Auftreten vorherzusagen.

Patientengut

Untersucht werden 100 Patienten, die wegen einer Katarakt-Operation unsere Klinik aufgesucht haben. Als einziges Ausschlußkriterium gilt die Ablehnung des Patienten, an der Untersuchung teilzunehmen. Eingeschlossen wurden also auch Patienten mit einem erhöhten Risiko für eine postoperative exsudative Irisreaktion, wie zum Beispiel Diabetes mellitus, vorangegangene fistulierende Operation oder Patienten mit einem Alter von unter 40 Lebensjahren. Die Kataraktextraktion erfolgt extrakapsulär mittels geplanter ECCE. Die Linsenimplantation erfolgt in den Kapselsack. Benutzt wird eine PMMA-Monopiece-Linse vom Typ Pharmacia 720. Die Steroidtherapie besteht in einer postoperativen subkonjuntivalen Applikation von 4 mg Fortecortin, einer oralen Gabe von 40 mg Ultralan oral für 3 Tage sowie der lokalen Tropftherapie mit Isopto-Max Augentropfen über den gesamten postoperativen Zeitraum der Messungen.

---

[1] Universitäts-Augenklinik Gießen, Friedrichstraße 18, D-3600 Gießen

Methode

Die Eiweißkonzentrationen werden mit dem Laser Flare Cell Meter FC 1000 gemessen. Die Meßmethodik ist beschrieben [1]. Die präoperative Messung erfolgt bei medikamentöser Mydriasis. Die Eiweißkonzentrationsmessung erfolgt in Maßeinheiten. Auf eine Umrechnung mittels der bekannten Regression zwischen Maßzahl und Eiweißkonzentration in mg% wird verzichtet, um eine Reproduzierbarkeit der Ergebnisse zu erhalten. Die präoperativen Eiweißkonzentrationswerte sind in Abb. 1 dargestellt.

Weitere Messungen erfolgen 6 Stunden postoperativ sowie am 1. bis zum 5. postoperativen Tag. Die Häufigkeitsverteilungen der Eiweißkonzentratio-

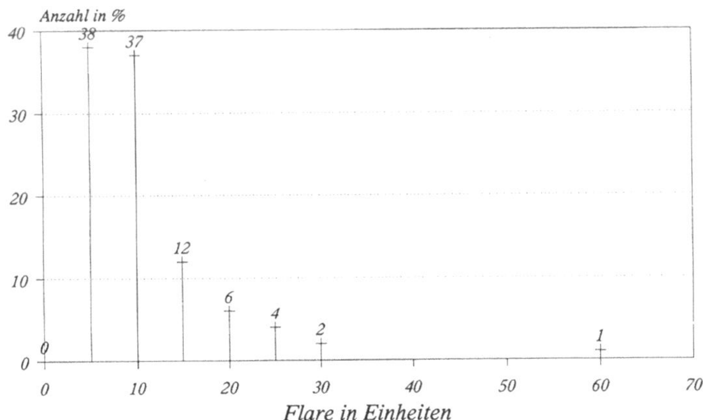

Abb. 1. Häufigkeitverteilung präoperativer Flarewerte in medikamentöser Mydriasis, gemessen mit dem Laser Flare Cell Meter bei 100 Patienten

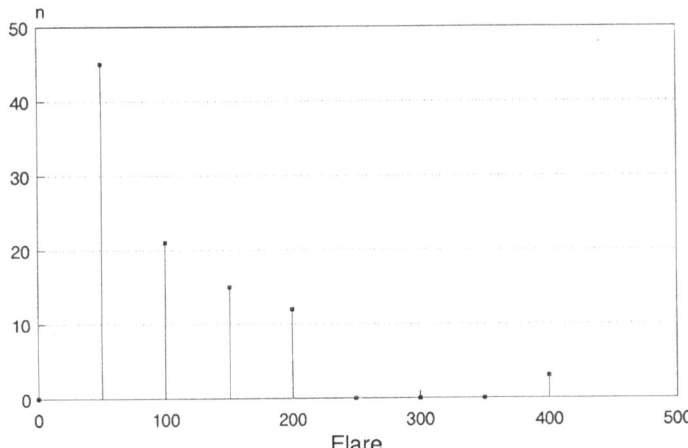

Abb. 2. Eiweißkonzentrationen gemessen 6 Stunden postoperativ nach geplanter ECCE bei 100 Augen mit einer Monopiece PMMA Linse

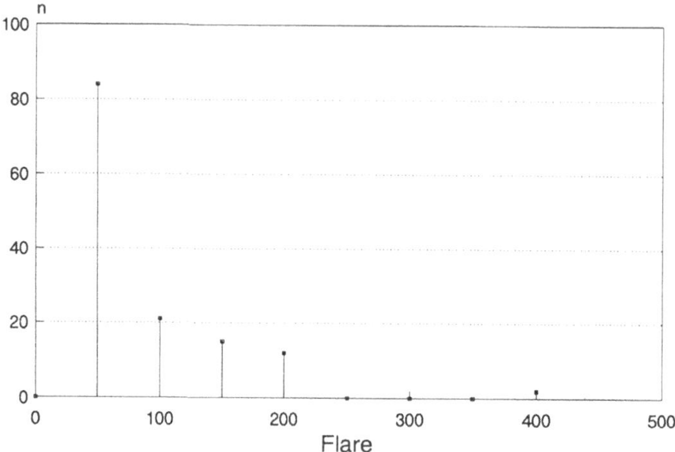

Abb. 3. Eiweißkonzentrationen in Maßeinheiten von 100 Patienten am 1. postoperativen Tag nach extrakapsulärer Katarakt-Extraktion mit IOL-Implantation

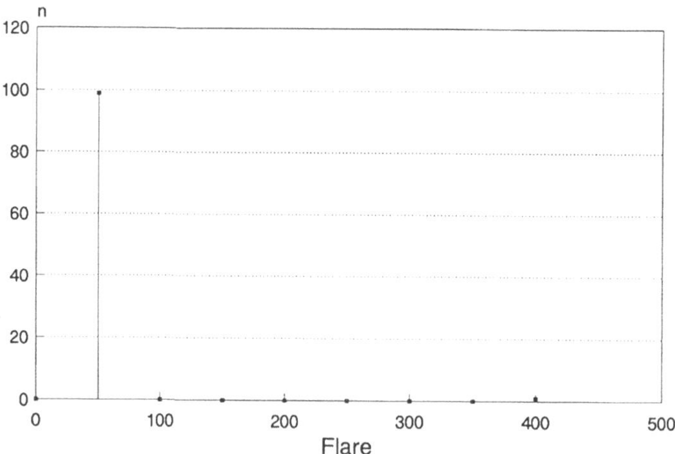

Abb. 4. Eiweißkonzentration am 2. postoperativen Tag nach extrakapsulärer Katarakt-Extraktion mit Linsenimplantation

nen 6 Stunden postoperativ sind in Abb. 2, die Eiweißkonzentration am 1. postoperativen Tag in Abb. 3 und die vom 2. postoperativen Tag in Abb. 4 dargestellt.

Ergebnisse

Zusammengefaßt sind die Ergebnisse in Abb. 5. Hier ist erkennbar, daß der mittlere Eiweißgehalt präoperativ am niedrigsten ist, 6 Stunden postoperativ

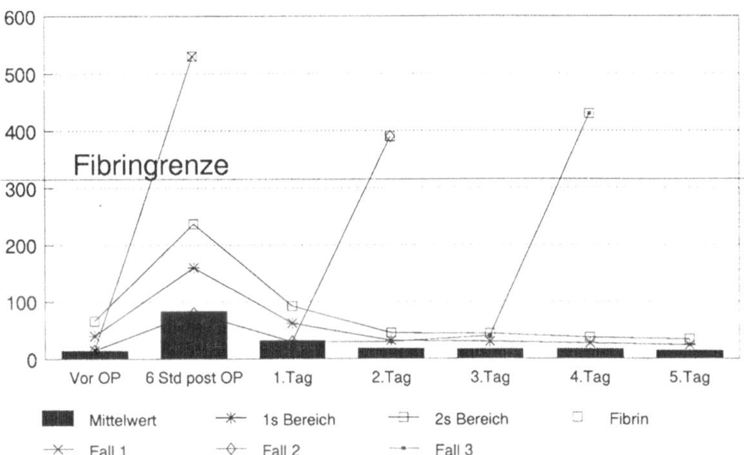

Abb. 5. Graphische Darstellung der Eiweißkonzentrationen in Maßeinheiten, die zu einer Fibrinentwicklung führten. Eingezeichnet sind die Eiweißkonzentrationen, die bei der letzten Messung vor Fibrinentstehung bestimmt wurden. Der weitere Verlauf der Eiweißkonzentrationen wurde nicht eingezeichnet, da eine unterschiedliche Lokaltherapie eingesetzt wurde

die höchsten Werte erreicht und danach wieder langsam abfällt. Am 5. postoperativen Tag liegen die gemessenen Eiweißkonzentrationen nahezu wieder in der Größenordnung der präoperativen Messungen. Eingezeichnet sind die 1s und 2s Vertrauensbereiche. Der 2s Vertrauensbereich liegt 6 Stunden postoperativ mit Werten von knapp unter 250 Maßeinheiten am höchsten.

Bei unseren Messungen finden wir in 3 Fällen Fibrinwerte, die über 320 Maßeinheiten liegen. Ein erster Fall wird am Operationstag 6 Stunden postoperativ identifiziert, ein zweiter Fall am 2. postoperativen Tag und ein dritter Fall am 4. postoperativen Tag. Allen 3 Augen ist gemeinsam, daß sie eine erhöhte Risikobereitschaft für eine Fibrinexsudation aufweisen. Bei Fall 1 handelt es sich um einen schweren chronischen Diabetes mellitus, Fall 2 ist ein mittels einer Goniotrepanation voroperiertes Auge und Fall 3 ein leichter Diabetes mellitus. Alle 3 Fälle entwickeln innerhalb von 24 Stunden nach den erhöhten Eiweißkonzentrationen eine Fibrinausschüttung in der Vorderkammer. In allen 3 Fällen kann diese therapiert und zum Abklingen gebracht werden. Zum Zeitpunkt der erhöhten Eiweißkonzentrationsmessung können wir in keinem der 3 Fälle schon ein Auftreten von Fibrinfäden feststellen.

Diskussion

Das Auftreten von erhöhten Eiweißkonzentrationen, d. h. in unserem Falle Eiweißwerte über 320 Maßeinheiten, sollte als Alarmzeichen für das bevorstehende Auftreten einer Fibrinexsudation gewertet werden. Hieraus ergibt sich, daß entweder eine Untersuchung mit einem hoch spezialisierten Gerät, wie dem Laser Flare Cell Meter, durchgeführt werden sollte, oder aber der einfa-

chen Untersuchung an der Spaltlampe mit sorgfältiger Prüfung des Tyndallphänomens eine vermehrte Aufmerksamkeit geschenkt werden. Mit dem allgemein feststellbaren Trend, die sowohl steroidale wie nicht steroidale, postoperative, antiphlogistische Therapie zu reduzieren, sollte eine vermehrte Aufmerksamkeit und eine verstärkte Therapiebereitschaft bei Erhöhung der Eiweißkonzentration in der Vorderkammer einhergehen.

Literatur

1. Strobel J, Fechner PU (1990) Nachuntersuchung von Iris-claw-Linsen in phaken, myopen
   Augen. 4. Kongress der DGII in Essen 1990 (im Druck)

Eine prospektive Studie
zum Pigmentdispersionssyndrom

W. Kaiser [1] und W. Hütz [1]

Zusammenfassung. Als erstes Zwischenergebnis einer randomisierten prospektiven Studie über das Auftreten von Iristransilluminationsdefekten bei 75 Augen, die einer extrakapsulären Katarakt-Extraktion mit Implantation einer kapselsackfixierten Hinterkammerlinse mit um 10° anteklinierter Haptik unterzogen wurden, konnten wir feststellen, daß unmittelbar postoperativ vorhandene ITD über den bisherigen Beobachtungszeitraum von einem halben Jahr keine Tendenz zur Größenzunahme zeigten und sich ausschließlich auf den oberen Irisquadranten beschränkten. Wir führen sie auf die intraoperative Belastung durch die Kernexpression und bei der Arbeit mit dem Irisretraktor während des Saug-Spül-Vorganges zurück.

Summary. As the first interim result of a randomized prospective study on the occurrence of iris transillumination defects (ITDs) in 75 eyes that underwent extracapsular cataract extraction with implantation of a posterior-chamber lens with a 10° angled haptic in the capsular bag, we found that ITDs present immediately after surgery showed no tendency to enlarge over a 6-month observation period and remained confined to the superior iris quadrant. We attribute the defects to the intraoperative stresses associated with expression of the nucleus and use of the iris retractor during the aspiration-irrigation process.

Einleitung

Ein häufiger Befund nach der Katarakt-Operation sind Defekte im Pigmentblatt der Iris [4], welche im regredienten Licht als Iristransilluminationsdefekte (ITD) darstellbar sind. Diese ITD wurden oft nach Implantation von Iriscliplinsen gefunden [4] und gehören zu den typischen Veränderungen, die auch heute bei der extrakapsulären Katarakt-Extraktion (ECCE) mit Implantation einer Hinterkammerlinse (HKL) auftreten. Den bei pseudophaken Augen auftretenden Komplex des Pigmentverlustes von der Irisrückfläche, der Pigmentablagerung am Endothel, im Trabekelwerk und auf der Iris nennt man iatrogenes Pigmentdispersionssyndrom [9]. Es kann mit einem Glaukom einhergehen [6, 7]. Während inzwischen weitgehende Einigkeit darüber besteht, daß die Implantation einer Vorderkammerlinse oder die Implantation einer HKL im Sulcus ciliaris diesbezüglich ein höheres Komplikationsrisiko mit sich bringt als eine sachgerechte HKL-Implantation im Kapselsack [1, 4, 11, 12], besteht noch kein Konsens darüber, ob die Größe intraoperativ entstandener

---

[1] W. Kaiser, Augenklinik, Kreiskrankenhaus Bad Hersfeld, Seilerweg 29, D-6430 Bad Hersfeld

ITD postoperativ gleichbleibt oder aber zunimmt [4, 9, 11]. Diese Frage haben wir aus dem Komplex des iatrogenen Pigmentdispersionssyndroms herausgegriffen und sind ihr in einer prospektiven Studie nachgegangen.

Material und Methode

Nach einem randomisierten Schema wurden 75 Augen von 62 Patienten untersucht, die alle nach ECCE mit einer HKL versorgt worden waren. In allen Fällen wurde unter Zuhilfenahme einer viskoelastischen Substanz operiert, eine Kapsulorhexis durchgeführt und eine sichere Kapselsackfixation erreicht. Wir implantierten zwei Modelle von One-piece-PMMA-Linsen mit bikonvexer 7-mm-Optik, mit einer um 10° anteklinierten Haptik und ohne Positionierungslöcher. Die Dokumentation erfolgte jeweils am 4. postoperativen Tag und sechs Monate nach der Operation, wobei wir nach Einstellung der Pupillenweite auf ca. 3,5 mm mittels des Einstell-Lichtes die pseudophaken Augen mit der Photospaltlampe im regredienten Licht aufnahmen. Die planimetrische Auswertung erfolgte durch Projektion auf ein Gitternetz mit einer Einzelkantenlänge von 5 mm, wobei das projizierte Bild der Iris einen Durchmesser von 50 cm hatte.

Ergebnisse

Wir konnten feststellen, daß am 4. postoperativen Tag von 75 untersuchten Augen 36, entsprechend 48%, ITD aufwiesen. Diese Zahl entsprach exakt derjenigen, die wir ein halbes Jahr postoperativ erheben konnten. Ebenfalls blieb die prozentuale Ausdehnung, bezogen auf die Irisoberfläche, unmittelbar postoperativ nachgewiesener Defekte bis zu unserer ersten Verlaufskontrolle praktisch unverändert (Abb. 1). Die durchschnittliche Größe der vorhandenen ITD betrug etwa 0,47% der Irisoberfläche. Sämtliche im Rahmen dieser Studie kontrollierten Augen wiesen ausschließlich Pigmentblattdefekte im oberen Quadranten der Iris auf (Abb. 2).

Diskussion

Im Umfeld des Begriffes „Pigmentdispersionssyndrom" gibt es eine Vielzahl von Termini, die mit ihm zum Teil synonym gebraucht werden, es zum Teil einschließen oder Bestandteil derer es ist. Hier seien genannt das Pigmentglaukom [15], das Endophthalmodonesis-Syndrom [2], das Syndrom der grauen Iris [6], das Mikrohyphäma-Syndrom [10], das Pseudophakic-Posterior-iris-chafing-Syndrom [11], das Uveitis-glaucoma-hyphaema-Syndrom [5], das Uvea-touch-Syndrom [3] und das Intermittent-pigment-epithelium-touch-Syndrom [8].

Wir halten eine einheitliche Nomenklatur auch dieser postoperativen Befunde für wünschenswert und haben uns in dieser Arbeit der Definition des

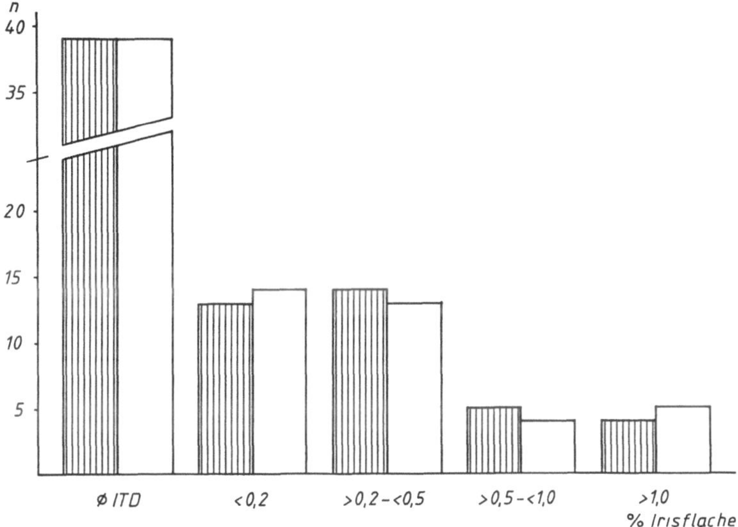

Abb. 1. Größe und Verteilung postoperativ nachgewiesener Iristransilluminationsdefekte (ITD) am ersten und zweiten Untersuchungszeitpunkt. Die untersuchten Augen wurden in Gruppen mit einer ITD-Größe von <0,2, >0,2 <0,5, >0,5 <1,0, >1,0% der Irisfläche und eine Gruppe ohne ITD eingeteilt. *Schraffiert:* Anzahl der Augen am 4. Tag nach extrakapsulärer Kataraktextraktion mit Hinterkammerlinsen-Implantation. *Weiß:* Anzahl der Augen sechs Monate nach der Operation

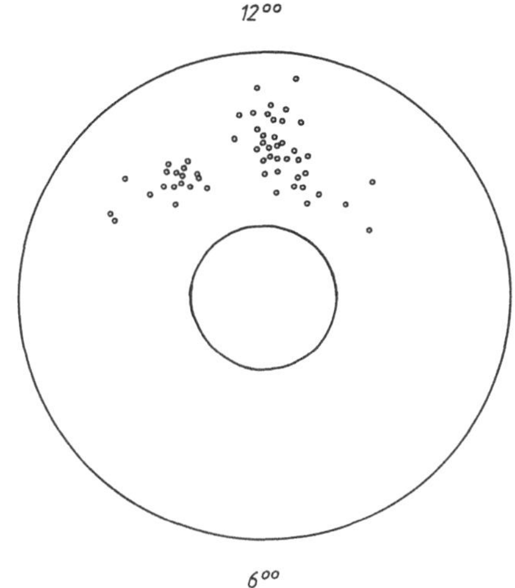

Abb. 2. Verteilung der Mittelpunkte der Iristransilluminationsdefekte aller untersuchten Augen. Das Quadrat repräsentiert 1% der Irisoberfläche

iatrogenen Pigmentdispersionssyndroms von Jacobi [9] angeschlossen. Im Unterschied zu anderen meist retrospektiv angelegten Arbeiten [1, 10, 11] und Fallbeispielen [7, 12–15] ist unsere noch nicht abgeschlossene Studie prospektiv angelegt und hat die Verlaufsbeobachtung eines gut quantifizierbaren morphologischen Merkmals mit Photodokumentation und Planimetrie zum Gegenstand. Da die im Rahmen dieser Studie untersuchten Augen ausschließlich Defekte im oberen Irisquadranten aufwiesen und diese Defekte im bisherigen Beobachtungszeitraum keine Tendenz zur Größenzunahme zeigten, gehen wir davon aus, daß diese Defekte allein durch die intraoperative Belastung des Irispigmentblattes bei der Kernexpression und bei der Arbeit mit dem Irisretraktor während des Saug-Spül-Vorganges entstehen und in der Regel bei sachgerechter Kapselsack-Implantation von bikonvexen Intraokularlinsen mit um 10° anteklinierter Haptik postoperativ nicht an Größe zunehmen. Weitere Kontrollen in einjährigen Abständen sind geplant. Über ihre Ergebnisse werden wir zu gegebener Zeit berichten.

Literatur

 1. Apple DJ, Mamalis N, Reidy JJ, Novak LC, Googe JM, Loftfield K, Olson RJ (1985) A comparison of ciliary sulcus and capsular bag fixation of posterior chamber intraocular lenses. Am Intraocular Implant Soc J 11:44–63
 2. Binkhorst CD (1980) Corneal and retinal complications after cataract extraction: The mechanical aspect of endophthalmodonesis. Ophthalmology 87:609–617
 3. Binkhorst CD (1986) The uvea-touch syndrome and how to avoid it: the all-in-the-bag moustache lens. Implant Ocular Microsurg (Eur Intraocular Implantlens Council J) 4:74–83
 4. Ekdawy ATN, Munton CGF (1987) Iris transillumination defects and angle changes following posterior chamber lens implantation. Eur J Implant Refract Surg 5:223–232
 5. Ellingson FT (1978) The uveitis-glaucoma-hyphaema syndrome associated with the Mark VIII anterior chamber lens implant. Am Intraocular Implant Soc J 4:50–53
 6. Huber C (1984) The gray iris syndrome. Arch Ophthalmol 102:397–398
 7. Insler MS, Mc Shrerry Zatzkis S (1986) Pigment dispersion syndrome in pseudophakic corneal transplants. Am J Ophthalmol 102:762–765
 8. Jacobi KW (1986) Extracapsular surgery: how it was, how it is. Implant. Ocular Microsurgery (Eur Intraocular Implantlens Council J) 4:99–112
 9. Jacobi KW, Hessemer V (1989) Pigmentdispersionssyndrom nach Hinterkammerlinsen-Implantation. In: Lang GK, Ruprecht KW, Jacobi KW, Schott K (Hrsg) 2. Kongreß der Deutschen Gesellschaft für Intraokularlinsen-Implantation. Enke, Stuttgart S 213–217
10. Johnson SH, Kratz RP, Olson PF (1984) Iris transillumination defect and micro-hyphema syndrome. Am Intraocular Implant Soc J 10:425–428
11. Masket S (1986) Pseudophakic posterior iris chafing syndrome. J Cataract Refract Surg 12:252–256
12. Nicholson DH (1982) Occult iris erosion: a treatable cause of recurrent hyphema in iris-supported intraocular lenses. Ophthalmology 89:113–120
13. Samples JR, van Buskirk EM (1985) Pigmentary glaucoma associated with posterior chamber intraocular lenses. Am J Ophthalmol 100:385–388
14. Smith JP (1985) Pigmentary open-angle glaucoma secondary to posterior chamber intraocular lens implantation and erosion of the iris pigment epithelium. Am Intraocular Implant Soc J 11:174–176
15. Sugar HS, Barbour FA (1949) Pigmentary glaucoma: a rare clinical entity. Am J Ophthalmol 32:90–92

Untersuchungen zur Anwesenheit und Konzentration von zyklooxygenaseabhängigen Entzündungsmediatoren im Kammerwasser während der Kataraktextraktion

H.G. Struck [1], H.-J. Mest [2], Ch. Giessler [2], P. Mentz [2] und K. Schäfer [1]

Zusammenfassung. Bei der Kataraktextraktion wurden von 77 Augen Kammerwasserproben entnommen. In diesem Untersuchungsmaterial wurden mit Hilfe der Enzymimmunoassaytechnik (ELISA) die zyklooxygenaseabhängigen Eikosanoide Thromboxan A_2 (TXA_2) und Prostazyklin (PGI_2) in Form ihrer stabilen Metabolite (TXB_2 und 6-keto-$PGF_{1\alpha}$) bestimmt. Der Einfluß des Operationstraumas der Kataraktextraktion auf die Konzentrationserhöhung dieser beiden Prostanoide im Kammerwasser konnte belegt werden. Eine Reduzierung des Spiegels von TXA_2 und PGI_2 ist in den Behandlungsgruppen III und IV nach der lokalen Gabe von Indometazin-Augentropfen 0,5–1% oder einer Kombination mit Dexamethason-Augentropfen 0,1% (am Operationstag und am Abend davor) erreicht worden.

Summary. In aqueous fluid specimens taken from 77 eyes during cataract extractions, the enzyme immunoassay technique (ELISA) was used to determine the cyclooxygenase-dependent eicosanoids thromboxane A_2 (TXA_2) and prostacycline (PGI_2) in the form of their stable metabolites (TXB_2 and 6-keto-$PGF_{1\alpha}$). A link was established between the surgical trauma of cataract extraction and the rise in the concentration of both prostanoids in the aqueous. A reduction in the levels of TXA_2 and PGI_2 was achieved in treatment groups III and IV following the local administration of indomethacin eyedrops (0.5–1%), alone or combined with dexamethasone eyedrops (0.1%), given on the eve and day of the operation.

Einleitung

Entzündungsprozesse sind an zahlreiche Mediatoren gebunden. Großes Interesse gilt den Leukotrienen, den Prostaglandinen und dem plättchenaktivierenden Faktor (PAF-acether).

In früheren tierexperimentellen Untersuchungen haben wir den lokalen Einsatz von Kortikosteroiden und von nichtsteroidalen Antiphlogistika wie S 872 419 A, ein Leukotrienrezeptorenantagonist, der Zyklooxygenaseinhibitor Indometazin und der spezifische PAF-Rezeptorantagonist BN 52 021, isoliert aus dem Ginkgo biloba, überprüft [12–14] (Abb. 1). Bekannte Komplikationen der Kataraktextraktion und Linsenimplantation wie Iridozyklitis, Kapselfibrose, Nachstarbildung, Drucksteigerungen und zystoides Makulaödem stehen in einem direkten Zusammenhang mit der verstärkten Prostaglandin-

---

[1] Klinik und Poliklinik für Augenkrankheiten der Martin-Luther-Universität Halle-Wittenberg, Leninallee 8, DDR-4010 Halle

[2] Institut für Pharmakologie und Toxikologie des Bereiches Medizin der Martin-Luther-Universität, Halle-Wittenberg, Leninallee 8, DDR-4010 Halle

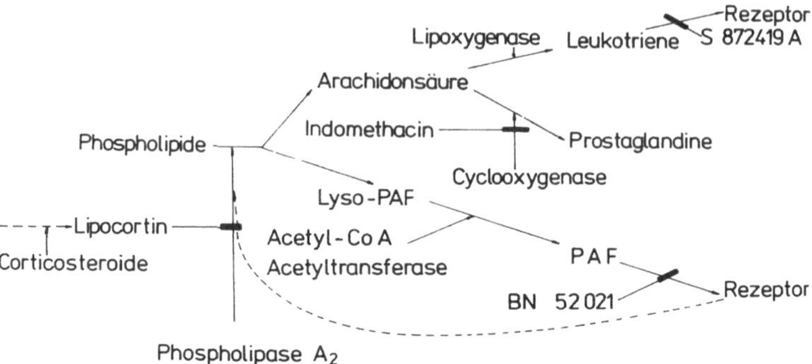

Abb. 1. Biochemische Entzündungsreaktionen (schematischer Ausschnitt) und Darstellung von Therapiemöglichkeiten

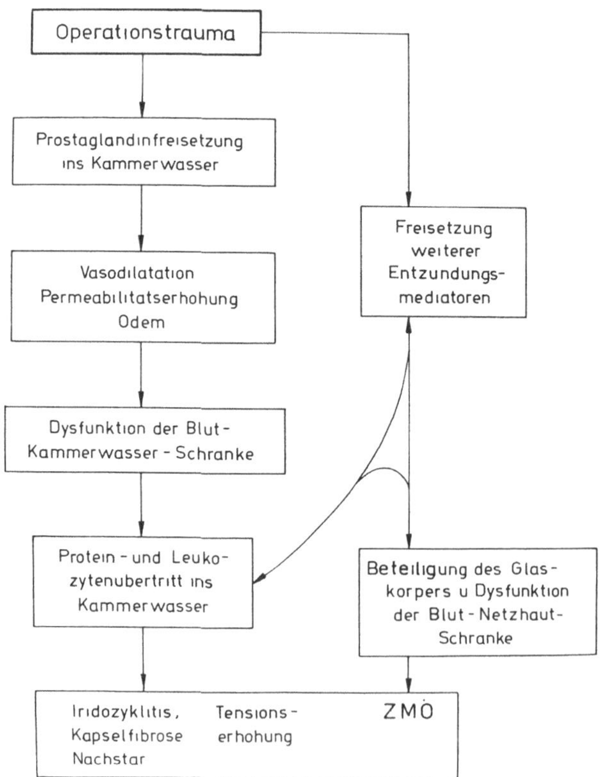

Abb. 2. Kataraktextraktion – Prostaglandinfreisetzung – mögliche postoperative Folgen

freisetzung in das Kammerwasser durch das Operationstrauma und der dadurch verursachten Dysfunktion der Blut-Kammerwasser-Schranke bzw. der Blut-Netzhaut-Schranke [5, 11] (Abb. 2).

Die vorliegende klinische Studie hatte folgende Aufgaben:

- Bestimmung der Konzentration zweier verschiedener zyklooxygenaseabhängiger Eikosanoide im Kammerwasser unmittelbar während der Kataraktextraktion,
- Überprüfung der Auswirkung der prophylaktischen Gabe von Kortikosteroiden und des Zyklooxygenasehemmers Indometazin auf diesen Prostanoid-Spiegel.

Material und Methode

Patientenkollektiv: 77 Patienten (37 weiblich, 40 männlich; Lebensalter zwischen 2 und 88 Jahren, durchschnittlich 61 Jahre).

Gruppe I (n = 20): Ohne prophylaktische Gabe von Antiphlogistika.

Gruppe II (n = 32): Abends vor der Operation 1 × Indometazin-Augenöl 1%.

Gruppe III (n = 8): Abends vor der Operation 1 × Indometazin-Augenöl 1%, am Operationstag 3 × wäßrige 0,5%ige Indometazin-Suspension.

Gruppe IV (n = 11): Abends vor der Operation 1 × Indometazin-Augenöl 1% und 1 × Dexamethason-Augentropfen 0,1%, am Operationstag 3 × Dexamethason-Augentropfen 0,1%.

Gruppe V (n = 6): Kortikosteroide systemisch und (oder) lokal, auch in Kombination mit Indometazin-Augenöl 1%, über einen unterschiedlich langen präoperativen Zeitraum, außer am Operationstag.

Operationsmethoden: ECCE 70, davon 52 mit Hinterkammerlinse ICCE 7, davon 4 mit Iris clip Linse.

Kammerwasserproben: Jeweils etwa 100 ml Kammerwasser wurden vom gleichen Operateur unter möglichst identischem operativen Vorgehen (Legen von Zügelfäden, Präparieren eines Bindehautlappens, Blutstillung, Anlegen eines lamellären korneoskleralen Schnittes) mit einer scharfen Kanüle entnommen und bis zur Messung bei $-20\,°C$ aufbewahrt.

Untersuchte Eikosanoide:
- Thromboxan A_2 (TXA_2), bestimmt als stabiler Metabolit TXB_2
- Prostazyklin (PGI_2), bestimmt als stabiler Metabolit 6-keto-$PGF_{1\alpha}$

Meßmethode: Enzymimmunoassaytechnik [3] (untere Nachweisgrenze: für TXB_2 150 pg/ml; für 6-keto-$PGF_{1\alpha}$ 500 pg/ml).

Mathematische Bearbeitung: Angabe der Von-bis-Spannen der Konzentration von TXB_2 und 6-keto-$PGF_{1\alpha}$ im Kammerwasser; statistischer Vergleich nach dem Vorzeichentest von Dixon und Mood.

Ergebnisse

Die Ergebnisse der Konzentrationsmessungen von TXB_2 und 6-keto-$PGF_{1\alpha}$ sind durch die Von-bis-Spannen der einzelnen Patientengruppen dargestellt (Tabelle 1 und 2) und können folgendermaßen zusammengefaßt werden:

1. Das Operationstrauma der Kataraktextraktion führt bereits während des Eingriffes zu einer Konzentrationserhöhung von Thromboxan A_2 (TXA_2) und von Prostazyklin (PGI_2).
2. Eine Reduzierung des Kammerwasserspiegels beider Prostanoide wird in den Gruppen III und IV deutlich, läßt sich jedoch nur in der Behandlungsgruppe IV für TXB_2 statistisch sichern.
3. Die alleinige Gabe von Indometazin-Augenöl 1% abends vor der Operation (Gruppe II) hat ebenso wie eine längere systemische und (oder) lokale Applikation steroidaler bzw. nichtsteroidaler Antiphlogistika (Gruppe V) keinen statistisch signifikanten Einfluß auf die Freisetzung der untersuchten Entzündungsmediatoren.
4. Zur Senkung des intraoperativen Prostanoidspiegels im Kammerwasser erweist sich die mindestens dreimalige Gabe von Indometazin-Augentropfen 0,5–1,0% oder von Dexamethason-Augentropfen 0,1% am Operationstag als wirksam.

Tabelle 1. Konzentration von TXB_2 im Augenkammerwasser während der Kataraktextraktion und unter medikamentöser Behandlung

Behandlungsgruppe	Gesamtzahl an Patienten	Anzahl der Meßwerte unter der Nachweisgrenze (0,150 ng/ml)	Anzahl der Meßwerte	Von-bis-Spanne TXB_2 (ng/ml)
I	20	6	14	0,33–4,83
II	32	5	27	0,16–3,57
III	8	6	2	0,19–0,39
IV	11	9	2	0,16–0,18*
V	5	3	2	0,42–0,96

* nach dem Vorzeichentest von Dixon und Mood $p < 0,01$

Tabelle 2. Konzentration von 6-keto-$PGF_{1\alpha}$ im Augenkammerwasser während der Kataraktextraktion und unter medikamentöser Behandlung

Behandlungsgruppe	Gesamtzahl an Patienten	Anzahl der Meßwerte unter der Nachweisgrenze (0,500 ng/ml)	Anzahl der Meßwerte	Von-bis-Spanne 6-keto-$PGF_{1\alpha}$ (ng/ml)
I	20	0	20	0,52–16,14
II	32	3	29	0,65–19,15
III	8	2	6	1,8 – 2,86
IV	11	2	9	0,64– 3,38
V	4	1	3	0,85– 6,73

Diskussion

Bisherige Untersuchungen haben ergeben, daß im unbeeinflußten menschlichen Kammerwasser wie im Glaskörper eine Prostaglandin- bzw. Prostanoidkonzentration von 0,1 ng/ml und darunter besteht [6, 15]. In Abhängigkeit von der Empfindlichkeit der Meßmethode und der Zielsubstanz liegen die Ergebnisse häufig unterhalb der Nachweisgrenze [4].

Die in der Kontrollgruppe (Gruppe I) mäßig (TXB_2) bzw. deutlich (6-keto-$PGF_{1\alpha}$) erhöhten Meßwerte sind deshalb auf das Operationstrauma zurückzuführen. Als Freisetzungsort dieser von uns untersuchten Prostanoide kommen vor allem das Hornhautendothel (PGI_2) und die Iris (PGI_2 und TXA_2) in Betracht [2, 17]. In dieser Studie wurde die Rolle des Operationstraumas dadurch weitgehend konstant gehalten, daß jeweils vom gleichen Operateur nach dem Vollziehen möglichst identischer Operationsschritte das Kammerwasser zum letztmöglichen Zeitpunkt vor seiner qualitativen Veränderung durch Linseneiweiß oder die Saug-Spül-Flüssigkeit (BSS) entnommen wurde. Die mechanische Irisreizung sollte durch Verzicht auf eine Iridektomie gering gehalten werden, was möglicherweise die nur mäßige Erhöhung des Thromboxanspiegels mitverursacht.

Die entsprechend den weiteren vier Behandlungsgruppen unterschiedlich praktizierte prophylaktische antientzündliche Therapie läßt sich in ihrer Auswirkung auf die Freisetzung von Entzündungsmediatoren im Kammerwasser einschätzen. Demnach führt die einmalige Gabe von Indometazin-Augenöl 1% abends vor der Operation (Gruppe II) im Vergleich zur Kontrollgruppe (Gruppe I) zu keiner Senkung des Spiegels von TXB_2 und 6-keto-$PGF_{1\alpha}$.

Eine längere systemische und (oder) lokale Gabe steroidaler bzw. nicht steroidaler Antiphlogistika (u. U. über Jahre; Gruppe V) hat offensichtlich keinen entscheidenden Einfluß auf die Freisetzung von Prostanoiden. Dagegen wird durch die kombinierte lokale Anwendung von Indometazin-Augenöl 1% und Dexamethason-Augentropfen 0,1% eine statistisch signifikante Abnahme der gemessenen Prostanoide im Kammerwasser erzielt. Die dreimalige lokale Applikation einer wäßrigen 0,5%igen Indometazin-Suspension am Operationstag in Verbindung mit Indometazin-Augenöl 1% am Abend vorher (Gruppe III) bringt ebenfalls eine Senkung der geprüften Entzündungsmediatoren im Kammerwasser. Dies konnte aber wegen der noch zu geringen Endzahl statistisch nicht gesichert werden.

Eine Verbesserung der Funktion der Blut-Kammerwasser-Schranke nach lokaler Applikation des Zyklooxygenaseinhibitors Indometazin beobachteten u.a. Skorpik et al. [10] und Schrems [9]. Maßgeblichen Anteil daran haben der hohe Kammerwasserspiegel und die gute Bioverfügbarkeit des topisch applizierten Indometazins [7]. Die Bioverfügbarkeit von 0,1%igem Dexamethason wird von Diestelhorst [1] 30 min nach lokaler Gabe am Auge mit 1,6% angegeben, während Watson et al. [16] ebenfalls bei topischer Applikation die höchste Konzentration im Kammerwasser nach 91–120 min fanden (31 ng/ml).

Fluorophotometrisch gewonnene Ergebnisse von Sanders u. Kraft [8] nach der extrakapsulären Kataraktextraktion zeigen auch die additive bzw. synergistische Wirkung lokal applizierten Indometazins und Dexamethasons, zurückzuführen auf die unterschiedlichen Angriffspunkte dieser Antiphlogistika (Abb. 1).

Neben der entzündungshemmenden Wirkung ist jedoch der u.U. negative Einfluß der Steroide auf die Reepithelisierung der Hornhaut und auf die Kollagensynthese zu beachten. Zur weiteren Abklärung dieser Fragen, einschließlich der Bewertung des Einflusses im Kammerwasser freigesetzter Prostanoide auf die postoperativen Komplikationen der Kataraktextraktion, sollen diese Untersuchungen fortgeführt werden, auch unter Anwendung anderer Entzündungsinhibitoren.

Literatur

 1. Diestelhorst M (1988) Lokale Steroide am Auge – Die Therapie engmaschig überwachen. Visus SA 1:3
 2. Gerritsen ME, Rimarachin J, Perry CA, Weinstein BI (1989) Arachidonic acid metabolism by cultured bovine corneal endothelial cells. Invest Ophthalmol Vis Sci 30:698–705
 3. Giessler Ch, Panse M, Mentz P, Hellthaler G (1988) An enzyme-linked immunoassay for thromboxane B_2 and 6-oxo-$PGF_{1\alpha}$ using peroxidase as label. Biomed Biochim Acta 47:137–139
 4. Giessler Ch, Panse M, Mentz P, Hellthaler G (1989) Enzymimmunoassay für Thromboxan B_2. Z Med Lab Diagn 30:175–179
 5. Kain H (1988) Pathophysiologische Grundlagen der Prostaglandine. Visus SA 1:2
 6. Kremer M, Baikoff G, Charbonnel B (1982) The release of prostaglandins in human aqueous humour following intraocular surgery. Effect of Indomethacin. Prostaglandins 23:695–702
 7. Sanders DR, Goldstick B, Kraft C, Hutchins R, Bernstein MS, Evans MA (1983) Aqueous penetration of oral and topical indomethacin in humans. Arch Ophthalmol (Chicago) 101:1614–1616
 8. Sanders DR, Kraft M (1984) Steroidal and nonsteroidal antiinflammatory agents. Arch Ophthalmol (Chicago) 102:1453–1456
 9. Schrems W (1988) Fluorophotometrischer Nachweis der gestörten Schrankenfunktion. Visus SA 1:2
10. Skorpik C, Paroussis P, Grasl M, Gnad HD (1987) Effect of indomethacin on aqueous PGE_2 levels in rabbits following ocular trauma. Graefes Arch Klin Exp Ophthalmol 225:447–451
11. Straub W (1988) Wirksamere Prophylaxe des zystoiden Makulaödems nach Kataraktoperation. Visus SA 1:1
12. Struck HG, Kirmsse C, Tost M (1986) Zum Einsatz der Kortikosteroide bei Verätzungen des Auges. Vestn Oftalmol 102:50–55
13. Struck HG, Franke C, Tost M, Taube Ch (1988) Tierexperimentelle und klinische Untersuchungen zum Einsatz von Antiphlogistika bei Verätzungen des Auges. Klin Monatsbl Augenheilkd 193:401–406
14. Struck HG, Geiser H, Taube Ch, Block H-U, Mest H-J, Tost M (im Druck) Zur antiphlogistischen Wirksamkeit des Ginkgolids BN 52 021 bei der tierexperimentellen Verätzung des Auges. Klin Monatsbl Augenheilkd
15. Thomas MA, O'Grady GE, Schwartz SL (1985) Prostaglandin levels in human vitreous. Br J Ophthalmol 69:275–279
16. Watson D, Noble MJ, Dutton GN, Midgley JM, Healey TM (1988) Penetration of topically applied dexamethasone alcohol into human aqueous humor. Arch Ophthalmol (Chicago) 106:686–687
17. Yanuzzi LA, Landau AN, Turtz AJ (1981) Incidence of aphakic cystoid macular edema with the use of topical indomethacin. Ophthalmology 88:947–954

Der Einfluß von Flurbiprofen-0,03%-Augentropfen auf die Störung der Blut-Kammerwasserschranke nach Hinterkammerlinsenimplantation

Eine kontrollierte fluorophotometrische Studie

M. DIESTELHORST [1], F. ASPACHER [1], W. KONEN und G. K. KRIEGLSTEIN [1]

Zusammenfassung. Unter Anwendung der computerassistierten Vorderkammerfluorophotometrie wurde der Einfluß von Flurbiprofenaugentropfen auf die Blut-/Kammerwasserschranke nach Phakoemulsifikation und Hinterkammerlinsenimplantation untersucht. Jeweils 10 Patienten erhielten randomisiert Flurbiprofen-0,03%-Augentropfen oder Vehikel am operierten Auge 5mal täglich appliziert. Steroide oder andere, nicht-steroidale Antiphlogistika wurden während des Untersuchungsintervalls weder systemisch, noch lokal therapiert. Die fluorophotometrische Kontrolle erfolgte am Tag vor Operation und am 5. postoperativen Tag. Fluoreszein-Natrium 10% wurde intravenös appliziert (7 mg/kg Körpergewicht). Die Varianzanalyse bestätigte den signifikant protektiven Einfluß von Flurbiprofen-0,03%-Augentropfen auf die Blut-/Kammerwasserschranke nach Hinterkammerlinsenimplantation sowohl am operierten (p < 0,001) als auch am nicht-operierten Partnerauge (p < 0,01). Die spaltlampenmikroskopischen Befunde stehen in Einklang mit den fluorophotometrischen Daten.

Summary. Preoperative and postoperative anterior chamber fluorophotometry was performed after intravenous administration of fluorescein sodium in patients undergoing extracapsular cataract and posterior chamber lens implantation. The administration of topical 0.03% flurbiprofen sodium solution before and after surgery significantly decreased the breakdown of the blood-aqueous-barrier compared with vehicle at each time period, as measured by computerized fluorophotometry. Corticosteroids were not given to any patient throughout the duration of the study. The statistical results (ANOVA) correlated well with the slitlamp observations of postoperative ocular inflammation. The protective influence of flurbiprofen 0.03% natrium solution on the breakdown of the blood-aqueous-barrier was statistically significant (p < 0.001).

Einleitung

Der Zusammenhang zwischen der Kataraktextraktion mit Hinterkammerlinsenimplantation und der postoperativen Blut-Kammerwasserschrankenstörung ist seit mehreren Jahren Gegenstand vieler wissenschaftlicher Publikationen [7, 11, 17–19, 21–23]. Unter physiologischen Bedingungen wird das Kammerwasser im nicht-pigmentierten Epithel des Processus ciliaris des Ziliarkörpers als Ultrafiltrat abhängig vom onkotischen Plasmadruck und vom intraokularen Druck sowie als aktive Sekretion gebildet. Bei intakter Blut-/Kammerwasserschranke können hochmolekulare Proteine nicht in das Kammerwasser gelangen [10, 16].

---

[1] Universitäts-Augenklinik Köln, Joseph-Stelzmann-Straße 9, D-5000 Köln 41

Verschiedene experimentelle und pathologische Mechanismen führen jedoch zu einem partiellen oder totalen Zusammenbruch der Blut-Kammerwasserschranke, wodurch größere Mengen an Plasmaproteinen in das Kammerwasser eindringen können. Dieser unphysiologisch hohe Anteil an hochmolekularen Proteinen im Kammerwasser bedingt z. B. bei manchen Patienten den passageren intraokularen Druckanstieg 24–48 h nach Kataraktextraktion. Die Freisetzung von Prostaglandinen, Leukotrienen und Thromboxanen – hauptsächlich aus der Iris und dem Ziliarkörper – führt zu einer Vasodilatation mit Exsudation von Proteinen und Einstrom von Leukozyten in das Kammerwasser [5, 11, 12]. Einen entscheidenden Anteil am Zusammenbruch der Blut-Kammerwasserschranke nach Hinterkammerlinsenimplantation haben die Prostaglandine E1, E2, F2-alpha, A1 [9, 15, 16, 12].

Sowohl für das Indometacin als auch für das Flurbiprofen konnte in früheren Studien gezeigt werden, daß ein sicherer therapeutischer Effekt nach Lasertrabekuloplastik auf die Blut-Kammerwasserschranke besteht [3, 4].

In der vorliegenden Studie sollen folgende Fragen untersucht werden:
a) bestehen fluorophotometrisch meßbare Unterschiede zwischen der physiologischen Blut-Kammerwasser-Schranke jugendlicher gesunder Patienten und der Blut-Kammerwasserschranke bei seniler Katarakt älterer, sonst gesunder Patienten?
b) bestehen fluorophotometrisch meßbare Unterschiede im Bereich der Blut-Kammerwasserschranke zwischen den zu operierenden Augen vor Katarakt und den Partneraugen?
c) läßt sich die Störung der Blut-Kammerwasserschranke durch Kataraktextraktion mit Hinterkammerlinsenimplantation fluorophotometrisch quantifizieren?
d) wie groß ist der Einfluß von Flurbiprofen-0,03%-Augentropfen auf die Störung der Blut-Kammerwasserschranke nach Hinterkammerlinsenimplantation im Vergleich zu Vehikel.

Um einen Synergismus zwischen lokaler oder subkonjunktivaler Steroidtherapie mit dem zu untersuchenden Präparat zu verhindern und einen additiven Effekt sicher ausschließen zu können, wurde in der folgenden Studie auf die gleichzeitige Applikation anderer lokaler oder systemischer nicht-steroidaler Antiphlogistika und Steroide während des Untersuchungszeitraumes verzichtet.

Die vorliegende Studie stellt den Beginn einer Reihe klinischer, fluorophotometrischer Untersuchungen zum Einfluß verschiedener Pharmaka auf die postoperative Blut-Kammerwasserschrankenstörungen nach Hinterkammerlinsenimplantation dar.

Methodik

20 Patienten mit beidseitiger Cataracta senilis wurden zur Kataraktextraktion und Hinterkammerlinsenimplantation stationär aufgenommen und nach ausführlicher Aufklärung entsprechend der Deklaration von Helsinki in die Stu-

die einbezogen. Bei allen Patienten lag keine andere Augenerkrankung außer seniler Katarakt vor. Kein Auge war vorher operiert oder mit Lasertherapie behandelt worden.

Weitere Ausschlußkriterien waren: einziges Auge, Allergie, lokale oder systemische Steroidtherapie, lokale oder systemische nichtsteroidale Antiphlogistikatherapie, „non-compliance", entzündliche Erkrankungen wie z. B. Morbus Bechterew, Morbus Crohn, Colitis ulcerosa, Diabetes, Ulcus duodeni et ventriculi, Leber- und Nierenerkrankungen, Neoplasmen. Die Patienten wurden randomisiert einer Behandlungsgruppe mit entweder Flurbiprofen-0,03%-Augentropfen oder Vehikel zugeteilt. Das Durchschnittsalter der Patienten betrug $70,8 \pm 10,9$ Jahre (von 45 bis 84 Jahre).

Vor der Operation wurde in die zu operierenden Augen alle 10 Minuten 1 Tropfen des jeweiligen Präparates appliziert, insgesamt jeweils 6mal. Postoperativ erhielten alle operiertern Augen je 5mal 1 Tropfen des jeweiligen Präparates täglich. Die Applikation erfolgte durch die Stationsschwestern. Die oben genannte Therapie wurde am 6. postoperativen Tag unterbrochen.

Um eine weitestgehende Schematisierung des intraokularen Eingriffs gewährleisten zu können, wurden alle Operationen von einem Ophthalmochirurgen mit der Technik der Phakoemulsifikation und Hinterkammerlinsenimplantation ausgeführt. Alle Eingriffe verliefen komplikationslos. Steroide wurden weder lokal, noch subkonjunktival, noch systemisch intra- oder postoperativ appliziert. Außerdem applizierten wir am operierten Auge Chloramphenicolaugentropfen.

Zur Bestimmung der Blut-Kammerwasserschranke am letzten Tag vor und am 5. postoperativen Tag verwendeten wir die computerisierte Vorderkammerfluorophotometrie (Fluorotron Master, Coherent, Palo Alto). 7 mg/kg Körpergewicht 10%iges Fluoreszein-Natrium wurde den Patienten intravenös appliziert. Die Vorderkammerkonzentrationen der operierten Augen und der unbehandelten Partneraugen wurde 30 und 60 min nach Injektion fluorophotometrisch ermittelt. Zusätzlich bestimmten wir die Plasma-Fluoreszein-Konzentration bei allen Patienten nach 5 bzw. 60 min. Zur Bestimmung der Vorderkammertiefen verwendeten wir das Ultraschall-A-Bild (Immersionsmethode) [14]. Der prozentuale Anstieg der Vorderkammerkonzentrationen wurde entsprechend der Formel von Kraff u. Sanders errechnet [21, 22].

Die statistische Auswertung der Daten erfolgte nach der Varianzanalyse (ANOVA).

Ergebnisse

20 Patienten wurden entsprechend der Einschlußkriterien in die Studie aufgenommen. 16 Patienten beendeten das Protokoll, 8 Patienten je Therapiegruppe; Abb. 1 zeigt die Absolutwerte der Vorderkammerkonzentrationen als Äquivalent der postoperativen Blut-Kammerwasserschrankenstörung nach Hinterkammerlinsenimplantation aller 8 operierten Augen am 5. postoperativen Tag. Der Unterschied zur Ausgangskonzentration aller operierten Augen

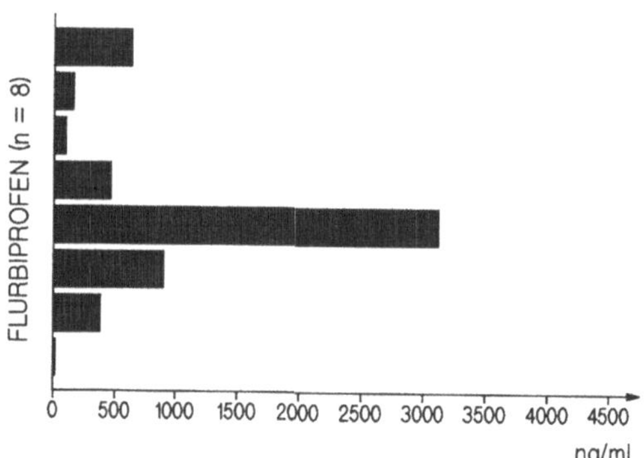

Abb. 1. Fluoreszeinvorderkammerkonzentrationen aller operierten Augen (ng/ml) am 5. postoperativen Tag nach Hinterkammerlinsenimplantation und Flurbiprofentherapie, 5mal 1 Tropfen täglich (p < 0,001)

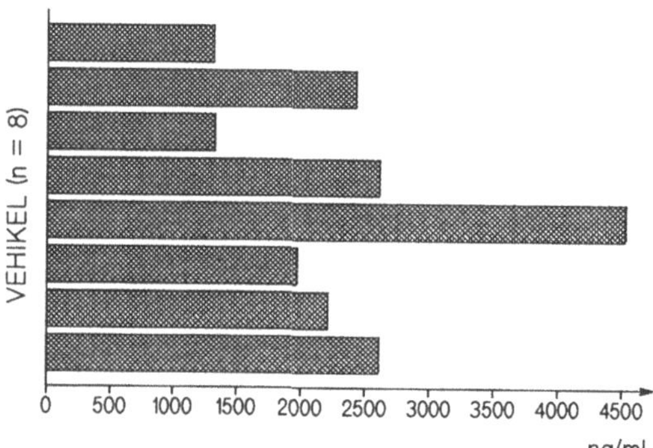

Abb. 2. Fluoreszeinvorderkammerkonzentrationen aller operierten Augen (ng/ml) am 5. postoperativen Tag nach Hinterkammerlinsenimplantation und Vehikelapplikation, 5mal 1 Tropfen täglich (p < 0,001)

war statistisch signifikant (p < 0,001). Der Unterschied zwischen den mit Flurbiprofenaugentropfen und mit Vehikel therapierten Augen war ebenfalls statistisch signifikant (p < 0,001). Flurbiprofen-0,03%-Augentropfen senkten die Fluoreszeinvorderkammerkonzentrationen postoperativ in allen Augen signifikant im Vergleich zu Vehikel. Diese fluorophotometrischen Meßdaten korrelieren sehr gut mit den postoperativen biomikroskopischen Befunden.

Abbildung 2 verdeutlicht den Unterschied zwischen Vehikel- und Verumgruppe. Die hier gefundene statistische Signifikanz bezieht sich auf die Absolutwerte vor und nach Operation (p < 0,001). Die Absolutwerte zeigen am 5. postoperativen Tag das Ausmaß der Schrankenstörung nach Phakoemulsifikation und Hinterkammerlinsenimplantation. Nahezu die 10fache Menge an freiem Fluoreszein-Natrium findet sich – im Vergleich zu den Ausgangswerten vor Operation – in der unbehandelten Vorderkammer nach einem regulären, komplikationslosen operativen Eingriff.

Durch die Therapie mit Flurbiprofen-0,03%-Augentropfen wird dieser Konzentrationsanstieg auf das 3- bis 4fache der Ausgangskonzentration reduziert.

Abbildung 3 und 4 verdeutlichen den Unterschied anhand des prozentualen Anstiegs in der von Kraff u. Sanders eingeführten Weise.

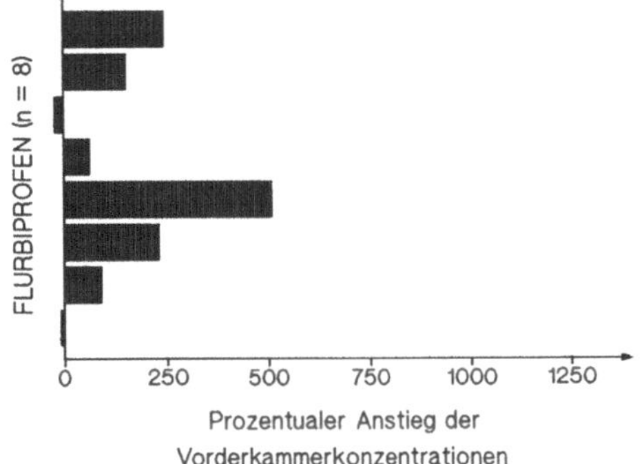

Abb. 3. Prozentualer Anstieg der Vorderkammerkonzentrationen vor und nach Linsenimplantation und Flurbiprofentherapie (Formel nach Kraff u. Sanders)

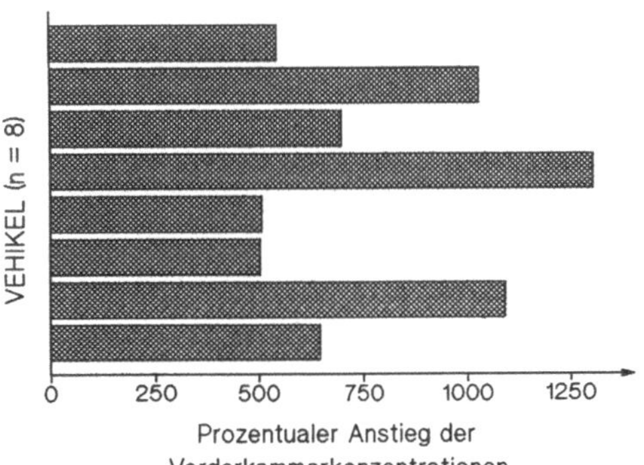

Abb. 4. Prozentualer Anstieg der Vorderkammerkonzentrationen vor und nach Linsenimplantation und Vehikelapplikation (Formel nach Kraff u. Sanders)

Tabelle 1. Fluoreszeinvorderkammerkonzentrationen aller operierten Augen vor/am 5. postoperativen Tag nach Hinterkammerlinsenimplantation, Flurbiprofen- oder Vehikelapplikation 5mal täglich (p < 0,001)

	Flurbiprofen 0,03% (n = 8)	Vehikel (n = 8)
Vor Operation	409,1 ± 203,9	268,1 ± 139,3
Nach Operation	1195,6* ± 1290,5	2652,5 ± 1142,0

m ± sd; * p < 0,001

Daß die Kataraktextraktion mit Hinterkammerlinsenimplantation auch am unbehandelten Partnerauge zu einer Veränderung der Blut-Kammerwasserschrankenstörung führt, konnte erneut bestätigt werden (s. Tabelle 2). Hier zeigt sich ein statistisch signifikanter Unterschied (p < 0,01) in den Vorderkammerkonzentrationen aller nicht behandelten Partneraugen zwischen Flurbiprofen und Vehikel. Bei den mit Flurbiprofen behandelten Patienten findet sich in den Partneraugen der oben genannte signifikante Rückgang der Vor-

Tabelle 2. Fluoreszeinvorderkammerkonzentrationen der Partneraugen vor und am 5. postoperativen Tag nach Hinterkammerlinsenimplantation, Flurbiprofen- oder Vehikelapplikation 5mal täglich (p < 0,01)

	Flurbiprofen 0,03% (n = 8)	Vehikel (n = 8)
Vor Operation	558,5 ± 420,9	282,6 ± 129,3
Nach Operation	467,4* ± 285,8	327,8 ± 220,1

m ± sd; * p < 0,01

Tabelle 3. Plasma-Fluoreszein-Konzentrationen (µg/ml) 5 und 60 min nach Injektion von 10%igem Fluoreszein-Natrium (7 mg/kg KG) aller behandelten Patienten vor und nach Operation

	Flurbiprofen 0,03% (n = 8)	Vehikel (n = 8)
Vor Operation		
5 min	15,8 ± 4,1	14,8 ± 3,1
60 min	5,8 ± 1,6	5,5 ± 1,4
Nach Operation		
5 min	15,4 ± 4,1	15,1 ± 2,7
60 min	6,1 ± 1,3	5,5 ± 0,9

derkammerkonzentrationen, während in den Partneraugen der mit Vehikel behandelten Patienten die Vorderkammerkonzentrationen ansteigen.

Die in Tabelle 3 aufgeführten Plasmakonzentrationen sind – wie zu erwarten – nicht unterschiedlich. Ein Unterschied in der Vorderkammerkonzentration aufgrund statistisch signifikanter Unterschiede der Plasmakonzentrationen ist somit ausgeschlossen.

Diskussion

Seit den ersten Berichten von Ehrlich [8] haben sich die Untersuchungsmethoden unter Anwendung von Fluoreszein-Natrium bis zum heutigen computerisierten Fluorophotometer kontinuierlich weiterentwickelt.

Mit Hilfe der Fluorophotometrie lassen sich intraokulare Vorgänge nichtinvasiv quantifizieren, die auch für das durch Mikroskop verstärkte menschliche Auge nicht wahrnehmbar sind.

Neben dem Indometacin [2, 13, 16] haben auch Ibuprofen [1, 7, 9, 10], Diclofenac [3, 7, 9, 10] und Flurbiprofen als nichtsteroidale Antiphlogistika breite medizinische Anwendung gefunden. Das von uns untersuchte Flurbiprofen 0,03% hemmt die Prostaglandinausschüttung, unterdrückt aber im

Tabelle 4. Der Vergleich der Vorderkammerkonzentrationen von 44 gesunden Patienten mit seniler Katarakt (Alter: $70,9 \pm 10,6$ Jahre) 30 min nach i.v. Injektion von 7 mg/kg KG 10%igem Fluoreszein-Natrium (eigene unveröffentlichte Daten)

OP-Auge	Partnerauge
$288,5 \pm 166,4$	$292,4 \pm 170,0$

Gegensatz zu den steroidalen Antiphlogistika nicht die Leukotrien- und Thromboxanfreisetzung.

Trotz ihrer möglichen Nebenwirkungen gelten die steroidalen Antiphlogistika daher bis heute immer noch als die zuverlässigste postoperative Therapie nach intraokularen Eingriffen.

Die vorliegende Studie sollte den potentiellen Einfluß des nicht-steroidalen Antiphlogistikums Flurbiprofen 0,03% auf die postoperative Störung der Blut-Kammerwasserschranke ohne den synergistischen Effekt von Steroiden nachweisen.

Die von uns gemessenen Daten lassen folgende Schlüsse zu: a) der Vergleich der vor Operation gemessenen Blut-Kammerwasserschranke bei gesunden Patienten mit seniler Katarakt mit den Blut-Kammerwasserschranken von jungen Patienten (Durchschnittsalter etwa 25 Jahre, Vorderkammerkonzentration $x = 100$ ng/ml) zeigt, daß die Fluoreszeinkonzentration in den Augen der ca. 60- bis 70jährigen Patienten mit seniler Katarakt um das 3- bis 4fache höher liegen als die der jungen Probanden (s. Tabelle 4).

Es ist bis heute unklar, ob diese bereits vor Operation bestehende Störung der Blut-Kammerwasserschranke die Ursache oder die Folge der Cataracta senilis ist. Sicher ist jedoch, daß eine Prostaglandinausschüttung zu einer Katarakt führen kann und gleichzeitig die Konzentration für Fluoreszein-Natrium in der Vorderkammer meßbar erhöht. Fraglich ist, ob eine Störung der Blut-Kammerwasserschranke bei entsprechendem Alter (60 bis 80 Jahre) ohne eine senile Katarakt zu gleichen Meßwerten führt. Die in Tabelle 4 angegebenen Durchschnittswerte für Fluoreszeinkonzentrationen vor Operation bei seniler Katarakt deuten jedoch an, daß die Verhältnisse unabhängig von der Katarakt zu sein scheinen. Wir operierten das jeweils subjektiv oder objektiv schlechtere Auge – die Vorderkammer-Konzentrationen waren jedoch im Durchschnitt bei zu operierenden Augen und nicht zu operierenden Augen in dieser Vergleichsgruppe für beide Augen gleich.

Die unter Vehikeltherapie gefundene Blut-Kammerwasserschrankenstörung nach Implantation von Hinterkammerlinsen zeigt das Ausmaß eines regulären operativen Eingriffs am 5. postoperativen Tag. Die Fluoreszeinvorderkammerkonzentrationen erhöhen sich um das 10fache bei diesen sonst gesunden Augen. Entsprechende Meßwerte bei Patienten mit bereits vorbestehender Schrankenstörung (z. B. Diabetes mellitus, Uveitis anterior) werden erarbeitet. Die Möglichkeit der intraoperativen Beibehaltung einer Mydriasis nach vorheriger Applikation durch das nicht-steroidale Antiphlogistikum Flurbiprofen war nicht Gegenstand dieser Untersuchung.

Die Störung der Blut-Kammerwasserschranke nach Implantation von Hinterkammerlinsen kann durch Flurbiprofenaugentropfen 0,03% signifikant gesenkt werden.

Der zukünftige Vergleich steroidaler Antiphlogistika bei gleichem Studiendesign wird Aufschlüsse darüber geben, inwieweit die Steroide zu einer zusätzlichen Eindämmung der postoperativen Blut-Kammerwasserschrankenstörung nach Hinterkammerlinsenimplantation führen.

Literatur

1. Adams SS, Buckler JW (1979) Ibuprofen and Flurbiprofen. Clin Rheum Dis 5
2. Araie M, Sawa M, Takase M (1981) Effect of topical indometacin on the blood-aqueous barrier after intracapsular extraction of senile cataract – a fluorophotometric study. Am J Ophthalmol 25:237–247
3. Araie M, Sawa M, Takase M (1983) Topical Flurbiprofen and Diclofenac suppress blood-aqueous barrier breakdown in cataract surgery: a fluorophotometric study. Jpn J Ophthalmol 27:535–542
4. Araie T, Takase M (1985) Effects of S-596 and carteolol, new beta-adrenergic blockers, and flurbiprofen on the human eye: a fluorophotometric study. Graefe's Arch Clin Exp Ophthalmol 222:259–262
5. Bizzotto MF, De Franco I, Carillio F (1984) Efficacy of Flurbiprofen versus Placebo on postoperative course following cataract extraction. Drugs Exptl Clin Res 10:421–425
6. Crook D, Collins AJ, Rose AJ (1976) A comparison of the effect of flurbiprofen on prostaglandin synthetase from human rheumatoid synovium and enzymatically active animal tissues. Communications, J Pharm Pharmacol 28:535
7. Eakins KE (1977) Prostaglandin and non-prostaglandin mediated breakdown of the blood-aqueous barrier. Exp Eye Res [Suppl]:483–498
8. Ehrlich P (1881) Ueber provocirte Fluorescenzerscheinungen am Auge. Versammlung der Charité-Aerzte 10. 3. 1881
9. Ferreira SH, Vane JR (1967) Prostaglandins: their disappearance from and release into the circulation. Nature 216
10. Flach AJ (1989) Nonsteroidal anti-inflammatory drugs. Ophthalmol Clin North Am 2
11. Van Haeringen NJ, Glasius E, Oosterhuis JA, van Delft JL (1983) Drug prevention of blood-aqueous-barrier disruption. Opthalmic Res 15:180–184
12. Hillman JS, Frank GJ, Kheskani MB (1980) Flurbiprofen and human intraocular inflammation. Advances in prostaglandins and thromboxane research vol 8. Raven, New York
13. Kraff MC, Sanders DR, Jampol LM, Peyman GA, Lieberman HL (1982) Prophylaxis of pseudophakic cystoid macular edema with topical indomethacin. Ophthalmology 89
14. Lepper RD, Trier HG (1981) A new device for ocular biometry. Docum Ophthal Proc Series 29
15. Maloney WF, Grindle L (1988) Textbook of phacoemulsification. Lasenda, Fallbrook, CA
16. Miyake K, Sugiyama S, Norimatsu I, Ozawa T (1978) Prevention of cystoid macula edema after lens extraction by topical indomethacin (III) radioimmunoassay measurement of prostaglandins in the aqueous during and after lens extraction procedures. Graefe's Arch Klin Exp Ophthalmol 209:83–88
17. Miyake K, Asakura M, Maekubo K (1984) Consensual reactions of human blood-aqueous barrier to implant operations. Arch Ophthalmol 102:558–561

18. Miyake K (1988) Fluorophotometric evaluation of the blood-ocular barrier function following cataract surgery and intraocular lens implantation. J Cat Refract Surg 14:560–568

19. Pham Duy T, Becker HU, Wollensak J, Tievenow N: Einfluß der E.C. Kataraktoperation und Hinterkammerlinsenimplantation auf die Blut-Kammerwasserschranke

20. Polansky JR, Weinreb RN (1984) Anti-inflammatory agents, steroids as anti-inflammatory agents. In: Sears ML (ed) Handbook of experimental pharmacology, pharmacology of the eye, vol 69. Springer, Berlin Heidelberg New York Tokyo, pp 459–538

21. Sanders DR, Kraff MC, Lieberman HL, Peyman GA, Tarabishy S (1982) Breakdown and reestablishment of blood-aqueous barrier with implant surgery. Arch Ophthalmol 100:588–590

22. Sanders DR, Kraff M (1984) Steroidal and nonsteroidal anti-inflammatory agents. Arch Ophthalmol 102:1453–1456

23. Sawa M, Araie M, Tanishima T (1983) A fluorophotometric study of the barrier functions in the anterior segment of the eye after intracapsular cataract extraction. Jpn J Ophthalmol 27:404–415

Diclofenackammerwasserkonzentrationsbestimmung bei Kataraktoperation

C. D. QUENTIN [1]

Zusammenfassung. Um die effektivste präoperative Tropfenapplikation zu finden, wurde bei 31 Kataraktpatienten die Kammerwasserkonzentration von Diclofenac, einem Prostaglandinsynthetasehemmer, bestimmt. Das Patientenkollektiv wurde in fünf Gruppen von 5 bis 6 Personen unterteilt. Die Tropfengabe erfolgte in Gruppe I fünfmal in stündlichem Abstand am Vorabend der Operation, Gruppe II und III am Vorabend fünf- bzw. dreimal und präoperativ dreimal im halb- bis stündlichen Intervall, Gruppe IV und V nur am Operationstag drei- bzw. fünfmal. Die höchste Mittelwertkonzentration von 165,0 ng/g ergab sich für die Gruppe II. Den zweithöchsten Kammerwasserspiegel wies die Gruppe V mit 131,7 ng/g auf. Zur Erzielung hoher Kammerwasserkonzentrationen und Hemmung der intraokularen Prostaglandinsynthese sollten 0,1% Diclofenac-AT präoperativ fünfmal über drei bis fünf Stunden gegeben werden. In der postoperativen Behandlung müssen wegen der Halbwertzeit von vier bis sechs Stunden die Diclofenactropfen fünfmal pro Tag appliziert werden, um gleichbleibend hohe Kammerwasserspiegel zu erzielen.

Summary. The aqueous humor concentration was determined to evaluate the most effective preoperative topical treatment for 0,1% Diclofenac-Na, an inhibitor of prostaglandin synthesis. Thirty-one patients with a cataract were divided in five Groups of 5 to 6. Group I received five doses of 0,1% Diclofenac at one hour intervals the evening before the operation. Group II and Group III were treated with 5 or 3 doses the evening before and preoperatively the next morning. In Group IV and Group V 3 or 5 drops were applied in half to one hour intervals presurgically. The highest aqueous humor concentration of Diclofenac was found in Group II ($\bar{x}$ = 165,0 ng/g). Five doses given preoperatively (Group V) produced the second highest concentration, $\bar{x}$ = 131,7 ng/g. To inhibit intraocular prostaglandin synthesis 0,1% Diclofenac eyedrops should be administered five times over three to five hours preoperatively. Continuously high aqueous humor concentrations of Diclofenac are achieved with five drops per day.

Die Prophylaxe des zystoiden Maculaödems (ZMÖ), die intraoperative Mydriasis und die antiinflammatorische Wirkung der Prostaglandinsynthetasehemmer sind einige der Indikationen für nichtsteroidale Antiphlogistika (NSA) zur Vor- und Nachbehandlung in der Kataraktchirurgie [4, 5, 7, 11]. Indometacin ist das bekannteste NSA und von Miyake 1977 zur Prophylaxe des ZMÖ empfohlen [6]. Flurbiprofen, eine neurere nicht steroidale Substanz, wird zur Erhaltung der intraoperativen Mydriasis eingesetzt [4]. Diclofenacnatrium [2], das Antiphlogistikum unserer pharmakokinetischen Studie ist als

---

[1] Universitäts-Augenklinik Göttingen, Robert-Koch-Straße 40, D-3400 Göttingen
[2] Voltaren Ophta (Ciba-Geigy AB), Naclof (Dispersa AG)

Antirheumatikum bekannt. In einer randomisierten Doppelblindstudie konnte eine signifikante Reduzierung des ZMÖ nach Kataraktoperation durch Diclofenacaugentropfen nachgewiesen werden [8].

Tierexperimentelle Untersuchungen mit radioaktiv markierten Antiphlogistika geben Auskunft über die intraokular beim Menschen zu erwartende Konzentration [1]. Für die Therapie und Prophylaxe sind jedoch pharmakokinetische Untersuchungen am menschlichen Auge erforderlich, um ein effektives Behandlungsschema zur Blockade der intraokularen Prostaglandinsynthese aufstellen zu können.

Patienten und Methode

Bei 31 Patienten im Alter von 42 bis 86 Jahren wurde im Rahmen einer Kataraktoperation nach Vorbehandlung mit 0,1% Diclofenacnatriumaugentropfen die Vorderkammer zu Beginn des operativen Eingriffes punktiert und etwa 100 µl Kammerwasser gewonnen. Die Patienten waren fünf Untersuchungsgruppen zugeteilt, die zu unterschiedlichen Zeitpunkten mit 3 bis 8 Tropfen 0,1% Diclofenac (ein Tropfen = 25 µg Substanz) vorbehandelt wurden.

Gruppe I erhielt, wie aus Tabelle 1 zu ersehen, am Vorabend der Operation 5mal Diclofenactropfen, Gruppe II und Gruppe III bekamen in stündlichem Abstand am Vorabend 5- bzw. 3mal und am Morgen 3mal Tropfen, Gruppe IV und Gruppe V wurden nur am Morgen der Operation 3mal bzw. 5mal getropft. Um eine sichere Tropfenapplikation zu gewährleisten, erhielten alle Augen jedesmal 2 Tropfen Diclofenac. Bis auf Gruppe I erfolgte die Vorder-

Tabelle 1. Tropfenschema für 0,1% Diclofenacaugentropfen

	Vorabend	Op.-Tag	Patienten
Gruppe I	5 × 2 Tr.	–	5
Gruppe II	5 × 2 Tr.	3 × 2 Tr.	6
Gruppe III	3 × 2 Tr.	3 × 2 Tr.	5
Gruppe IV	–	3 × 2 Tr.	6
Gruppe V	–	5 × 2 Tr.	9

Tabelle 2. Diclofenackonzentration im Kammerwasser

	Meßwerte ng/g	Mittelwerte ng/g
Gruppe I	0– 27	13,4
Gruppe II	48–430	165,0
Gruppe III	15–361	116,8
Gruppe IV	0–164	65,5
Gruppe V	0–574	131,7

kammerpunktion etwa 40 min nach der letzten Tropfengabe. Die Diclofenac-Konzentration im Kammerwasser bestimmten wir mit einer gaschromatographischen Methode (Nachweisgrenze 5 ng/g). Die Kammerwasserkonzentrationen von Diclofenac sind in Tabelle 2 zusammenfassend dargestellt. Auffällig ist die hohe Schwankungsbreite innerhalb der einzelnen Gruppen. Die höchste Mittelwertkonzentration von 165 ng/g ergab sich für die Gruppe II. Die höchste Einzelwertkonzentration von 574 ng/g wurde in Gruppe V gemessen, die auch den zweithöchsten Mittelwert mit 131,7 ng/g aufwies. Gruppe I, die nur am Vorabend der Operation getropft wurde, hatte mit 13,4 ng/g den niedrigsten Diclofenacgehalt. In dieser Gruppe betrug am Operationstag, 10–12 h nach dem letzten Diclofenac-Tropfen, die Konzentration nur noch 11 ng/g bzw. 27 ng/g. 18 h nach dem letzten Tropfen ließ sich kein Diclofenac im Kammerwasser mehr nachweisen. Im Gegensatz dazu war bei einem Patienten, der in Gruppe IV 3mal Tropfen innerhalb von 45 min erhalten hatte, nach 1 h und 5 min noch *kein* Diclofenac im Kammerwasser festzustellen.

Diskussion

Pharmakokinetische Studien über nichtsteroidale Antiphlogistika beim Menschen liegen unseres Wissens nur von Witzemann u. Jacobi sowie Sanders et al. für Indometacin vor [9, 12]. Die Ergebnisse sind jedoch widersprüchlich. Sanders et al. fanden bei 8 Patienten Indometacinkonzentrationen im Kammerwasser, die denen von Diclofenac entsprechen. Witzemann u. Jacobi bestimmten im Kammerwasser von Kataraktpatienten, die entsprechend unserer Gruppe II, mit Indometacin vorbehandelt waren, Konzentrationen von 0–56,17 ng/100 ml. Auch ihnen fiel die erhebliche interindividuelle Variation der Kammerwasserspiegel auf. Die Konzentration für Indometacin scheint damit aber im Kammerwasser mindestens um den Faktor 100 niedriger als die für Diclofenac mit 165 ng/g zu sein.

Für Flurbiprofen gibt es nur tierexperimentelle Studien am Kaninchen [1]. Nach 6 Tropfen Flurbiprofen im Abstand von 30 min betrug die Kammerwasserkonzentration 2,25 mg/g.

Die sehr hohen Kammerwasserspiegel von Diclofenac, die nach dem Tropfschema der Gruppe II und Gruppe V erzielt werden, sind ausreichend, um die Cyclo-Oxygenase und damit auch die Prostaglandinsynthese wirksam zu hemmen [10]. Die höheren Konzentrationen in diesen zwei Gruppen beruhen wohl darauf, daß erst 3–4 h nach Gabe des ersten Tropfens das Konzentrationsmaximum im Kammerwasser erreicht wird.

Die Cornea scheint von NSA nur langsam penetriert zu werden [1]. Das dürfte auch der Grund dafür sein, daß bei einem Patienten der Grupe IV nach 65 min im Kammerwasser noch kein Diclofenac nachweisbar war, obwohl innerhalb von 45 min 3mal Tropfen gegeben wurden. Zur wirksamen Prophylaxe des ZMÖ sollten daher Diclofenacaugentropfen 4–5 h vor dem operativen Eingriff mehrmals appliziert werden.

Wirksame Kammerwasserspiegel von Diclofenac und NSA sind auf Dauer nur zu erzielen, wenn eine 5malige Tropfengabe erfolgt. Die in unserer Untersuchung gefundenen Kammerwasser-Konzentrationen von 11 ng/g bzw. 27 ng/g 10–12 h nach dem letzten Diclofenactropfen sind nicht mehr ausreichend, um die Cyclo-Oxygenase wirksam zu hemmen [10]. Auch tierexperimentelle Untersuchungen für Flurbiprofen [1] lassen vermuten, daß die Halbwertszeit für NSA im Kammerwasser zwischen 4 und 6 h liegt.

Zusammenfassend kann festgestellt werden, daß präoperativ durch eine 5malige Diclofenactropfengabe über 3–5 h verteilt Kammerwasserkonzentrationen erreicht werden, die eine wirksame Hemmung der Cyclo-Oxygenase und Prostaglandinsynthese gewährleisten. Um gleichbleibend hohe Kammerwasserspiegel bei der postoperativen antiphlogistischen Therapie zu erhalten, müssen die Tropfen 5mal pro Tag verabreicht werden, da sonst wegen der relativ kurzen Halbwertszeit der NSA von 4–6 h keine effektiven Kammerwasserspiegel erzielt werden können.

Danksagung. Den Herren W. Schneider und P. H. Degen (Ciba-Geigy, Basel) möchten wir für die gaschromatographische Bestimmung von Diclofenac danken.

Literatur

 1. Andersen JA, Chi C (1984) Mehrfachapplikation erhöht die okuläre Bioverfügbarkeit von topisch angewandtem Flurbiprofen. Arch Ophthalmol 106
 2. Haeringen NJ, Oosterhuis JA, Delft JL v et al. (1982) A comparison of the effects of nonsteroidal compounds on the disruption of the blood-aqueous barrier. Exp Eye Res 35:271–277
 3. Haeringen NJ v, Glasius E, Oosterhuis JA et al (1983) Drug prevention of blood-aqueous barrier disruption. Ophthalmic Res 15:180–184
 4. Keates RH, Mc Gowan KA (1984) Clinical trial of flurbiprofen to maintain pupillary dilation during cataract surgery. Ann Ophthalmol 16:919–921
 5. Kraff MC et al. (1982) Prophylaxis of pseudophakic cystoid macular edema with topical indomethacin. Ophthalmology 89:895–890
 6. Miyake K (1977) Prevention of cystoid macular edema after lens extraction by topical indomethacin (I). Graefes Arch Klin Exp Ophthalmol 203:81–88
 7. Quentin CD, Behrens-Baumann W (1987) Doppelblindstudie über die Wirksamkeit des Prostaglandinsynthese-Hemmers Diclofenac and Dexamethasonphosphat bei der Behandlung der Iritis nach lokaler Applikation. Fortschr Ophthalmol 84:353–355
 8. Quentin CD, Behrens-Baumann W, Gaus W (1989) Prophylaxe des zystoiden Makulaödems mit Diclofenac-Augentropfen bei i.c. Kataraktextraktion mit Choyce-Mark-IX-Vorderkammerlinse. Fortschr Ophthalmol 86:546–549
 9. Sanders DR, Goldstick B, Kraff C, Hutchins R, Bernstein MS, Evans MA (1983) Aqueous penetration of oral and topical indomethacin in humans. Arch Ophthalmol 101:1614–1616
10. Steele L, Hunneyball IM, Bressloff P (1981) Comparison of rheumatoid synovial microsomes and bovine seminal vesicle microsomes for determining the relative potencies of prostaglandin synthetase inhibitors. J Pharmacol Methods 5:341–345
11. Stodtmeister R, Marquardt R (1986) Ein nichtsteroidaler Entzündungshemmer bei chronischer Konjunktivitis. Fortschr Ophthalmol 83:199–202
12. Witzemann A, Jacobi KW (1985) Wirkung und Resorption von topischem Indomethacin am Auge. In: Bronner A, Hollwich F (Hrsg) Prostaglandin-Synthesehemmung am Auge. Zuckschwerdt, München Bern Wien, S 54–59

Dynamik der Kapselsackschrumpfung in Abhängigkeit von der Kapsulotomietechnik, vom Linsendesign und von der Sulkus-/Sakkusfixation[*]

CHR. HARTMANN[1] und G. K. KRIEGLSTEIN

Zusammenfassung. Die Kapselsackschrumpfung nach verschiedenen Formen der chirurgischen Vorderkapseleröffnung mit und ohne Implantation von verschiedenen Hinterkammerlinsentypen in den Kapselsack oder Sulkus wurde über mehrere Monate nach Operation untersucht. Folgende Kapseleröffnungstechniken wurden verglichen: Briefmarkenperforation, Briefkastenschlitzeröffnung, periphere und parazentrale Kapsulorhexis mit und ohne radiäre Inzisionen. Als Hinterkammerlinsen wurden C-Schlaufen-Linsen mit offener Haptik sowie in einer limitierten Pilotstudie Disk-Linsen mit geschlossener Haptik verwendet. Unsere Ergebnisse zeigen, daß die Kapselsackschrumpfung und die Position und Stabilität der IOL abhängen von der Art, Form und Größe der vorderen Kapseleröffnung und vom verwendeten Linsentyp sowie seiner Position inner- und außerhalb des Kapselsackes. Jede Vorderkapselunregelmäßigkeit hat eine unregelmäßige Kapselsackschrumpfung mit Möglichkeit der Dezentrierung des Implantates zur Folge. Frei flottierende Vorderkapsellefzen sind Anreiz zur iridokapsulären Synechiebildung. Der Kontakt des Vorderkapselrandes mit der Hinterkapsel führt zu Adhäsionen und Fältelung der Hinterkapsel. Aus diesem Grunde sollte, bei endokapsulärer Fixation der Durchmesser der Kunstlinse größer sein als die Kapseleröffnung, damit der freie Vorderkapselrand die Hinterkapsel nicht berührt. Andererseits sind die Kapselblatt-Adhäsionen peripher erforderlich, um die IOL zu fixieren, die aus diesem Grunde eine offene Haptik besitzen muß. Diese Kapselblattadhäsionen beeinflussen möglicherweise auch die Nachstarproliferation. Die ideale Vorderkapseleröffnung erscheint daher die kleine, runde symmetrische nicht gekerbte Kapsulorhexis bei endokapsulärer Implantation zu sein. Diese Eröffnungstechnik ist aber nur bei Phakoemulsifikation sinnvoll, da eine kleine Kapsulorhexis die Kernexprimation behindert. Wesentlicher Nachteil der Kapsulorhexis ist die Bildung eines häufig dicht getrübten Vorderkapselringes mit erschwerter Einsehbarkeit des peripheren Fundus. Eine gute Alternative bleibt daher die periphere Briefmarkenperforation mit IOL-Implantation in den Sulkus.

Summary. Over a period of several months the dynamics and morphology of capsular retraction were analyzed with various capsulotomy techniques and IOL-types implanted into the saccus or sulcus. The following techniques were compared: peripheral and intermediate can opener capsulotomy, intermediate and small letter box capsulotomy, intermediate and small capsulorhexis with and without superior incisions. The posterior chamber IOL's implanted were one- and three piece C-loop lenses and in a limited pilot-study one-piece disc lenses. Our results indicate that capsular retraction and the stable position of the implant depend on the type, form and size of capsulotomy, the IOL-style and its fixation in the bag or sulcus. Any irregularity of the anterior capsule induces irregular capsular retraction with the risk of IOL-decentration. Free floating anterior capsular flaps may induce formation of irido-capsular synechiae. Contact between the anterior capsular rim and the posterior capsule result in capsulo-capsular adhesions, capsular wrinkling and capsular opacification of the contact zone. To avoid these capsulo-capsular adhesions, the diameter of the IOL-optics

---

[*] Eine ausführliche Darstellung der Ergebnisse erfolgt als Publikation in Klin Monatsbl Augenheilkd [6].
[1] Universitäts-Augenklinik Köln, Joseph-Stelzmann-Straße 9, D-5000 Köln 41

should exeed the diameter of capsular opening in endocapsular implantation. Peripheral capsulo-capsular adhesions however, are necessary to stabilize IOL-haptics that must have an open design. Capsulo-capsular adhesions may inhibit migration of lens epithelial cells in secondary capsular opacification. The ideal anterior capsulotomy-technique seems to be the symmetrical, small, circular, continuous capsulorhexis if endocapsular implantation is desired. However, the technique is mainly designed for phakoemulsification as a small capsulorhexis inhibits nuclear expression in extracapsular cataract extraction. The main disadvantage of capsulorhexis is the formation of an opacifying anterior capsular ring that limits visibility of the fundus periphery. Thus, peripheral can opener capsulotomy with IOL-implantation into the sulcus remains a good alternative.

Einleitung

Die Dynamik der Kapselsackschrumpfung ist ein entscheidender Faktor bei der Dezentrierung einer HKL. Bislang existiert unseres Wissens keine Untersuchung, die den Effekt der verschiedenen Vorderkapseleröffnungstechniken auf die Morphologie und Dynamik der postoperativen Kapselsackschrumpfung untersucht hat. Ziel der vorliegenden Mitteilung ist die Analyse der Kapselsackretraktion in Abhängigkeit
1. von der Vorderkapseleröffnungstechnik,
2. vom implantierten Linsentyp,
3. vom Implantationsort (Kapselsack oder Sulkus).
Unsere vorliegende Untersuchung galt nicht dem Zentrierverhalten der IOL nach angestrebter Sulkus- oder Sakkusfixation.

Patientengut und Operationstechniken

Die Operationen erfolgten am normalen Katarakt-Patientengut unserer Klinik. 114 Patienten wurden 1 Tag bis 18 Monate postoperativ z. T. mehrfach nachkontrolliert und fotodokumentiert. Folgende Kapseleröffnungsverfahren wurden verwendet:
- Extrakapsuläre Kataraktextraktion: Briefmarkenperforation ($N=21$); Briefkastenschlitztechnik ($N=35$); mittelgroße gekerbte Kapsulorhexis ($N=7$).
- Phakoemulsifikation: Kapsulorhexis, kleiner als 6 mm ($N=27$) und größer als 6 mm ($N=8$); mittelgroße und periphere Briefmarkenperforation ($N=16$). Für die Kapselsackfixation wurde die Briefkastenschlitztechnik oder Kapsulorhexis verwendet, für die Sulkusimplantation die Briefmarkenperforation oder Kapsulorhexis.

Implantate

- Monoblocklinsen ohne Haptik: 9 mm-Disk-Linse aus PMMA Morcher Typ 42

- Bügellinsen mit Haptik vom C-Schlaufen-Typ 16
- IOL mit 6 mm-PMMA-Optik 4 Positionierlöchern und Prolenehaptik (Morcher Typ 16);
- One-piece-PMMA-IOL mit 7 mm-Optik ohne bzw. mit 2 Positionierlöchern (Allergan Typ 26TB; Morcher Typ 51B)

Ergebnisse

Eine ausführliche Darstellung der einzelnen Resultate erfolgt an anderer Stelle [6]. Hier seien nur die wesentlichen Ergebnisse kurz zusammengefaßt.

Regeln der Kapselsackschrumpfung und -trübung: Die Retraktion und Trübung der Vorder- und Hinterkapsel folgt festen und chronologischen und morphologischen Regeln.

1. Chronologie: Die Retraktion der Kapsel setzt sofort nach der Operation ein und ist innerhalb weniger Wochen abgeschlossen.

2. Morphologie: Einrollen der Kapsellefzen: Sie erfolgt in den ersten Tagen nach der Operation und zwar immer in Richtung Irisrückfläche.

Iridokapsuläre Adhäsionen: Sie entstehen durch die Einrollung flottierender Kapsellefzen und bei Berührung mit dem Irispigmentblatt.

Kapsulokapsuläre Adhäsionen: Sie entstehen durch Kontakt zwischen Linsenhinter- und Linsenvorderkapsel und zwar a) zentral am Rande der Vorderkapseleröffnung und b) peripher.

a) Kapsulokapsuläre Randadhäsionen verhindern das freie Flottieren von evtl. Vorderkapsellefzen und damit die Ausbildung iridokapsulärer Synechien. Sie führen ausgehend von der Kontaktfläche zur Erzeugung von Hinterkapselfalten.

b) Periphere kapsulokapsuläre Adhäsionen sind wichtig für die Stabilisierung der Linsenhaptik bei Kapselsackfixation durch Umschließen der offenen Haptik bei Bügellinsen. Linsen mit geschlossener Haptik, wie die Disk-Linse, können nur durch einen ausreichend großen Vorderkapselring stabilisiert werden, da keine kapsulo-kapsulären Adhäsionen entstehen. Deshalb besteht bei diesem Linsentyp bei Exzision eines großen Kapselfensters die Gefahr der Luxation aus dem Kapselsack [5].

3. Kapseltrübung: Die Linsenvorderkapsel trübt sich dichter und rascher ein als die Linsenhinterkapsel. Sie ist dichter im Bereich der Kontaktzonen zwischen Vorder- und Hinterkapsel, sofern dazwischen kein regeneratorischer Nachstar wie in einer Tasche gefangen bleibt. Durch Retraktion und evtl. Einrollen von Kapsellefzen ist die Trübung am dichtesten im Bereich kapsulokapsulärer Randadhäsionen. Diese Regeln der Schrumpfung und Trübung gelten für alle verwendeten Kapseleröffnungsverfahren, deren Retraktionsmuster in den einzelnen schematischen Darstellungen (Abb. 1–5) dargestellt ist.

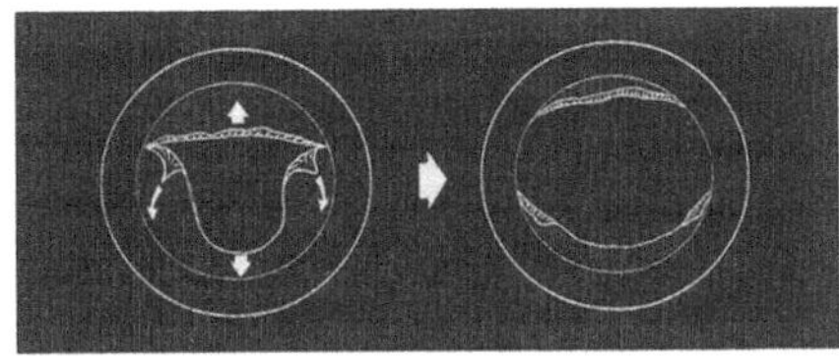 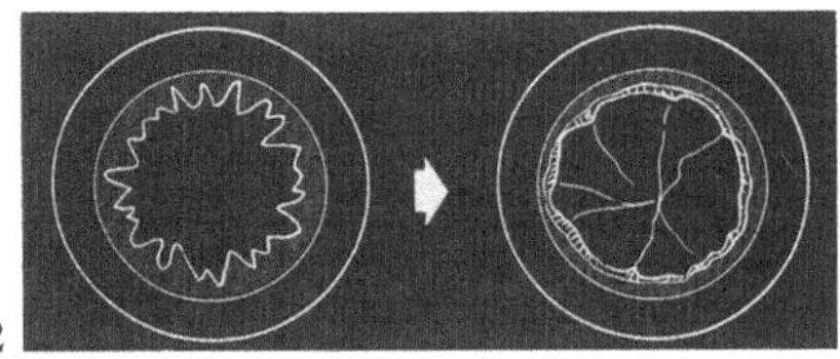

Abb. 1. Retraktionsmuster nach Briefkastenschlitzperforation = letterbox-technique, technique de l'enveloppe [1, 3]. Die Asymmetrie der Kapseleröffnung führt zur asymmetrischen Retraktion und Ausbildung größerer flottierender Vorderkapsellefzen, die an typischer Lokalisation zu iridokapsulären Synechien neigen

Abb. 2. Retraktionsmuster nach Briefmarken-/Dosenöffnerperforation = can opener technique [2]. Der unregelmäßige, fein gezackte Rand retrahiert und glättet sich relativ rasch postoperativ. Bei kleiner zentraler Kapsulotomie kann ein Aspekt wie bei glattrandiger Kapsulorhexis resultieren. Größere Kapsellefzen prädisponieren zu iridokapsulären Synechien. Durch Retraktion der Lefzen über den IOL-Äquator besteht die Tendenz zu kapsulo-kapsulären Randadhäsionen mit Hinterkapselfältelung

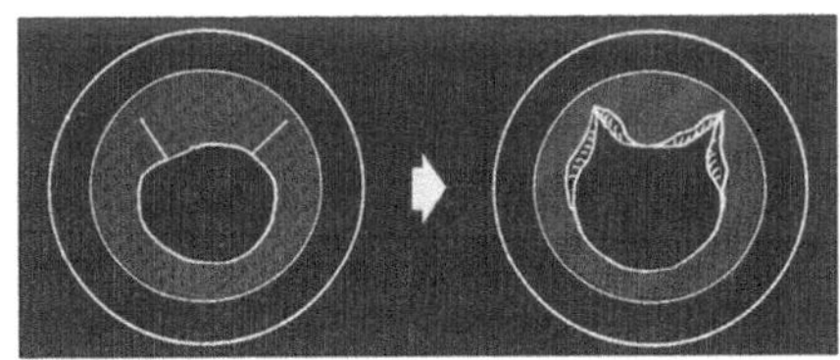 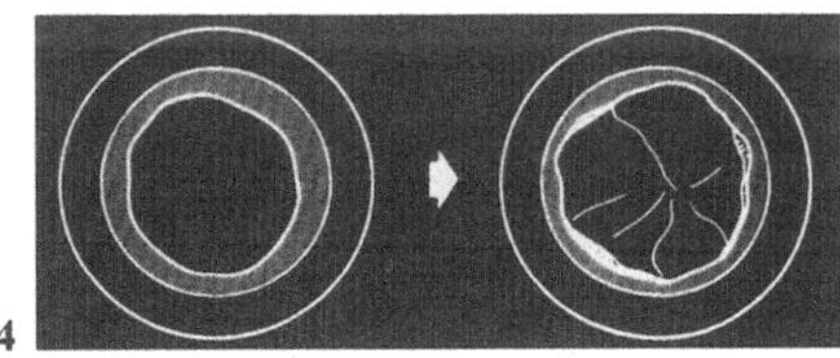

Abb. 3. Retraktionsmuster nach gekerbter Kapsulorhexis. Durch Asymmetrie des Vorderkapselrandes kommt es zu einem Retraktionsmuster ähnlich wie bei der Briefkastenschlitzperforation. Die flottierenden Lefzen in der oberen Zirkumferenz sind Anreiz zu iridokapsulären Synechien

Abb. 4. Retraktionsmuster bei großer, geschlossener Kapsulorhexis [4, 7]. Ist die Kapsulorhexiseröffnung größer als die IOL-Optik, kommt es zu kapsulo-kapsulären Randadhäsionen und der Endzustand sieht dem Retraktionsmuster nach Briefmarkenperforation sehr ähnlich. Wegen der Ausweichtendenz in die Peripherie ist eine weit periphere Kapsulorhexis oft technisch schwer oder nicht durchführbar

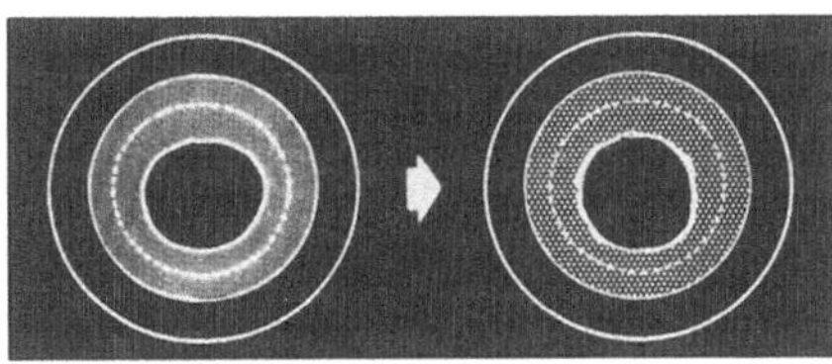

Abb. 5. Retraktionsmuster nach kleiner, geschlossener Kapsulorhexis [4, 7]. Ist die Kapsulorhexisöffnung kleiner als IOL-Optik, entstehen keine kapsulo-kapsulären Randadhäsionen mit Tendenz zur Hinterkapselfältelung. Gelegentlich kommt es durch die symmetrische Kontraktion des Vorderkapselringes zu einer Verkleinerung der Vorderkapsellücke. Entscheidender Nachteil der kleinen Kapsulorhexis ist das Belassen eines großen Vorderkapselringes mit Reduktion des peripheren Funduseinblicks

Diskussion

Die meisten Operateure bevorzugen gegenwärtig die Kapselsack- gegenüber der Sulkusfixation. Von der richtigen Kapsulotomie hängt das Erreichen der symmetrischen Plazierung der Linsenhaptik in den Kapselsack und das Zentrierverhalten der IOL ab. Die angestrebte symmetrische Kapselsackfixation gelingt mit zunehmender Häufigkeit bei folgenden Kapsulotomietechniken: Briefmarkenperforation, Briefkastenschlitzperforation, gekerbte Kapsulorhexis, geschlossene Kapsulorhexis (Literatur bei [6]). Das Ziel unserer Untersuchung war nicht der Vergleich der angestrebten mit der tatsächlich erreichten Positionierung der IOL-Haptik im Kapselsack oder Sulkus. Es sollte vielmehr das Kapselretraktionsmuster und die Dynamik dieser Schrumpfung nach unterschiedlicher Vorderkapseleröffnungstechnik mit und ohne Implantation von IOL-Linsen mit offener oder geschlossener Haptik untersucht werden.

Unsere Ergebnisse zeigen, daß ein Unterschied besteht bezüglich des Retraktionsmusters der Linsenkapsel, je nachdem ob die Kapsulotomieeeröffnung kleiner oder größer als die Begrenzung der IOL-Optik ist. Ist die Kapseleröffnung größer als die Optik, so kommt es zum Kontakt zwischen Hinter- und Vorderkapsel in Form von kapsulo-kapsulären Randadhäsionen mit der Begünstigung von Hinterkapselfaltenbildung und Ausbildung einer ausgeprägten Randfibrose. Ist die Kapsulotomie kleiner als die IOL-Optik, so entstehen keine kapsulo-kapsulären Randadhäsionen. Diese Situation ist im Prinzip anstrebenswert, da dadurch die Tendenz zur Faltenbildung im Bereich der Hinterkapsel vermindert ist. Jede Asymmetrie der Kapsulotomie, wie sie bei der Briefkastenschlitztechnik (Abb. 1), Briefmarkenperforation (Abb. 2) und der irregulären Kapsulorhexis (Abb. 3) auftritt, kann zur Retraktion des Vorderkapselrandes über die Optik hinaus führen.

Dadurch kommt es zur Ausbildung kapsulokapsulärer Randadhäsionen mit Hinterkapselfältelung/-trübung und leichter Dezentrierung der Linsenhaptik im Kapselsack. Aus diesem Grunde und aufgrund des theoretischen Konzeptes der Kapsulorhexis scheint diese Form der Vorderkapseleröffnung als ideal. Jede Asymmetrie einer Kapsulorhexis führt wie die anderen Formen der asymmetrischen Kapseleröffnung zu einer entsprechenden asymmetrischen Retraktion. In praxi entsteht nicht selten eine asymmetrische Kapsulorhexis z. B. mit ovalärer oder herzförmiger Begrenzung, Einreißen bei Kontakt mit dem Phakotip oder kleinen Irregularitäten am Ort der Kapseleröffnung.

Die geschlossene Kapsulorhexis ist oft zu klein für die komplikationslose Kernexpression. Die Kerbung der Kapsulorhexis zur Kernausleitung ist dennoch in jedem Fall zu vermeiden und widerspricht dem Prinzip der Kapsulotomietechnik, da sie eine Situation ähnlich der Briefkastenschlitzperforation schafft mit asymmetrischer Retraktion. Für die extrakapsuläre Kat.-Extr. behält deshalb die periphere Briefmarkenperforation eine gewisse Logik. Sie erlaubt aber keine konstante symmetrische Kapselsackimplantation und sollte deshalb mit der Sulkusimplantation kombiniert werden. Die symmetrische, geschlossene Kapsulorhexis mit einem Durchmesser unter 6 mm, d. h. unterhalb der normalerweise implantierten Linsenoptik stellt die ideale Kapseleröffnungstechnik für die Phakoemulsifikation dar. Sie hat den Nachteil des Zurücklassens eines großen Vorderkapselringes. Ferner sieht man gelegentlich eine Kontraktion des gesamten Vorderkapselringes mit Verkleinerung der ursprünglichen Kapsulotomieeröffnung.

Der entscheidende Nachteil der Kapsulorhexis ist unseres Erachtens das Problem der Vorderkapseltrübung mit der Reduktion des Einblickes in die Fundusperipherie. Aus retinologischer Sicht ist die periphere Kapsulotomie durch Briefmarkenperforation all den Techniken überlegen, die große Vorderkapselanteile hinterlassen.

Eine Alternative zur Kapselsackfixation bleibt daher die Sulkusfixation, die bei peripherer Briefmarkenperforation und Verwendung von Viskoelastika in der Regel zu erreichen ist.

Das *Fazit* unserer Untersuchungen ist, daß die kleine Kapsulorhexis die beste Technik für die endokapsuläre Fixation ist unter der Voraussetzung, daß die Kapsulotomieeröffnung völlig regelmäßig und kleiner als die IOL-Optik ausfällt. Vom Konzept her ist die Kapsulorhexis zur Verwendung bei der Phakoemulsifikation bestimmt. Bei der extrakapsulären Kat.-Extr. sind vom Konzept her die gekerbte Kapsulorhexis und die Briefkastenschlitzperforation gleichermaßen geeignet zum Erreichen einer Kapselsackfixation, die jedoch in ⅓ bis ¼ der Fälle nicht erreicht wird. Die weit periphere Briefmarkenkapsulotomie behält damit ihren Platz, vor allem aufgrund ihrer Vorteile bezüglich der Einsehbarkeit der äußeren Fundusperipherie.

Aus unseren Untersuchungen zur Dynamik der Kapselsackschrumpfung ergeben sich deshalb klinische Konsequenzen für die Wahl der Kapsulotomietechnik: Die Kapseleröffnung sollte der Operationstechnik, dem Linsentyp und der individuellen Situation des Patienten (z. B. Amotio-Anamnese, hohe Myopie etc.) angepaßt sein.

Literatur

1. Baikoff G (1981) Insertion of the Simcoe posterior chamber lens into the capsular bag. Am Intraocular Implant Soc J 7:267–269
2. Emery JM, Little JH (1979) The beer-can opener technique of James Little: Phacoemulsification and aspiration of cataracts. Mosby, St. Louis Toronto London, pp 86–88
3. Galand A (1983) Simple method of implantation within the capsular bag. Am Intraocular Implant Soc 9:330–332
4. Gimble H (1985) Continuous tear capsulotomy. Film American International IOLens Congress, Boston
5. Hartmann C, Krieglstein GK, Kolb M (1989a) Kapselsackveränderungen nach endokapsulärer PMMA-Disklinsen-Implantation. In: Lang GK, Ruprecht KW, Jakobi KW, Schott K (Hrsg) 2. Kongreß der Deutschen Gesellschaft für Intraokularlinsen Implantation. Enke, Stuttgart, S 54–62
6. Hartmann C, Krieglstein GK (1990) Morphologie der Kapselsackschrumpfung in Abhängigkeit von der Kapseleröffnungstechnik, vom Linsendesign und vom Implantationsort (Sulkus/Sakkus). Klin Monatsbl Augenheilkd (im Druck)
7. Neuhann T (1987) Theorie und Operationstechnik der Kapsulorhexis. Klin Monatsbl Augenheilkd 190:542–545

Postoperative Vorderkammertiefe nach Implantation unterschiedlicher Iogel-pHema-Hinterkammerlinsen (Typ PC-12 und Typ 1103)

H. Weghaupt[1] und R. Menapace[1]

Zusammenfassung. Die postoperative Vorderkammertiefe ist für theoretische Berechnungsformeln zur Bestimmung der Dioptrienstärke einer Intraokularlinse eine wichtige Eingangsgröße, die präoperativ nicht bestimmt werden kann. Bei 110 Augen mit einer kapselsackfixierten Iogel-pHema-Hinterkammerlinse wurde die postoperative Vorderkammertiefe gemessen. In 39 Augen war der Linsentyp PC-12 und in 71 Augen der Typ 1103 implantiert worden. Die durchschnittliche postoperative Vorderkammertiefe betrug für den Typ PC-12 4,70 ($\pm$0,50) mm und für den Typ 1103 4,65 ($\pm$0,31) mm. Im Gruppenvergleich zeigte sich kein Unterschied zwischen den Ergebnissen. Eine Korrelation der postoperativen Vorderkammertiefe mit der präoperativ gemessenen axialen Bulbuslänge ergab keinen Zusammenhang. Folglich kann in theoretische Berechnungsformeln die postoperative Vorderkammertiefe für Iogel-pHema-Hinterkammerlinsen als Standardvorderkammertiefe entsprechend dem Mittelwert der Meßergebnisse eingehen.

Summary. The postoperative anterior chamber depth is an important input variable for the calculation of the refractive power of an intraocular lens if a theoretic formula is used. Postoperative anterior chamber depth was measured of 110 eyes with capsular bag placed Iogel-pHema posterior chamber lens. In 39 eyes the type PC-12 and in 71 eyes the type 1103 was implanted. The mean postoperative anterior chamber depth with type PC-12 was 4.70 ($\pm$0.50) mm and with type 1103 4.65 ($\pm$0.31) mm. There was no statistical difference between both groups. The correlation analysis of the postoperative anterior chamber depth and the axial length revealed no relation between these parameters. Consequently the mean value of the postoperative anterior chamber depth is appropriate as an input variable for theoretical formulas.

Einleitung

Zur Bestimmung der Dioptrienstärke einer Intraokularlinse ist die postoperative Vorderkammertiefe neben der Hornhautbrechkraft und der axialen Bulbuslänge eine wichtige Eingangsgröße für theoretische Berechnungsformeln. Die Hornhautbrechkraft und die axiale Bulbuslänge sind präoperativ meßbar und verändern sich durch den operativen Eingriff nicht [1, 2]. Die postoperative Vorderkammertiefe kann präoperativ nicht gemessen werden. Sie hat jedoch einen entscheidenden Einfluß auf die Refraktion des operierten Auges. Eine Abweichung von 0,5 mm führt bei einem „Standardauge" von 23,5 mm axialer Bulbuslänge und 43,5 dpt Hornhautbrechkraft zu einem Fehler von 0,6 dpt der Linsenstärke [10].

---

[1] I. Universitäts-Augenklinik, Spitalgasse 2, A-1090 Wien

Die postoperative Vorderkammertiefe wird derzeit in Abhängigkeit vom Linsentyp durch zwei verschiedene Methoden präoperativ vorausbestimmt. Entweder sie wird mittels linearer Regression ermittelt, wenn ein hoher korrelativer Zusammenhang mit präoperativ meßbaren Parametern nachweisbar ist [7, 8, 10]. Oder sie wird entsprechend dem Mittelwert von postoperativen Meßergebnissen als Standardvorderkammertiefe festgelegt [4].

Für Iogel-pHema-Hinterkammerlinsen fehlen in der Literatur bisher Angaben bezüglich einer Korrelation zwischen der postoperativen Vorderkammertiefe und präoperativ verfügbaren Daten. Aus diesem Grunde wurde die postoperative Vorderkammertiefe der beiden Iogel-pHema-Hinterkammerlinsen Modell PC-12 und 1103 untersucht und geprüft, ob ein Unterschied zwischen ihnen besteht. Anhand von Literaturangaben [4, 7, 10] wurde ein Vergleich zur postoperativen Vorderkammertiefe herkömmlicher PMMA-Hinterkammerlinsen gestellt. Weiters wurde ermittelt, welcher korrelative Zusammenhang zwischen postoperativer Vorderkammertiefe und axialer Bulbuslänge besteht.

Methodik

In 39 Augen war der Typ PC-12 und in 71 Augen der Typ 1103 implantiert worden. Beide Modelle haben ein Monoblock-Design mit bikonvexer Optik, deren hintere Oberfläche in kontinuierlicher Krümmung in die Haptik übergeht, welche als Flansche ausgeführt ist (Abb. 1). Die Linsentypen unterscheiden sich mit 12,0 mm (PC-12) und 11,3 mm (1103) hinsichtlich ihrer Länge und mit 2 mm (PC-12) und 3 mm (1103) in der Breite der Flansche (Abb. 1). Der refraktive Index des pHema-Materials beträgt 1,43.

Die Implantation der Linsen wurde mit folgendem standardisierten Operationsschema durchgeführt: Skleratasche, Kapsulorhexis, Phakoemulsifika-

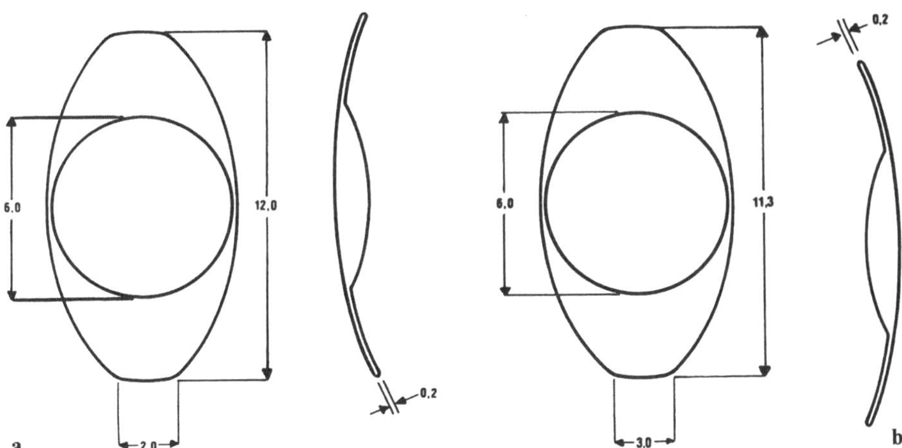

Abb. 1. Schematische Darstellung der Iogel-pHema-Hinterkammerlinsen Typ PC-12 (**a**) und 1103 (**b**) mit Angabe der Abmessungen in mm

tion, Kapselsackimplantation mit dem Faulkner Folder und retrolentaler Absaugung der viskoelastischen Substanz [6].

Die postoperative Vorderkammertiefe wurde als Distanz von der Hornhautvorderfläche zur Vorderfläche der durchwegs zentrierten Implantate definiert [1, 7, 8, 10]. Um den Apex der vorderen Linsenkurvatur exakt zu treffen erfolgte die Messung bei nicht erweiterter Pupille mit dem DBR 310 (Cilco), ein A-Mode Ultraschallsystem mit 10-MHz-Transducer für das Applanationsverfahren. Die Messung der axialen Bulbuslänge wurde ebenfalls mit diesem Gerät durchgeführt. Die Ultraschallgeschwindigkeit beträgt 1550 m/s.

Für den Vergleich der postoperativen Vorderkammertiefe beider Linsenmodelle wurde geprüft, ob die Bulbuslängen aller Augen einer Grundgesamtheit zuzuordnen sind. In der Literatur [7, 8, 10] wird ein korrelativer Zusammenhang zwischen der Bulbuslänge und der postoperativen Vorderkammertiefe für bestimmte Implantate angegeben. Um die Vorderkammertiefen der vorliegenden Kollektive korrekt vergleichen zu können, muß die Forderung nach einer Grundgesamtheit für alle Bulbuslängen erfüllt sein.

Die statistische Auswertung erfolgte für Gruppenvergleiche mit dem t-Test für unabhängige Stichproben. Für Korrelationen wurde der Koeffizient nach Pearson bestimmt. Die Meßwerte und die errechnten Daten wurden auf Hundertstel gerundet.

Ergebnisse

Der Mittelwert der postoperativen Vorderkammertiefe betrug für Modell PC-12 4,70 (±0,50) mm und für Modell 1103 4,67 (±0,31) mm. Im Gruppenver-

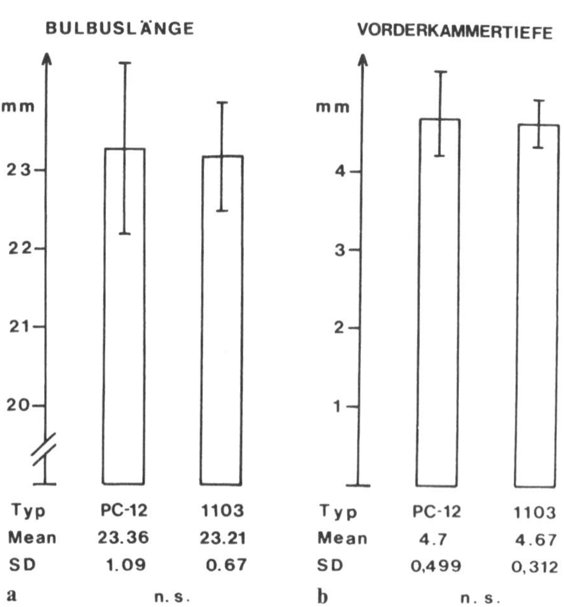

Abb. 2. a Mittelwerte und Standardabweichungen der präoperativ gemessenen axialen Bulbuslänge für Typ PC-12 und Typ 1103. b Mittelwerte und Standardabweichungen der postoperativen Vorderkammertiefe für Typ PC-12 und Typ 1103

Tabelle 1. Mittelwerte und Standardabweichungen der postoperativen Vorderkammertiefe für Iogel-pHema-Hinterkammerlinsen und andere Linsentypen

Autoren	Linse	n	x ($\pm$ SD) mm
Weghaupt, H., Menapace, R.	Iogl	110	4,68 (0,39)
Huber, C.	HKL	406	3,78 (0,44)
Naeser, K., Boberg-Ans, J.	3M 83LE	27	3,78 (0,33)
Bargum, R.	Pharmacia 500	41	3,75 (0,30)
Paroussis, P. et al.	Simcoe II	58	4,10 (0,26)

Tabelle 2. Korrelationskoeffizient nach Pearson zwischen axialer Bulbuslänge (unabhängige Variable) und postoperativer Vorderkammertiefe (abhängige Variable) für A Typ PC-12, B Typ 1103 und AB alle Linsen

A Typ	PC-12	$r = 0,01$
B Typ	1103	$r = 0,26$
AB . . . alle Linsen		$r = 0,11$

gleich wurde kein Unterschied zwischen beiden Stichproben gefunden (Abb. 2) Die axiale Bulbuslänge zeigte einen Mittelwert von 23,36 ($\pm$ 1,09) mm bei PC-12 Implantaten und 23,21 ($\pm$ 0,70) mm bei 1103 Implantaten (Abb. 2) Eine Grundgesamtheit für beide Kollektive ist statistisch (Gruppenvergleich) gesichert.

Der Mittelwert aller Vorderkammertiefen (n = 110) betrug 4,68 ($\pm$ 0,39) mm und war damit deutlich größer als bei herkömmlichen Hinterkammerlinsen. In Tabelle 1 sind die vorliegenden Daten mit Ergebnissen aus der Literatur [4, 7, 10] gegenübergestellt.

Die Berechnung einer Korrelationsmatrix zwischen der axialen Bulbuslänge als unabhängige Variable und der postoperativen Vorderkammertiefe als abhängige Variable schließt einen Zusammenhang dieser Parameter aus. In Tabelle 2 sind die Korrelationskoeffizienten für beide Linsentypen getrennt und für beide Implantate zusammen dargestellt.

Diskussion

Die Unterschiede der beiden Linsenmodelle – 0,7 mm Differenz in der Länge, breitere Flansche beim Typ 1103 – ließen einen Einfluß auf die postoperative Vorderkammertiefe erwarten. Trotz dieser Abweichungen im Linsendesign wurden für beide Ausführungen Mittelwerte der Vorderkammertiefe gefunden, die sich im Gruppenvergleich statistisch nicht unterscheiden.

Im Vergleich mit PMMA-Hinterkammerlinsen [4, 7, 10] führt die Iogel-Linse zu einer wesentlich tieferen postoperativen Vorderkammer, obwohl der refraktive Index des pHema-Materials mit 1,43 geringer ist als der von PMMA [1, 49] und eine Iogel-Linse gleicher Dioptrienstärke daher dicker ist. Die tiefere Vorderkammer erklärt sich aus dem Monoblock-Design der Iogel-pHema-Hinterkammerlinse, die in ihren beiden Ausführungen PC-12 und 1103 das Konzept verfolgt sich der Hinterkapsel anzulegen. Wird die Linse einer Kompression durch den sich kontrahierenden Kapselsack unterworfen, übt sie eine nach hinten gerichtete Kraft auf die hintere Kapsel aus. Auch biomikroskopisch ist dieses Verhalten deutlich erkennbar. Die hintere Kapsel liegt der Linsenhinterfläche in der Regel in ganzer Ausdehnung an [5]. Ein auffallend großer Abstand zwischen Linse und Irisrückfläche wird beobachtet [5]. Im Gegensatz dazu besteht die beschriebene Wechselwirkung zwischen Implantat und Hinterkapsel bei PMMA-Linsen nicht. In einer Studie wurde eine postoperative Vorverlagerung der hinteren Kapsel um durchschnittlich 2,92 mm (n = 150) bei diesen Linsen nachgewiesen [3]. In einer weiteren Studie wurde eine Vorverlagerung um durchschnittlich 2,71 mm (n = 60) [8] berichtet.

Eine Korrelation zwischen axialer Bulbuslänge und postoperativer Vorder-kammertiefe wird in der Literatur für einige Linsentypen beschrieben [7, 8, 10]. Eine Erklärung für diesen Zusammenhang wird nicht gegeben, und die Korre-lationskoeffizienten von 0,74 [7], 0,61 [8] und 0,62 [10] bestimmen die Varianz der Vorderkammertiefe durch die Varianz der Bulbuslänge lediglich in einem Ausmaß von 55%, 37% und 38%. Für die Iogel-pHema-Hinterkammerlinsen liegt keine Korrelation zwischen diesen Parametern vor. Unsere Ergebnisse rechtfertigen daher die Verwendung einer Standardvorderkammertiefe von 4,68 mm für theoretische Berechnungsformeln.

Literatur

1. Bosshard C, Huwiler B (1982) Anwendung und Resultate der Biometrie des Auges bei der Implantation einer intraokularen Linse. Klin Monatsbl Augenheilkd 180:428−431
2. Hoffer KJ (1980) Biometry of 7500 cataractous eyes. Am J Ophthalmol 90:360−368
3. Hoffer KJ (1984) Biometry of the posterior capsule: a new formula for anterior chamber depth of posterior chamber lenses. Emery JM, Jacobson AC (eds) Current concepts in cataract surgery. Appleton-Century-Croft, Norwalk, CT, pp 56−62
4. Huber C (1986) Präoperative Schätzung der postoperativen Vorderkammertiefe nach Linsenimplantion. Klin Monatsbl Augenheilkd 188:439−441
5. Menapace R, Skorpik CH, Wedrich A (1990) Eignung der flexiblen pHema-Linse Iogel PC-12 für die Sulkus- und Kapselsackfixation. Bericht über 200 Fälle. In: Freyler H, Skorpik CH, Grasl M (Hrsg) 3. Kongreß der DGII. Springer, Wien New York, S 117−129
6. Menapace R, Skorpik C (1990) Technik der Kleinschnitt-Implantation und Kapselsack-fixation für die flexible pHema-Linse Iogel PC-12. In: Freyler H, Skorpik C, Grasl M (Hrsg) 3. Kongreß der DGII. Springer, Wien New York, S 130−138
7. Naeser K, Boberg-Ans J, Bargum R (1988) Prediction of pseudophakic anterior chamber depth from pre-operative data. Acta Ophthalmol 66:433−437
8. Naeser K, Boberg-Ans J, Bargum R (1990) Biometry of the posterior lens capsule: a new method to predict pseudophakic anterior chamber depth. J Cataract Refract Surg 16:202−206
9. Paroussis P (1985) Biometrie zur Berechnung intraokularer Linsen. Präoperative Kalku-lation und postoperative Ergebnisse. Dissertation, Mainz
10. Paroussis P, Juchem M, Skorpik Ch, Gnad HD (1987) Bestimmung der postoperativen Vorderkammertiefe nach Hinterkammerlinsenimplantation aufgrund der axialen Bul-buslänge. Spektrum Augenheilkd 1:75−79

Linsenposition
nach 400 konsekutiven Phakoemulsifikationen
mit geplanter Kapselsackfixierung

G. Duncker [1] und W. Wetzel [1]

Zusammenfassung. 400 von einem Operateur konsekutiv durchgeführte Phakoemulsifikationen mit jeweils geplanter Kapselsackfixierung einer Ein-Stück-PMMA-Hinterkammerlinse ohne Einsatz von Hyaluronsäure wurden in der frühen postoperativen Phase (3.–7. Tag) spaltlampenmikroskopisch bei maximaler Mydriasis hinsichtlich des Ortes der Bügelfixation (Kapsel-Kapsel, Kapsel-Sulkus, Sulkus-Sulkus?), der Zentrierung der Hinterkammerlinse und anderer Merkmale untersucht. Nach Kapsulorhexis und Phakoemulsifikation im Kapselsack konnte bei 95% der Patienten die Kapselsackfixation bestätigt werden. Bei 98% der Patienten konnte eine gute Zentrierung des Pseudophakos erzielt werden. Durch die Phakoemulsifikation im Kapselsack konnte in allen Fällen der Kapsulorhexisrand vollständig erhalten werden. Für eine sichere Kapselsackfixierung der Hinterkammerlinse scheint dieses Verfahren derzeit die besten Voraussetzungen zu bieten. So wurden nach Kernexpression (Kapsulorhexis bzw. Briefkastentechnik) deutlich geringere Kapsel-Kapsel-Fixierungen erzielt [13].

Summary. A total of 400 phacoemulsifications with planned in-the-bag fixation of one piece PMMA posterior chamber lenses implanted consecutively by one surgeon were examined on postoperative days 3–7. Special attention was given to both position of the haptics and centration of the lens. Sodium hyaluronate or other viscoelastic materials were not used in any of the operated eyes. After capsulorhexis and phacoemulsification inside the bag we were able to confirm in-the-bag fixation in 95% of the implants. In 98% of the cases centering of the IOL was excellent. The capsular rim of the circular capsulorhexis was preserved in all cases due to phacoemulsification within the capsular bag. This procedure meets the best conditions for a secure in-the-bag insertion of the posterior chamber lens. Expression of the lens nucleus after capsulorhexis or through the so-called letter-box-technique leads to a remarkably lower percentage of proven bag-bag fixation of the haptics [13].

Einleitung

Die Kapselsackfixierung eines PMMA-Implantates wird derzeit von der Mehrzahl der Linsenoperateure einer Sulkusfixierung vorgezogen, da die Verankerung der Kunstlinse im Kapselsackäquator der natürlichen Lage der Linse entspricht [1–3, 5, 6, 12, 17, 18, 21, 28, 29, 32]. Die Vorteile der Kapsel-

[1] Abteilung Ophthalmologie im Zentrum Operative Medizin II der Universität Kiel, Hegewischstraße 2, D-2300 Kiel 1

sackfixierung bestehen zusätzlich im fehlenden Kontakt der Linsenbügel mit uvealem Gewebe und damit in einer Schonung der Blut-Kammerwasserschranke [24], einer besseren Zentrierung der Hinterkammerlinse ohne Verkippungen aus der Frontalebene, einer geringeren Rate in die optische Achse vorwachsender regeneratorischer Nachstarbildungen und einer besseren Ausspannung der Hinterkapsel. Auch eine Biodegradation von heute zunehmend seltener eingesetzten Prolenebügeln soll durch die Kapselsackfixierung weitgehend ausgeschlossen sein [3, 20, 29]. Die sog. lokalisierte Endophthalmitis [31] wurde hingegen als postoperative Komplikation bevorzugt nach Kapselsackfixation beschrieben. Es ist leicht vorstellbar, daß eine umschriebene Keimansammlung im geschlossenen Kapselsack bevorzugt proliferieren kann. Dennoch fehlen bisher vergleichende, prospektive Untersuchungen über postoperative Endophthalmitiden bei unterschiedlichen Fixationsmodi der Hinterkammerlinse. Auch das Verhalten kapselsackfixierter Hinterkammerlinsen bei postoperativ eintretender Kapselschrumpfung ist bisher unzureichend untersucht. Dieser Aspekt erscheint insbesondere für die langfristige Toleranz weicher, faltbarer Silikon- und Poly-HEMA-Hinterkammerlinsen wichtig zu sein. Es muß daher konstatiert werden, daß wesentliche Gesichtspunkte zur endgültigen Beurteilung der Kapselsackfixierung von Hinterkammer-Implantaten noch ausstehen.

Treffen jedoch die Vorteile der Kapselsackfixation zu, so muß es Ziel eines Linsenimplanteurs sein, möglichst sicher und gezielt die Kunstlinse tatsächlich in den Kapselsack zu implantieren. Dies gelingt jedoch – trotz geplanter Kapselsackfixierung – in einem je nach Operationsverfahren und Operateur unterschiedlich hohen Prozentsatz nicht. Post-mortem-Untersuchungen haben sogar zeigen können, daß annähernd die Hälfte der implantierten Linsen eine asymmetrische Bügelfixation aufwiesen, d. h. ein Bügel befand sich im Kapselsack, der andere im Sulcus ciliaris [4, 23].

Voraussetzung für eine sichere Kapselsackfixation ist in jedem Fall eine übersichtliche Darstellbarkeit des Kapselsackes. Nachweislich ist dies jedoch bei der „beer-can opener technique" [15] wegen der peripheren Kapsellefzen und der Unübersichtlichkeit der Kapselsackbegrenzung v.a. bei erhöhtem Iris-Glaskörperdruck nicht gegeben. Briefkasteneröffnung [16, 33] und Kapsulorhexis [25] sollen hingegen günstig sein für eine gezielte Kapselsackfixation.

Eigene Untersuchungen [13] konnten nach Kernexpression und Kapsulorhexis (200 Patienten) eine Kapsel-Kapsel-Fixierung der Hinterkammerlinse in 85% bestätigen, während dies nach der Briefkastentechnik (183 auswertbare Patienten) in nur 68% der Fall war. Als wesentliche Ursache für die geringere Frequenz tatsächlicher Kapselsackfixationen bei der Briefkastentechnik mit Kernexpression kann das Herausdrehen eines Linsenbügels aus dem häufig bei dieser Technik bis in die Nähe des Kapseläquators einreißenden Briefschlitzes angesehen werden. Auch die 15% der Patienten, bei denen keine Kapselsackfixation nach konventioneller extrakapsulärer Technik und Kapsulorhexis von uns erzielt werden konnte, beruhen auf Einrissen der Kapsulorhexiskante infolge der Kernexpression und einem Herausdrehen der Linsenbügel im Bereich dieser radiären Einrisse.

Ziel der vorliegenden Studie[2] ist es, durch postoperative Kontrolle der Bügelfixation zu eruieren, ob nach Phakoemulsifikation im Kapselsack bei vollständigem Erhalt des Kapsulorhexis-Randes eine sicherere Kapselsackfixation der Hinterkammerlinse gewährleistet werden kann. Zur Technik der Phakoemulsifikation in der Hinterkammer sei auf die Arbeiten von Davison und Martin verwiesen [10, 11, 22]. Die im folgenden wiedergegebenen Daten stützen sich auf die Ergebnisse eines einzigen Operateurs (G. D.), der in jedem Fall die Kapselsack-Insertion angestrebt hat. Bei allen Fällen wurde bewußt auf die Verwendung viskoelastischer Substanzen verzichtet.

Patienten und Methodik

Bei insgesamt 400 konsekutiv operierten Patienten wurde die Lage der Hinterkammerlinse in der frühen postoperativen Phase (3.–7. Tag) spaltlampenmikroskopisch untersucht. Bei allen Patienten war eine zirkuläre Kapsulorhexis und anschließend die Emulsifikation des Linsenkernes im Kapselsack durchgeführt worden. Nach Bestimmung der optischen Achse wurde die Zentrierung der Hinterkammerlinse bei maximaler Mydriasis beurteilt. Danach wurde die Lage der Haltebügel festgestellt. Es wurde beurteilt, ob diese im Kapseläquator oder vor dem Rand der Vorderkapsel lagen.

Die *Operationstechnik* war bei allen Patienten die gleiche: Lokalanästhesie oder Intubationsnarkose, Lidsperrer, Zügelnähte durch M. rectus superior und inferior, limbusständige Eröffnung der Bindehaut über 6,0 mm, lamelläre Inzision mit der Klinge 2,5 mm hinter dem Limbus und Untertunnelung der Sklera mit dem Tellermesser, Parazentese, Kapselpunktion mit der geraden 17er-Kanüle als Spülzystotom bei 12 Uhr, Kapsulorhexis mit einem Durchmesser von etwa 5–6 mm zirkulär, Erweiterung der Parazenteseöffnung mit der Phakolanze auf 3 mm, Eingehen mit dem Phakoansatz und Herausschallen des Linsenkernes im Kapselsack in der einhändigen Rotationstechnik. Es wurde bei der Phakoemulsifikation darauf Wert gelegt, den zirkulären Kapsulorhexisrand zu erhalten. Die Schallzeit wurde möglichst kurz gehalten und überschritt nur in wenigen Fällen 2 min. Absaugen der Cortexreste im Kapselsack, Erweiterung des Schnittes auf 6 mm und nach Stellen der Vorderkammer mit Luft Implantation einer bikonvexen Ein-Stück-PMMA-Linse mit modifizierter J-Schlinge in den Kapselsack. Der distale Linsenbügel und der optische Teil wurden axial in den Kapselsack geschoben, der proximale Bügel unter Sicht mit einem Gabelhäkchen in den Kapselsack luxiert. In der Mehrzahl der Fälle wurde noch intraoperativ die Position der Haptiken durch Zurückstreifen der Iris kontrolliert. Nach Implantation der Linse wurde die Pupille mit Acetylcholin enggestellt und eine fortlaufende sklerokorneale Rückstichnaht mit Dermalon 10/0 gelegt. Eine periphere Iridektomie wurde nur in Ausnahmefällen bei eingem Kammerwinkel und einer Glaukomanamnese vorgenom-

---

[2] Teile dieser Studie wurden auf der 87. Tagung der Deutschen Ophthalmologischen Gesellschaft in Heidelberg vorgestellt [14].

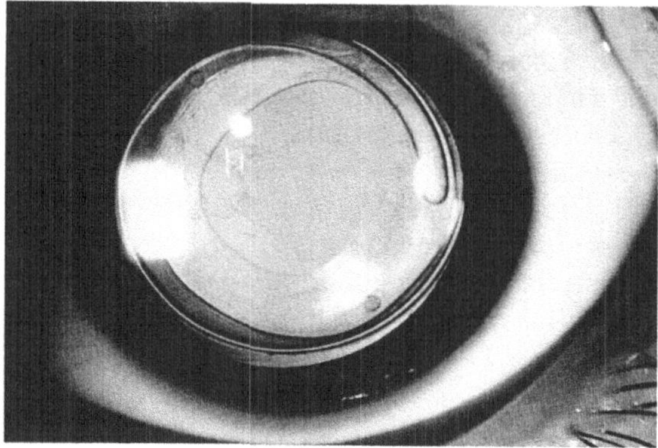

Abb. 1. Aspekt eines der 400 konsekutiv operierten Augen nach Kapsulorhexis und Phakoemulsifikation im Kapselsack (4 Wochen postoperativ). Die Hinterkammerlinse ist zu 360°
im Kapselsack verankert. Die teilweise bereits eingetrübte Vorderkapsel peripher der Kapsulorhexiskante wirkt als „zweite Pupillaröffnung" und stört nicht den Einblick in die Fundusperipherie (Diskussionsbemerkung von J. H. Greite), sofern die hintere Kapsel klar bleibt

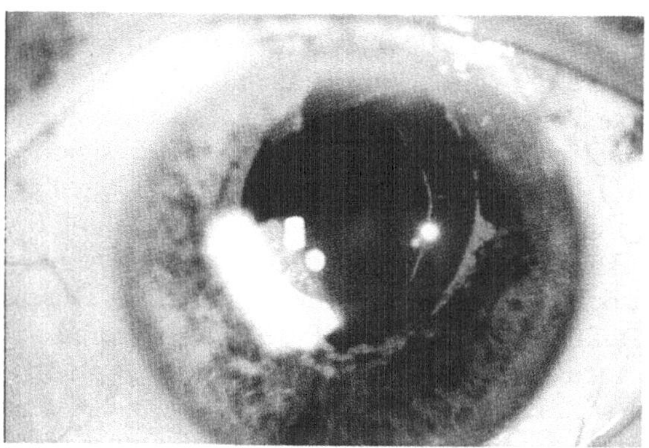

Abb. 2. Allseitige
Kapselsackfixierung der
PMMA-Hinterkammerlinse
nach Seclusio pupillae und
rezidivierender vorderer
Uveitis (2. postoperativer Tag).
Die Iridotomie wurde bewußt
nicht vernäht, um erneuten
Verklebungen vorzubeugen

men. Bei sehr engen Pupillarverhältnissen oder einer Seclusio pupillae (vgl.
Abb. 2) wurde bereits nach Eröffnung der Vorderkammer mit der Phakolanze
eine Iridotomie angelegt. Diese wurde am Ende der OP in der Regel mit ein
oder zwei Dermalon 10.0 Einzelknopfnähten readaptiert. Die Bindehaut
wurde zum Abschluß mit dem Bipolator adaptiert und bei 6 h 2 mg Fortecortin und 45 mg Optocillin subkonjunktival injiziert.

Ergebnisse

In 382 Fällen konnten die postoperativen Spaltlampenuntersuchungen bei
maximaler Mydriasis die Kapselsackfixation („all in the bag") bestätigen
(Abb. 1). In drei Fällen mit erhöhtem Iris-Glaskörperdruck wurden beide

Bügel im Sulcus ciliaris fixiert. Bei 15 Patienten wurde ein Bügel im Kapsel-sack, der andere im Sulcus ciliaris lokalisiert. Drei Fälle mit geringer Dezen-trierung des Pseudophakos (<1,5 mm), befanden sich unter diesen asymme-trisch fixierten Hinterkammerlinsen. Alle übrigen Augen zeigten bei den Kon-trollen in der frühen postoperativen Phase eine exakte Zentrierung der Hinter-kammerlinse.

Bei allen 400 Patienten konnte die Phakoemulsifikation im Kapselsack so durchgeführt werden, daß sowohl der Kapsulorhexis-Rand (vgl. Abb. 1 und 2) als auch die hintere Linsenkapsel intakt blieben.

Bei einem Patienten kam es postoperativ zu einem Pupillarblock, der durch eine YAG-Iridotomie gelöst wurde. Eine postoperativ eingetretene Glaskör-per-Einblutung bei einer Patientin mit hoher Myopie machte eine Pars-plana-Vitrektomie erforderlich.

Die überwiegende Anzahl der operierten Augen fiel durch einen reizarmen postoperativen Status (kaum Tyndall, kaum Zellen, nur selten Descemetfal-ten) auf. Postoperative Fibrinreaktionen wurden nicht beobachtet.

Diskussion

Die Phakoemulsifikation im Kapselsack ermöglicht es, den Rand einer zirku-lären Kapsulorhexis (Durchmesser 4–7 mm) vollständig zu erhalten. Gelingt es, die Linsenbügel in den so erhaltenen Kapselsack zu führen, kann die Hap-tik durch Rotationsbewegungen nicht mehr in den Sulcus ciliaris subluxiert werden. Insofern bietet das hier gewählte Operationsverfahren die bisher be-sten Voraussetzungen für eine geplante Kapselsackfixierung. So liegt der in dieser Studie mitgeteilte Anteil von 95% postoperativ belegter Kapselsack-fixierungen auch deutlich über den bisher mitgeteilten Werten bei herkömm-licher extrakapsulärer Technik mit Expression des Linsenkernes [13].

Die Kombination der Briefkastentechnik mit der „interkapsulären" Pha-koemulsifikation könnte ähnlich gute Fixationsergebnisse bei geringeren En-dothelzell-Verlusten [30] liefern, ist jedoch nach den bisherigen Veröffent-lichungen mit einer relativ hohen Rate an Kapselrupturen belastet [21]. Einen wesentlichen Nachteil dieser Methode sehen wir auch darin, daß nach erfolgter Implantation – sofern sich der Operateur nicht entschließt, die von epithelialen Zellen gereinigte Vorderkapsel zu belassen [26] – nochmals mit Instrumenten (Scheren, Pinzetten) in das Auge eingegangen werden muß, um die vordere Kapsulektomie durchzuführen [27]. Insbesondere die nachlassende Bulbushy-potonie gegen Ende des operativen Eingriffes, zunehmende Bulbusmotilität, evtl. flacher werdende Vorderkammerverhältnisse und die enger werdende Pupille können die endgültige Kapselausschneidung erschweren [9]. Auf den Einsatz viskoelastischer Substanzen wurde bewußt aus Kostengründen ver-zichtet. Die mitgeteilten Operationsergebnisse zeigen, daß auch unter Luft die Kapselsackfixierung in der weit überwiegenden Anzahl der operierten Augen gewährleistet werden kann. Der Einsatz von Hyaluronsäure scheint uns nur in

Ausnahmesituationen bei extrem erhöhtem Glaskörperdruck zur Darstellung des Kapselsackes erforderlich zu sein.

Die Dezentrierungen asymmetrisch fixierter Hinterkammerlinsen bestätigen frühere Mitteilungen [8, 13] und unterstreichen die Notwendigkeit einer symmetrischen Fixierung, um eine optimale Zentrierung des Pseudophakos zu erzielen.

Zusätzlich scheint uns die Phakoemulsifikation im Kapselsack gerade bei einem vorgeschädigten und vulnerablen Zonulaapparat wie etwa bei Pseudoexfoliationssyndrom oder Iris-Linsenkolobom das schonendere Verfahren zu sein, da das nicht selten ungenügend kontrollierte, mitunter sogar traumatische Verfahren der Kernexpression umgangen werden kann. Kapselrupturen werden nicht häufiger beobachtet als bei konventionellen extrakapsulären Kataraktextraktionen [19], in der hier vorgestellten Serie von 400 konsekutiven Phakoemulsifikationen kam es in keinem Fall zu einer Ruptur der Hinterkapsel oder einer Zonulolyse.

Bei konventioneller extrakapsulärer Operationstechnik kann die Kernexpression nicht nur die eröffnete Vorderkapsel lädieren, sondern unter ungünstigen Umständen auch eine Zonularuptur, eine Endothelschädigung oder sonstige Komplikationen auslösen. Sind solche Probleme vorauszusehen, dürfte die sorgsam durchgeführte Phakoemulsifikation im Kapselsack schonender sein als die Kernexpression. Die Phakoemulsifikation wird von uns daher immer dann vorgezogen, wenn eine möglichst sichere allseitige Kapselsackfixierung angestrebt wird (Kunstlinsenimplantation bei rezidivierender Uveitis) oder wenn eine besondere Vulnerabilität der Zonula oder des Endothels möglich oder zu erwarten ist [7].

Literatur

1. Anis AY (1980) The Anis posterior chamber lens. Contact Intraocular Lens Med J 6:286–290
2. Apple DJ, Mamalis N, Loftfield K, Googe JM, Novak LC, Kavkavan Norman D, Brady SE, Olson RJ (1984) Complications of intaocular lenses. A historical and histopathological review. Surv Ophthalmol 29:1–54
3. Apple DJ, Mamalis N, Reidy JJ, Novak LC, Googe JM, Loftfield K, Olson RJ (1985) A comparison of ciliary sulcus and capsular bag fixation of posterior chamber intraocular lenses. Am Intraocular Implant Soc J 11:44–63
4. Apple DJ, Park SB, Merkley KH, Brems RN, et al. (1986) Posterior chamber intraocular lenses in a series of 75 autopsy eyes. Part I. Loop location. J Cataract Refract Surg 12:358–362
5. Baikoff G (1981) Insertion of the Simcoe posterior chamber lens into the capsular bag. Am Intraocular Implant Soc J 7:267–269
6. Binkhorst CD (1985) Safe all-in-the-bag pseudophakia with a new lens design (The moustache lens). Documenta Ophthalmol 59:57–69
7. Böke W (1990) Phakoemulsifikation. Warum? Klin Monatsbl Augenheilkd 196 (im Druck)
8. Böke W, Krüger H (1986) Weitere Untersuchungen zur Zentrierung von Hinterkammerlinsen bei angestrebter Sulkusfixierung. Klin Monatsbl Augenheilkd 188:216–220
9. Böke W, Treumer H, Duncker G, Krüger H (1987) Zur vorderen Kapsulektomie nach Implantation einer kapselgestützten Linse. Fortschr Ophthalmol 84:167–169

10. Davison JA (1988) Minimal lift-multiple rotation technique for capsular bag phacoemulsification and intraocular lens fixation. J Cataract Refract Surg 14:25–34
11. Davison JA (1989) Bimodal capsular bag phacoemulsification: A serial cutting and suction ultrasonic nuclear dissection technique. J Cataract Refract Surg 15:272–282
12. Draeger J, Burk R (1984) Überlegungen zum physiologischen Implantationsort von Kunstlinsen. Klin Monatsbl Augenheilkd 185:200–203
13. Duncker G, Böke W, Krüger H, Behrendt S (1989) Linsenposition nach geplanter Kapselsackfixierung: Kapsulorhexis versus Briefkastentechnik. 2. Kongreß der Deutschen Gesellschaft für Intraokularlinsen-Implantation, Ferdinand Enke Verlag, Stuttgart, S 120–124
14. Duncker G, Wetzel W (1990) Linsenposition nach geplanter Kapselsackfixierung: Ergebnisse von 200 konsekutiv operierten Phakoemulsifikationen. Fortschr Ophthalmol 87:140–143
15. Emergy JM, Little JH (1979) The beer-can opener technique of James Little. In: Phacoemulsification and aspiration of cataracts. Mosby, St. Louis Toronto London, pp 86–88
16. Galand A (1983) A simple method of implantation within the capsular bag. Am Intraocular Implant Soc 9:330–332
17. Galand A (1985) La prévention du décentrement des implants en fixation capsulaire. Bull Soc Belge Ophthalmol 212:55–63
18. Galand A, Oye R van, Budo C, Goes F, Foets B (1985) Results of implantation in the capsular bag. A short term review of 1,588 cases. Trans Ophthalmol Soc UK 104:563–566
19. Gimbel HV (1990) Posterior capsule tears using phaco-emulsification. Causes, prevention and management. Eur J Implant Ref Surg 2:63–69
20. Graether JM (1981) A new method of inserting the j-loop posterior chamber lens to achieve capsular fixation and consistent centering. Am Intraocular Implant Soc J 7:70–73
21. Hara T, Hara T (1987) Clinical results of endocapsular phacoemulsification and complete in-the-bag intraocular lens fixation. J Cataract Refract Surg 13:279–286
22. Martin RG (1985) Phacoemulsification in the posterior chamber with beveled tip down. Cataract 2:12–20
23. McDonnell PJ, Green WR, Champion R (1986) Pathologic changes in pseudophakia. Semin Ophthalmol 1:80–103
24. Miyake K, Asakura M, Kobayashi H (1984) Effect of intraocular lens fixation on the blood-aqueous barrier. Am J Ophthalmol 98:451–455
25. Neuhann T (1987) Theorie und Operationstechnik der Kapsulorhexis. Klin Monatsbl Augenheilkd 190:542–545
26. Nishi O (1989a) Intercapsular cataract surgery with lens epithelial cell removal, part I: without capsulorhexis. J Cataract Refract Surg 15:297–300
27. Nishi O (1989b) Intercapsular cataract surgery with lens epithelial cell removal, part II: effect on prevention of fibrinous reaction. J Cataract Refract Surg 15:301–303
28. Ong TS (1983) Biomechanische Eigenschaften der kapsulären Hinterkammerlinse nach Ong – Ergebnisse nach 200 Einpflanzungen. Fortschr Ophthalmol 80:247–251
29. Pallin SL, Walman GB (1982) Posterior chamber intraocular lens implant centration: in or out of "the bag". Am Intraocular Implant Soc J 8:254–257
30. Patel J, Apple DJ, Hansen OS, Solomon KD, Tetz MR, Gwin TD, O'Morchoe DJC, Daun ME (1989) Protective effect of the anterior lens capsule during extracapsular cataract extraction. Part II. Preliminary results of clinical study. Ophthalmology 96:598–602
31. Piest KL, Kincaid MC, Tetz MR, Apple DJ, Roberts WA, Price FW Jr (1987) Localized endophthalmitis: a newly described cause of the so-called toxic lens syndrome. J Cataract Refract Surg 13:481–490
32. Rochels R (1987) Spezielle Indikationen zur endokapsulären Kunstlinsen-Implantation. Klin Monatsbl Augenheilkd 191:234–236
33. Van Oye R, Budo C, Galand A, Foets B, Goes F (1986) Two-year postoperative result of Galand lens implantation. J Cataract Refract Surg 12:135–139

Subjektive und objektive Ermittlung der Linsenzentrierung

S. Riemann[1], A. Frohn[1], E.G. Weidle[1] und W. Lisch[1]

Zusammenfassung. Die Kunstlinsenzentrierung wird für die Beurteilung von Operationsverfahren, Linsentypen oder in der Nachsorge als Beurteilungskriterium herangezogen. Oftmals wird dabei die Zentrierung subjektiv an der Spaltlampe oder nach Diapositiv geschätzt. Zusätzlich stehen einige geometrische Methoden zur Verfügung. In der vorliegenden prospektiven Studie sollte überprüft werden, ob die subjektive Schätzung der Intraokularlinsenzentrierung präzise genug ist. Um die Ergebnisse der subjektiven und objektiven Ermittlung der Linsenzentrierung zu vergleichen, versuchte ein erfahrener Chirurg anhand von Diapositiven 78 Intraokularlinsen entsprechend ihrer Zentrierung bzw. Dezentrierung 4 Klassen zuzuordnen. Anhand derselben Dias wurde die Zentrierung geometrisch mit der Ellipsenformel nach Frohn u. Lisch bestimmt. Die Genauigkeit der benutzten geometrischen Methode im 95%igen Vertrauensbereich beträgt ca. $\pm 0{,}1$ mm. Der statistische Vergleich der benutzten Methoden weist folgende Ergebnisse auf: Mit der subjektiven Zentrierungsschätzung kann ein statistisch signifikanter Unterschied zwischen ideal zentrierten und mäßiggradig zentrierten Linsen, ein statistisch hoch signifikanter Unterschied zwischen mäßiggradig zentrierten und gering dezentrierten, sowie kein statistisch signifikanter Unterschied zwischen gering dezentrierten und deutlich dezentrierten Kunstlinsen festgestellt werden. Zusammenfassend war die Schätzung signifikanter Unterschiede zwar möglich, allerdings mit einer so hohen Streuung, daß eine verwertbare Beurteilung nicht zustandekommt. Wir empfehlen daher, für Forschungsvorhaben und klinische Studien die Anwendung rein geometrischer Methoden.

Summary. In order to judge the quality of a lens type or an operating technique or to find selfcontrol the surgeon often tries to value the postoperative centration of the intraocular lens. In most cases the centration is estimated at the slitlamp or slide. The goal of the presented study is to prove the fact, that subjective judgement of lens centration is not precise enough. So a lens centration test was created on the basis of geometrical constructions of ellipse und tangential cuts. The reproducibility of this procedure is in a range of $\pm 0{,}1$ mm within a 95% confidence interval. To compare the results of subjective and objektive lens centration tests an experienced surgeon tried to classify the centration of 78 implants in 4 groups. The subjective classification was compared with the results of the geometrical method. Attaching the measured results to the 4 groups a statistical significant difference between ideal centrated and moderately centrated lenses could be found. There was a highly statistical significant difference between moderately centrated lenses and low grade decentrated lenses. No statistical significant difference between low grade decentrated lenses and markedly decentrated lenses was found. In addition, evil failures in subjective classification were detected. So we come to the conclusion that subjective lens centration judgement is ineffective in research as well as clinical applications. We recommend the use of plain geometrical methods.

---

[1] Universitäts-Augenklinik Tübingen, Schleichstraße 12, D-7400 Tübingen 1

Einleitung

Die Kunstlinsenzentrierung dient als Kriterium sowohl zur Beurteilung von Operationsverfahren, Linsentypen, Komplikationen, als auch der Selbstkontrolle des Operateurs. Um eine Aussage über die axiale Linsenposition treffen zu können, stehen die subjektive Beurteilung an der Spaltlampe oder nach Dia-Positiv und einige objektive geometrische Methoden in vivo [4, 5, 2, 1] und post mortem [4] zur Verfügung. Nicht geklärt ist bisher, ob objektive Methoden gegenüber subjektiven Vorteile bieten. In einer prospektiven Studie an 78 Augen verglichen wir das subjektiv geschätzte mit dem objektiv berechneten Zentrierverhalten implantierter Kunstlinsen.

Material und Methoden

Wir haben 78 Patienten durchschnittlich ½ Jahr nach e.c. Kataraktextraktion und Implantation einer Intraokularlinse in den Kapselsack nachuntersucht. Es handelt sich um Hinterkammerlinsen mit 6,0 oder 6,5 mm großer Optik aus PMMA und verkürzten C-Schlingen aus Prolene mit 10° angewinkelter Haptik. Die Kataraktextraktion erfolgte teils durch Kernexpression, teils durch Phakoemulsifikation. Alle Augen wurden in maximaler Mydriasis bei der Nachuntersuchung mit derselben Kamera fotografiert. Um die axiale Verlagerung der Intraokularlinse einzuordnen, wurde das Zentrierverhalten in 4 Grade unterteilt [7]. Danach gilt als ideale Zentrierung (Grad 1) eine Mittelpunktabweichung der Intraokularlinse bis 0,3 mm, als mäßiggradige Zentrierung (Grad 2) eine Mittelpunktabweichung zwischen 0,3−0,6 mm. Als geringe Dezentrierung (Grad 3) wird eine Verlagerung von 0,6−1,2 mm und als deutliche Dezentrierung (Grad 4) von 1,2−2,0 mm bezeichnet. Dezentrierungen über 2 mm traten in unserem Kollektiv nicht auf.

Subjektive Zentrierungsschätzung

Anhand von jeweils 2 nativ und 2 regredient aufgenommenen 35-mm-Diapositiven wurde einem erfahrenen Operateur anschließend die Aufgabe gestellt, die Intraokularlinsen hinsichtlich ihrer limbusbezogenen Zentrierung bzw. Dezentrierung den 4 Klassen semiquantitativ zuzuordnen. Der Limbus wurde als Bezugspunkt gewählt, da physiologischerweise die Pupille nach nasal dezentriert liegt. Zusätzlich ist die Pupille, beispielsweise bei Sphinkterläsionen, Synechien oder Atrophien der Iris, nicht immer ideal rund. Zur subjektiven Schätzung standen entsprechend der 4 Grade jeweils ein nativ und ein regredient aufgenommenes Standard-Dia mit geometrisch nach der Ellipsenformel gemessenen Dezentrierungen [2] als Referenzsystem zur Verfügung.

Objektive Zentrierungsbestimmung

Zusätzlich wurden anhand derselben 35 mm-Diapositive alle Linsen objektiv geometrisch nach der Ellipsenkonstruktion [2] vermessen, wobei als Dezentrierungsmaß der Abstand des Linsenmittelpunktes zum Limbusmittelpunkt definiert wurde.

Ergebnisse

Absolut wurden mit der subjektiven Zentrierungsschätzung 28 Linsen Grad 1 (Abb. 1), 29 Linsen Grad 2 (Abb. 2), 15 Linsen Grad 3 (Abb. 3) und 6 Linsen Grad 4 (Abb. 4) zugeordnet. Nach der objektiven Messung war die überwiegende Mehrzahl der Linsen ideal bis mäßig zentriert und nur wenige gering bis deutlich dezentriert (Abb. 5), wie es auch bei der subjektiven Schätzung der Fall war.

Zum Vergleich der subjektiven mit der objektiven Ermittlung der Linsenzentrierung wurden Histogramme (Abb. 1–5) mit 0,2 mm Klassenbreite gewählt, da die Genauigkeit der benutzten geometrischen Methode im 95%igen Vertrauensbereich ca ±0,1 mm beträgt. Untersucht man die subjektiv der Klasse 1 zugeordneten Linsen mit der geometrischen Methode, so finden wir linksseitig eine gute Übereinstimmung mit dem Ziel der Beurteilung, andererseits deutliche Fehleinschätzung. Im Mittel waren die Linsen in dieser Klasse 0,35 mm dezentriert mit einer Standardabweichung von 0,26 mm (Abb. 1). Die geometrische Überprüfung der subjektiv in Klasse 2 geschätzten Linsen ergibt eine Dezentrierung von 0,5 mm im Durchschnitt sowie eine Standardabweichung von 0,35 mm (Abb. 2). Im statistischen Vergleich der beiden Vertei-

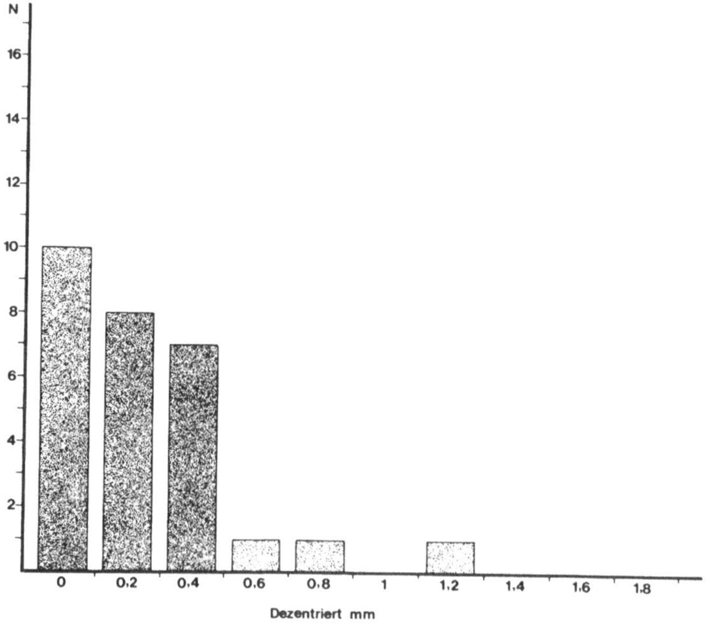

Abb. 1. Verteilung der geometrisch ermittelten Dezentrierungen bei den Kunstlinsen, die subjektiv in Klasse I (ideale Zentrierung) geschätzt wurden

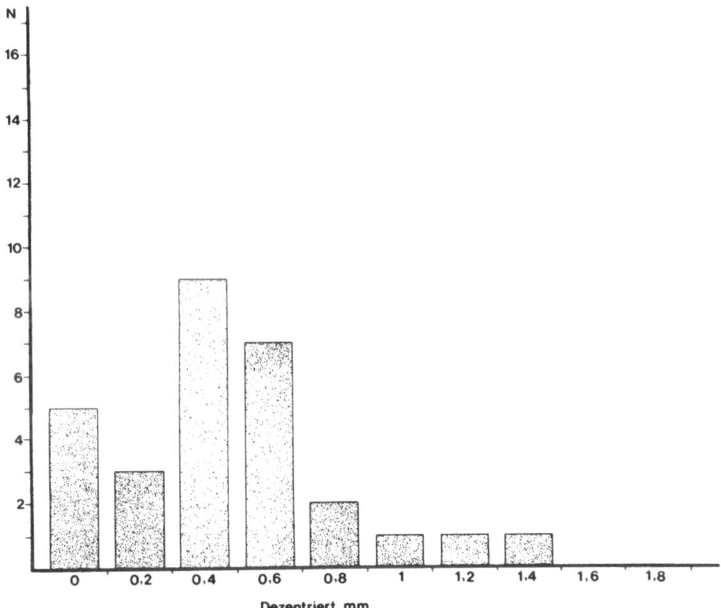

Abb. 2. Verteilung der geometrisch ermittelten Dezentrierungen bei den Kunstlinsen, die subjektiv in Klasse II (mäßiggradige Zentrierung) geschätzt wurden

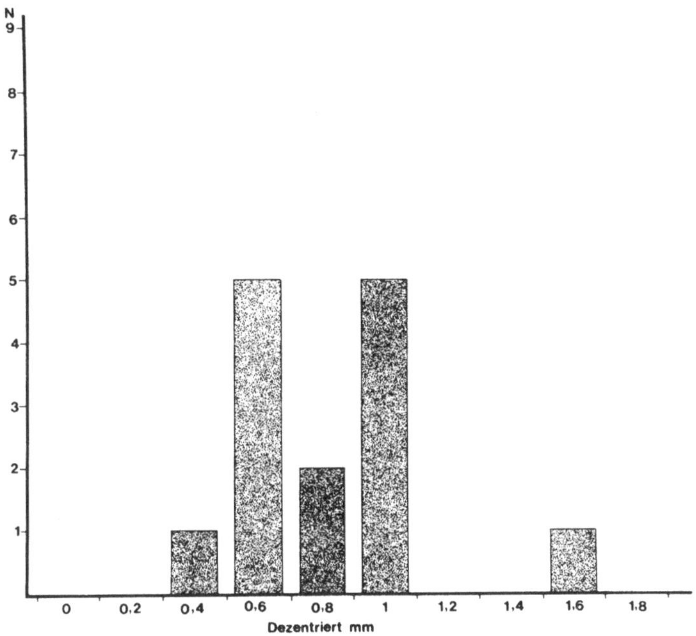

Abb. 3. Verteilung der geometrisch ermittelten Dezentrierungen bei den Kunstlinsen, die subjektiv in Klasse III (geringe Dezentrierung) geschätzt wurden

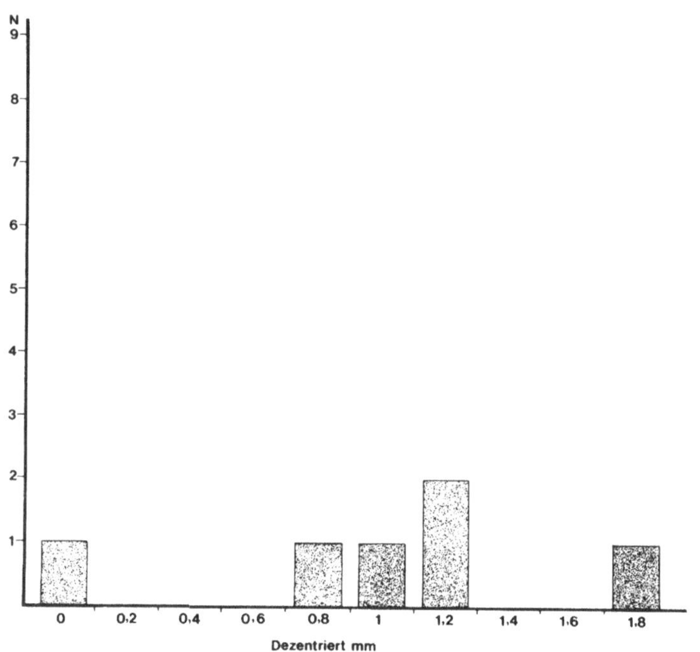

Abb. 4. Verteilung der geometrisch ermittelten Dezentrierungen bei den Kunstlinsen, die subjektiv in Klasse IV (deutliche Dezentrierung) geschätzt wurden

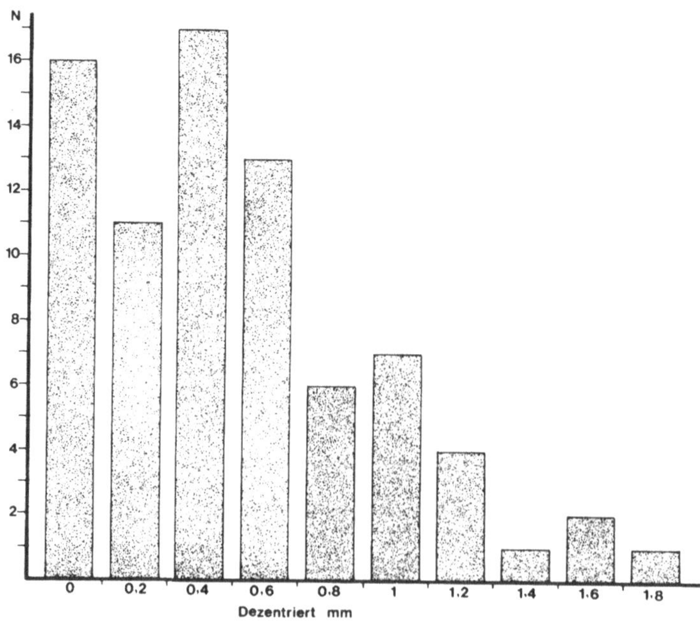

Abb. 5. Gesamtverteilung der geometrisch ermittelten Dezentrierungen aller Kunstlinsen

lungen mit dem Fischer-Behrens-Test findet sich ein signifikanter Unterschied zwischen den beiden subjektiv klassierten Populationen mit P = 0,05. Die subjektiv der Klasse 3 zugeordneten Linsen wiesen eine durchschnittliche Dezentrierung von 0,95 mm bei einer Standardabweichung von 0,28 mm auf (Abb. 3). Der statistische Vergleich zwischen Klasse 2 und 3 konnte einen hochsignifikanten Unterschied von P < 0,0001 nachweisen. Die subjektiv der Klasse 4 zugeordneten Linsen wiesen eine breite Streuung auf, die durchschnittliche Dezentrierung betrug 1,11 mm mit einer Standardabweichung von 0,64 mm (Abb. 4). Vergleicht man die Verteilung der subjektiv Klasse 3 und 4 zugeordneten Linsen, so findet sich kein statistisch signifikanter Unterschied mit P > 0,5.

Diskussion

Zusammenfassend konnten in den Gruppen zwar teilweise signifikante Unterschiede geschätzt werden, jedoch mit einer so hohen Streuung, daß eine verwertbare Beurteilung nicht zustandekommt. Legt man für die subjektive Schätzung den gleichen Maßstab, d.h. 95%ige Konfidenz, wie bei der geometrischen Methode, an, so muß von einer Schätzgenauigkeit schlechter als ±0,5 mm ausgegangen werden. Eine Linsendezentrierung von 0,5 mm korreliert nach Hansen et al. [3] mit einem Verlust der optisch effektiven Zone von 11%.

Aus den vorliegenden Ergebnissen ist zu folgern, daß subjektiv zwar eine Unterscheidung in zentrierte und nicht zentrierte Linsen möglich ist, jedoch diese nicht für subtile Einteilungen, wie etwa in Linsenstudien, vorgenommen werden sollte.

Literatur

1. Frohn A, Lisch W (1989) Quantitative Zentrierungsprüfung bei Hinterkammerlinsen. In: Lang GK, Ruprecht KW, Jacobi KW, Schott K (Hrsg) 2. Kongreß der Deutschen Gesellschaft für Intraokularlinsen-Implantation. Enke, Stuttgart, S 17–19
2. Frohn A, Lisch W (1990) Ellipsenkonstruktion zur Berechnung der Kunstlinsenzentrierung. 4. Kongreß der Deutschen Gesellschaft für Intraokular-Implantation, 6./7. 4. 1990, Essen
3. Hansen SO, Tetz MR, Solomon KD, Borup MD, Brems RN, O'Morchoe DJC, Bouhaddou O, Apple DJ (1988) Decentration of flexible loop posterior chamber intraocular lenses in a series of 222 postmortem eyes. Ophthalmology 95:344–349
4. Krüger H, Papst N, Otto H, Böke W (1985) Untersuchungen zur Dezentrierung von Hinterkammerlinsen (HKL). Fortschr Ophthalmol 82:344–346
5. Rochels R, Nover A (1988) Untersuchung zur Häufigkeit und Entstehung der Dezentrierung kapselsackfixierter Hinterkammerlinsen. Klin Monatsbl Augenheilkd 193:585–588
6. Tetz M, Imkamp E, Hansen SO, Solomon KD, Apple DJ (1988) Experimentelle Studie zur Hinterkapseltrübung und optischen Dezentrierung verschiedener Hinterkammerlinsen nach intrakapsulärer Implantation. Fortschr Ophthalmol 85:682–688
7. Weidle EG, Riemann S, Lisch W (1989) Zentrierverhalten kapselsackfixierter Hinterkammerlinsen nach Kapsulorhexis. In: Freyler H, Skorpik C, Grasl M (Hrsg) 3. Kongreß der Deutschen Gesellschaft für Intraokularlinsen-Implantation. Springer, Wien New York, S 183–189

Postoperativer intraokularer Druck bei Glaukompatienten nach Kataraktextraktion mit Hinterkammerlinsenimplantation

C. Frohn[1], K.P. Steuhl[1] und A. Frohn[1]

Zusammenfassung. Das Verhalten des Augeninnendruckes nach extrakapsulärer Kataraktextraktion mit Hinterkammerlinsenimplantation wurde bei 41 Glaukom-Patienten (26 Patienten mit Glaucoma chronicum simplex, 3 mit Pseudoexfoliationsglaukom und 12 mit Winkelblock-Glaukom) untersucht. Beim Vergleich der prä- und postoperativen Druckwerte konnte im Mittel nach dem 6. postoperativen Tag eine signifikante postoperative Drucksenkung ($p < 0{,}01$) gezeigt werden. In fast allen Fällen wurde eine deutliche Einschränkung des Medikamentenverbrauches erzielt.

Summary. The postoperative intraocular pressure of 41 glaucomatous patients (26 patients with open angle glaucoma, 3 with pseudoexfoliatio and 12 with angle closure glaucoma), following extracapsular cataract extraction with posterior chamber lens implantation was examined. Measurements of intraocular pressure before and in mean 6 days after surgery demonstrated a statistical significant pressure reduction ($p < 0.01$). Most of the patients needed less medicaments after surgery.

Einleitung

Bei der Kataraktextraktion ist im unmittelbaren postoperativen Verlauf mit Drucksteigerungen [4], und in 4% der Fälle mit der Entwicklung eines Sekundärglaukoms [10] zu rechnen. Diese unerwünschten Nebenwirkungen werden einerseits mit mechanischer Obstruktion des Trabekelwerks durch Zonulafragmente, Entzündung und Deformation der Kammerwinkelstrukturen [4, 11, 14], andererseits mit der Retrobulbäranästhesie oder der Verwendung von viskoelastischen Stoffen erklärt [2, 8]. Bei Glaukompatienten muß wegen der gegenüber Normalpersonen deutlicher erhöhten intraoperativen Drucksteigerung [12, 14] die Indikation streng abgewogen werden. Drucksteigernde Einflüsse der Hyaluronsäure können durch sorgfältiges Entfernen aus der Vorderkammer abgeschwächt werden [13]. Die intraoperative Verabreichung von Carbachol und in geringerem Maße auch Acetylcholin wirken druckmindernd [2, 7].

Je nach Größe des Schlingendurchmessers der implantierten Linse kann allerdings schon durch geringe Kapselsackschrumpfung eine Herabsetzung des Augeninnendruckes auf sogar unerwünscht niedrige Werte entstehen [15]. Bei Patienten ohne [6] und mit Glaukom konnte längerfristig nach der Kata-

---

[1] Universitäts-Augenklinik Tübingen, Abteilung 1, Schleichstraße 12, D-7400 Tübingen 1

raktextraktion eine leichte Drucksenkung [14] und eine Reduktion des Verbrauches an druckregulierenden Medikamenten beobachtet werden [1, 3, 5, 9], so daß durchaus auch erwogen werden sollte, ob diese Patientengruppe in mehrfacher Hinsicht von diesem Eingriff profitieren könnte: Durch Visusverbesserung, Drucksenkung und Reduktion des Medikamentenverbrauches.

Material und Methoden

Im Zeitraum von Januar 1987 bis einschließlich Dezember 1989 wurde das Verhalten des Augeninnendruckes nach extrakapsulärer Kataraktextraktion mit Hinterkammerlinsenimplantation bei 41 Patienten mit Offenwinkel-, Engwinkel- und Pseudoexfoliations-Glaukom retrospektiv ausgewertet. Bei allen wurde die Indikation zur Kataraktextraktion aufgrund der Visusminderung gestellt. 36 Patienten verwendeten vor der Kataraktextraktion drucksenkende Medikamente, 27 Patienten waren aufgrund des Glaukomes voroperiert worden (Tabelle 3). Durch diese Maßnahmen war der intraokulare Druck bei den Patienten auf im Mittel 19,2 mm Hg (Range 12–28 mm Hg) eingestellt. Für jeden Patienten wurden die letzten 3 gemessenen präoperativen und die letzten drei möglichen, postoperativ ermittelten Druckwerte vor der 6. postoperativen Woche (Range: 3 bis 19 Tage postoperativ; Mittelwert; 6 Tage postoperativ) und, sofern die Patienten zu einem späteren Zeitpunkt untersucht werden konnten, zusätzlich die 3 letzten aktuellen Werte im Zeitraum nach der sechsten Woche jeweils gemittelt. Alle Druckmessungen erfolgten mit dem Applanationstonometer nach Goldmann. Statistische Auswertungen erfolgten mit dem einseitigen t-Test für paarige Stichproben.

Alle Eingriffe wurden von demselben Operateur durchgeführt. Die Patienten erhielten eine Novocain-Retrobulbäranästhesie. Die Operation erfolgte über einen cornealen Schnitt. Bei allen Patienten wurden viskoelastische Substanzen eingesetzt, welche mit einer Saug-Spül-Drainage am Ende der Operation zum größten Teil wieder entfernt wurden. Wenn situationsbedingt erforderlich, wurde intraoperativ eine Synechienlösung oder eine Iridotomie mit anschließender Irisnaht vorgenommen. Bei den implantierten Hinterkammerlinsen handelt es sich um dreiteilige PMMA-Linsen mit Prolene-Bügeln (C-Schlinge). Zum Ende des Eingriffes wurde die Vorderkammer mit Luft gefüllt, und die Pupille mit Acetylcholin eng gestellt. Die Patienten erhielten direkt

Tabelle 1. Einteilung der druckwirksamen Medikamentenkombinationen, die verwendet wurden

Klasse 0:	Keine Medikamente
Klasse 1:	Beta-Blocker
Klasse 2:	Beta-Blocker und Pilocarpin
Klasse 3:	Beta-Blocker, Pilocarpin- und Adrenalinpräparate
Klasse 4:	Beta-Blocker, Carbachol und Adrenalinpräparate
Klasse 5:	Beta-Blocker, Carbachol, Adrenalinpräparate und Carboanhydrase-Hemmstoffe

Tabelle 2. Resultate der Druckminderung nach Kataraktextraktion bei Glaukompatienten

	Pat.	Tensio praeop. x	Tensio postop. bis zur 6. W. x	Tensio postop. nach 6 W. x	p
Allgemein	41	19,1 + 4,0	16,9 + 3,6		<0,005
	11	19,5 + 4,2		16,9 + 4,0	<0,1
Simplex- und Exfoliations-glaukom	29	19,6 + 3,4	17,1 + 3,1		<0,005
Winkelblock	12	18,3 + 5,1	16,5 + 4,7		<0,25
Mit Irisnaht	27	20,6 + 3,5	17,2 + 3,4		<0,0005
Ohne Irisnaht	14	16,6 + 3,6	16,4 + 4,0		>0,5
Mit Vor-OP	27	19,2 + 3,8	16,8 + 4,0		<0,05
Ohne Vor-OP	14	19,2 + 4,4	17,1 + 2,6		<0,025
Mit Synechien-Lösung	12	19,3 + 3,0	16,8 + 3,3		<0,025
Ohne Synechien-Lösung	29	19,1 + 4,4	16,9 + 3,8		<0,025

Tabelle 3. Drucksenkende Eingriffe, die vor der Kataraktextraktion durchgeführt wurden (27 Glaukompatienten)

Operation	Anzahl der Patienten
periphere Iridektomie	12
Goniotrepanation	9
Lasertrabekuloplastik	3
Trabekulotomie	2
Yag-Iridotomie	1

nach der Operation subkonjunktival 50 mg Mezlocillin und 2 mg Dexamethason solubile, und parenteral 500 mg Azetazolamid zur Vermeidung von Druckspitzen. Im weiteren postoperativen Verlauf erhielten die Patienten im ersten Monat Dexamethason-Augentropfen 3 × /die, im zweiten Monat 2 × / die und im dritten postoperativen Monat 1 × /die sowie 3 Monate lang 1 × /die Indometacin-Augentropfen.

Zur Beurteilung des Verbrauches an druckwirksamen Medikamenten wurden die prae- und postoperativen Medikamente in 5 Klassen unterteilt (Tabelle 1).

Ergebnisse

Die Ergebnisse sind in Tabelle 2 zusammengefaßt. Beim Vergleich der Druckmittelwerte aller Patienten vor und im projektierten Zeitraum bis zu 6 Wochen nach Kataraktextraktion zeigte sich eine mit $p < 0,005$ signifikante postoperative Drucksenkung bei allen Patienten. 11 Patienten konnten zudem nach der 6. postoperativen Woche untersucht werden. Die mittlere Drucksenkung war mit p < 0,1 nicht mehr signifikant, bei diesen Patienten konnte der Medikamentenverbrauch jedoch deutlich gesenkt werden (s. unten).

Das Patientenkollektiv wurde für die folgenden Betrachtungen aufgeteilt. Trennte man die Patienten nach dem Glaukomtyp in Untergruppen, konnte bei Patienten mit Glaucoma chronicum simplex (27 Patienten) oder Exfoliationsglaukom (3 Patienten) eine signifikante Druckerniedrigung mit p > 0,005 nachgewiesen werden, in der Gruppe mit Winkelblockglaukom (12 Patienten) dagegen nicht.

Bei 27 Patienten wurde eine Iridotomie mit Irisnaht vorgenommen. In diesem Kollektiv konnte in Gegensatz zu den 14 Patienten ohne Iridotomie eine mit p < 0,0005 signifikante Drucksenkung beobachtet werden.

Bei 27 Patienten war vor der Kataraktextraktion eine drucksenkende Operation vorgenommen worden (Tabelle 3). Auch in dieser Gruppe war die Drucksenkung nach Kataraktextraktion signifikant.

Die Einteilung der prä- und postoperativen Medikation erfolgte nach dem in Tabelle 1 beschriebenen Schema. Danach benötigten 33 Patienten postoperativ weniger oder keine druckwirksamen Medikamente, um einen mittleren intraokularen Druck von 17 mm Hg zu erreichen. Bei 6 Patienten war die Medikation gleich geblieben, und lediglich 2 Patienten brauchten mehr Medikamente; Abb. 1 zeigt, daß sich der Anteil der stärker wirksamen Medikamentenklassen postoperativ in Richtung schwächerer Medikamente verschiebt. Noch deutlicher wird die Verringerung des Medikamentenverbrauches bei der Gruppe der Patienten, bei denen Druckmessungen später als 6 Wochen postoperativ durchgeführt wurden: 9 Patienten benötigten weniger oder keine

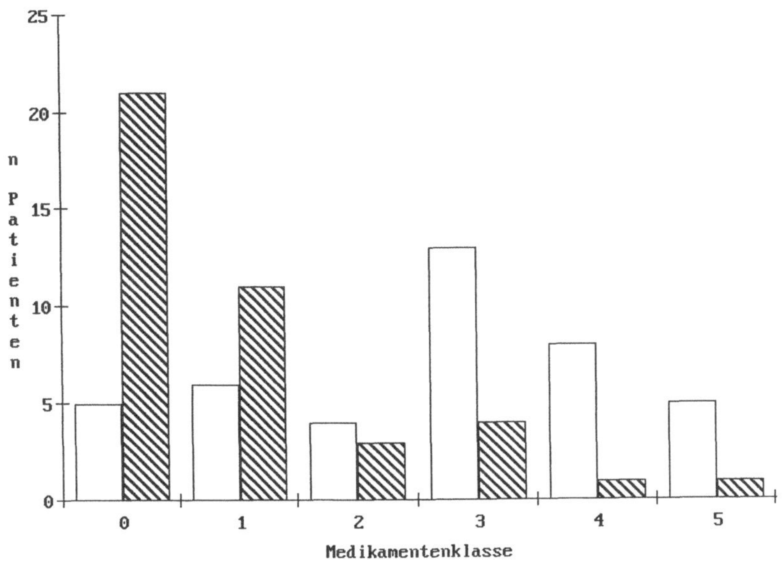

Abb. 1. Medikamentenklasse (s. Tabelle 1) präoperativ (*nicht schraffiert*) und bis zur 6. postoperativen Woche (*schraffiert*)

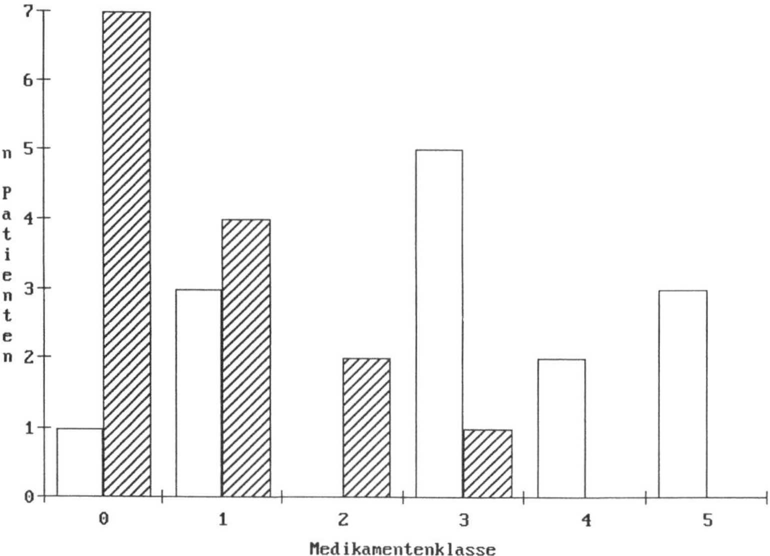

Abb. 2. Medikamentenklasse präoperativ (*nicht schraffiert*) und nach der 6. postoperativen Woche (*schraffiert*)

Medikamente, und bei lediglich 2 Patienten war die Medikation gleich geblieben (Abb. 2). Die postoperative Medikamentenreduktion war unabhängig davon, ob drucksenkende Voroperationen oder eine Irisnaht erfolgt war oder nicht.

Diskussion

Die von uns beobachtete Drucksenkung bei Glaukompatienten ist auch von anderen Autoren festgestellt worden [1]. Krupin et al. berichten über bis zur 1. postoperativen Woche andauernde Druckerhöhung bei 38% der Patienten; 4–6 Wochen postoperativ waren dann die Druckwerte etwas niedriger als die Ausgangswerte [12]. Bei Buratto u. Ferrari [3] kehrten die bei einigen Patienten aufgetretenen Druckerhöhungen schon nach dem 3. postoperativen Tag zu Normalwerten zurück.

In unserem Kollektiv der ab der 6. postoperativen Woche längerfristig untersuchten Patienten waren Drucksenkungen nicht mehr signifikant, aber doch mit $p < 0,1$ ansatzweise vorhanden. Drucksenkungen in vergleichbaren Patientenkollektiven nach längeren Zeiträumen sind bei Glaukompatienten [1, 5, 14] und solchen ohne Glaukom [6] nachgewiesen worden. Bei Buratto u. Ferrari [3] konnte nach dem achten, bei Handa et al. [5] nach dem 24. postoperativen Monat kein signifikanter Unterschied zwischen prä- und postoperativen Druckwerten mehr festgestellt werden. Andererseits war gerade in dieser Gruppe der längerfristig beobachteten Patienten in unserem Kollektiv die größte Reduktion der notwendigen Medikamente erzielt worden. Diese in unserem Patientenkollektiv gefundene postoperative Reduktion des druckwirksamen Medikamentverbrauches wurde von mehreren Autoren beschrieben [1, 3, 5, 9].

Nach erfolgter Synechienlösung wurde in unserem Patientengut ebenfalls ein druckmindernder Effekt beobachtet. Bei Patienten mit relativ schlecht erweiterbarer Pupille wurde, um die Linsenentbindung und Kunstlinsenimplantation zu ermöglichen, eine Iridotomie mit nachfolgender Irisnaht durchgeführt. Die hochsignifikante Drucksenkung bei dieser Patientengruppe (Tabelle 2) ist bemerkenswert. Zum Teil mag die Erklärung darin liegen, daß der Ausgangsdruckwert dieser Patienten wesentlich höher ist als bei Patienten ohne Irisnaht. Dieser Umstand kann seine Erklärung darin finden, daß das Glaukom bei Patienten mit Irisnaht eine im Mittel um 2 Jahre längere Vorgeschichte hatte (11,3 Jahre im Gegensatz zu 9,3 Jahren bei Patienten ohne Irisnaht), und daß Patienten mit Irisnaht präoperativ zu 81% Pilocarpinpräparate erhielten im Gegensatz zu solchen ohne Irisnaht, bei denen präoperativ lediglich zu 54% Pilocarpinpräparate verordnet wurden.

Die Irisnaht könnte durch Zugwirkungen den Abflußwiderstand im Trabekelwerk herabsetzen. Dabei muß aber hinzugefügt werden, daß jede Manipulation an der Iris, vor allem bei Vorliegen von Synechien, das Risiko einer entzündlichen Reaktion mit nachfolgender Drucksteigerung in sich bergen kann [12].

Die Kataraktextraktion hatte in unserem beobachteten Patientenkollektiv unabhängig von drucksenkenden Voroperationen einen leicht drucksenkenden und deutlich den Medikamentenbedarf reduzierenden Effekt, welcher besonders bei Glaucoma chronicum simplex und bei erfolgter Irischirurgie in Erscheinung trat. Wenn Medikamente und Operationen nicht zum erwünschten drucksenkenden Erfolg geführt haben und der Patient eine operationsbedürftige Katarakt hat, kann unter Umständen eine Kataraktextraktion erwogen werden, da eine Visusverbesserung, Drucksenkung und Medikamentenreduktion eintreten könnte, wobei berücksichtigt werden muß, daß als Komplikation bei 4% [10] der Patienten durch die Kataraktextraktion eine Verschlechterung der Drucksituation ausgelöst werden kann.

Literatur

1. Aust (1990) persönliche Mitteilung
2. Barron BA, Busin M, Page C, Bergsma DA, Kaufmann HE (1985) Comparison of the effects of Viscoat and Healon on postoperative intraocular pressure. Am J Ophthalmol 100:377−384
3. Buratto L, Ferrari M (1990) Extracapsular cataract surgery and intraocular lens implantation in glaucomatous eyes that had filtering bleb operations. J Cataract Refract Surg 16:315−319
4. Gross JG, Meyer DR, Robin AL, Filar AA, Kelley JS (1988) Increased intraocular pressure in the immediate postoperative period after extracapsular cataract extraction. Am J Ophthalmol 105:466−469

5. Handa J, Henry C, Krupin Th, Keates E (1987) Extracapsular cataract extraction with posterior chamber lens implantation in patients with glaucoma. Arch Ophthalmol 105:765–769
6. Hansen TE, Naeser K, Rask KL (1987) A prospective study of intraocular pressure four months after extracapsular cataract extraction with implantation of posterior chamber lenses J Cataract Refract Surg 13:35–38
7. Hollands RH, Drance SM, Schulzer M (1987) The effect of intracameral Carbachol on intraocular pressure after cataract extraction. Am J Ophthalmol 104:225–228
8. Jay WM, Carter H, Williams B, Green K (1985) Effect of applying the Honan Intraocular Pressure Reducer before cataract surgery. Am J Ophthalmol 100:523–527
9. Kooner KS, Dulaney DD, Zimmerman TJ (1988) Intraocular pressure following ECCE and IOL implantation in patients with glaucoma. Ophthalmic Surg 19:570–575
10. Kooner KS, Dulaney DD, Zimmerman TJ (1988) Intraocular pressure following extracapsular cataract extraction and posterior chamber lens implantation. Ophthalmic Surg 19:471–474
11. Kratky V, Feldman F (1988) Effect of extracapsular cataract extraction on intraocular pressure. Can J Ophthalmol 23:111–113
12. Krupin T, Feitl ME, Bishop KI (1989) Postoperative intraocular rise in open-angle glaucoma after cataract or combined cataract-filtration surgery
13. Olivius E, Thorburn W (1985) Intraocular pressure after cataract surgery with Healon. J Am Intraocul Implant Soc 11:480–482
14. Savage JA, Thomas JV, Belcher CD, Simmons RJ (1985) Extracapsular cataract extraction and posterior chamber lens implantation in glaucomatous eyes. Ophthalmology 92:1506–1516
15. Wollensak J, Seiler T (1986) Hypotoniesyndrom durch geschrumpfte Linsenkapsel. Klin Monatsbl Augenheilkd 188:242–244

Langzeitergebnisse nach Keratoplastik mit Linsentausch bei allophaker Keratopathie

U.M. KLEMEN [1], P. NIEDERREITER [1] und J. LEITNER [1]

Zusammenfassung. 29 Augen nach Keratoplastik wegen allophaker Keratopathie konnten zwischen 17 und 38 Monaten beobachtet werden (Durchschnitt: 25 Monate). Bei 10 Fällen wurde das Implantat (Vorderkammer- oder irisfixierte Linse) entfernt, bei den übrigen 19 Augen erfolgte ein Linsentausch mit einer Vorderkammerlinse vom Typ Multiflex (SYM-FLEX, Fa. Pharmacia) mit inverser Implantation – die Konvexseite der Optik wurde dem Glaskörper zugewandt, um eine Vorderkammertiefe zu stabilisieren. Der Vergleich beider Methoden zeigt annähernd analoge Ergebnisse bezüglich Sehschärfe und Transparenz der Transplantate, die einfachere und subjektiv bessere postoperative visuelle Rehabilitation wurde jedoch in Augen mit Linsentausch beobachtet.

Summary. 29 eyes suffering from pseudophakic keratopathy following implantation of anterior chamber or iris fixated IOLs and operated on by corneal grafting could be observed from 17 to 38 months, 25 months on an average. Removal of the implant was performed in 10 cases, in 19 eyes the implant was exchanged with a modern flexible type of an anterior chamber lens (SYMPFLEX; Pharmacia), which was positioned with the convex part of the optic towards to the vitreous face. Comparisons of both methods showed similar results relating visual acuity and morphology of the grafts, an easier and earlier visual rehabilitation could be observed in eyes operated on by keratoplasty with lens exchange.

Einleitung

Befriedigende funktionelle und morphologische Kurzzeitergebnisse nach Keratoplastik mit Austausch der Vorderkammerlinse (VKL) oder irisfixierter Linse (IFL) gegen einen modernen Typ einer VKL (Multiflex) mit inverser Implantation (mit konvexer Seite der Optik nach hinten) haben uns ermutigt, diese Operationsmethode routinemäßig bei betroffenen Fällen anzuwenden. Nicht unberechtigte Zweifel, ob die anfänglich guten Resultate auch noch nach einigen Jahren festgestellt werden können, veranlaßten uns, ein repräsentatives Kollektiv von insgesamt 29 Fällen nachzukontrollieren und die Ergebnisse zu berichten.

---

[1] Augenabteilung des Krankenhauses der Stadt St. Pölten, Propst-Führer-Straße 4, A-3100 St. Pölten

Krankengut

In den Jahren 1986 bis 1988 wurden an der Augenabteilung des Krankenhauses St. Pölten insgesamt 43 Patienten wegen allophaker Keratopathie keratoplastiziert. Die Linsenmodelle verteilen sich wie folgt: 37 VKL vom Typ Dubroff, 4 IFL und 2 HKL.

Die Zeitdauer zwischen Linsenimplantation und Auftreten der Hornhautdekompensation liegt zwischen 6 Monaten und 9 Jahren. Das Alter der Patienten reicht von 45 bis 90 Jahre. Die von uns angewandte Operationsmethode wurde bereits beschrieben [2]. Beide HKL sowie 4 VKL (die Hornhautendotheldekompensation war auf das Operationstrauma eindeutig zurückzuführen) und eine IFL wurden im Auge belassen, 21 × wurde die VKL und 3 × die IFL gegen eine VKL (Symflex, Fa. Pharmacia) ausgetauscht, nach 13 VKL-Entfernungen erfolgte keine Implantation. Bei insgesamt 19 Fällen mit Linsentausch im Rahmen der Keratoplastik und bei 10 mit Implantatsentfernung konnten wir Langzeitbeobachtungen zwischen 17 und 38 Monaten durchführen.

Ergebnisse

Verlauf der Morphologie des vorderen Abschnittes (Tabelle 1). In 14 von 19 Fällen mit Linsentausch bei der Keratoplastik konnte zum Zeitpunkt der Nahtentfernung ein klares Transplantat beobachtet werden. In der Folge kam es zu 3 weiteren Eintrübungen, wovon eine mit Sicherheit auf das Operationstrauma zurückzuführen ist. Bei den übrigen entwickelte sich nach oberflächlicher Vaskularisierung allmählich ein Hornhautödem, das eine Rekeratoplastik erforderte. Alle weiteren Komplikationen wie Pupillendezentrierungen und Athalamien blieben nach der Fadenentfernung bestehen, bzw. konnten nicht behoben werden. Bei 2 weiteren Augen nach Keratoplastik ohne Linsentausch traten Drucksteigerungen auf, welche sich aber konservativ beherrschen ließen.

Vergleich der Sehschärfe zum Zeitpunkt der Nahtentfernung mit jener am Ende des Beobachtungszeitraumes (Tabelle 2). Während in allen Augen nach Kerato-

Tabelle 1. Verlauf der Morphologie des vorderen Augenabschnittes nach Nahtentfernung

	Klares Transplantat		Athalamie		Pupillen-dezentr.		Druckanstieg	
	N^x	E^x	N	E	N	E	N	E
Augen mit Linsentausch (19)	18	15	1	1	8	8	1	1
Augen ohne Linsentausch	9	9	2	2	3	3	4	5

N^x = Zeitpunkt der Nahtentfernung (6–8 Monate)
E^x = Ende der Beobachtungszeit (17–38 Monate)

Tabelle 2. Verlauf der Sehschärfe nach Nahtentfernung

	+	=	−
Augen mit Linsentausch (19)	1	15	3
Augen ohne Linsentausch (10)	−	8	2

plastik ohne Linsentausch nach der Fadenentfernung keine Veränderungen mehr feststellbar sind, besserte sich in einem Fall nach Keratoplastik mit Linsentausch die Sehschärfe durch Abnahme der Höhe des Hornhautastigmatismus, in 3 weiteren Fällen trat durch die Transplantateintrübung natürlich ein Visusverlust ein.

Diskussion der Befunde

Trotz der relativ hohen Zahl erforderlicher Rekeratoplastiken nach Keratoplastik mit Linsentausch (4 von 19) weisen dennoch nach einer Beobachtungszeit von 17 bis 38 Monaten immerhin 15 Augen zufriedenstellende morphologische und funktionelle Ergebnisse auf. 3 der 4 Rekeratoplastiken verliefen nach bereits durchschnittlich achtmonatiger Beobachtungszeit unproblematisch, und eine neuerliche Eintrübung beschränkte sich auf einen Fall. Trotz funktionell besserer objektiver Visusergebnisse nach Keratoplastik mit Linsenentfernung bleiben diesen Fällen 2 Hauptkomplikationen nicht erspart: intraokuläre Druckanstiege und die Aphakiekorrektur mit Starbrille oder Kontaktlinse. Aufgrund statistischer Vorausberechnung ist innerhalb der nächsten Jahre mit einem weiteren Anstieg von Fällen mit allophaken Keratopathien nach VKL zu rechnen [1, 3]. Die von uns erprobte und beschriebene Methode der inversen Implantation stellt sicher für den Großteil der betroffenen Fälle ein durchaus probates Mittel der Wahl dar. Es werden aber sicher noch weitere Wege beschritten werden müssen, um den Prozentsatz objektiv und subjektiv zufriedenstellender Ergebnisse zu erhöhen.

Literatur

1. Donshik PC (1984) Pseudophakic bullous keratopathy – an overview. Cataract 1:30−33
2. Klemen UM, Niederreiter P, Leitner J, Gorka P (1989) Keratoplastik mit Linsentausch nach Vorderkammerlinsenimplantation. In: Freyler H, Skorpik C, Grasl M (Hrsg) 3. Kongreß der Deutschen Gesellschaft für Intraokularlinsen-Implantation. Enke, Stuttgart, S 292−295
3. Lang GK, Wilk CM, Naumann GOH (1988) Wandlungen in der Indikationsstellung zur Keratoplastik (Erlangen, 1964−1986), Fortschr Ophthalmol 85:255−258

Visuelle Rehabilitation nach Kataraktchirurgie mit kleinem Schnitt

L.G. Artaria [1]

Zusammenfassung. Die weichen Intraokularlinsen bieten neben positiven biochemischen Eigenschaften auch die Möglichkeit der Implantation durch eine kleinere Inzision. Damit soll nicht nur das intraoperative Risiko geringer sein, sondern auch die visuelle Rehabilitation signifikant verkürzt werden. Das Verhalten des postoperativen Astigmatismus in zwei Patientengruppen mit einer Schnittlänge von 3,5 bzw. 6,0 mm wird untersucht. Der postoperative Astigmatismus ist in der Gruppe mit kleinerer Inzision niedriger. Eine stabile Refraktion wird signifikant früher erreicht als in der Gruppe mit 6,5 mm Schnitt. Durch Verordnung der Nahkorrektur in der 3. postoperativen Woche wird die soziale und berufliche Rehabilitation des Patienten erheblich verkürzt. Die Technik der Implantation wird in einem kurzen Video gezeigt.

Summary. The implantation of soft intraocular lenses enables the surgeon to perform the whole procedure of cataract extraction and IOL-implantation through a 3,5 mm large incision. We compare the value and the evolution of the postop. astigmatismus in 2 groups of patients after phacoemulsification and IOL-implantation. In group 1 an IOGEL-lens was implanted through a 6.0 mm scleral pocket incision. In group 2 the IOGEL-lens was introduced by mean of a new instrument through a 3,5 mm incision. The postoperative astigmatism was significantly lower in the small incision group and a stable refraction was achieved significantly sooner. The near-correction could be prescribed 3 weeks after surgery accelerating the social and professional recovery. The technique of small incision implantation will be showed in video.

Einführung

Seit 1951 wird Polymethylmethacrylat (PMMA) als Material der Wahl zur Herstellung von Intraokularlinsen angewendet. In den letzten Jahren wurden jedoch mehrere Versuche unternommen, um Materialien mit besseren biochemischen und physikalischen Eigenschaften zu entwickeln. Zu diesen Materialien gehört das Polyhydroxyethylmethacrylat (Poly-HEMA). Zur Herstellung von Intraokularlinsen soll dieses Material gegenüber PMMA folgende Vorteile aufweisen:

- Hydrophilie,
- bessere Biokompatibilität,
- geringere Adhäsion am Gewebe,
- YAG-Kompatibilität,
- Autoklavierbarkeit,
- Faltbarkeit,
- leichtere Explantation.

---

[1] Viale Stazione 8a, CH-6500 Bellinzona

Von praktischem Interesse ist die Faltbarkeit des Materials. Sie erlaubt in Kombination mit der Phakoemulsifikation die Durchführung einer Katarakt-Operation mit Linsenimplantation durch eine 3,5 mm breite Inzision. Die Vorteile dieser sog. „Kleinschnitt-Technik" sind in Tabelle 1 zusammengefaßt.

In dieser klinischen Studie wird das Verhalten des operativ induzierten Astigmatismus nach Katarakt-Operation mit Kleinschnitt-Technik analysiert und mit dem Astigmatismus nach einer Linsenimplantation durch eine 6,5 mm breite Inzision verglichen.

Material und Methode

Bei 63 Patienten wurde nach Phakoemulsifikation eine IOGEL-Linse Modell 1103 der Firma Alcon implantiert. Bei 41 Patienten (Gruppe 1, s. Tabelle 2) wurde die Linse durch eine 3,5 mm breite sklerale Inzision mit einem speziell dazu entwickelten „Lens Injector" eingeführt. Mit diesem Instrument wird die Linse innerhalb einer Metallkanüle aufgerollt und durch die kleine Öffnung direkt in den Kapselsack eingeführt (s. Abb. 1).

Als Vergleichsgruppe wurde bei 22 Patienten die Phako-Öffnung auf 6,0 mm Breite erweitert und die IOGEL-Linse in ungefaltetem Zustand in den Kapselsack implantiert (Gruppe 2, s. Tabelle 3). Der Verschluß der Wunde erfolgte mit einer fortlaufenden 10-0-Nylon-Naht bestehend aus 1 (Gruppe 1) bzw. 3 Kreuzstichen (Gruppe 2).

Tabelle 1. Chirurgisch relevante Vorteile der „Kleinschnittechnik"

- geringeres Operationstrauma
- schnellere Wundheilung
- geringerer postoperativer Astigmatismus
- geringeres Risiko für postoperative Wundprobleme

Tabelle 2. Gruppe 1

Anzahl Pat.	41
Schnittlänge	3,5 mm
Implant	gefaltet
Naht	X
präop. Ast.	$0,32 \pm 1,0$ D

Tabelle 3. Gruppe 2

Anzahl Pat.	22
Schnittlänge	6,0 mm
Implant	nicht gefaltet
Naht	XXX
präop. Ast.	$0,2 \pm 0,59$ D

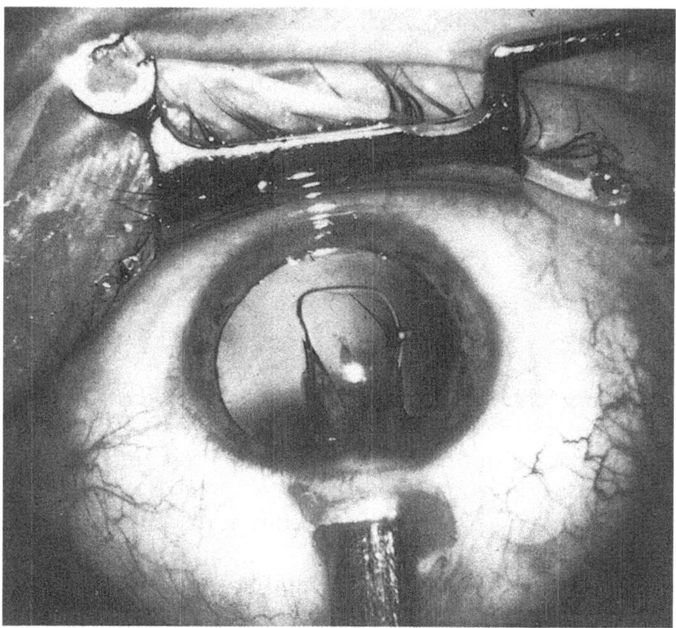

Abb. 1. Die Iogel-Linse wird im aufgerollten Zustand durch eine 3,5-mm-Inzision in den Kapselsack eingeführt

Bei allen Patienten wurde der postoperative Astigmatismus 1 Woche, 1 Monat, 3 Monate und 12 Monate (nur Gruppe 2) nach der Operation durch genaue Refraktion ermittelt. Die Patienten beider Gruppen wiesen keinen signifikanten Unterschied bezüglich Alter, Geschlecht, Katarakt-Typ und präoperativem Astigmatismus auf. Ebenfalls wurden in beiden Gruppen keine intra- und postoperativen Komplikationen beobachtet.

Ergebnisse

Alle Patienten erreichten in jeder Untersuchung eine korrigierte Sehschärfe von 0,5 oder besser. Abbildung 2 und 3 zeigen die Astigmatismuswerte 1 Woche nach dem Eingriff. In der Gruppe 2 (größere Inzision) wurde ein Astigmatismus rectus von 2 Dioptrien angestrebt. In der Kleinschnittgruppe war das Ziel, einen möglichst geringeren Astigmatismus bei Operationsende zu erreichen. Entsprechend dieser Zielsetzung findet man eine Woche nach Operation in der Gruppe 1, bei 30 von 41 Patienten (73%), einen Astigmatismus kleiner als 1 Dioptrie (Abb. 2).

In der Gruppe 2 (Abb. 3) weisen 15 von 22 Patienten (68%) einen Astigmatismus rectus stärker als 1 Dioptrie auf. Die Änderung des Astigmatismus in den folgenden Monaten zeigt für die zwei Gruppen einen signifikant unterschiedlichen Verlauf. In der Kleinschnitt-Gruppe findet man eine leichte Re-

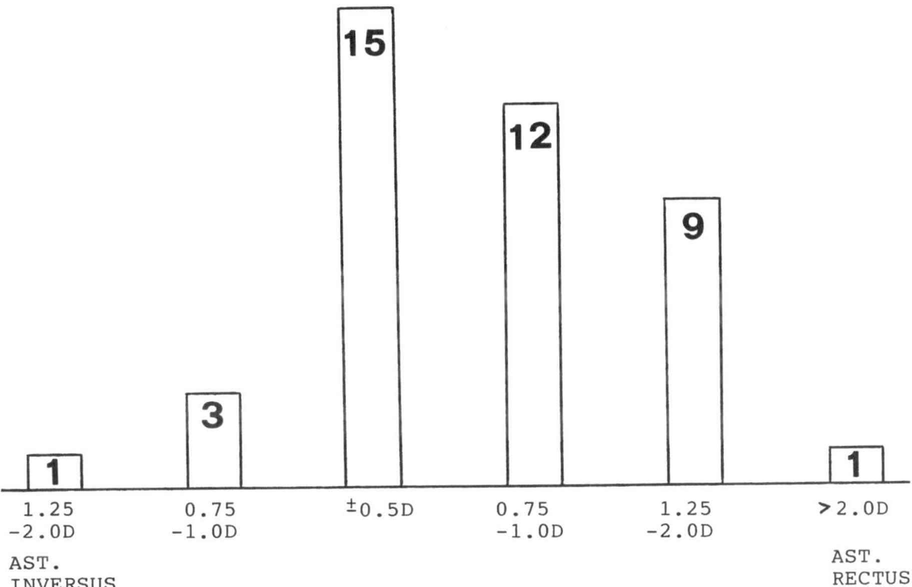

Abb. 2. Astigmatismuswerte eine Woche nach dem Eingriff. „Kleinschnitt"-Gruppe (Gruppe 1: 3,5-mm-Inzision)

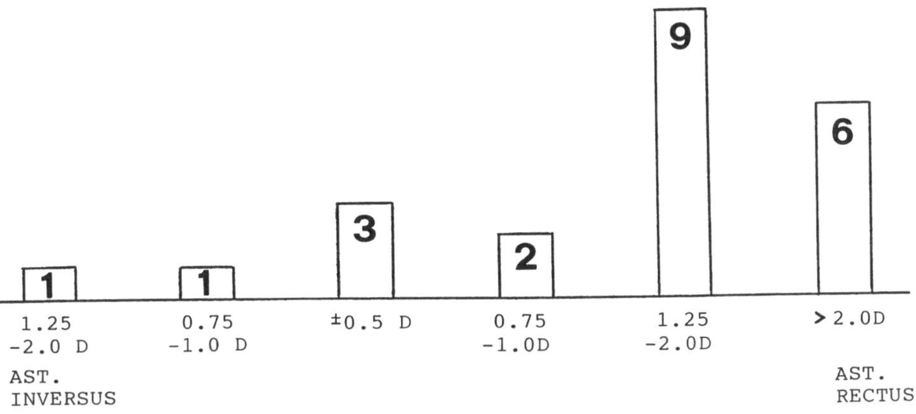

Abb. 3. Astigmatismuswerte eine Woche nach dem Eingriff. 6 mm breite Inzision (Gruppe 2)

duktion des Astigmatismus während den ersten 3 Wochen. Danach findet keine signifikante Abnahme mehr statt (Abb. 4). In der Gruppe 2 zeigt sich trotz gewünschtem, höheren anfänglichen Astigmatismus eine rasche Abnahme während den ersten 3 Wochen, die mit geringerer Intensität weiter anhält und auch 12 Monate nach dem Eingriff noch signifikant erscheint (Abb. 5). In der postoperativen Spätphase (3.–12. Monat postoperativ) findet man in dieser Gruppe eine hohe Anzahl an Patienten mit inversem Astigmatismus und noch keine stabile Refraktion.

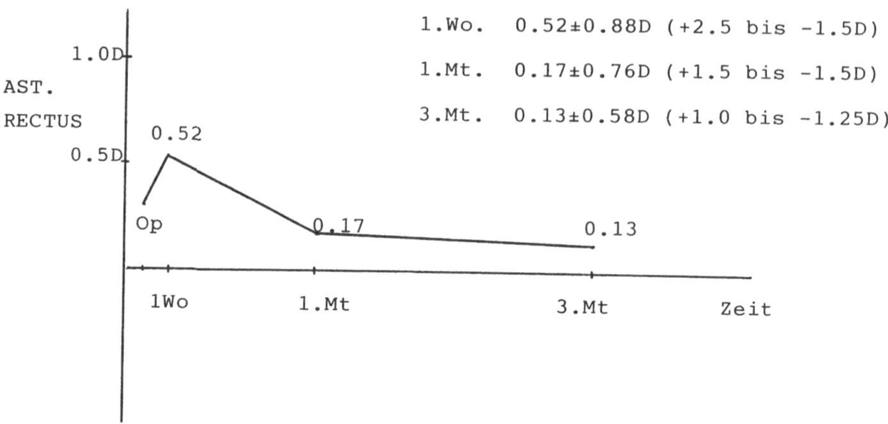

Abb. 4. Verlauf des Astigmatismus nach „Kleinschnitt"-Technik (Gruppe 1)

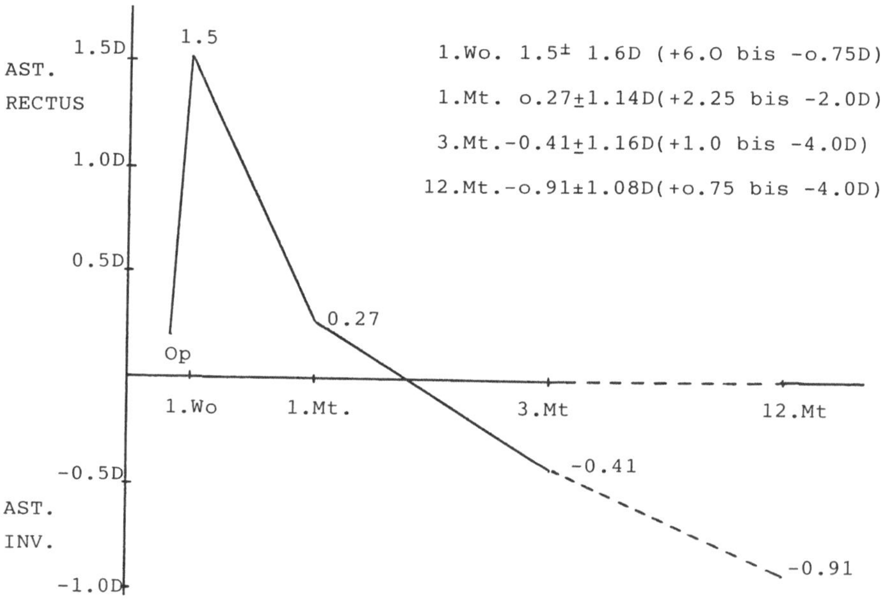

Abb. 5. Verlauf des Astigmatismus nach Phakoemulsifikation mit 6 mm skleraler Inzision (Gruppe 2)

Diskussion

Das Poly-Hema-Material besitzt eine Reihe von physikalischen und chemischen Eigenschaften, die für die Herstellung von Intraokularlinsen Vorteile gegenüber dem bisher angewandten PMMA darstellen. Die gute Biokompatibilität, die Hydrophilie, die geringere Adhäsion mit Endothelzellen und die Reinheit bei der Herstellung und Sterilisation wurden in verschiedenen Studien in vitro und tierexperimentell mehrfach bewiesen [4, 6, 9].

Im klinischen Alltag sind jedoch diese Materialvorteile für den Patienten nicht direkt erfaßbar. Einzige Ausnahme stellt die Faltbarkeit der Linse dar. Die richtige Ausnützung dieser Eigenschaft soll konkrete und für den Patienten wichtige Vorteile mit sich bringen. Verschiedene Techniken wurden bisher beschrieben, um die Implantation einer weichen IOL durch eine kleine Inzision durchzuführen [2, 3, 8]. Die Manipulation der z. T. recht großen Implantationspinzetten in der Vorderkammer ist nicht auf große Beliebtheit gestoßen. Wir entwickelten ein eigenes Instrument, um die IOGEL-Linse im gerollten Zustand durch eine 3,5 mm Inzision in das Auge zu injizieren.

Die Einführung der Phakoemulsifikation und die damit verbundene Reduzierung der Inzision von 11 auf 6 mm hat einen deutlichen Beitrag zur Lösung des Problems des postoperativen Astigmatismus geleistet [1, 5, 7]. Es stellte sich die Frage, ob eine weitere Reduzierung der Inzision durch Faltung der IOL eine zusätzliche signifikante Verbesserung der Resultate bringen würde.

Die Ergebnisse dieser Studie bestätigen unsere Vermutungen und zeigen, daß durch die Kleinschnitt-Technik das Problem des postop. Astigmatismus definitiv gelöst werden kann. Ein geringerer Astigmatismus schon in der postoperativen Frühphase (1. Woche) bedeutet für den Patienten eine bessere unkorrigierte Sehschärfe und damit schnellere visuelle Rehabilitation. Die kleine Inzision, skleral gesetzt, läßt sich mit einer Kreuznaht sehr gut schließen und erlaubt schon in den ersten Tagen eine normale körperliche Aktivität, d. h. eine schnellere berufliche Rehabilitation. Im weiteren Verlauf zeigt sich eine raschere Stabilisierung der Refraktion. Nach der 3. postoperativen Woche sind kaum mehr Änderungen der Refraktion zu erwarten. Zu diesem Zeitpunkt kann eine definitive Lesebrille verordnet werden.

Auffallend war in unserer Kontrollgruppe mit 6-mm-Inzision das häufige Auftreten eines inversen Astigmatismus. Dies trotz einem anfänglichen Astigmatismus von durchschnittlich 1,5 Dioptrien. Änderungen des Astigmatismus im Sinne einer Verstärkung des inversen Astigmatismus wurden noch 12 Monate nach dem Eingriff beobachtet. Um dies zu vermeiden, müßte man bei Operationsende einen noch stärkeren Astigmatismus rectus anstreben, was aber einer schlechteren visuellen Funktion gleichzusetzen wäre.

Schlußfolgerung

Aus dieser klinischen Studie lassen sich folgende für den Patienten wichtige Aspekte hervorheben:
- Mit der Kleinschnitt-Technik wird in der frühpostoperativen Phase dank geringerem Astigmatismus eine bessere visuelle Funktion erreicht.
- Eine stabile Refraktion wird signifikant früher erreicht als nach einer 6-mm-Inzision.

Die Verordnung einer definitiven Nahkorrektur ist schon in der 3. postoperativen Woche möglich. Die kleinere Inzision erlaubt das frühere Wiederaufnehmen einer normalen körperlichen Aktivität.
– Eine sklerale Inzision von 6 mm verursacht sehr oft in der Spätphase einen inversen Astigmatismus.
Alle diese Aspekte führen zu einer schnelleren visuellen und psychosozialen Rehabilitation der Patienten. Dies soll u.a. zur Reduzierung der durch die Operation entstandenen Kosten entscheidend beitragen.

Literatur

1. Cravy TV (1989) Long-term corneal astigmatism related to selected elastic, monofilament, nonabsorbable sutures. J Cataract Refract Surg 15:61–69
2. Faulkner GD (1987) Folding and inserting silicone intraocular lens implants. J Cataract Refract Surg 13:678–681
3. Mazzocco TR, Davidson BM (1986) Insertion technique and clinical experience with silicone lenses. In: Mazzocco TR, Rayacich GM, Epstein E (eds) Soft implant lenses in cataract surgery. Slack, New Jersey, pp 97–106
4. Metha KR, Shale SN, Karyekar SD (1978) The new soft intraocular lens implant. Am Intraoc Implant Soc J IV:200–205
5. Neumann AC, McCarty GR, Sanders DR, Raanan MG (1989) Small incision to control astigmatism during cataract surgery. J Cataract Refract Surg 15:78–84
6. Packard RBS, Garner A, Arnott J (1981) Poly HEMA as a material for intraocular lens implantation: a preliminary report. Br J Ophthalmol 66:585–587
7. Shepherd JR (1989) Induced astigmatism in small incision cataract surgery. J Cataract Refract Surg 15:85–88
8. Welt R (1989) IOGEL Linsenimplantation nach Faltung im Silikon-sleeve, Technik und Ergebnisse. In: Freyler H, Skorpik Ch, Grasl M (Hrsg.) 3. Kongreß der Deutschen Gesellschaft für Intraokularlinsen-Implantation. Springer, Wien New York, S 143–147
9. Yalon M, Blumenthal M, Goldberg EP (1984) Preliminary study of hydrophilic hydrogel intraocular lens implants in cats. Am Intraoc Implant Soc J 10:315–317

Verlaufsbeobachtung des Hornhautastigmatismus
nach Phakoemulsifikation
mit Intraokularlinsenimplantation

W. Wetzel[1], R. Gast[1] und G. Duncker[1]

Zusammenfassung. Bei 40 Augen mit seniler Cataract wurde routinemäßig eine Phakoemulsifikation mit Hinterkammerlinsenimplantation durch einen sklerokornealen Stufenschnitt von ca. 7 mm Breite bei 12 Uhr durchgeführt. Die refraktiven Parameter, speziell der Hornhautastigmatimus, wurden präoperativ, unmittelbar postoperativ und nochmals bei einer Nachuntersuchung nach einem Jahr bestimmt. Wie intraoperativ angestrebt, lagen die Astigmatismus-Werte unmittelbar postoperativ im Durchschnitt zwischen −1,5 und −3,0 dptr. Nach einem Jahr war im Mittel eine deutliche Reduktion dieser Werte festzustellen. Im einzelnen fiel jedoch auf, daß die Krümmungsverhältnisse der Hornhaut sich offenbar wieder dem jeweils präoperativ gemessenen Astigmatismus-Wert annäherten.

Summary. In 40 eyes with senile cataract phacoemulsification was performed with implantation of posterior chamber lenses through a 7 mm sclerocorneal incision at the 12 o'clock position. Corneal astigmatism was reviewed preoperatively, in the early postoperative days and 1 year after. As intraoperatively intended early postoperative astigmatism between 1.5 and 3.0 diopters was found. One year later astigmatism had considerably decreased. In the individual cases the preoperative situation of astigmatism seemed to be approximately restored.

Einleitung

In den letzten Jahren ist der Hornhautastigmatismus nach Cataract-Extraktion zunehmend ins Blickfeld des Interesses gerückt. So ist zu erklären, daß man bei neueren Operationstechniken immer auch nach Möglichkeiten sucht, die postoperativen Krümmungsverhältnisse der Hornhaut besser in den Griff zu bekommen. Die Phakoemulsifikation, seit geraumer Zeit an unserer Klinik routinemäßig eingesetzt, erlaubt gegenüber der ec-Technik mit Kernexpression eine kleinere Schnitteröffnung des Bulbus, womit auch bezüglich des Astigmatismus andere Verhältnisse herrschen. Ziel unserer Studie, die wir noch weiter fortführen, ist es, den Verlauf der postoperativen Astigmatismusentwicklung nach Phakoemulsifikation zu analysieren und daraus gegebenenfalls Maßnahmen zur gezielten Beeinflussung abzuleiten.

---

[1] Abteilung Ophthalmologie im Zentrum Operative Medizin II der Universität Kiel, Hegewischstraße 2, D-2300 Kiel 1

Material und Methoden

Gegenstand der Untersuchung waren 44 Augen, bei denen konsekutiv von einem Operateur eine Phakoemulsifikation in Einhandtechnik durchgeführt wurde. Die Schnitteröffnung des Bulbus erfolgte in der hier dargestellten Weise mit einer lamellären Incision ca. 2 mm hinter dem Limbus über eine Länge von 6,5 mm, wobei die Tiefe etwa der halben Skleradicke entsprach (Tabelle 1). Anschließend wurde durch Unterminieren mit dem Rundmesser eine Skleratasche bis knapp über die Blau-weiß-Grenze gebildet. Als abschließende dritte Stufe ist die eigentliche Schnitteröffnung der Vorderkammer mit dem gebogenen Hornhaut-Scherchen nach Kapseleröffnung, Herausschallen des Kerns und Absaugen der Rinde anzusehen.

Die geschlossene Kapsulorhexis mit circulär einsehbarem vorderen Kapselrand erlaubte die sichere Implantation der Hinterkammerlinse in den Kapselsack (Abb. 1). Implantiert wurden aus einem Stück gefertigte PMMA-Linsen mit bikonvexer Optik und C-Schlingen-Haptik.

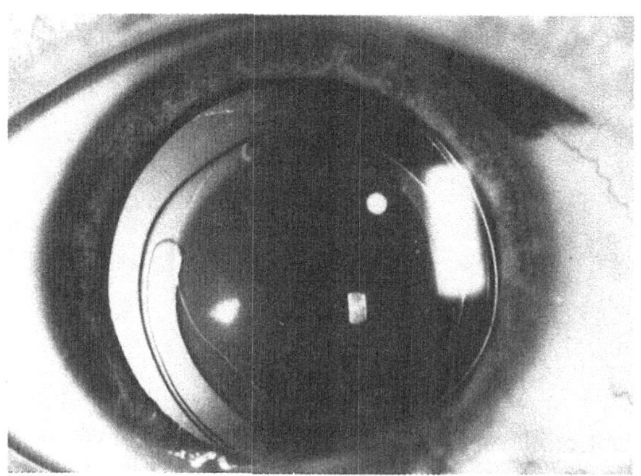

Abb. 1. Typischer Op-Status nach Phakoemulsifikation und Implantation der Hinterkammerlinse in den Kapselsack bei geschlossenem Kapsulorhexis-Rand

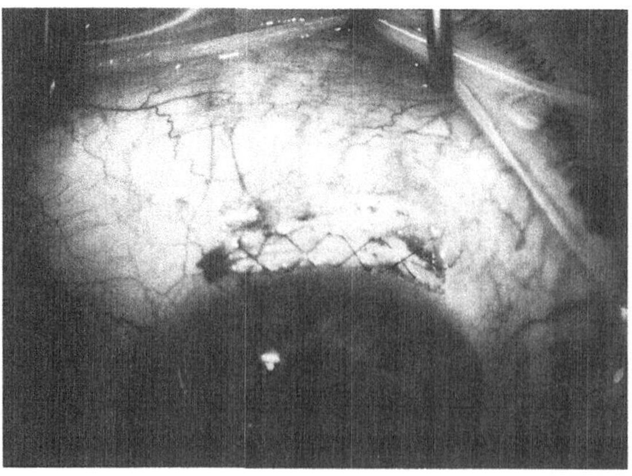

Abb. 2. Typischer Nahtverschluß der corneoskleralen Incision (s. auch Tabelle 2)

Tabelle 1. Zusammenstellung der den Astigmatismus beeinflussenden Incisions- und Nahtparameter

1. Lokalisation bezüglich des Limbus	ca. 2 mm dahinter
2. Länge der Incision	6,5 mm
3. Tiefe der initialen Incision	1/2 Skleradicke
4. Nahtmaterial	10-0 Nylon
5. Typ der Naht	Kreuzstich fortlaufend
6. Dichte der Naht	4X
7. Abstand Nahteinstich-Wundlefze	1 mm
8. Tiefe Nahteinstich	1/2 Skleradicke
9. Nahtspannung	

Für den Wundverschluß wurde ein 10-0-Nylonfaden verwendet. Die fertige Naht bestand aus vier fortlaufend gelegten Kreuzstichen (Abb. 2), wobei auf radiäre und eng aneinandergrenzende Stichführung geachtet wurde, um ein Verschieben der Wundlefzen gegeneinander zu vermeiden. Der Abstand zwischen Wundkante und Nahteinstich betrug etwa 1 mm, es wurde appositionell bis zur Tiefe der posterioren Sklerakante, also bis etwa einer halben Skleradicke genäht (Tabelle 1). Die Nahtspannung wurde so eingestellt, daß eine dichte Wundadaptation erreicht werden konnte.

Der Hornhaut-Astigmatismus wurde präoperativ, am 5. postoperativen Tag (frühpostoperativ) und nochmals nach einem Jahr Nachbeobachtungszeit (spätpostoperativ) mit dem Ophthalmometer nach Littmann gemessen.

Ergebnisse

Das wesentliche Ergebnis dieser Studie ist, daß die nach einem Jahr gemessenen Astigmatismuswerte sowohl im Mittel als auch von der Streuung her fast genau den präoperativen entsprechen. In Tabelle 2 und dazugehöriger Abb. 3 sind die Mittelwerte und Standardabweichungen der präoperativ, 5 Tage postoperativ und nach 1 Jahr durchgeführten Keratometrie dargestellt. Der Astigmatismus steigt durch die Operation, wie erwartet, zunächst einmal deutlich an, im Mittel etwa auf das 2,5fache der Ausgangswerte und erreicht nach einem Jahr in etwa wieder den präoperativen Ausgangswert. Zu beachten ist die relativ hohe Varianz und Standardabweichung der postoperativen Werte, die Streuung reichte im untersuchten Kollektiv bis 7,5 dptr.

Zur weiteren Analyse unter Berücksichtigung der Achsenlage wurden Astigmatismuswerte und dazugehörende Achsen in ein Polardiagramm entsprechend dem TABO-Schema (durch Technischen Ausschuß für Brillen-Optik festgelegte Skalierung der Astigmatismusachse mit horizontaler Nullage) eingetragen. Eine Übersicht von 8 repräsentativen Fällen erscheint in den Abb. 4 und 5. Die konzentrischen Halbkreise entsprechen den Iso-Linien für den Astigmatismuswert. Die Astigmatismusentwicklung eines Falles wird jeweils durch 2 miteinander zusammenhängende Pfeile repräsentiert. Hierbei symbolisiert der erste Pfeil den Übergang von präoperativen (Anfangspunkt)

Tabelle 2. Mittelwerte und Standardabweichungen für die Stärke des präoperativen, früh-postoperativen und spätpostoperativen Astigmatismus

	Kürzel	x	s
Keratometrie präoperativ	K v präop [dptr]	1.068	0.784
Keratometrie postoperativ	K v postop [dptr]	2.864	2.228 *
Keratometrie nach 1 Jahr	K v post1a [dptr]	1.148	0.739 **

* Signifikant p < 0.001   ** nicht signifikant

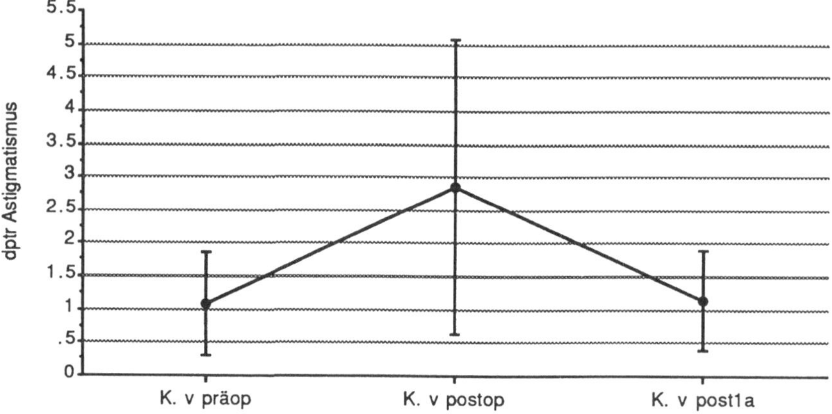

Abb. 3. Stärke des Hornhautastigmatismus (Mittelwerte und Standardabweichungen) präoperativ (*linke Säule*), frühpostoperativ (*mittlere Säule*) und spätpostoperativ (*rechte Säule*)

zum frühpostoperativen Astigmatismus (Endpunkt). Letzterer ist wiederum Anfangspunkt des zweiten Pfeils, der die weitere Entwicklung vom frühpostoperativen zum spätpostoperativen, nach einem Jahr gemessenen Astigmatismus darstellt. Es bestätigt sich, daß der Astigmatismus sowohl nach Stärke als auch nach Achse in der spätpostoperativen Phase annähernd zu seinem präoperativen Ausgangspunkt zurückkehrt. Dieser Prozeß erscheint unabhängig von den zwischenzeitlich frühpostoperativ erreichten Werten, die teilweise recht hoch sein können und deren Achsen nach 0 bzw. 180 Grad tendieren. Lag präoperativ ein Astigmatismus inversus mit Achse ungefähr bei 90 Grad vor, so ist auch hier der spätpostoperative Astigmatismus wieder in diesem Bereich zu suchen. Ebenso wird auch ein hoher präoperativer Ausgangswert spätpostoperativ wieder eingenommen.

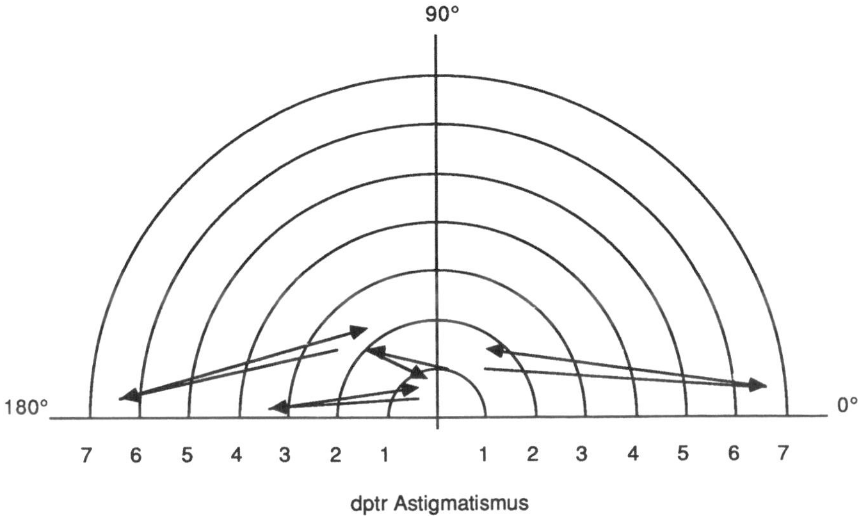

Abb. 4. Ausgewählte Astigmatismus-Verläufe (Stärke und Achse) dargestellt analog zum TABO-Schema: für einen Fall jeweils 2 zusammengehörige Pfeile, davon erster Pfeil für Veränderung vom präoperativen zum frühpostoperativen Astigmatismus, daran sich anschließender zweiter Pfeil für Veränderung vom frühpostoperativen zum spätpostoperativen Astigmatismus

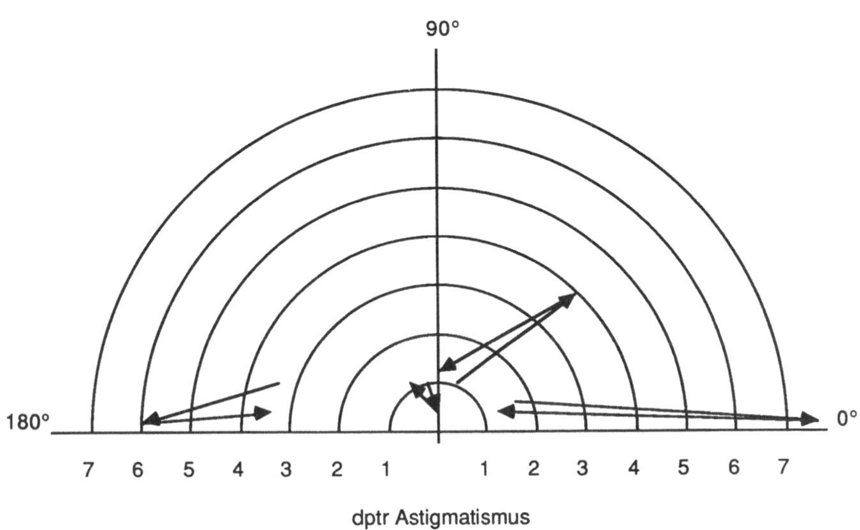

Abb. 5. Ausgewählte Astigmatismusverläufe (Stärke und Achse) dargestellt analog zum TABO-Schema: für einen Fall jeweils 2 zusammengehörige Pfeile, davon erster Pfeil für Veränderung vom präoperativen zum frühpostoperativen Astigmatismus, daran sich anschließender zweiter Pfeil für Veränderung vom frühpostoperativen zum spätpostoperativen Astigmatismus

Diskussion

Schon in der Vergangenheit widmeten verschiedene Autoren dem postoperativen Astigmatismus nach Katarakt-Extraktion mit Intraokularlinsen-Implantation besondere Aufmerksamkeit [2, 5–7, 10]. In der vorliegenden Studie sollten die spezifischen Aspekte dieses Themas bei Phakoemulsifikation mit Hinterkammerlinsen-Implantation untersucht und erörtert werden. Die Ergebnisse lassen erkennen, daß bei der beschriebenen Operationstechnik der langfristig-postoperative Astigmatismus sowohl hinsichtlich Stärke als auch Achsenlage wieder im Bereich des präoperativen liegt. Zu ähnlichen Resultaten kamen Wollensak et al. [10], als sie speziell den Astigmatismuswert in der Eingriffsachse, also bei 12 Uhr entsprechend 90 Grad ermittelten und verglichen. Die in der frühpostoperativen Phase gemessenen Astigmatismus-Werte sind relativ variabel, jedoch scheinen diese in keiner Weise bestimmend zu sein für die langfristig-postoperative Situation nach mehr als einem Jahr.

Die hohe Variabilität des frühpostoperativen Astigmatismus muß, bei ansonsten konstanter Incisions- und Nahttechnik, der unterschiedlichen Nahtspannung zugeschrieben werden. Eine Nahtspannungs-Einstellung nach intraoperativer Keratometrie wird von manchen Autoren empfohlen [3, 7]. Terry entwickelte einen entsprechenden Zusatz zum Operations-Mikroskop [7]. Diese Technik dürfte nach unseren Ergebnissen, hauptsächlich den frühpostoperativen Astigmatismus günstig beeinflussen, ansonsten aber an den für den Patienten sicher wichtigeren langfristigen Hornhautkrümmungs-Verhältnissen eher wenig ändern. Jacobi und Strobel führten vergleichende Untersuchungen mit mehreren Operateuren durch. Der Einsatz des Terry-Keratometers führte bei einer Nachbeobachtungszeit von 6 Wochen nur bei einem von 3 Operateuren zu einer auch nur geringgradig signifikanten Astigmatismusminderung [2]. Orientierungspunkt für die Reduktion des langfristigen Astigmatismus muß also der präoperative Ausgangswert sein. Nach Maßgabe dieses Wertes sollte auf die Wundheilung [1] gezielt Einfluß genommen werden, etwa durch Variation von Incisions- und Naht-Parametern, wie sie in Tabelle 1 zusammengefaßt sind.

Im Gegensatz zur Nahtspannung sind einige dieser Parameter (z. B. Lokalisation und Tiefe der Incision) bereits in der operativen Planung und in relativ frühen Operationsstadien zu berücksichtigen, weit bevor bei bereits vorgelegter Naht ein intraoperatives Keratometer zum Einsatz käme. Auch die Nahttiefe, deren Auswirkung von Masket und Perryman [4] untersucht wurde, wäre vor der Nahtausführung festzulegen. Auf diese Weise sollte eine gezielte, langfristige Astigmatismusreduktion möglich sein.

Literatur

1. Flaxel JT, Swan KC (1969) Limbal wound healing after cataract extraction. Arch Ophthalmol 81:653–659
2. Jacobi KW, Strobel J (1986) Hornhautastigmatismus nach Katarakt-Operationen. Klin Mbl Augenheilk 188:209–215
3. Krey HF (1985) Kontrolle des Astigmatismus durch Operations-Keratometrie. Fortschr Ophthalmol 82:316–318
4. Masket S, Perryman D (1987) Deep versus appositional suturing of the scleral pocket incision for astigmatic control in cataract surgery. J Cataract Refract Surg 13:131–135
5. Moore JG (1980) Intraocular implants: the postoperative astigmatism. Br J Ophthalmol 64:318–321
6. Payer H, Payer G (1984) Spontanheilung des Astigmatismus nach 7 mm Korneoskleralschnitt zur Implantation einer Hinterkammerlinse. Klin Monatsbl Augenheilkd 185:434–435
7. Samples JR, Binder PS (1984) The value of the Terry-keratometer in predicting postoperative astigmatism. Ophthalmology 91:280–284
8. Steinbach PD, Gerhardt G (1978) Postoperativer Astigmatismus und Visus nach Kataraktextraktion bei unterschiedlichem operativem Vorgehen. Klin Monatsbl Augenheilkd 172:305–312
9. Terry CM (1980) Surgical keratometry and optics of corneal alteration. In: Schachar RA, Levy NS, Schachar L (eds) Keratorefraction. Proceedings of the Keratorefractive Society Meeting, Dension, TX. LAL, pp 15–25
10. Wollensak J, Seiler T, Tosch A (1985) Verhalten des Astigmatismus nach IOL-Implantation. Fortschr Ophthalmol 82:533–534

Intraokulare Entzündungen nach IOL-Implantation

Klassifikation, Ätiologie, Pathogenese, Klinik und Differentialdiagnose der intraokularen Entzündungsreaktionen nach Kataraktextraktion mit Kunstlinsenimplantation

R. ROCHELS[1]

Zusammenfassung. Nach jeder Kataraktextraktion mit oder ohne Linsenimplantation ist in den ersten postoperativen Tagen mit einer 1. minimalen sterilen Entzündungsreaktion zu rechnen. Differentialdiagnostisch sind darüber hinaus 2. der verstärkte sterile, 3. der chronische (rezidivierende) sterile Reizzustand, 4. die sterile Endophthalmitis (früh und spät, exogen und endogen) und 5. die infektiöse postoperative Endopthalmitis (früh und spät, bakteriell und mykotisch) zu bedenken. Ätiologie, Pathogenese und klinisches Bild dieser intraokularen Entzündungsreaktionen werden beschrieben.

Summary. Each cataract extraction with or without lens implantation will be followed by (1) a minimal sterile intraocular inflammatory reaction in the first postoperative days. In the differential diagnosis we have to consider furthermore: (2) the increased sterile, (3) the chronic (recurrent) sterile reaction, (4) the sterile endophthalmitis (early and late, exo- und endogenous), and (5) the infectious postoperative endophthalmitis (early and late, bacterial and mycotic). Etiology, pathogenesis, and clinical signs of each entity will be described.

Einleitung

Die verbesserten Techniken der extrakapsulären Kataraktextraktion, die Verfeinerung der hierzu notwendigen Geräte und die Qualitätssteigerung bei der Herstellung von intraokularen Kunstlinsen haben in den letzten Jahren zu einem deutlichen Rückgang schwerwiegender postoperativer Entzündungsreaktionen [3, 5, 22, 29] geführt. Der klinische Alltag zeigt jedoch, daß jeder verstärkte intraokulare Reizzustand potentiell eine erhebliche Gefahr für das Auge bedeuten kann. Nachfolgend werden deshalb die verschiedenen Entzündungsreaktionen hinsichtlich Ätiologie, Pathogenese und Klinik dargestellt.

Definition und Klassifikation

Die Entzündung wird definitionsgemäß als komplexer Reaktionsvorgang des vaskularisierten Gewebes auf exo- und/oder endogene Noxen verstanden, dem in einem stadienhaften Ablauf der initial-ursächlichen Gewebealteration die lokale Kreislaufstörung und die Exsudation folgen. Das Spektrum postoperativer Entzündungen im Auge reicht dabei vom normalen sterilen serösen über

---

[1] Universitäts-Augenklinik Mainz, Langenbeckstraße 1, D-6500 Mainz

Tabelle 1. Klassifikation und Ursachen intraokularer Entzündungsreaktionen nach Kataraktextraktion mit Kunstlinsenimplantation

Entzündungsreaktion	Ursachen
Der normale sterile postoperative Reizzustand	Entzündungsmediatoren, Zusammenbruch der Blutkammerwasserschranke
Der verstärkte sterile postoperative Reizzustand	Irisirritation, -prolaps, lange Ultraschallzeit, Rindenreste, Kapselruptur, Glaskörpervorfall, Vitrektomie, erschwerte Kunstlinsenimplantation; vorbestehende Iritis, (Kapselhäutchen)glaukom, Diabetes mellitus
Der chronische (rezidivierende) sterile postoperative Reizzustand	Kammerwinkel-, Iris-, Ziliarkörperirritation durch Kunstlinse; chronische postoperative Hypotonie
Die sterile postoperative Endophthalmitis	
Früh und exogen	Toxin-kontaminierte Instrumente, Kunstlinsen, Spülflüssigkeit; Komplementaktivierung; Kunstlinsen-induziert („toxic-lens-syndrome")
Spät und exogen	Kunstlinsendegradation
Früh und endogen	Freisetzung von Linseneiweiß (phakogene Uveitis, Endophthalmitis phakoanaphylactica)
Spät und endogen	wie oben, sympathische Ophthalmie
Die infektiöse postoperative Endophthalmitis	
Früh	Bakterien, Pilze
Spät	Gering virulente Erreger, traumatische Wunddehiszenz, Glaskörperinkarzeration; Erreger im Kapselsack („localized endophthalmitis")

den verstärkten, fibrinösen Reizzustand, über chronische postoperative Entzündungsschübe bis hin zur sterilen und letztlich der auch heute noch prognostisch sehr ungünstigen infektiösen Endophthalmitis. Bei allen genannten Entzündungsformen sind weitere Untergruppen zu differenzieren, die teilweise fließende Übergänge aufweisen (Tabelle 1). Als Unterscheidungskriterium zwischen „Reizzustand" und „Endophthalmitis" gilt dabei das Fehlen eines Hypopyons bei ersterem, während das Vorhandensein einer Eiteransammlung in der Vorderkammer Leitsymptom der letzteren ist.

Der normale sterile postoperative Reizzustand

Nach jeder Kataraktextraktion mit oder ohne Linsenimplantation ist in den ersten Tagen mit einer minimalen sterilen serösen Iritis zu rechnen, die als normaler Adaptationsvorgang des Auges auf das Operationstrauma anzusehen ist [5]. Eine Vasodilatation mit konsekutiver Hyperämie der Bindehaut, eine Erhöhung der Gefäßpermeabilität im Iris- und Ziliarkörperbereich mit Bildung von protein- und zellreichem Kammerwasser sind das funktionellmorphologische Äquivalent [10, 30]. Auf molekularer Ebene spielen sich dabei folgende Prozesse ab: durch das – auch noch so minimale – mechanische Operationstrauma kommt es zu einem Zusammenbruch der Blutkammerwasserschranke in den Irisgefäßen und dem nichtpigmentierten Ziliarkörperepithel. Folgen sind die Synthese und Freisetzung von Entzündungsmediatoren. In den letzten Jahren konnte den Prostaglandinen der E-Reihe hierbei eine kausale Wirkung zugeordnet werden, da sie den Zusammenbruch der Blutkammerwasserschranke perpetuieren und alle konsekutiven Entzündungszeichen initiieren [4, 16]. Sie bewirken eine Vasodilatation und eine Erhöhung der Gefäßpermeabilität im Bereich der Bindehaut, der Iris und des Ziliarkörpers. Folge ist die vermehrte Bildung vom Kammerwasser mit Erhöhung des Proteingehaltes, die zu einer sekundären Augeninnendrucksteigerung führen kann. Durch direkten Angriff der Prostaglandine am M. sphincter iridis entsteht die Reizmiosis. In einem Parallelstoffwechselweg werden aus der in allen Zellmembranen vorhandenen Arachidonsäure neben den Prostaglandinen auch chemotaktisch wirksame Leukotriene synthetisiert und freigesetzt; diese Entzündungsmediatorklasse ist vornehmlich für den Übertritt von Leukozyten in das Kammerwasser und den vorderen Glaskörper verantwortlich zu machen.

Der verstärkte sterile postoperative Reizzustand

Neben dem rein serösen, minimalen postoperativen Reizzustand kann es in den ersten 3–6 Tagen nach Kataraktextraktion zu einer verstärkten Iritis mit Auftreten von Zellen und Fibrin in der Vorderkammer, Ausbildung hinterer Synechien und entzündlicher Membranen sowie Zellvermehrung im vorderen Glaskörper kommen. Die Ursachen hierfür sind vielfältig: bei der Linsenchirurgie prädisponieren erhebliche Irisirritation, Irisprolaps in den Starschnitt mit Verlust des Pigmentblattes, Blutungen aus der Iris, lange Ultraschallzeiten bei der Phakoemulsifikation, verbliebene Rindenreste, Ruptur der hinteren Kapsel mit Glaskörperprolaps in den Schnitt, eine konsekutiv notwendig werdende vordere Vitrektomie und die erschwerte Implantation einer Hinterkammerlinse bei drängendem Glaskörper. Eine vorbestehende Iritis, ein (Kapselhäutchen)glaukom und ein Diabetes mellitus sind weiterhin ursächlich für einen verstärkten sterilen postoperativen Reizzustand anzusehen.

Der chronische (rezidivierende) sterile postoperative Reizzustand

Als Ursache eines chronischen (rezidivierenden) sterilen postoperativen Reizzustandes in Vorderkammer und vorderem Glaskörper kommen v.a. kunstlinsenkorrelierte Komplikationen in Frage. Starre und eventuell im Durchmesser zu groß gewählte Vorderkammerlinsen können durch mechanische Irritation des Kammerwinkels und der Iriswurzel zum sogenannten UGH-Syndrom („uveitis-glaucoma-hyphema-syndrome"; [6]) führen; bei älteren Vorderkammerlinsen wurde als Ursache häufig eine schlechte Oberflächenbeschaffenheit der Linsenfüße festgestellt. Zu einer identischen Symptomatologie kann es auch bei peripherer Irisstauchung durch die Haptik starrer und flexibler Vorderkammerlinsen kommen („iris-tuck-syndrome"; [3]). Bei irisgestützten Linsen kann die chronische Irritation der Irisvorder- und -rückfläche und des Pupillarsaumes durch die Haptik mit progressivem Pigmentverlust und Steigerung der Permeabilität der peripupillaren Kapillaren zu einem chronisch-rezidivierenden Vorderkammerreizzustand mit Mikrohyphäma, mäßigen intermittierenden Druckanstiegen und passagerer Visusminderung mit Photophobie führen [12]. Hinterkammerlinsen mit Sulcus-ciliaris-Fixation der Haptik geben gelegentlich zu einer chronischen Irritation des Ziliarkörpers mit konsekutivem Zusammenbruch der Blutkammerwasserschranke Anlaß. Ursächlich kommen rauhe Oberflächenbeschaffenheit der Bügel, Arrosionen des Sulcus ciliaris, chronische Pseudophakodonesis bei zu geringem Gesamtdurchmesser der Linse (Propeller-, Scheibenwischer-Phänomen; [3]) und Scheuern nicht abgewinkelter Bügel an der Irisrückfläche mit Ausbildung des im regredienten Licht auffälligen „Kirchenfensterphänomens" in Frage [13]. Der in den letzten Jahren zunehmend festzustellende Trend der Implantation von Hinterkammerlinsen in den Kapselsack hat zu einer deutlichen Reduktion der aufgeführten Komplikationen geführt [2]. Im Einzelfall muß je nach Lokalisation der Kunstlinse und Ausmaß der durch sie hervorgerufenen chronisch-entzündlichen Komplikationen erwogen werden, ob eine Explantation oder aber ein Austausch gegen einen anderen Linsentyp indiziert ist. Als weitere Ursache eines chronischen (rezidivierenden) sterilen postoperativen Reizzustandes nach Kataraktextraktion kommt eine chronische Hypotonie in Betracht. Entstehungsmöglichkeiten sind nach außen fistulierende Wunden, Inkarzeration von Glaskörpersträngen in den Starschnitt mit Dochtwirkung („vitreouswick-syndrome"; [24]) und die postoperative seröse Aderhautabhebung nach akuter intraoperativer Drucksenkung und bei gesteigerter uvealer Gefäßpermeabilität. Als gefürchtete, da deutlich visusherabsetzende Komplikation des chronisch-rezidivierenden postoperativen Reizzustandes gleich welcher Genese ist das zystoide Makulaödem anzusehen.

Die sterile postoperative Endophthalmitis

Hinsichtlich des Manifestationszeitpunktes einer sterilen postoperativen Endophthalmitis mit dem Leitsymptom (Mikro)hypopyon und ihrer Entstehungsursachen sind frühe und späte, exo- und endogene Formen zu unterscheiden.

Die frühe exogene sterile Endophthalmitis. Die klinische Symptomatik setzt am 3.–4. postoperativen Tag mit einem ausgeprägten Vorderkammerreizzustand ein, der rasch zur Ausbildung eines Hypopyon führt; der vordere Glaskörper ist zellig infiltriert. Im Gegensatz zur infektiösen Endophthalmitis ist die Bindehaut weitgehend reizfrei, die Hornhaut klar; Lidschwellung und schmerzhafte Progression fehlen, der Visus ist nur minimal herabgesetzt. Ursächlich kommt eine Vielzahl von exogenen Faktoren in Frage: toxinkontaminierte Instrumente und Spülflüssigkeiten, intraokular applizierte Medikamente und ungefilterte Luft, Rückstände von Desinfektionsmitteln, Fremdkörper, wie z.B. Zellulosepartikel von Tupfern, Talg von Handschuhen, Fadenreste und

Zilien [1]. Außerdem können alle oben aufgelisteten Ursachen des verstärkten postoperativen Reizzustandes auch für die Entstehung der sterilen postoperativen Endophthalmitis in Betracht kommen. In Abhängigkeit vom Ausmaß des operativen Traumas bzw. der postoperativen Komplikationen bestehen hier fließende Übergänge [10, 21, 30].

Zwei Sonderformen der frühen postoperativen sterilen Endophthalmitis, die direkt mit der Implantation von Kunstlinsen im Kausalzusammenhang stehen, sollen etwas ausführlicher dargestellt werden: Von intraokularen Implantaten freigesetzte Polymere können zu einer Aktivierung des Komplementsystems führen; C_{5a}-abhängige Peptide erhöhen die Permeabilität der Iris- und Ziliarkörpergefäße, wodurch u.a. das Immunglobulin G freigesetzt wird, das auf der Kunstlinsenoberfläche Immunglobulinaggregate bildet. Hierdurch wird das Komplementsystem weiter aktiviert. Die Folge ist eine verstärkte Invasion polymorphkerniger Leukozyten in das Kammerwasser, die lysosomale Enzyme freisetzen. Es resultiert eine Überempfindlichkeitsreaktion vom Fremdkörpertyp, die klinisch unter dem Bild der sterilen postoperativen Endophthalmitis verläuft [8].

Differentialdiagnostisch kommt das sog. „toxic-lens-syndrome" in Frage. Als Ursache hierfür sind u. a. Reste von Poliermitteln auf der Kunstlinse, Natronlaugenrückstände bei Feucht-, Abbauprodukte von Äthylenoxid bei Gas- und Kunstlinsenmonomerfreisetzung bei γ-Sterilisation angeschuldigt worden [3, 10, 15, 18, 27, 30]. Das Anfang der 80er Jahre noch häufiger zu beobachtende „toxic-lens-syndrome" wird heute nur noch in extremen Einzelfällen beobachtet. Grund hierfür sind Verbesserungen bei der Linsenherstellung und -sterilisation.

Die späte exogene sterile Endophthalmitis. Als Ursache einer sehr selten noch nach Monaten oder Jahren auftretenden minimalen sterilen postoperativen Endophthalmitis kommen Bio- und Photodegradation von Nylon- und Prolenehaptiken von Kunstlinsen in Frage [3]. Differentialdiagnostisch ist stets die unten besprochene späte, „umschriebene" bakterielle Endophthalmitis zu bedenken.

Die frühe endogene sterile Endophthalmitis. Als Ursache der frühzeitig nach einer Kataraktextraktion einsetzenden sterilen endogenen Endophthalmitis ist die Freisetzung von Linseneiweiß anzusehen, wobei klinisch und histologisch zwei Formen zu unterscheiden sind: 1. Die unspezifische phakogene Uveitis [17] (Synonym: phakotoxische Uveitis; [26]) und 2. die Endophthalmitis phakoanaphylactica [3, 17] (Synonym: phakoantigene Uveitis; [31]).

1. Die unspezifische, phakogene Uveitis stellt eine wenige Tage nach einer extrakapsulären Kataraktextraktion einsetzende, nichtgranulomatöse, sterile Fremdkörperreaktion gegen intraoperativ verbliebene Linsenreste dar. Der klinische Verlauf reicht dabei von einer milden Iritis bis hin zur schweren intraokularen Entzündung mit (Mikro)Hypopyon, Ausbildung hinterer Synechien und entzündlicher Membranen; Endothelpräzipitate fehlen regelmäßig [26].

2. Die Endophthalmitis phakoanaphylactica stellt im Gegensatz zur phakogenen Uveitis eine granulomatöse Uveitis als Autoimmunantwort auf Linsenproteine dar. Ab dem ersten postoperativen Tag, häufiger aber zwischen zweiter und vierter Woche, entwickelt sich das klinische Vollbild mit Endothelpräzipitaten, deutlicher Protein- und Zellvermehrung in der Vorderkammer, Ausbildung eines sterilen Hypopyons und hinterer Synechien, zyklitischer Membranen, gemischter Injektion und Sekundärglaukom. Chemose, Lidödem und Schmerzen sind eher gering ausgeprägt [3, 10, 25, 26]. Als Komplikationen der Endophthalmitis phakoanaphylactica sind deren Chronifizierung mit extremer Hypotonie [17] und eine sympathisierende Reaktion am anderen Auge [3] zu befürchten.

Die späte endogene sterile Endophthalmitis. Sowohl die unspezifische phakogene Uveitis als auch die Endophthalmitis phakoanaphylactica können erst nach Monaten, wenn sich große Elschnig-Perlen entwickelt haben, auftreten. Das klinische Bild entspricht der Frühform.

Als Sonderform der späten endogenen sterilen Endophthalmitis kann im weiteren Sinne die sympathische Ophthalmie nach perforierender Verletzung und intraokularen Eingriffen angesehen werden. Es handelt sich hierbei um eine bilaterale, granulomatöse Panuveitis, die mit einer Latenzzeit von vier bis acht Wochen, aber auch noch Jahre später einsetzen kann [17]. Ihre Häufigkeit wird nach großen Sammelstatistiken mit 0,2% nach perforierender Verletzung, aber nur mit 0,01% nach intraokularen Eingriffen angegeben [30]. Ätiologisch wird eine Autoimmunreaktion auf verändertes Pigment des retinalen Pigmentepithels oder der Uvea beziehungsweise eine zellvermittelte Hypersensitivität gegen das lösliche S-Antigen der Stäbchenaußensegmente vermutet [26, 30].

Die infektiöse postoperative Endophthalmitis

Die infektiöse, mithin exogene postoperative Endophthalmitis stellt trotz wirksamer Antibiotika und der heute hierbei üblicherweise durchgeführten Vitrektomie mit intraokularer Antibiotikainstillation hinsichtlich Verlauf und Prognose immer noch die schwerwiegendste Komplikation nach Kataraktextratkion dar. Wie bei der sterilen Endophthalmitis sind frühe und späte Manifestationen zu unterscheiden.

Die frühe infektiöse postoperative Endophthalmitis. Als Erreger der direkt oder binnen ein bis zwei Wochen nach einer Kataraktoperation einsetzenden Endophthalmitis kommen Bakterien (93%) und Pilze (7%) in Frage [1, 11, 19]. Die Häufigkeit der infektiösen postoperativen Endophthalmitis wird nach großen Sammelstatistiken mit 0,35% [10] bis 0,06% [19] nach einer Kataraktextraktion angegeben. Ausgangspunkt der intraokularen Infektion ist dabei u.a. die Keimflora des Tränenfilms, der Binde- und Lidhaut, des Tränensackinhaltes und des Operationsteams. Infizierte Instrumente, Spülflüssigkeiten und Kunstlinsen sind weitere Quellen. Als prädisponierende Faktoren seitens des

Patienten kommen Diabetes mellitus, Alkoholabusus, konsumierende Erkrankungen und Immunabwehrschwäche in Frage [7].

Die frühe bakterielle Endophthalmitis: Erreger sind grampositive (z. B. Staphylococcus aureus in 50%, Staphylococcus epidermidis, Streptococcus pneumoniae, pyogenes und viridans, Bacillus- und Clostridium-Spezies, Propionibacterium acnes, Pneumokokken) und gramnegative Bakterien (z. B. Pseudomonas aeruginosa, Proteusspecies, Klebsiella pneumoniae, Escherichia coli, Enterobacter aerogenes und coliforme Erreger sowie Haemophilus influenzae) [26]. Die Virulenz des jeweiligen Erregers bestimmt maßgeblich den Manifestationszeitpunkt und den klinischen Verlauf der bakteriellen Endophthalmitis: Staphylococcus areus und Pseudomonas aeruginosa erzeugen eine fulminante, suppurative intraokulare Entzündung bereits 12–36 h nach der Operation; weniger pathogene Keime wie Staphylococcus epidermidis und Propionibacterium acnes bewirken erst nach 48–72 h erste Symptome.

Das klinische Bild ist durch verstärkten Vorderkammerreizzustand, Zellen im vorderen Glaskörper, massive konjunktive Hyperämie und Chemose, Schwellung und Rötung des Oberlides und heftigste, meistens nachts einsetzende, periokulär ausstrahlende Schmerzen geprägt. Es kommt rasch zu einer Verschlechterung des Befundes unter Ausbildung von gemischter Injektion, Hornhautepithelödem, Descemetfalten und Hypopyon. Der Funduseinblick wird durch massive Glaskörperbeteiligung zunehmend verschwommener. Als Zeichen der bakteriell-toxischen Schädigung der Netzhaut sinkt die Sehkraft abrupt auf defekte Lichtprojektion ab; differentialdiagnostisch erlaubt dies eine Abgrenzung gegen eine Pilzendophthalmitis, bei der der Visus noch lange Zeit relativ gut bleibt. In unbehandelten Fällen kommt es zu einer progredienten eitrigen Durchsetzung der Sklera bis zum Vollbild der Panophthalmitis; in der Hornhaut entwickelt sich ein Ringulkus, dem alsbald die spontane Bulbusperforation folgt.

Die frühe mykotische Endophthalmitis: Als Erreger einer Pilzendophthalmitis kommen u.a. Aspergillus, Candida-, Cephalosporium-, Fusarium- und Volutellaspezies in Frage. Der klinische Verlauf ist im Vergleich zur bakteriellen intraokularen Entzündung protrahiert: vier bis vierzehn Tage nach einer Kataraktoperation imponieren Schmerzhaftigkeit und Rötung des Auges, es zeigen sich multifokale, grau-weiße Mikroabszesse in der Vorderkammer, im Peripupillargebiet und vorderen Glaskörper; ein passageres Hypopyon und zyklitische Membranen runden die typische Symptomatik ab. Im Gegensatz zur bakteriellen Endophthalmitis bleibt die Sehschärfe lange Zeit erhalten.

Das Initialstadium der infektiösen bakteriellen und mykotischen intraokularen Entzündung bereitet gelegentlich – und vor allem nach prophylaktischer Steroidgabe – differentialdiagnostische Schwierigkeiten in der Abgrenzung gegen einen verstärkten sterilen postoperativen Reizzustand; plötzlich einsetzende Schmerzen und Zellen im Glaskörper sprechen hier eher für eine beginnende infektiöse als für eine sterile Endophthalmitis [7, 9, 19].

Die späte infektiöse postoperative Endophthalmitis. Hierunter werden jene infektiösen intraokularen Entzündungen verstanden, die noch Monate nach einer Kataraktoperation plötzlich einsetzen. Ursachen sind wenig virulente Erreger wie z. B. Staphylococcus epidermidis, Corynebakterien und Propionibacterium acnes, die intraoperativ in das Auge gelangen und sich erst sehr spät manifestieren, Wunddehiszenz nach postoperativem (Bagatell)trauma, Mikroabszesse im Stichkanal [7, 10, 19] und Glaskörperstränge im scheinbar dichten, ehemaligen Starschnittbereich, die wie ein Docht Bakterien in das Innere des Auges ansaugen können („vitreous-wick-syndrome"; [24]).

Als Sonderform der späten infektiösen postoperativen Endophthalmitis ist die umschriebene, auf den Kapselsack nach extrakapsulärer Kataraktextraktion beschränkte bakterielle Infektion („localized endophthalmitis") anzusehen [14, 20, 23]. Wenig virulente Erreger wie Staphylococcus epidermidis und Propionibacterium acnes sind derart in der Kapselsackperipherie eingeschlossen, daß die bakterielle Komponente der intraokularen Entzündung nicht zum Ausbruch kommen kann, ein steriler Reizzustand außerhalb der Linsenkapsel aber manifest wird. Die Symptomatik ist durch ein steriles (!) Hypopyon, minimalen bis mäßigen intraokularen Reizzustand, Endothelpräzipitate, Bindehautinjektion und -schwellung sowie sekundären Druckanstieg gekennzeichnet. Das klinische Bild ähnelt dem früh einsetzenden sterilen „toxic-lens-syndrome". Aus der umschriebenen, auf den Kapselsack beschränkten bakteriellen Endophthalmitis kann nach Eröffnung desselben bei einer YAG-Laser-Kapsulotomie eine akute, diffuse eitrige intraokulare Entzündung werden [28].

Literatur

1. Allen HF, Mangiaracine AB (1964) Bacterial endophthalmitis after cataract extraction: A study of 22 infections in 20,000 operations. Arch Ophthalmol 72:454–462
2. Apple DJ, Mamalis N, Reidy JJ, Novak LC, Googe JM, Loftfield K, Olson RJ (1985) A comparison of ciliary sulcus and capsular bag fixation of posterior chamber lenses. Am Intraocular Implant Soc J 11:44–63
3. Apple DJ, Mamalis N, Olson RJ, Kincaid MC (1989) Intraocular lenses. Evolution, designs, complications, and pathology. Williams & Wilkins, Baltimore, pp 225–254
4. Bhattacherjee P (1980) Prostaglandins and inflammatory reactions in the eye. Methods Find Exp Clin Pharmacol 2:17–31
5. Böke W (1987) Intraokulare Entzündungsreaktionen nach Implantation einer retropupillaren Linse. Klin Monatsbl Augenheilkd 190:393–402
6. Ellingson FT (1977) Complications with the Choyce Mark VII anterior lens implant (uveitis-glaucoma-hyphema). Am Intraocular Implant Soc J 3:199–205
7. Forster RK (1986) Endophthalmitis. In: Duane TD, Jaeger EA (eds) Clinical ophthalmology, vol 4, chap 24. Harper & Row, Philadelphia, pp 1–20
8. Galin MA, Tuberville AW, Dotson RS (1982) Immunologic aspects of intraocular lenses. Int Ophthalmol Clin 22:227–234
9. Halde C (1986) Ocular mycology. In: Tabbara KF, Hyndiuk RA (eds) Infections of the eye. Little & Brown, Boston, pp 151–166
10. Jaffe NS (1984) Cataract surgery and its complications, 4th ed. Mosby, Saint Louis, pp 497–544, 553–560
11. Kampik A, Dabov B (1986) Akute Endophthalmitis. In: Lund OE, Waubke TN (Hrsg) Akute Augenerkrankungen, akute Symptome. Enke, Stuttgart, S 177–193

12. Lieppman ME (1982) Intermittent visual „white out". A new intraocular lens complication. Ophthalmology 89:109–112
13. Masket S (1986) Pseudophakic posterior iris chafting syndrome. J Cataract Refract Surg 12:252–256
14. Meisler DM, Palestine AG, Vastine DW, Demartini DR, Murphy BF, Reinhart WJ, Zakov ZN, McMahon JT, Cliffel TP (1986) Chronic Propionibacterium endophthalmitis after extracapsular cataract extraction and intraocular lens implantation. Am J Ophthalmol 102:733–739
15. Meltzer DW (1980) Sterile hypopyon following intraocular lens surgery. Arch Opthalmol 98:100–104
16. Mishima S, Tanishima T, Masuda K (1985) Pathophysiology and pharmacology of intraocular surgery. Austr New Zeal J Ophthalmol 13:147–158
17. Naumann GOH (1980) Pathologie des Auges. Springer, Berlin Heidelberg New York, S 88–175
18. Parelman AG (1979) Sterile uveitis and intraocular lens implantation. Am Intraocular Implant Soc J 5:301–306
19. Parke DW, Brinton GS (1986) Endophthalmitis. In: Tabbara KF, Hyndiuk RA (eds) Infections of the eye. Little & Brown, Boston, pp 563–585
20. Piest KL, Apple DJ, Kincaid MC, Roberts WA, Tetz MR, Price FW (1987) Localized endophthalmitis: a newly described cause of the so-called toxic lens syndrome. J Cataract Refract Surg 13:498–510
21. Richburg FA, Reidy JJ, Apple DJ, Olson RJ (1986) Sterile hypopyon secondary to ultrasonic cleaning solution. J Cataract Refract Surg 12:248–251
22. Rochels R (1990) Postoperative Entzündungen. In: Wollensak J, Lund OE (Hrsg) Ophthalmochirurgische Komplikationen. Enke, Stutgart (im Druck)
23. Roussel TJ, Culbertson WW, Jaffe NS (1987) Chronic postoperative endophthalmitis associated with Propionibacterium acnes. Arch Ophthalmol 105:1199–1201
24. Ruiz RS, Teeters W (1970) The vitreous wick syndrome. Am J Ophthalmol 70:483–490
25. Schlaegel TF, O'Connor GR (1986) Hypersensitivity unveitis. In: Duane TD, Jaeger EA (eds) Clinical ophthalmology, vol 4, chap 4. Harper & Row, Philadelphia, pp 3–4
26. Smith RE, Nozik RA (1986) Uveitis. Klinik, Diagnose, Therapie. Ein Leitfaden für die Praxis. Springer, Berlin Heidelberg New York Tokyo, S 124–131, 193–197, 242–247
27. Stark WJ, Rosenblum P, Maumenee AE, Cowan CL (1980) Postoperative inflammatory reactions to intraocular lenses sterilized with ethylene-oxide. Ophthalmology 87:385–389
28. Tetz MR, Apple DJ, Price FW, Piest KL, Kincaid MC, Bath PE (1987) A newly described complication of Neodymium-YAG laser capsulotomy: Exacerbation of an intraocular infection. Arch Ophthalmol 105:1324–1325
29. Treumer H (1990) Akute und chronische Entzündungsreaktionen nach Implantation künstlicher Linsen. Fortschr Ophthalmol (im Druck)
30. Wilson FM, Wilson FM II (1986) Postoperative uveitis. In: Duane TD, Jaeger EA (eds) Clinical ophthalmology, vol 4, chap. 55. Harper & Row, Philadelphia, pp 1–18
31. Witmer R (1962) Phaco-antigenic uveitis. Docum Ophthalmol 16:271–276

Akute und chronische Endophthalmitis nach Hinterkammerlinsenimplantation

B. GLOOR [1], E. MESSMER und CHR. V. ZIEGLER

Zusammenfassung. 12 Patienten, 61–85 Jahre alt (Median 72,5 Jahre) mit postoperativer Endophthalmitis nach extrakapsulärer Kataraktextraktion und Hinterkammerlinsenimplantation werden vorgestellt, 6 akute Fälle, aufgetreten 3–7 Tage nach der Operation, 4 chronische, aufgetreten 7 Wochen bis 18 Monate nach dem Eingriff. In den akuten Fällen führte, wenn diese nicht innert 24 Stunden auf eine massive lokale und parenterale Antibiotikatherapie ansprachen, die notfallmäßige Entfernung der Hinterkammerlinse kombiniert mit Vitrektomie, sei es von vorne oder über die Pars plana, in 6 Fällen zu befriedigenden Resultaten (Sehschärfe 0,2 oder mehr). Bei den chronischen Fällen erscheint ein schrittweises Vorgehen sinnvoll: Konservative Therapie mit massiven lokalen und parenteralen Antibiotikagaben und lokalen Steroiden; bei Mißerfolg Entfernung der Kunststofflinse unter Belassen des Diaphragmas, wenn der Glaskörper nicht zu sehr infiltriert ist; bei nochmaligem Mißerfolg, oder wenn der Glaskörper stark infiltriert ist, Entfernung der Hinterkammerlinse mit dem Kapselsack und Vitrektomie unter Antibiotikaschutz. In drei von vier chronischen Fällen wurden koag. negative Staphylokokken und/oder Propionibakterium aknes d. h. eine Infektion nachgewiesen, was erneut zeigt, daß der Begriff des „toxic lens syndrom" fallen gelassen werden sollte. Unsere relativ radikale Therapie weicht von anderen Therapievorschlägen etwas ab. Um herausfinden zu können, unter welchen Umständen eine Hinterkammerlinse im Auge belassen werden darf und unter welchen nicht, ist eine randomisierte, kontrollierte Studie mehrerer Zentren in der nächsten Zeit dringend erforderlich.

Summary. Twelve patients from 61 to 85 years of age (median 72.5 years) with postoperative endophthalmitis following extracapsular cataract extraction and posterior-chamber lens implantation are presented. Six acute cases developed 3–7 days after operation and 4 chronic cases at 7 weeks–18 months. Acute cases not responding to massive local and parenteral antibiotics within 24 h underwent emergency removal of the posterior-chamber lens combined with vitrectomy using an anterior or pars plana approach. In all 6 cases this led to a satisfactory result (visual acuity 0.2 or more). For chronic cases, a stepwise treatment approach is advised, starting conservatively with massive local and parenteral antibiotics and local steroids. If response is poor, the IOL is removed leaving the diaphragm in place if the vitreous is not too heavily infiltrated. If this fails or if there is heavy infiltration of the vitreous, removal of the posterior-chamber IOL is combined with removal of the capsular bag and vitrectomy under antibiotic coverage. In 3 of the 4 chronic cases, infection with coagulase-negative staphylococci and/or Proprionibacterium acnes was demonstrated, providing further evidence that the term „toxic lens syndrome" should be discarded. Our relatively radical therapy differs somewhat from other proposed treatments. A randomized, controlled, multicenter study is urgently needed to define the circumstances under which a posterior-chamber lens may be left within the eye or should be removed.

---

[1] Augenklinik, Universitätsspital, CH-8091 Zürich

Die Endophthalmitis nach Linsenimplantation ist glücklicherweise nach wie vor so selten, daß wir uns bei der Suche nach den besten Behandlungsschemata auf einem durch Versuch und Irrtum gezeichneten Weg vorwärts tasten (vgl. dazu auch Treumer u. Böke [15] und Wenzel u. Reim [17]). Ob man dies auf die Dauer tun darf, wird am Schluß nochmals gefragt werden müssen. Aber vorerst mag es sinnvoll sein, nachdem sich einer Serie von Fällen weitere angefügt haben, vor einiger Zeit gemachte Aussagen und Vorschläge auf den neuesten Stand des Irrtums zu bringen. Dies ist der Grund, warum hier über ein erst kürzlich anläßlich der Tagung der Schweizerischen Ophthalmologischen Gesellschaft behandeltes Thema (Gloor 1990) erneut vorgetragen wird.

Krankengut

Unser Krankengut setzt sich heute aus 12 Patienten, 6 Frauen und 6 Männern im Alter von 61 bis 85 Jahren (Median 72,5 Jahre), welche zwischen 3. Tag bis 7. Monat nach der Linsenimplantation eine Endophthalmitis entwickelt haben. Tabelle 1 faßt Beginn der Endophthalmitis, therapeutisches Vorgehen, Resultate der bakteriologischen Untersuchung und Behandlungsergebnisse zusammen. Der Beginn der Endophthalmitis bestimmt die Reihenfolge der Fälle. Es ergeben sich deutlich zwei Gruppen: Die *akuten* Fälle mit Auftreten der Endophthalmitis vom 3.–7. Tag und die *subakuten bis chronischen* mit Auftreten nach 2 und mehr Monaten. Aus Tabelle 1 sind folgende wichtige Punkte herauszulesen.

Akute Fälle

Bei den 8 akuten Fällen wurde in einem Fall sofort, in 4 Fällen nach 1–3 Tagen, in einem erst nach 50 Tagen vitrektomiert und die Linse herausgenom-

Tabelle 1. Endophthalmitis nach HI-KA-LI-Implantation

Pat.	Beginn der Endophth.	Entf. der IOL	Vitrektomie	Erreger	End-visus
79 J.	2. Tag	5. Tag	5. Tag	–	FZ
65 J.	4. Tag	6. Tag	6. Tag	–	0,5
74 J.	5. Tag	6. Tag	6. Tag	Staph. aureus Staph. coag. neg.	FZ
61 J.	5. Tag	Th konservativ			0.2
71 J.	6. Tag	50. Tag	50. Tag	–	0,2
75 J.	7. Tag	7. Tag	7. Tag	Staph. coag. neg.	0.2
70 J.	7. Tag	Th konservativ		–	0.63
85 J.	7. Tag	8. Tag		–	0,2
79 J.	3. Monat	6. Monat	6. Monat	–	0,2
70 J.	4. Monat	18. Monat	24. Monat	Propioni + Staph. coag. neg.	0,3
68 J.	5. Monat	5. Monat	5. Monat	Staph. coag. neg.	0,6
76 J.	7. Monat	12. Monat	–	Propioni	0,8

men, bei zweien blieb es bei der konservativen bzw. medikamentösen Behandlung.

Diese Intervalle haben ihre Gründe: Schwerste Glaskörperinfiltration und Abfall des Visus auf knapp Lichtempfindung verlangte die sofortige Intervention in einem Fall, bei fünf weiteren war der Eintrittsbefund so (noch Fundusrot bzw. relativ wenig Glaskörperinfiltration), daß ein Abwarten erlaubt schien, wobei im weiteren Verlauf sich vier Fälle trotz intensivster medikamentöser Therapie verschlechterten – darunter eine Patientin, bei welcher wegen des schlechten Allgemeinzustandes nicht sofort operiert werden konnte – und deswegen zur Linsenextraktion und Vitrektomie geschritten wurde; zwei Fälle verbesserten sich so, daß bei der medikamentösen Therapie geblieben werden konnte.

Bei den akuten Fällen ergaben sich 2 × bakteriologisch positive Befunde, und zwar Staphyloc. aureus und Staph. coag. neg. 1 ×, nur Staph. coag. negativ 1 ×. Alle Fälle kamen antibiotisch anbehandelt in die Klinik. Vorderkammerspülungen und Punktionen brachten in zwei Fällen nichts.

Eine sich anbahnende oder voll entwickelte *akute*, d. h. früh postoperative Endophthalmitis stellt den Implantchirurgen vor die höchst unbequeme Frage, nämlich: *Ist die Rettung des Auges bzw. der Netzhautfunktion vereinbar mit Erhalt der implantierten Linse?*

Dazu muß man sich über folgendes Klarheit verschaffen: Handelt es sich im vorliegenden Fall um eine nicht infektiöse entzündliche Reaktion oder eine Infektion? (Vgl. dazu Miyake et al. [11].)

Die Stadieneinteilung nach Treumer u. Böke [15] hilft weiter (Tabelle 2): Solange nur ein zartes Fibringespinst besteht, ergibt sich höchstens ein Verdacht auf Infektion; Zeitpunkt des Auftretens, vorausgegangene Irischirurgie bzw. -Traumatisierung, müssen in dieser Situation bedacht werden, wenn zwischen „Infektion" und „aseptischer Entzündung" abgewogen wird. Fibrinbildung und zelluläre Infiltration machen eine Intensivierung der lokalen Therapie mit Antibiotika und Steroiden, z. B. Maxitrol notwendig. Jetzt sind vor allem häufige, d. h. mehrmals tägliche Kontrollen wichtig, und damit unseres Erachtens, falls ambulant operiert wurde, die Hospitalisation in einem Spital, wo diese Kontrollen gewährleistet sind. Kommt frühpostoperativ ein Hypopion dazu und eine „Infiltration" der Linsenkapsel („Lokalisierte Endophthalmitis [15, 13], tut man gut daran, diese lokalisierte Endophthalmitis als Infektion zu behandeln, und zwar nun neben lokalen Antibiotikas massiv mit i. v. Antibiotikas, welche sowohl ein grampositives wie ein gramnegatives Spektrum abdecken (vgl. Tabelle 3). Besteht bereits eine massive Glaskörperinfiltration, ist das Sehvermögen unverhältnismäßig abgesunken oder verschlechtert sich der Befund im Verlaufe der nächsten 24 Stunden, dann sind größere chirurgische Maßnahmen unumgänglich.

Vorgehend nach dem in Tabelle 3 enthaltenen Therapieschema, haben wir uns in dieser Situation stets für *Auge vor Kunststofflinse* entschieden, die Kunststofflinse und den Kapselsack entfernt und eine ausgedehnte Vitrektomie, meist von vorne, zweimal über die Pars plana durchgeführt (vgl. dazu auch Laatikainen u. Tarkkanen [8]). Man muß aber die Frage stellen, ob es

Tabelle 2. Stadieneinteilung der Endophthalmitis. (Nach Treumer u. Böke [15])

1. zartes Fibringespinst
2. *heftige „Fibrinreaktion" ohne/mit Hypopion*, Synechierungen, *typischer Aspekt der Linsenkapsel*
3. *Glaskörperinfiltration – kapselnah, Endophthalmitis, diffus*
4. Kapselfibrose – nach erfolgreicher konserv. Therapie

Tabelle 3. Therapieschema

[*Stadium 1* Fibringespinst: z. B. Maxitrol stdl]

Stadium 2.1 akut: heftige Fibrinreaktion ohne Hypopion:
Lokale Antibiotika (u. Steroide) ½stündlich
Antibiotika allgemein:
Hausgebrauch: Augmentin (Amoxycillin und Clavulansäure)

Stadium 2.2 akut: heftige Fibrinreaktion mit Hypopion, Infiltration der Linsenkapsel!:
Antibiotika allgemein:
   Hausgebrauch: Augmentin (Amoxycillin und Clavulansäure) oder Claforan und
            Netilmycin
Empfehlung Bron u. Mitarb.:
                – Ampicillin + Aminoglycoside oder
                – Fluoroquinolon u. Fosfomycin oder
                – Piperacillin
Corticosteroide 24 Std später
Bei Verschlechterung schon in den nächsten Stunden wie

Stadium 3 akut: wie Stadium 2 plus Glaskörperinfiltration – kapselnah, Endophthalmitis, diffus
sofort Entfernen der IOL und Vitrektomie von vorne oder via p. plana
Antibiotika und Corticosteroide allgemein wie Stadium 2.2.
intravitreal: – Gentamycin 20 mg in 500 ml NaCl 0,9% Infusionslösung
           – oder Vancomycin 1 mg

Stadium 2 chronisch: Ein Versuch mit Antibiotika (wie Stadium 2) und Steroiden lokal und
                allgemein
Bei Rezidiv: Entfernen der IOL
                Antibiotika und Steroide wie bei „akut"

Weiteres Rezidiv oder

Stadium 3 chronisch: Linsenextraktion „i. c." und Vitrektomie (von vorne oder p. plana)
           Antibiotika und Steroide wie bei „akut"

nicht andere Wege gibt, um die Hinterkammerlinse zu erhalten. Tabelle 4 zeigt die Vielfalt der Therapie-Möglichkeiten.

Eine lokale und vor allem intravenöse Antibiotikatherapie bildet stets die Grundlage der therapeutischen Bemühungen. Wir geben z. B. Augmentin (Amoxicillin plus Clavuransäure) oder Kefzol (Kefazolin) und ein Aminoglycosid (Gentamicin oder Netilmiycin), während Bron et al. [2] denken, mit

Tabelle 4. Therapie der Endophthalmitis nach KAT-OP und HIKALI. Stets massive lokale und i.v. Antibiotikatherapie mit einem modernen Breitspektrum-Penicillin oder Cephalosporin und einem Aminoglycosid

---

- Nur massive lokale und i.v. Antibiotikatherapie
- VK-Spülung und Antibiotika in VK
- Glaskörperpunktion für Bakteriologie und Antibiotika intravitreal
- VK-Spülung, Vitrektomie, Antibiotika intraokulär
- VK-Spülung, Lens-, Kapsul- und Vitrektomie, Antibiotika intraokulär

---

den Fluoroquinolonen Pefloxacin, Ofloxacin, Ciprofloxacin und Norfloxacin könne man wegen ihrer guten Penetration in das Kammerwasser und in den Glaskörper [9, 5] konservativ behandeln. Diese Medikamente haben ein sehr breites Spektrum, Streptokokken und Pseudomonas sind aber relativ wenig sensibel. Bron u. Mitarb. empfehlen deswegen ein Fluoroquinolon per os kombiniert mit Fosfomycin i.v. oder Piperacillin, 24 h später Corticosteroide peribulbär, sind aber auch nicht sicher, ob dies die frühe Vitrektomie ersetzen kann.

Treumer u. Böke [15] schlagen ein schrittweises chirurgisches Vorgehen vor: Vorderkammerchirurgie mit Vorderkammerpunktion für Bakteriologie und -Spülung mit Antibiotika, verbunden mit Resektion von infiltrierten Kapselstücken, – uns hatte sich in 2 Fällen die VK-Spülung als nutzlos erwiesen – je nach Verlauf später Vitrektomie mit Antibiotikainjektion und noch später Linsenentfernung. Hierbei wird man sich aber fragen, wieviele Eingriffe man einem Patienten und einem Auge zumuten kann. Sehr gewagt erschiene uns ein Vorgehen, welches nach Linsenentfernung und Vitrektomie gleich eine neue, Pars plana- bzw. Sklera-fixierte Linse einsetzen würde.

Betrachten wir unsere Resultate mit einem Visus von $2 \times$ FZ und $4 \times 0,2$ oder besser und daß sich mit der Vitrektomie z.B. im Fall 2 der Visus von Lichtschimmer auf 0,5, im Fall 8 der Visus von LP falsch auf 0,2 gebracht werden konnte, halten sich diese im Rahmen aller Mitteilungen, sind sogar noch etwas besser, als diejenigen der großen Serie von 83 Fällen aus dem Bascom Palmer Eye Institut [4]. Neben Antibiotika allgemein waren von Driebe u. Mitarb. von den oben erwähnten Therapiemodalitäten folgende drei gewählt worden:

1. intraoculäre Antibiotika mehrfach,
2. Vitrektomie und intraoculäre Antibiotika,
3. Vitrektomie, Linsenentfernung und intraoculäre Antibiotika.

Alle bisherigen Resultate widersprechen einer Hypothese nicht: Eine bakterielle Endophthalmitis braucht eine antibiotische Therapie. Wieviel die zusätzlichen Maßnahmen taugen, dies zu beurteilen läßt auch die Studie von Driebe et al. nicht zu. Gerade weil selbst eine so große Serie mit 83 Fällen keine bindenden Schlüsse erlaubt, demonstriert diese genannte Arbeit, wie dringend notwendig – ceterum censeo – auch auf diesem Gebiet eine randomisierte Studie ist. Weil aber innert nützlicher Frist auch ein Zentrum mit größerem Einzugsgebiet in bezug auf Endophthalmitiden – übrigens: nur einer von unse-

Tabelle 5. Vorschlag für eine prospektive, kontrollierte, randomisierte Studie

---

Gruppe 1 bestehend aus:

Stadium 2.1: *heftige Fibrinreaktion mit Hypopion und*

Stadium 2.2: *heftige Fibrinreaktion mit Hypopion, Infiltration der Linsenkapsel, aber keine GK-Infiltration:*
  Nur massive lokale und i. v. Antibiotikatherapie mit einem modernen Breitspektrum-Penicillin oder Cephalosporin und einem Aminoglycosid. Corticosteroide. Bei Verschlechterung »Mißerfolg«

Randomisieren:

Stadium 2.3: *Heftige Fibrinreaktion, Hypopion, Linsenkapselinfiltration, Glaskörperinfiltration, Papille noch sichtbar*

Gruppe 2:	Antibiotika lokal und i.v., Corticosteroide, VK-Spülung, Vitrektomie, Antibiotika intraokulär
Gruppe 2:	Antibiotika lokal und i.v., Corticosteroide, VK-Spülung, *Lens- Kapsul-* und Vitrektomie, Antibiotika intraokulär

Gruppe 3:

Schon zu Beginn schwere Glaskörperbeteiligung, kein Fundusrot, Papille unsichtbar

Nicht in randomisierte Studie: Therapie nach eigener Wahl
  (unser Vorgehen: Antibiotika lokal und i.v., Corticosteroide, VK-Spülung, Lens-, Kapsul- und Vitrektomie, Antibiotika intraokulär)

---

ren vorgestellten Fällen ist hausgemacht! – die nötige Fallzahl nicht erreichen kann, muß sie multizentrisch sein. Im Umkreis von an einer solchen Studie beteiligten Zentren wäre wünschbar, daß Endophthalmitis-Fälle dorthin überwiesen und nicht mehr oder weniger klammheimlich saniert würden, selbst wenn an dieser Stelle die entsprechenden Ratschläge gegeben werden.

Wir meinen, man könnte sich auf z. B. 4 abgestufte Therapiegruppen relativ leicht einigen (Tabelle 5), wobei in einem frühen Stadium (Stadium 2.1 und 2.2 akut der Tabelle 3) „konservativ" behandelt, bei Versagen der Therapie, d. h. bei Übergang in Stadium 2.3 oder bei Vorliegen dieses Stadiums zwei randomisierte Gruppen gebildet würden, mit der Frage, ob Vitrektomie ohne oder mit Lensektomie die besseren Resultate ergibt. Die vierte Gruppe, nämlich diejenige mit schwerer Glaskörperinfiltration, ohne Sicht auf Papille und aufgehobenem Fundusreflex würde nach eigener Wahl, in unserer Klinik mit VK-Spülung, Lens, Kapsul- und Vitrektomie, Antibiotika i.v., intrakamerulär bzw. intravitreal, Corticosteroide lokal und allgemein.

Subakute bis chronische Fälle

Dies sind die Fälle, welche früher als „toxic lens syndrom" bezeichnet wurden. Die Unterdrückbarkeit der Entzündungszeichen mit Corticosteroiden schien dies zu beweisen. Die Hartnäckigkeit des steten Wiederauftretens von Fibrinbildung, Hypopion und Glaskörperinfiltration bei oft sichtbarer Infiltration im Kapselbereich, dann die Resultate der Bakteriologie haben seit den Untersuchungen von Meisler et al. [10] und Piest et al. [13], Ficker et al. (1987) und zahlreichen anderen das „toxic lens syndrom" ins Reich der Sage verwiesen. In dreien von unseren vier chronischen Fällen gelang der Nachweis von Erregern, 1 × Staph. coag. negativ und Propionibacterium acnes, einmal der eine, einmal der andere Erreger. Wichtig ist, beim Eingehen in die VK ganz zuerst aus den verdächtigsten Teilen, d. h. aus der weiß veränderten Linsenkapsel mit feiner Kanüle Material anzusaugen, dann auch das Explantat bakteriologisch zu untersuchen, wobei die Platten genügend lang anaerob bebrütet werden müssen.

Untersuchungen über die leichte Haftung dieser Erreger an den Linsen [16, 6, 3] über die Kontamination der Vorderkammer bei Operation im noch so „geschlossenen" System [14] erklären, warum es so relativ leicht zu diesen chronischen Infektionen kommt.

Mit konservativer Therapie, d. h. mit Belassen der IOL, sind wir bis jetzt nicht zurecht gekommen. Nach Entfernen der Linsen sind unsere Resultate aber gut, wobei der Visus noch über lange Zeit ansteigt. Hier ist aber zu erwähnen, daß in den von Brady et al. [1] aus der Literatur zusammengestellten 23 Fällen von chronischer postoperativer Endophthalmitis, in 11 Fällen die Linse nicht, in 12 Fällen herausgenommen worden ist. Da man bei den subakuten und chronischen Fällen nicht unter demselben Zeitdruck wie bei den akuten Fällen steht, ist demnach ein Versuch mit massiver lokaler Therapie mit Antibiotika und Corticosteroiden, zugleich Antibiotika i. v. sicher gestattet [18]. Propionibakt. acnes ist resistent gegen Gentamicin, aber empfindlich auf Cefazolin (Kefzol), Penicillin und Vancomycin. Bei einem weiteren Schub ist mindestens die Linse zu entfernen. Damit hatten wir in einem Fall einen sehr guten Erfolg (Visus 0,8). Wenn damit die Situation nicht zu beherrschen ist oder wenn der Glaskörper massiv infiltriert ist, muß die IOL mit dem Kapselsack bzw. dem Nachstar nach Zonulolyse wie eine i.c.-Extraktion entfernt und der Glaskörper ausgeräumt werden. Erst dann erhält man Ruhe und je früher der Eingriff erfolgt, um so eher kann sich eine cystoid-ödematös veränderte Macula noch erholen. Diese Operation kann durchaus von Anfang bis Ende von vorne durchgeführt werden.

Bei intraokularer Anwendung von Antibiotika muß man wissen, daß Bolusinjektionen nicht ungefährlich sind (vgl. [7]). Besonders aufpassen muß man, wenn man den Glaskörperraum mit Luft auffüllte. Dann kann im Bereiche der Berührung mit der Retina Gentamycin zu sofortigem Gefäßverschluß und zur Netzhautnekrose führen. Deswegen gibt man seine Antibiotika besser in die Infusionslösung der Vitrektomie – z. B. 20 mg Gentamicin in 500 mg physiol. Kochsalzlösung.

Literatur

1. Brady SE, Cohen EJ, Fischer DH (1988) Diagnosis and treatment of chronic postoperative bacterial endophthalmitis. Ophthalmic Surg 19:580–584
2. Bron A, Talon D, Estavoyer JM, Delbosc B, Montard M, Royer J (1989) Les progrès du traitement médical des endophthalmies bactériennes. Ophthalmologie 3:73

3. Dilly PN, Holmes Sellors PJ (1989) Bacterial adhesion to intraocular lenses. J Cataract Refract Surg 15:317–320
4. Driebe WT, Mandelbaum S, Forster RK, Schwartz LK, Culbertson W (1986) Pseudophakic endophthalmitis, diagnosis and management. Ophthalmology 93:442–448
5. Gassmann F, Joos B, Lüthy R, Klöti R (1986) Penetration von Ciprofloxacin sowie Cotrimaxol in die Vorderkammer und den Glaskörper des menschlichen Auges. Klin Monatsbl Augenheilkd 188:382
6. Griffiths PG, Elliot TSJ, McTaggart L (1989) Adherence of Staphylococcus epidermidis to intraocular lenses. Br J Ophthalmol 73:402–406
7. Kattan H, Pflugfelder StC (1989) Complications of intraocular antimicrobial agents. Int Ophthalmol Clin 29:188–194
8. Laatikainen L, Tarkkanen A (1987) Early Vitrectomie in the treatment of post-operative purulent endophthalmitis. Acta Ophthalmologica Scand 65:455–460
9. Lüthy R, Joos B, Gassmann F (1985) Penetration of Ciprofloxacin into the human eye. 1st International Ciprofloxacin Workshop, Leverkusen
10. Meisler DM, Palestine AG, Vastine DW, Demartini DR, Murphy BF et al. (1986) Chronic propionibacterium Endophthalmitis after extracapsular cataract extraction and intraocular lens implantation. Am J Ophthalmol 102:733–739
11. Miyake K, Maekubo K, Miyake Y, Nishi O (1989) Pupillary fibrin membrane. A frequent early complication after posterior chamber implantation in Japan. Ophthalmology 96:1228–1233
12. Pham Duy T, Wollensak J, Schnitzkewitz G (1988) Endophthalmitis und Toxic-lens-Syndrom. Differentialdiagnose und Therapie. Klin Monatsbl Augenheilkd 193:243–248
13. Piest KL, Kincaid MC, Tetzt MR, Apple DJ, Roberts WA, Price FW (1987) Localized endophthalmitis: a newly described cause of the so-called toxic lens syndrom. J Cataract Refract Surg 13:498–510
14. Sherwood DR, Rich WJ, Jacob JS, Hart RJ, Fairchild YL (1989) Bacterial contamination of intraocular and extraocular fluids during extracapsular cataract extraction. Eye 3:308–312
15. Treumer H, Böke W (1989) Zur mikrobiell induzierten Entzündungsreaktion nach Implantation endokapsulärer und sulkusfixierter Intraokularlinsen. In. Lang GK, Ruprecht KW, Jacobi KW, Schott K (Hrsg) 2. Kongreß der Deutschen Gesellschaft für Intraokularlinsen-Implantation. Enke, Stuttgart, S 221–226
16. Vafidis GC, Marsh RJ, Stacey AR (1984) Bacterial contamination of intraocular lens surgery. Br J Ophthalmol 68:520–523
17. Wenzel M, Reim M (1989) Bakterielle Entzündungen nach Linsenimplantation. In: Lang GK, Ruprecht KW, Jacobi KW, Schott K (Hrsg.) 2. Kongreß der Deutschen Gesellschaft für Intraokularlinsen-Implantation. Enke, Stuttgart, S 227–229
18. Zambrano W, Flynn HW, Flugfelder SC, Roussel TJ, Culbertson WW, Holland S, Miller D (1989) Management options for Propionibacterium acnes endophthalmitis. Ophthalmology 96:1100–1105

Bakterielle Spätendophthalmitis nach Kunstlinsenimplantation – Eine chronische, IOL-assoziierte „Plastikinfektion"

Chr. Hartmann[1], B. Jansen[2], F. Schumacher-Perdreau[2] und G. Peters[2]

Zusammenfassung. Koagulasenegative Staphylokokken, insbesondere S. epidermidis, sind die am häufigsten verantwortlichen Erreger bei Infektionen von Kunststoffkathetern und von -implantaten, wie IOL. Die zugrundeliegenden Pathomechanismen sind eher komplex und verlaufen in 5 Schritten.
1. Bakterielle Adhäsion,
2. Keimvermehrung,
3. Bildung einer Schleimsubstanz (Matrix),
4. Protektion gegenüber der Wirtsabwehr und Therapeutika durch diese Matrix und
5. Persistenz des Infektionsherdes.

In vitro konnten wir nachweisen, daß S. epidermidis an IOL aus PMMA und Silikon in gleich hohem Maße adhärieren. Ferner konnten wir erstmals S. epidermidis wiederholt aus dem Auge eines Patienten mit chronisch rezidivierender Endophthalmitis nach IOL-Implantation isolieren und dessen klonale Identität nachweisen. Der Kunststoff selbst, d.h. die intraokulare Linse aus Plastik, ist ein wesentlicher pathogenetischer Faktor bei der Entstehung der Spätendophthalmitis nach Kunstlinsenimplantation. Aus diesem Grund möchten wir für diese Infektion den Terminus polymerassoziierte Fremdkörper- oder Plastikinfektion oder bezogen auf unser Fach „IOL-assoziierte Endophthalmitis" vorschlagen.

Summary. Coagulase-negative staphylococci – expencially the species S. epidermidis – are the predominant causative organisms in infections associated with indwelling catheters and implanted foreign bodies. The underlying pathomechanisms are very complex. These bacteria are able to adhere to and to grow on polymer surfaces. In the course of polymer colonisation they produce an extracellular slime substance in which they become completely embedded. The slime protects the staphylococci against host response mechanisms (i.e. opsonophagocytosis) and against antibiotics, and is thus responsible for the maintainance of the infectious focus. There are several literature reports that S. epidermidis may also be involved in late onset endophthalmitis associated with IOL after cataract surgery. However, the etiological correlation could not yet be finally proven because of the possibility of contamination from skin or conjunctival mucous membrane. We could show in vitro using bioluminescence that S. epidermidis is able to adhere to IOL made out of various polymer material. Furthermore we have been able to isolate S. epidermidis after diagnostic aspiration of aqueous humor from a patient with late onset endophthalmitis. At the time of IOL-explantation 4 weeks later we could isolate again S. epidermidis from the aspirate of the aqueous and vitreous humor and from the explanted IOL. The clone identity of the strain isolated could be proven by molecular typing methods. We conclude that late onset endophthalmitis after IOL can be a chronic polymer-associated S. epidermidis infection. Thus we suggest the term "IOL associated endophthalmitis".

---

[1] Universitäts-Augenklinik Köln, Joseph-Stelzmann-Straße 9, D-5000 Köln 41
[2] Hygiene-Institut der Universität zu Köln, D-5000 Köln

Einleitung

Intraokulare Entzündungen nach IOL-Implantation sind entweder nichtinfektiöser oder infektiöser Genese. Infektiöse Komplikationen durch Verschleppung exogener Keime während der Operation treten in 0,1–0,6% nach IOL-Implantation auf [3]. Klinisch unterscheidet man nach dem Manifestationszeitpunkt zwei Verlaufsformen:

1. Infektionen, die akut, d. h. innerhalb der ersten Stunden und Tage, auftreten;
2. Infektionen, die protrahiert-rezidivierend Wochen und Monate nach der Implantation auftreten.

Ursache postoperativer Sofortinfektionen sind häufig Staphylococcus (S.) aureus (Abb. 1), Pseudomonas aeruginosa und fakultativ hochvirulente Bakterien. Protrahiert verlaufende Infektionen werden durch Pilze wie Candida oder durch Bakterien verursacht, die zur normalen Haut- und Schleimhautflora gehören. Eine dominierende Rolle spielen hier koagulasenegative, für den gesunden Menschen als apathogen angesehene Staphylokokken, zumeist S. epidermidis (Abb. 1).

Auffällig ist, daß diese Erreger häufiger auftreten bei Patienten nach extrakapsulärer Kataraktextraktion oder Phakoemulsifikation *mit* IOL-Implantation als *ohne* IOL-Implantation. Ferner gibt es Hinweise darauf, daß diese Komplikation häufiger vorkommt bei der heute meist propagierten Kapselsackimplantation als bei der Sulkusfixation; Abb. 2 zeigt den typischen klini-

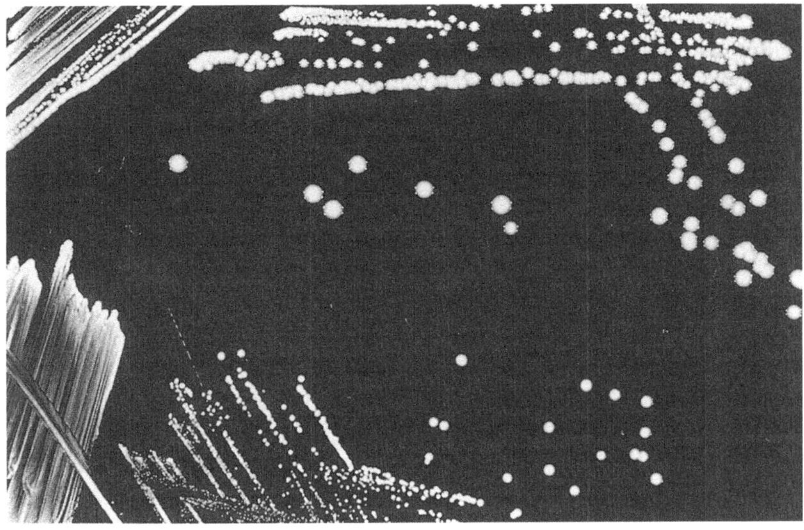

Abb. 1. Staphylococcus aureus (*obere Hälfte der Kulturplatte*) ist ein häufiger für postoperative Sofortinfektionen verantwortlicher Erreger. Staphylococcus epidermidis (*untere Hälfte der Kulturplatte*) ist häufiger Erreger der protrahiert verlaufenden Spätendophthalmitis nach IOL-Implantation

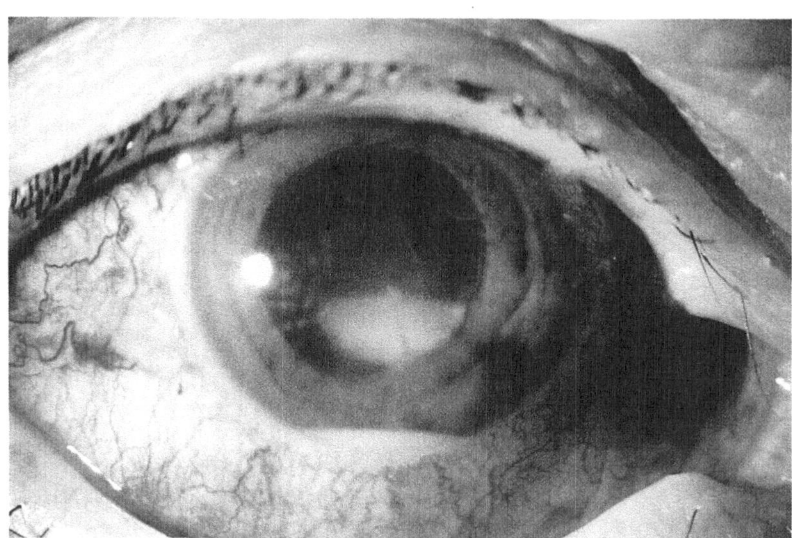

Abb. 2. Typischer klinischer Aspekt einer S.-epidermidis-Spätinfektion nach IOL-Implantation. Bei relativ blandem Auge findet sich ein rezidivierendes Hypopyon in der Vorderkammer und gelegentlich, wie hier nach endokapsulärer Implantation, auch hinter der IOL im Kapselsack

schen Aspekt einer solchen torpide verlaufenden, rezidivierenden Endophthalmitis nach endokapsulärer IOL-Implantation. Apple et al. [1] machten erstmals 1987 in Deutschland bei der ersten Tagung der DGII auf den möglichen Zusammenhang zwischen protrahierter Infektion und der möglichen Rolle saprophytärer Keime aufmerksam. Die Autoren unterstrichen auch die Bedeutung des intakten Kapselsackes als Reservoir und Proliferationsort peroperativ verschleppter Keime.

Die Anzüchtung von S. epidermidis ist immer mit dem Risiko der artifiziellen Kontamination aus der Keimflora der Bindehaut-/Hornhautoberfläche behaftet. Die Sicherung der ätiopathogenetischen Bedeutung von S. epidermidis Spätendophthalmitis nach Kataraktoperation mit IOL-Implantation ist daher sehr problematisch und bisher nicht überzeugend gelungen. Dies gilt vor allem für den Nachweis des identischen S. epidermitis-Klons zu verschiedenen Zeiten und aus mehreren Bereichen des Infektionsprozesses. Zudem gibt es derzeit kein Tiermodell, das die Erregernatur zusätzlich beweisen würde. Andererseits ist die ursächliche Bedeutung von S. epidermitis bei anderen polymerassoziierten Infektionen (z. B. intravasalen Kathetern, Herzklappenprothesen, Liquorableitungssystemen, endokardialen Schrittmacherelektroden, Gelenkprothesen . . .) unzweifelhaft, und wesentlich zugrundeliegende Pathomechanismen sind bei diesen Prozessen bereits aufgeklärt [2, 7, 11, 12].

Ziel der vorliegenden Arbeit ist 1. die Vorstellung eines klinischen Falles, bei dem erstmalig die Wiederanzüchtung des identischen Klons von S. epidermidis gelang und 2. die Darstellung der potentiellen Pathomechanismen der IOL-assoziierten S. epidermidis-Infektion. Aus der Kenntnis dieser Pathomechanismen ergeben sich wichtige Hinweise auf die Klinik bezüglich Therapie und Prophylaxe der Infektion sowie möglicherweise Konsequenzen für die IOL-Fabrikation.

Ergebnisse

Nachweis der klonalen Identität von S. epidermidis

Bei einem Patienten mit protrahiert-rezidivierend verlaufender Endophthalmitis nach IOL-Implantation, über den wir an anderer Stelle ausführlich berichtet haben [9], wurde zuerst aus dem Vorderkammerpunktat und dann 4 Wochen später bei der IOL-Explantation im Vorderkammerpunktat, im Glaskörperraum und auf der explantierten Linse der identische S. epidermidis Klon isoliert. Der Nachweis der klonalen Identität erfolgte durch den Beweis des identischen Biotyps, der identischen Antibiotikaempfindlichkeit, des identischen Musters extrazellulärer Proteine, des identischen Profils extra-chromosomaler DNS und des identischen Restriktionsmusters der Gesamtzell-DNS.

Pathomechanismen der S.-epidermidis-Infektion

Adhäsion und Vermehrung auf Polymeroberflächen. Die Adhäsion von Staphylokokken an Polymeroberflächen ist ein grundlegender Schritt in der Entstehung von Fremdkörperinfektionen. Die Bakterien sind in der Lage, sich an der Oberfläche unterschiedlicher Kunststoffe anzulagern, dort zu wachsen und Mikrokolonien auszubilden. Abbildung 3 zeigt die Situation am Bügel der explantierten Linse des obigen Patienten.

Einflußfaktoren auf die bakterielle Adhäsion an Kunststoffen sind: die Bakterienoberfläche, die Polymeroberfläche und das umgebende Medium. An der Bakterienoberfläche spielen hydrophobe und hydrophile Oberflächeneigenschaften, Oberflächenladung und Oberflächenstrukturen (z. B. Proteine) eine Rolle. Bei der Polymeroberfläche sind die Oberflächenspannung, die Oberflächenladung, die chemische Zusammensetzung und die Oberflächenstruktur (glatt, rauh, porös) von Bedeutung. Weiterhin dürfte der Einfluß von Gewebs- und Serumproteinen wie Fibronektin u. a. entscheidend sein [5]. Beim umgebenden Medium Kammerwasser sind zusätzlich pH und Lysozymgehalt von Bedeutung.

Wir haben die Adhärenz des bei obigem Fall isolierten S.-epidermidis-Stammes an Intraokularlinsen aus Silikon und PMMA geprüft und keinen signifikanten Unterschied gefunden zwischen beiden Materialien (Abb. 4a, b). Sowohl beim gebräuchlichen PMMA als auch beim Silikon besteht eine ausgeprägte Tendenz zur Adhärenz des Keimes.

Bildung extrazellulärer Schleimsubstanz. Während der Oberflächenbesiedlung produzieren die Staphylokokken eine extrazelluläre Schleimsubstanz, von der

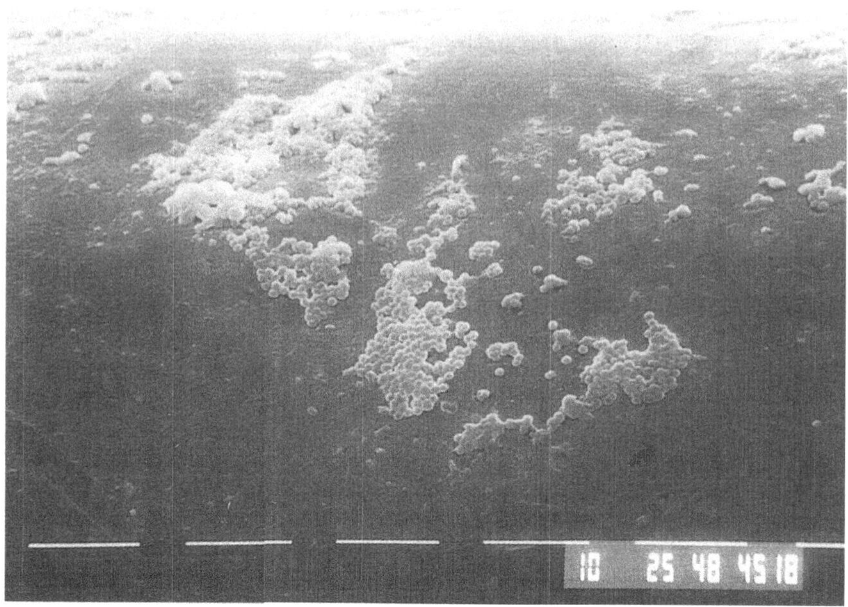

Abb. 3. Adhärenz von S. epidermidis an der IOL-Oberfläche. Im rasterelektronenmikroskopischen Bild sieht man an den Prolene-Bügeln einer explantierten Linse eines Patienten mit
Spätendophthalmitis nach IOL-Implantation Bakterienkolonien als Zeichen der Adhärenz
und Vermehrung an der Kunststoffoberfläche (Eichstrich = 10 µm)

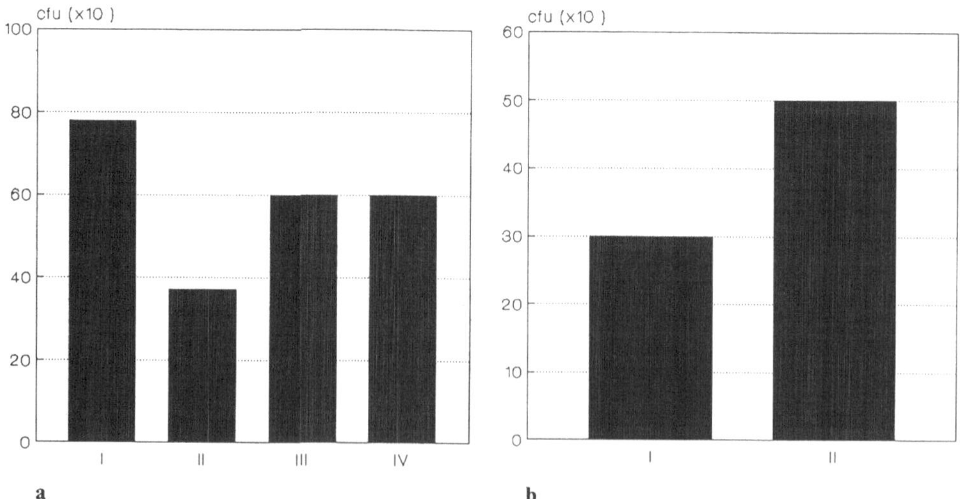

Abb. 4a, b. Ergebnis der In-vitro-Adhärenz von S. epidermidis an IOL aus **a** Silikon (n = 4;
initiale Keimkonzentration 8 × 10/ml) bzw. **b** PMMA (n = 2; initiale Keimkonzentration
2 × 10/ml). Es besteht kein signifikanter Unterschied im Adhäsionsverhalten

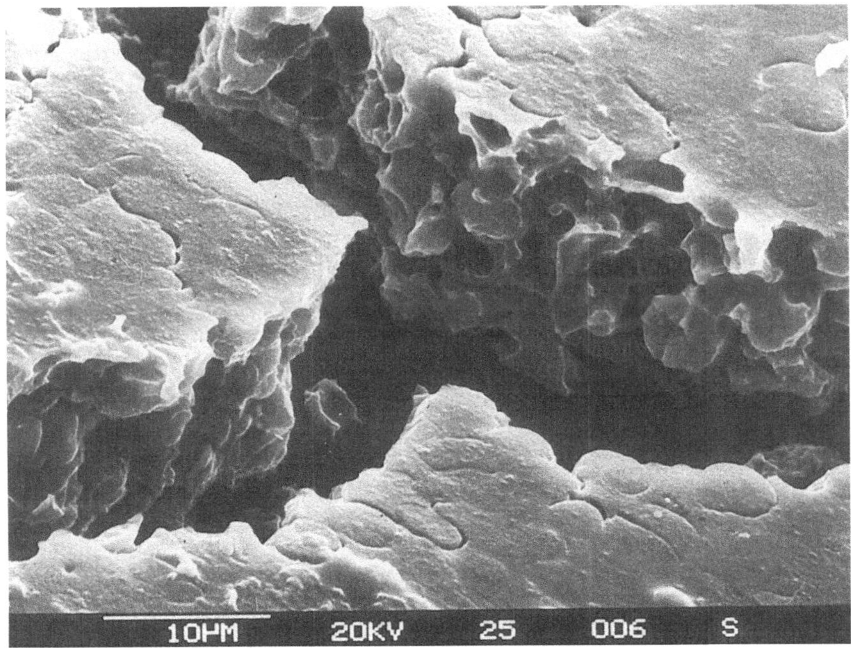

Abb. 5. S. epidermidis bildet eine Schleimmatrix, hier artifiziell bei der REM-Präparation aufgebrochen, mit der die Bakterien sich selbst vor der Wirtsabwehr und der Antibiotikawirkung auf der Kunststoffoberfläche schützen. Im vorliegenden Fall handelt es sich um die Oberfläche eines explantierten Subclaviakatheters

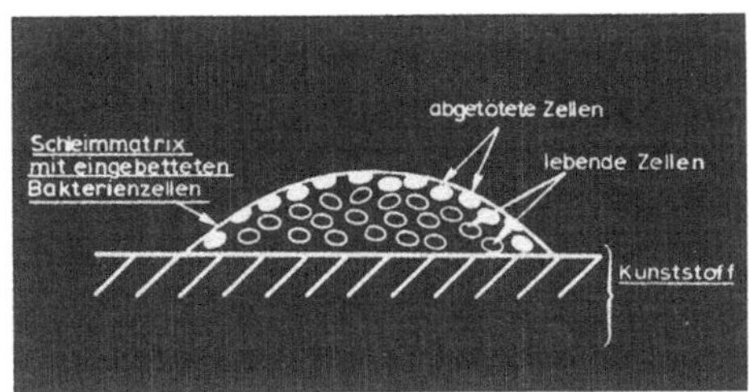

Abb. 6. Schematische Darstellung der Situation aus Abb. 5, die die Abkapselung von S. epidermidis durch die selbstgebildete Schleimmatrix nach Kolonisierung der IOL-Oberfläche zeigt

sie immer mehr eingeschlossen werden (Abb. 5). Die Bildung der extrazellulären Schleimsubstanz konnten wir auch in unserem Fall an der explantierten IOL nachweisen. Der Schleimsubstanz kommt eine wesentliche pathogene Bedeutung zu. Aufgrund verschiedener Untersuchungen handelt es sich um ein komplexes Glykokonjugat mit vielfältigen biologischen Eigenschaften [10]. Zu diesen Eigenschaften zählen: der Zusammenhalt der Staphylokokkenzellen auf zellulären und Polymeroberflächen; 2. der Schutz der Staphylokokken vor der körpereigenen Abwehr durch Opsonophagozytose [6]; 3. die Bildung einer

Penetrationsbarriere für antibakteriell wirksame Medikamente [10]; Abb. 6 zeigt diese Situation schematisch zur Erläuterung der Tatsache, daß das Antibiotikum die von den Bakterien gebildete Schleimschicht nicht durchdringen kann. Die Schleimmatrix, die eine Dicke von bis zu 160 µm erreichen kann, stellt ein physikalisches Hindernis für die Antibiotika-Penetration dar. Die Matrix führt also zur Protektion gegenüber der Wirtsabwehr, zur Protektion gegenüber einer effizienten Chemotherapie durch Antibiotika und damit zur Persistenz des Infektionsherdes am Polymer. Damit ist der larvierte, rezidivierende Verlauf dieser intraokularen Infektion erklärbar.

Diskussion

Wir konnten in einem klinischen Einzelfall durch den Nachweis der klonalen Identität der zweizeitig gewonnenen Isolate von S. epidermidis dessen ätiopathogenetische Bedeutung weitgehend sichern [9]. Eine Kontamination, wie in allen bisher publizierten Fällen denkbar, ist in unserem Fall ausgeschlossen.

Das von Peters et al. [7, 8] erarbeitete Konzept zur Pathogenese der S. epidermidis-Infektionen in Zusammenhang mit Implantaten und intravasalen Kathetern ist anscheinend im vollen Umfang auf die IOL-Problematik übertragbar. Dieses Konzept sieht folgendermaßen aus: nacheinander kommt es an der IOL-Oberfläche zur

1. bakteriellen Adhäsion;
2. Keimvermehrung;
3. Bildung einer Schleimsubstanz (Matrix);
4. Protektion gegenüber Wirtsabwehr und antibakterieller Chemotherapie;
5. Persistenz des Infektionsherdes.

Zum ersten Schritt, der Adhärenz, zeigt sich, daß diese sowohl bei PMMA als auch Silikon im hohen Maße gegeben ist und daß sich beide Materialien bezüglich der Staphylokokken-Adhärenz nicht signifikant unterscheiden (Abb. 4a, b). Auch Griffiths et al. [4] konnten zeigen, daß die Adhärenz von S. epidermidis an PMMA-Linsen der initiale pathogenetische Schritt ist. Sie fanden ebenfalls, daß IOL-adhärente Organismen resistent gegenüber sonst bakteriziden Antibiotikakonzentrationen waren.

Der Kunststoff, d. h. der intraokulare Fremdkörper aus Plastik, ist somit ein wesentlicher pathogenetischer Faktor. Aus diesem Grund möchten wir für diese Infektion den für andere Implantat- und Katheterinfektionen gebräuchlichen Terminus *Polymer-assoziierte Infektion* oder bezogen auf unser Fach *IOL-assoziierte Endophthalmitis* vorschlagen.

Aus unseren Überlegungen ergeben sich Konsequenzen für die *Prävention und Therapie* der IOL-assoziierten Endophthalmitis durch koagulasenegative Staphylokokken. Ein wichtiger Faktor ist die präoperative Antibiotika-Applikation in den Bindehautsack, sowie die Trännenwegsspülung vor jedem intraokularen Eingriff, beides klinische Routinemaßnahmen. Entscheidend in Anbetracht der Keimadhärenz, ist die strikte Vermeidung jeglichen Kontaktes der IOL-Oberfläche im Bereich der Optik und Haptik mit der Hornhaut, der

Bindehaut und insbesondere der Zilien. Es ist wichtig, einen geschlossenen Lidsperrer zu verwenden und/oder die Abdeckfolie um die Zilien zu schlagen. Das Ablegen der IOL z. B. auf der Hornhautoberfläche zum Greifen des Implantates unter dem Mikroskop ist strikt zu unterlassen. Eine z. B. aus der Implantationspinzette auf das Operationsfeld geglittene IOL darf nicht zur Implantation verwendet werden und sollte vom Hersteller resterilisiert werden.

Zur Therapie stellt sich im Falle des Eintretens einer protrahiert rezidivierenden Infektion vor allen Dingen die Frage der *Entfernung des infizierten Fremdkörpers*. Die Notwendigkeit hierzu ist häufig bei Kunststoffimplantaten andererorts im Organismus gegeben, z. B. bei einer Sepsis durch einen infizierten Venenkatheter. Im Unterschied zum Internisten oder Chirurgen ist man aber in der Ophthalmologie in der Lage, den Infektionsort, also die Hinterkammer, einzusehen, die Frühdiagnose zu stellen und das Therapiekonzept entsprechend anzupassen. *Bei jeder postoperativen Entzündungsrekation nach IOL-Implantation sollte man zuerst und frühzeitig an eine Infektion denken.*

Ein echtes Toxic-lens-Syndrom, d. h. eine Entzündung durch den Kunststoff-Fremdkörper selbst, seine Verarbeitung, Sterilisationsform etc. sollte es beim erreichten Standard der IOL-Fabrikation heute nicht mehr geben. Damit entfällt auch die Notwendigkeit der Explantation der Linse in allen Fällen. Die Explantation stellt ein erhebliches Bulbustrauma dar und kann durch rechtzeitige Diagnosestellung vermieden werden. Diese Frühdiagnose muß in erster Linie aufgrund des klinischen Bildes erfolgen. Die Keimisolation z. B. aus dem Hypopyonpunktat benötigt mehrere Tage und ergibt bei nicht spezialisierten Labors oft die Fehldiagnose „steril". Ein negatives Kulturergebnis spricht also nicht unbedingt gegen die Diagnose „IOL-assoziierte Endophthalmitis". Aus diesem Grund empfiehlt sich ein Vorgehen in drei Etappen:

1. Hochdosierte lokale und systemische Breitspektrum-Antibiotika- und Antiphlogistika(Cortison)-Therapie. Sie sollte bereits bei der Verdachtsdiagnose und in den ersten Stunden nach Auftreten der klinischen Symptomatik begonnen und bis zu einer Woche über das Abklingen hinaus fortgesetzt werden.

2. Frühvitrektomie mit Kapselsackeröffnung/-exzision sowie Vorderkammerspülung. Die Indikation zur Vitrektomie sollte bei Persistenz und/oder Wiederauftreten der Entzündungssymptomatik und Ausbreitung der Infiltration in den Glaskörperraum *frühzeitig* gestellt werden. Um die Explantation der IOL zu vermeiden, sollte der Kapselsack bei Sakkusfixation der IOL mit dem Vitrektomiegerät eröffnet und bei gesicherter Sulkusfixation der Linse möglichst komplett exzidiert werden. Durch Verwendung einer antibiotikahaltigen Vitrektomielösung und durch Antibiotikainjektion/-spülung der Vorderkammer wird eine ausreichende Antibiotikakonzentration an der IOL erzeugt, um in vielen Fällen die Infektionsquelle zu beseitigen und so ein brauchbares, ja sogar gutes Sehvermögen unter Belassung der Kunstlinse zu erlangen.

3. Vitrektomie mit IOL-Explantation. Dieses Vorgehen ist bei weit fortgeschrittener Symptomatik erforderlich und sollte mit der kompletten Exzision des Kapselsackes einhergehen.

Ziel zukünftiger Bemühungen und Untersuchungen unsererseits wird es sein, in die pathogenetische Kette einzugreifen, z. B. durch Beeinflussung der

Bakterienadhärenz durch IOL-Oberflächenmodifikation und Antibiotikabeschickung der IOL-Oberfläche zur Verhinderung der Keimproliferation.

Literatur

1. Apple D, Tetz M, Hunold W (1987) Lokalisierte Endophthalmitis: Eine bisher nicht beschriebene Komplikation der extrakapsulären Kataraktextraktion. In: Jacobi KW, Schott K, Gloor B (Hrsg) 1. Kongreß der Deutschen Gesellschaft für Intraokularlinsen-Implantation. Springer, Berlin Heidelberg New York Tokyo, S 6–14
2. Bisno AL, Waldvogel FA (1989) (eds) Infections associated with indwelling medical devices. Am Society for Microbiology, Washisngton, DC
3. Christy NE, Lall P (1973) Postoperative endophthalmitis following cataract surgery. Effects of subconjunctival antibodies and other factors. Arch Ophthalmol 90:361–366
4. Griffiths PG, Elliot TSJ, McTaggart L (1989) Adherence of staphylococcus epidermidis to intraocular lenses. Br J Ophthalmol 1989, 73:402–406
5. Herrmann MB, Vaudaux PE, Pittet D, Auckenthaler P, Lew D, Schumacher-Perdreau F, Peters G, Waldvogel FA (1988) Fibronectin, fibrinogen and laminin act as mediators of adherence of clinical staphylococcal isolates to foreign materials. J Infect Dis 158:693–701
6. Johnson GM, Lee PA, Regelmann WE, Gray ED, Peters G, Quie PG (1986) Interference with granulocyte function by Staphylococcus epidermidis slime. Infect Immun 54:13–20
7. Peters G (1988) New considerations on the pathogenesis of coagulase-negative staphylococcal foreign body infections. J Antimicrob Chemother 21:[Suppl C] 139–148
8. Peters G (1988) Adherence and proliferation of bacteria on artificial surfaces. In: Jackson GG, Schlumberger HD, Zeiler HJ (eds) Perspectives in antiinfective therapy. Vieweg, Braunschweig Wiesbaden, pp 209–215
9. Peters G, Hartmann C (1989) S. epidermidis endophthalmitis – a chronic polymer associated disease? Eur Intraocular Implant Lens Counc (EIIC), Zürich 27.–31.8.1989
10. Peters G, Schumacher-Perdreau F, Jansen B, Bey M, Pulverer G (1987) Biology of S. epidermidis extracellular slime. In: Pulverer G, Quie PG, Peters G (eds) Pathogenicity and clinical significance of coagulase-negative staphylococci. Zentralbl Bakteriol Mikrobiol Hyg [Suppl] 16:15–32
11. Peters G, Saborowsky F, Locci R, Pulverer G (1984) Investigations on staphylococcal infection of transvenous endocardial pacemaker-electrodes. Am Heart J 108:359–365
12. Peters G, Locci R, Pulverer G (1982) Adherence and growth of coagulase-negative staphylococci on surfaces of intravenous catheters. J Inf Dis 146:479–482

Ist eine antibiotische Vorbehandlung von Intraokularlinsen zur Vermeidung der polymerassoziierten Endophthalmitis sinnvoll?

P.K. LOMMATZSCH[1], A. LÖSSNER[1], H. KOHLMANN[1] und R. LEHMANN[1]

Zusammenfassung. Durch Einlegen der Hinterkammerlinsen für 5 min in eine Gentamycinlösung (10 mg/ml) unmittelbar vor der Implantation konnte die zunächst hohe Rate von postoperativer Endophthalmitis (8,1%) signifikant auf 1,2% gesenkt werden. Gentamycin haftet fest auf der Linsenoberfläche, was durch Ausbildung von Hemmhöfen auf einer Staphylokokkenkultur nachweisbar ist.

Summary. When posterior-chamber lenses were soaked for 5 min in a gentamycin solution (10 mg/ml) immediately before implantation, the initially high rate of postoperative endophthalmitis (8.1%) was significantly reduced to 1.2%. Gentamycin adheres well to the lens surface, as evidenced by the formation of inhibition zones in cultures of staphylococci.

Im Jahre 1988 beobachteten wir mit 10 Fällen eine ungewöhnliche Häufung von Endophthalmitis mit Hypopyon und Glaskörperabszessen nach ECCE und Implantation von Hinterkammerlinsen. Die Intraokularlinsen stammten von 6 unterschiedlichen Herstellern aus den USA, Deutschland und Bulgarien.

Im Bindehautabstrich fanden wir niemals Keime. Aus intraokularem Material wurden einmal Staphylokokken und hämolysierende Streptokokken nachgewiesen, sonst waren auch hier keine Kulturen zu züchten. Um diese unerträgliche Situation von 8,1% postoperativer Endophthalmitis zu überwinden, wurde unser gesamtes Hygieneregime neu überdacht. Gefährdende Lücken konnten nicht gefunden werden. In der Annahme einer polymerassoziierten Endophthalmitis [3] haben wir daher seit Mai 1989 alle zu implantierenden HK-Linsen unmittelbar vor der Implantation 5 min in eine Gentamycinlösung gelegt.

Material und Methode

Diese Arbeit stützt sich auf Erfahrungen an 374 ECCE Operationen mit Hinterkammerlinsen-Implantationen zwischen Mai 1988 und Februar 1990. Ab Mai 1989 wurden 251 Operationen durchgeführt, bei denen die zu implantierende Linse unmittelbar vor dem Einsetzen 5 min in eine Gentamycinlösung (10 mg/ml) getaucht war.

---

[1] Augenklinik der Karl-Marx-Universität Leipzig, Liebigstraße 14, DDR-7010 Leipzig

Ergänzend wurden Hemmungstests mit J-loop-Linsen und Proleneschlaufen durchgeführt: Die Intraokularlinsen wurden in eine Gentamycinlösung (10 mg/ml) eingetaucht und danach getrocknet. Anschließend erfolgte eine biologische Hemmstoffuntersuchung mittels Agardiffusionstest unter Verwendung von koagulasenegativer Staphylokokkensuspension, wobei die Linsen in den Staphylokokkenagar eingelegt wurden. Nach der Inkubation konnte der Hemmhof beurteilt werden. Außerdem erfolgten Kulturansätze, wobei gentamycinvorbehandelte Intraokularlinsen sowie im Vergleich hierzu nicht vorbehandelte Linsen kurzzeitig in eine Staphylokokkensuspension (10^3 Keime/ml) inkubiert und anschließend in einer Dextrose-Bouillon kultiviert wurden. Neben der Beurteilung des Keimwachstums erfolgte eine mikroskopische Auswertung und Fotodokumentation.

Ergebnisse

Bei Benetzung intraokularer Linsen mit einer Gentamycinlösung (10 mg/ml) verbleibt ein feiner Oberflächenfilm, der sich quantitativ im Agardiffusionstest bestimmen läßt, wobei in allen Ansätzen deutlich Hemmhöfe nachweisbar waren (Abb. 1). Dieser Hemmhof ist auch nachweisbar, wenn die Linse vor dem Einlegen in den Agar mit physiologischer Kochsalzlösung abgespült wird.

Wenn man eine Hinterkammerlinse beispielsweise 10 min in eine Keimlösung von Staphylokokken einer Konzentration von 10^3 Keimen/ml legt und anschließend intensiv abspült, dann lassen sich immer noch lichtmikroskopisch auf der Linsenoberfläche zahlreiche Keime nachweisen, da deren Adhärenz auf der PMMA-Oberfläche offensichtlich beträchtlich fest ist (Abb. 2). Bei kurzzeitiger Inkubation derartig vorbehandelter Linsen in einer Staphylokokkensuspension (10^3 Keime/ml) und anschließender Kultur in Dextrose-Bouillon kam es zu keinem Wachstum. Dagegen ist bei vorheriger Inkubation einer unbehandelten intraokularen Linse in einer Staphylokokkensuspension mit anschließender Gentamycin-Behandlung ein sicheres Abtöten aller Keime nicht zu erreichen.

Die Endophthalmitis entwickelte sich bei unseren 10 Patienten am 3.–5. Tag. In 8 Fällen fiel die Funktion auf Handbewegungen, je einmal sogar auf richtige und auf falsche Lichtprojektion ab. Bei 5 Patienten kam es zur Infiltration des Glaskörpers. Bei diesen schweren Verlaufsformen (foudroyante Panophthalmitis) wurde 2mal eine Vorderkammerspülung mit Gentamycin und Diszision prä- und retrolentaler Membranen durchgeführt (bester Visus nach dem Eingriff einmal 0,25 und das andere Mal Lichtprojektion). 2mal besserte sich der Befund durch medikamentöse Therapie (nach 4 Monaten Visus 0,8) und einmal war eine Vitrektomie erforderlich (Visus 1/12 durch präretinale Stränge). Die übrigen 5 Patienten ohne Beteiligung des Glaskörpers wurden konservativ behandelt, d. h. lokale Kortison- und Gentamycingaben als Injektion, Tropfen und Salbe und systemisch Breitbandantibiotika und in einigen Fällen Prednisolon. Nach etwa einer Woche besserte sich das Bild der Endophthalmitis, und bei 4 Patienten resultierten befriedigende funktionelle Resultate

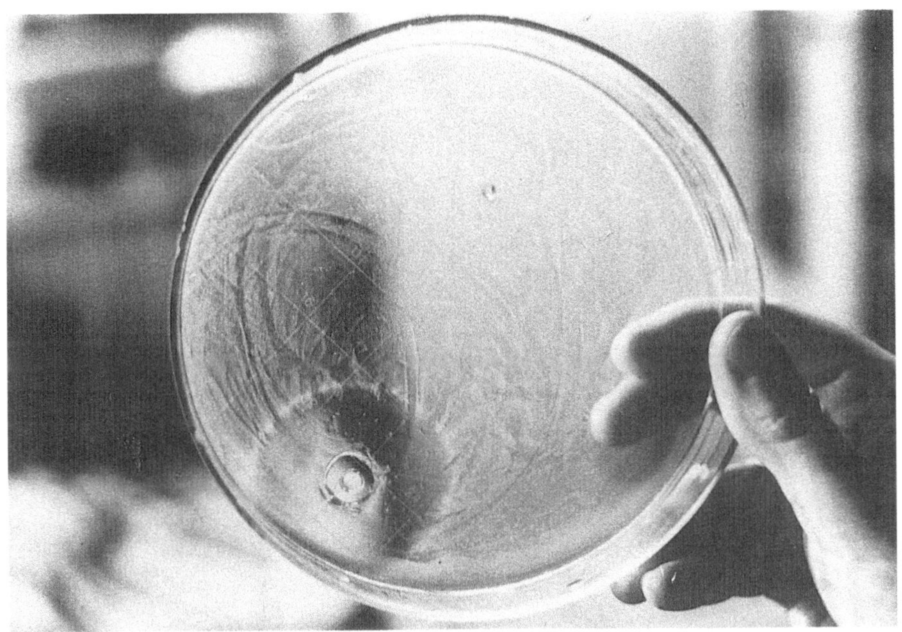

Abb. 1. Darstellung der antibakteriellen Wirkung einer gentamycinbenetzten Linse bei Einlegen in einen staphylokokkenhaltigen Agar. Bereits bei einer Benetzung einer intraokularen Linse mit einer Gentamycinlösung von 10 mg/ml kommt es zu dem dargestellten Hemmhof

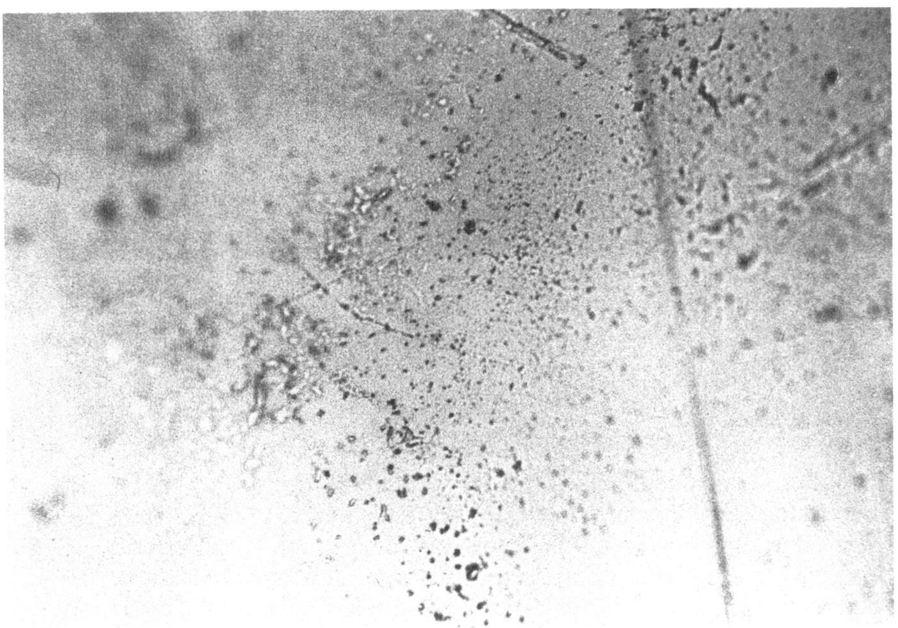

Abb. 2. Lichtmikroskopische Darstellung der Oberfläche einer Intraokularlinse, die in eine Keimlösung (10 min, 10^3 Keime/ml) eingetaucht und danach intensiv abgespült wurde. Beachte: Trotz massiven Spülens nach Herausnahme der Linse verbleiben auf der Oberfläche zahlreiche Keime. ($\times 300$)

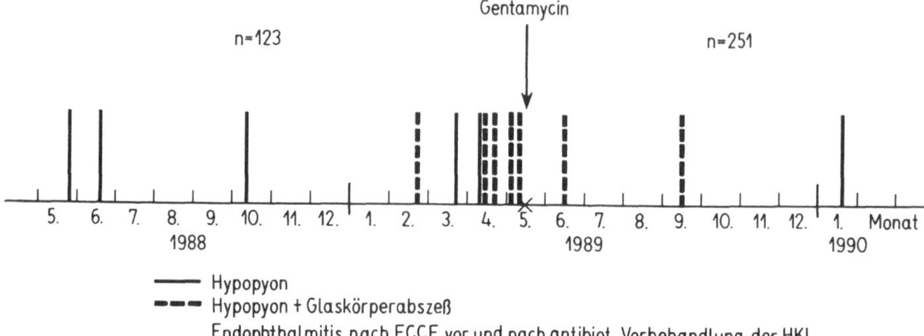

Abb. 3. Jeder senkrechte schwarze Strich bedeutet ein Patient mit Endophthalmitis nach ECCE und HKL, jeder unterbrochene schwarze Strich eine schwere Verlaufsform im Sinne einer foudroyanten Panophthalmitis

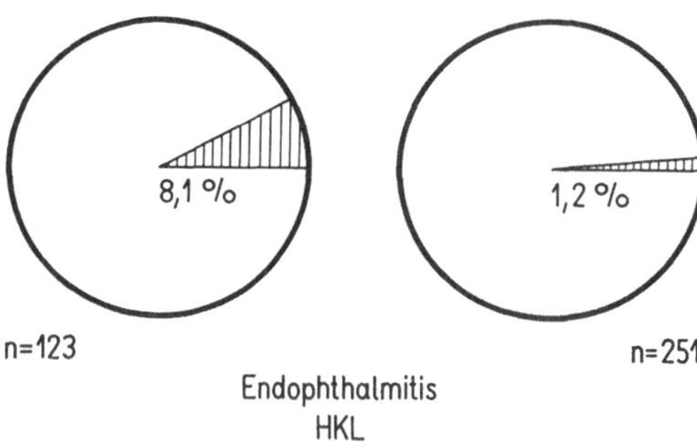

Abb. 4. Änderung der Endophthalmitishäufigkeit nach Durchführung der Gentamycinvorbehandlung der HKL von 8,1% vorher auf 1,2% danach

mit einem Endvisus von 0,4 bis 1,0. Bei einem Patienten konnte jedoch nur eine Sehschärfe von 0,15 erreicht werden.

Nach Einführung der „Gentamycinvorbehandlung" der Intraokularlinsen sank tatsächlich die Häufigkeit der postoperativen Endophthalmitis signifikant. Bis Januar 1990 erlebten wir noch 3 Fälle (1,2%) und seitdem bis heute erfreulicherweise keine weitere intraokulare Infektion (Abb. 3, 4).

Diskussion

Wie diese Untersuchungen an Hinterkammerlinsen gezeigt haben, tritt nach Benetzung der Linse mit einer Gentamycinlösung (10 mg/ml) ein deutlicher Hemmhof auf, wenn man diese Linse in einen staphylokokkenhaltigen Agar einlegt. Des weiteren konnte gezeigt werden, daß Intraokularlinsen ein gutes Haftvermögen an der Oberfläche für Bakterien haben. Diese Haftung kann offenbar durch die Gentamycinlösung bereits bei niedrigen Konzentrationen gestört werden. Unklar bleibt, auf welche Weise Keime auf die Linsenoberfläche gelangen. Dies kann nur auf dem Weg zwischen der Entnahme der Linse aus der sterilen Verpackung und dem Hineinschieben in das Auge geschehen.

Wir wissen, daß besonders die normalerweise apathogenen Staphylokokken, z.B. Staphylococcus epidermidis, während der Oberflächenbesiedlung auf Plastikmaterialien eine feste extrazelluläre Schleimhautsubstanz bilden, in der die Bakterien förmlich wie einzementiert erscheinen [3–5]. Ob neben den Bakterien diese extrazelluläre Schleimsubstanz eine pathogene Bedeutung hat, ist bis heute noch nicht restlos geklärt. Möglicherweise sind manche als „toxic lens syndrome" oder als „steriles Hypopyon" bezeichnete Fälle in Wirklichkeit durch verbliebene Linsenreste induzierte Reizzustände. Doch sollte primär an eine mikrobielle Endophthalmitis gedacht werden [1]. Diese kann unterschiedlich und atypisch verlaufen, was Wenzel u. Reim [7] veranlaßt hat, eine Einteilung in 1. klinisch inapparente Einschwemmung von Bakterien, 2. benigne Endophthalmitis mit der Möglichkeit der restitutio ad integrum, und 3. foudroyante Panophthalmie mit irreversiblen Schäden für das Auge, vorzuschlagen.

Die intravitreale Gabe von Antibiotika (Gentamycin 100–200 µg) bei gramnegativen, Cefazolin 2.2 mg oder Vancomycin 1 mg bei grampositiven Keimen) hat sich bei schweren Formen der Endophthalmitis allgemein durchgesetzt [6], besonders wenn in der Kultur Keime nachgewiesen sind.

Glücklicherweise treten schwere Folgen mit Verlust der Sehkraft infolge einer postoperativen Endophthalmitis selten auf. Trotz aller Vorsichtsmaßnahmen muß dennoch mit 0,2% entzündlicher Komplikationen nach Hinterkammerlinse-Implantation gerechnet werden [2].

Literatur

1. Böke W (1987) Intraokulare Entzündungsreaktionen nach Implantation einer retropupillaren Linse. Klin Monatsbl Augenheilkd 190:393–402
2. Chambless WST (1985) Incidence of anterior and posterior segment complications in over 3000 cases of extracapsular cataract extractions: intact and open capsules. Am Intraocular Implant Soc J 11:146–148
3. Peters G, Pulverer G (1984) Pathogenesis and management of Staphylococcus epidermides "plastic" foreign body infections. J Antimicrobiol Chemother 4 [Suppl D]:67–71
4. Peters G (1988) „Plastikinfektionen" durch Staphylokokken. Dtsch Ärztebl 85:286–290
5. Peters G (1988) Adherence and proliferation of bacteria on artificial surfaces. In: Jackson GG, Schlamberger HD, Zeiler JH (eds) Perspectives in antiinfective therapy. Proc Int Symp held in Washington, DC, Aug 31–Sept 3
6. Stern GA, Engel HM, Driebe WT (1989) The treatment of postoperative endophthalmitis. Ophthalmology 96:62–67
7. Wenzel M, Reim M (1988) Eine Klassifizierung intraokularer bakteriologischer Befunde nach Linsenimplantation. Klin Monatsbl Augenheilkd 193:589–593

Rasterelektronenmikroskopische Untersuchungen an explantierten Intraokularlinsen

A. Cusumano [1], M. Busin und M. Spitznas [1]

Zusammenfassung. An insgesamt fünf konsekutiven Augen, die uns wegen chronischer intraokularer Entzündungszustände nach Cataractoperation mit Linsenimplantation überwiesen wurden, entfernten wir 3 Hinterkammerlinsen und 2 Vorderkammerlinse. Bei rasterelektronenmikroskopischer Untersuchung konnten wir auf allen Linsen Bakterienansammlungen diagnostizieren. Dieser Befund war verbunden mit dem Auftreten einer dünnen, aus Zellen aufgebauten Membran, die im Rahmen der Abwehrreaktion des Wirtes gegenüber den Bakterien zu verstehen sein dürfte. Demgegenüber waren bei 3 Linsen, die wegen bullöser Keratopathie und 3 Linsen, die wegen Dislokation entfernt wurden, unter dem Raster-Elektronenmikroskop keine Bakterien zu finden.

Summary. We removed 3 posterior chamber lenses and 2 anterior chamber lens from a total of five consecutive eyes referred to us for chronic intraocular inflammation following cataract surgery. Upon scanning electron microscopic examination we could demonstrate accumulations of bacteria on all of the lenses. This finding was accompanied by the occurrence of a thin cellular membrane probably representing a host response against the bacteria. As opposed to these observations, we failed to demonstrate bacteria on 3 IOLs removed for bullous keratopathy and on 3 lenses removed for dislocation.

Verschiedene Ursachen können zur Intraokularlinsenexplantation führen. Es ist bewiesen worden, daß einige Intraokularlinsen (IOL) aufgrund ihrer mangelhaften Konstruktionsprinzipien chronische endotheliale Schaden verursachen. Solche IOL müssen vor dem Auftreten der Hornhautdekompensation entfernt werden [1, 3, 5]. Dislozierte IOL müssen explantiert werden, wenn eine erfolgreiche Reposition nicht möglich ist. In selteneren Fällen kann die Entwicklung einer chronischen postoperativen Entzündung – sei sie bakterieller Genese oder steril – die Entfernung einer IOL erforderlich machen. Alle an unserer Klinik im Zeitraum von März 1989 bis Oktober 1989 explantierten IOL wurden rasterelektronenmiroskopisch untersucht, um die Korrelation zwischen ultrastrukturellen Veränderungen und Explantationsursachen zu untersuchen.

---

[1] Universitäts-Augenklinik Bonn, Sigmund-Freud-Straße 25, D-5300 Bonn 1

Material und Methoden

Die vorliegende Studie bezieht sich auf 11 IOL, die im Zeitraum von März bis Oktober 1989 bei 11 Patienten entfernt wurden. Das Durchschnittsalter der acht weiblichen und drei männlichen Patienten lag zum Entfernungszeitpunkt bei 62 Jahren. Der Zeitraum zwischen Linsenimplantation und -explantation betrug 12–16 Monate. In 5 Fällen wurde ein chronische intraokuläre Entzündung („toxic lens syndrome") diagnostiziert; 3 Patienten litten an bullöser Keratopathie bei Pseudophakie; bei 3 Augen machte eine visusvermindernde Dislokation die Explantation der IOL notwendig.

Aufgrund eines „toxic lens syndrome" wurden drei Hinterkammerlinsen, eine semiflexible Vorderkammerlinse (Typ Kelman Multiflex) und eine Iris-getragene Binkhorst 4-Schlingen-Linse explantiert. Bei Augen mit bullöser Keratopathie wurden nur Vorderkammerlinsen entfernt (je eine Choyce Mark VIII, Dubroff und Kelman Multiflex). Alle dislozierten IOL waren Hinterkammerlinsen mit modifizierten J-Prolene-Bügeln.

Bei der chirurgischen Manipulation der IOL wurde jeglicher Kontakt sowohl mit dem Operationsfeld als auch mit anderen möglichen bakteriellen Kontaminationsquellen vermieden. Die Linsen wurden unmittelbar nach Entnahme in Karnowsky-Lösung fixiert, dann in aufsteigender Alkoholreihe dehydriert und über das Critical-point-Verfahren nach Gold-Besputterung der Rasterelektronenmikroskopie zugeführt. Die Untersuchung erfolgte mit dem Zeiss DSM 950 Rasterelektronenmikroskop.

Ergebnisse

Auf allen IOL, die aufgrund eines „toxic lens syndrome" entfernt wurden, zeigte die REM Untersuchung eine dünne membranöse Struktur (Abb. 1). Die Ausdehnung der Membranen auf den verschiedenen Linsentypen streute stark, die geringste Bedeckung zeigte die Kelman Multiflex IOL.

Bei höherer Vergrößerung der Membranen wurden oberflächliche Microplicae und Microvilli sichtbar (Abb. 2). Flache, extrem ausgedehnte makrophagenähnliche Zellen adhärierten in den Gebieten ohne membranöse Strukturen direkt auf der IOL-Oberfläche (Abb. 3).

Es wurden sowohl schleimproduzierende (Abb. 4) als auch nicht schleimproduzierende (Abb. 5) Bakterien nachgewiesen.

IOL, die nicht wegen eines „toxic lens syndrome" entfernt wurden, wiesen eine glatte Oberfläche auf und waren frei von membranösen Strukturen und Bakterien.

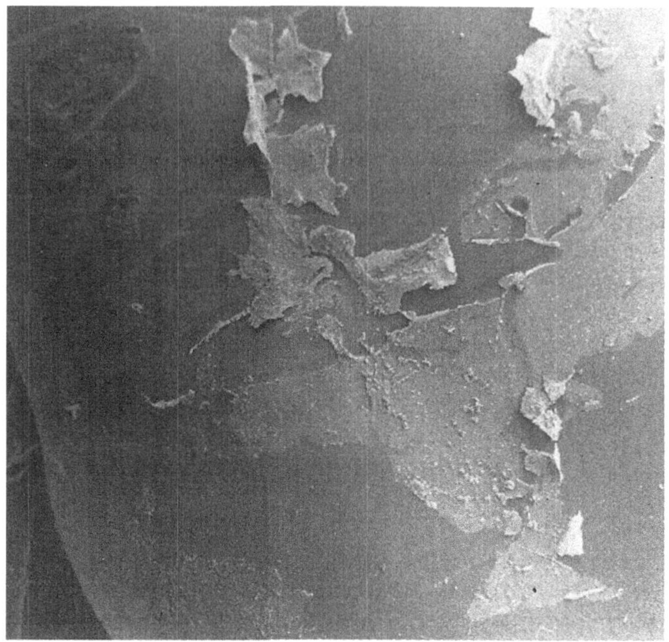

Abb. 1. Membranöse Strukturen auf der Oberfläche einer wegen „toxic lens syndrome" entfernten IOL (× 125)

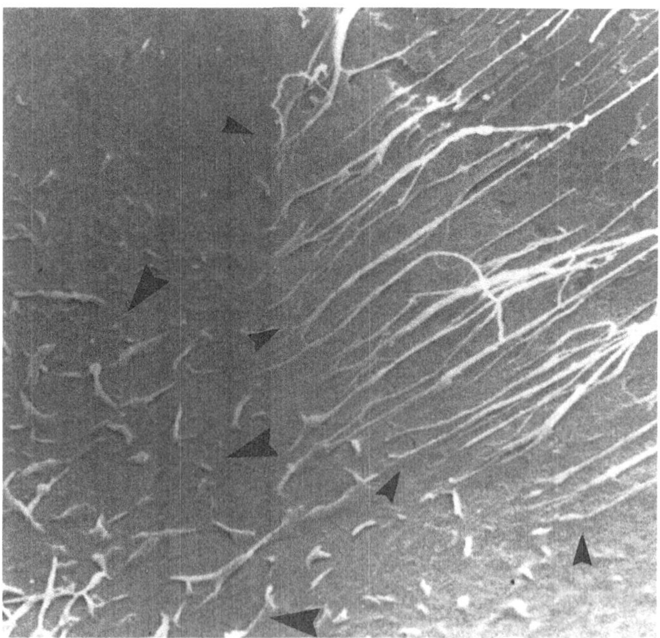

Abb. 2. Oberflächliche Mikrovilli und Mikroplicae (*große Pfeile*) neben Pseudopoden (*kleine Pfeile*) (× 125 000)

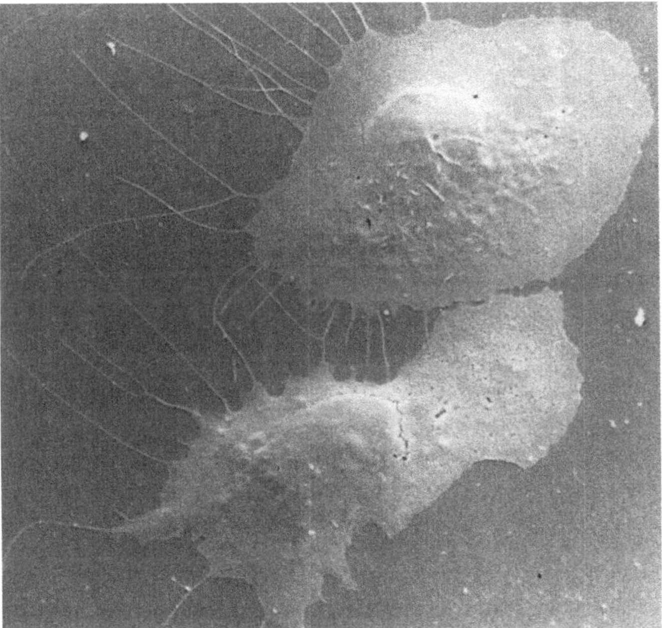

Abb. 3. Ausgedehnte makrophagenähnliche Zellen auf der Oberfläche einer IOL (× 5000)

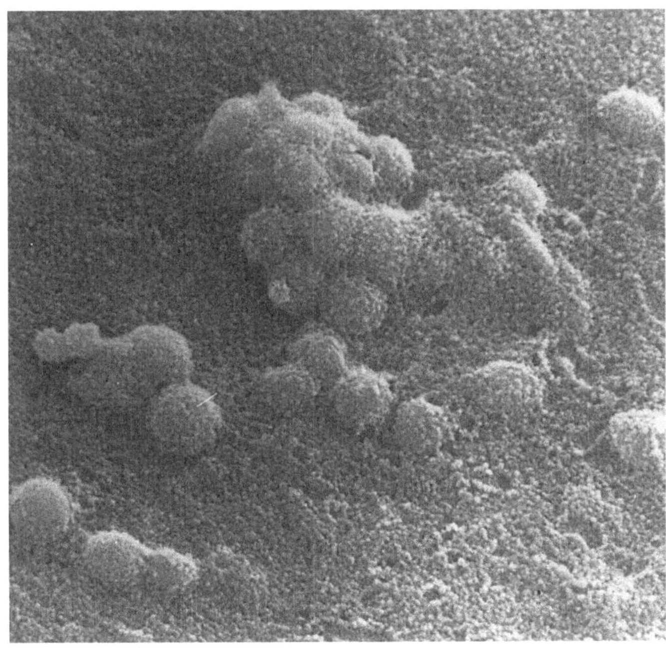

Abb. 4. Schleimproduzierende Bakterien auf einer entfernten IOL (× 25000)

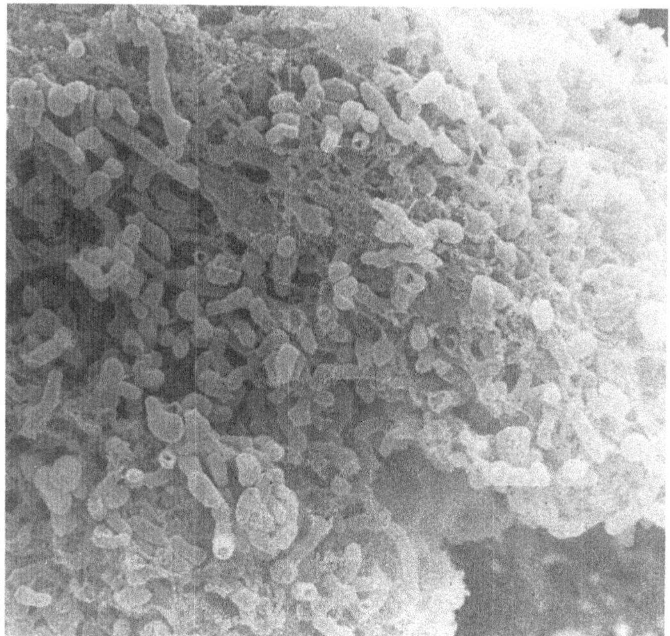

Abb. 5. Nicht schleimproduzierende Bakterien auf einer entfernten IOL (× 12 500)

Diskussion

Die REM-Untersuchung ergab deutliche Unterschiede bei den aus verschiedenen Gründen explantierten IOL.

In der Gruppe der wegen „toxic lens syndrome" entfernten IOL beweist das regelmäßige Vorhandensein von Bakterien die infektiöse Genese des chronisch entzündlichen Prozesses. Das Fehlen des Kapselsackes bei zwei der fünf Augen zeigt, daß dieser für die Entwicklung des infektiösen Geschehens nicht zwingend erforderlich ist. Die membranösen Strukturen, die die IOL oberflächlich bedecken, können als Wirtsreaktion auf die exogenen Mikroorganismen gedeutet werden.

Da weder Bakterien noch Membranen auf den aus anderen Gründen explantierten IOL gefunden wurden, liegt es nahe, daß es sich bei solchen Fällen um eine echte Infektion handelt, die als Folge der Intraokularlinsenimplantation auftritt.

Ähnliche entzündliche Prozesse werden auch bei der Verwendung anderer chirurgischer Prothesen beobachtet [2]. Auch hier führt die Implantation von bakteriell kontaminiertem Kunststoffmaterial in menschliches Gewebe zu einer Wirtsreaktion in Form von Proliferation zellulärer Elemente.

Eine Erklärung für das schlechte Ansprechen auf medikamentöse Therapie bei bakteriell bedingtem „toxic lens syndrome" könnte der Nachweis schleimproduzierender Bakterien sein, da der Schleim die antibiotische Wirkung verhindert [6]. Die einzige effektive Therapie solcher Fälle kann daher nur die vollständige Entfernung aller Bakterien, das heißt der IOL samt des Kapselsackes, sein.

Zusammenfassend lassen unsere REM-Untersuchungen die Schlußfolgerung zu, daß in allen Augen mit einem „toxic lens syndrome" Bakterien vorhanden sind und eine chronische intraokulare Entzündung in Gang halten. Dies trifft sowohl für Augen mit Hinterkammerlinsen als auch für Augen mit Vorderkammerlinsen oder irisgetragenen Linsen zu, bei denen kein Kapselsack mehr vorhanden ist.

Im Gegensatz dazu zeigen sowohl dislozierte als auch bei bullöser Keratopathie entfernte IOL einander gleichende, unspezifische Befunde, die aber für keine der beiden klinischen Bilder pathognomonisch sind.

Literatur

1. Apple DJ, Mamalis N, Loftfield K et al. (1984) Complications of intraocular lenses. A historical and histopathological review. Survey Ophthalmol 29:1–54
2. Christensen GD, Baddour LM, Hasty DL et al. (1989) Microbial and foreign body factors in the pathogenesis of medical device infections. In: Bisno AL, Waldvogel FA (eds) Infections associated with indwelling medical devices. American Society for Microbiology, Washington, pp 29–44
3. Drews RC (1982) Intermittent touch syndrome. Arch Ophthalmol 100:1440–1441
4. Duffin RM, Olson RJ (1983) Vaulting characteristics of flexible loop anterior chamber intraocular lenses. Arch Ophthalmol 101:1429–1433
5. Kaufer G (1981) The results of 1000 intracapsular cataract extractions with the suture-fixated medaillon lens implant. Ophthalmic Surg 12:652–654
6. Sheth ND, Fransosn TR, Sohnle PG (1985) Influence of bacterial adherence to intravascular catheters on in-vitro antibiotic susceptibility. Lancet II:1266–1268

Zur extrakapsulären Kataraktextraktion mit Hinterkammerlinsenimplantation bei Heterochromiecyclitis Fuchs

W. Daus[1], F. Faude[1] und H. E. Völcker[1]

Zusammenfassung. 6 Patienten mit Cataracta complicata bei Heterochromiecyclitis Fuchs wurden extrakapsulär kataraktoperiert, wobei Hinterkammerlinsen implantiert wurden. Intraoperativ kam es an einem Auge zu einer Blutung aus dem Kammerwinkel. Bei einer durchschnittlichen Nachbeobachtungszeit von 2 Jahren wurden keine schwerwiegenden entzündlichen Komplikationen beobachtet. In den ersten postoperativen Tagen war bei 3 Patienten eine augendrucksenkende Behandlung mit einem Carboanhydrasehemmer oral notwendig. Bei einer Patientin mußte die drucksenkende Behandlung durch eine Dauertherapie mit betablockerhaltigen Augentropfen fortgesetzt werden. Die postoperative Sehschärfe betrug durchschnittlich 0,7 (Range: 0,5–1,0).

Intraoperativ scheinen uns folgende Punkte von Bedeutung:
1. Kontrollierte Normotonie des Blutdrucks,
2. Schonung der Brückengefäße des Kammerwinkels durch cornealen oder corneoskleralen Starschnitt mit breiter Schnittstufe,
3. Vermeidung von Läsionen des entzündungsbedingt vorgeschädigten Hornhautendothels durch Verwendung viskoelastischer Substanzen,
4. Linsenimplantation bevorzugt in den Kapselsack,
5. perioperative systemische Corticosteroidbehandlung zur Entzündungsoprophylaxe.

Unter Berücksichtigung dieser Gesichtspunkte sprechen die vorgestellten Ergebnisse der 6 Patienten dafür, daß eine extrakapsuläre Kataraktextraktion und *Hinterkammerlinsenimplantation* mit einem vertretbaren Risiko bei der Heterochromiecyclitis Fuchs vorgenommen werden kann.

Summary. Six patients with Fuchs' heterochromic iridocyclitis underwent extracapsular cataract extraction with posterior chamber lens implantation. Intraoperatively, in one eye a microscopic hyphema was noted in the anterior chamber. There was no worsening of the inflammation during a mean follow-up period of 24 months (range, two to 36 months). Postoperatively, one patient developed increased intraocular pressure which was successfully treated with topical betablocker eye drops. All patients had a postoperative visual acuity of 20/40 or better.

Intraoperatively, the following precautions or operative modifications are important:
1. monitoring blood pressure continuously during the operation
2. placing the corneal or corneoscleral incision in an area that reduces the risk of trauma to abnormal anterior chamber angle vessels
3. using viscoelastic substances to minimize trauma to the already comprised corneal endothelium
4. prefering capsular fixation of the IOL
5. using perioperative steroids (topically and systemically)

Following these precautions the results in the 6 patients presented seem to suggest that extracapsular cataract extraction with posterior chamber intraocular lens implantation may be performed at an acceptable risk in patients with Fuchs' heterochromic iridocyclitis.

---

[1] Universitäts-Augenklinik Heidelberg, Im Neuenheimer Feld 400, D-6900 Heidelberg

Einleitung

Die nach Ernst Fuchs [4] benannte Heterochromiecyclitis geht typischerweise einher mit einer Irisheterochromie, diffus angeordneten asbestförmigen Hornhautrückflächenbeschlägen und einem chronischen Reizzustand in der vorderen Augenkammer bei fehlenden hinteren Synechien (Abb. 1). Die Ursache der einseitigen, nicht-granulomatösen Uveitis anterior, die am häufigsten zwischen dem 20. und 40. Lebensjahr auftritt, ist nach wie vor unbekannt. 15–75% aller Patienten mit Heterochromiecyclitis Fuchs entwickeln eine Cataracta complicata an dem betroffenen Auge. Da es sich in der Regel um relativ junge Patienten handelt, stellt sich die Frage, ob bei diesen Patienten im Rahmen der Kataraktoperation eine Kunstlinsenimplantation vertretbar ist. Nachfolgend berichten wir über unsere Erfahrungen bei 6 Patienten mit Heterochromie-Katarakt, bei denen eine extrakapsuläre Kataraktextraktion mit Implantation von Hinterkammerlinsen vorgenommen wurde.

Patienten und Methode

Im Zeitraum vom 1. 10. 86 bis 31. 12. 89 wurden 6 Patienten mit Katarakt bei Heterochromiecyclitis Fuchs extrakapsulär kataraktoperiert, wobei Hinterkammerlinsen implantiert wurden. Es handelt sich um 5 männliche Patienten und eine weibliche Patientin mit einem durchschnittlichen Lebensalter von 46 Jahren. Die postoperative Nachbeobachtungszeit der 6 Patienten schwankt zwischen 2 Monaten (Pat. E.I.) und 3 Jahren (Pat. K.H.) und beträgt im Durchschnitt 2 Jahre.

Präoperative Befunde

Bei 5 Patienten bestand eine deutliche Irisheterochromie mit heller gefärbter Iris auf dem erkrankten Auge, bei einem Patienten war die Heterochromie

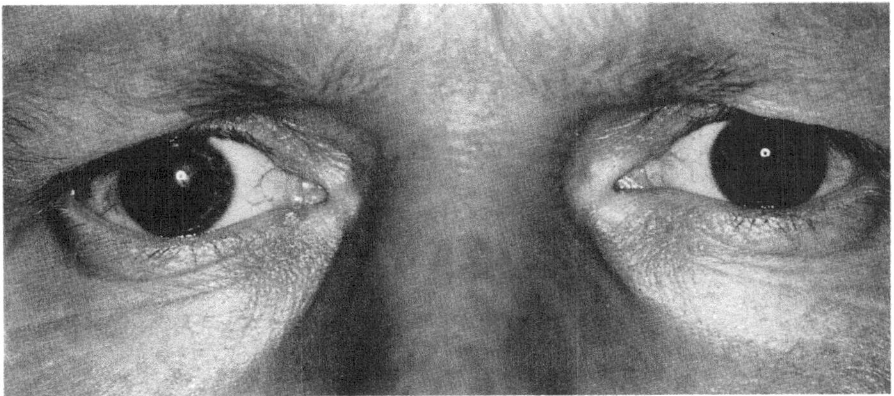

Abb. 1. Präoperative Situation bei Heterochromiecyclitis Fuchs mit Cataracta complicata am rechten Auge

diskret vorhanden. Diffus angeordnete Hornhautrückflächenbeschläge, ein Tyndallphänomen und Zellen in der vorderen Augenkammer waren bei 5 der 6 Patienten nachweisbar. Bei der Patientin E.I. war der Vorderkammerreizzustand zunächst so stark ausgeprägt, daß eine lokale Tropfbehandlung mit Cortison-Augentropfen 5× täglich über 10 Tage durchgeführt wurde, bevor nach Abklingen der Uveitis der Eingriff erfolgte.

Die Cataracta complicata war bei 4 Patienten in Form einer Cataracta subcapsularis posterior, bei einem Patienten als Cataracta matura und bei einem Patienten als Cataracta subcapsularis et nuclearis ausgeprägt. Der präoperative Visus betrug maximal 0,3; 4 Patienten hatten auf dem betroffenen Auge einer Sehschärfe schlechter als 1/20. Der Augendruck lag bei allen 6 Patienten präoperativ im Normbereich. Gonioskopisch war der Kammerwinkel bei allen Augen weit offen, Brückengefäße fanden sich bei 3 der 6 Augen. Die wichtigsten präoperativen Befunde sind in Tabelle 1 zusammengefaßt.

Tabelle 1. Präoperative Befunde der 6 Patienten mit Heterochromie-Katarakt

Patient	Alter	Heterochromie	HH-RFB	VK-Ty	VK-Ze	Linse	Visus
K. T., m	24	diskret	−	−	−	Cat. mat.	LS+
K. H., m	39	deutlich	+++	+	+	Cat. s. p.	LS+
L. H., m	41	deutlich	++	+	+	Cat. s. p.	1/35
D. F., m	53	deutlich	+++	+	+	Cat. s. p.	0,3
E. I., w	54	deutlich	++	+	+	Cat. s. p.	1/20
S. W., m	70	deutlich	+++	+	+	Cat. s. et nuclearis	0,2

m = männlich, s = weiblich, Cat. s. p. = Cataracta subcapsularis posterior, Vk-Ty = Tyndallphänom in der Vorderkammer, VK-Ze = Zellen in der Vorderkammer

Tabelle 2. Intraoperatives Vorgehen bei 6 Patienten mit Heterochromie-Katarakt

Patient	Operation	IOL-Typ	Intraoperative Komplikationen	Medikamente i.v.
K. T.	ecce + HKL mit Phako	Formflex HKL 7 mm Optik	Keine	Decortin 100 mg Diamox 500 mg
K. H.	ecce + HKL mit Phako	Sinskey HKL 6 mm Optik	Keine Keine	Decortin 100 mg
L. H.	ecce + HKL	Formflex HKL 7 mm Optik	Keine	Decortin 100 mg Diamox 500 mg
D. F.	ecce + HKL	Sinskey HKL 7 mm Optik	Keine	−
E. I.	ecce + HKL	Formflex HKL 7 mm Optik biconvex	Blutung aus Kammerwinkel oben	Decortin 100 mg Diamox 500 mg
S. W.	ecce + HKL	Sinskey HKL 7 mm Optik	Keine	−

Intraoperatives Vorgehen

Alle 6 Patienten wurden in Intubationsnarkose operiert. Über einen corneoskleralen Stufenschnitt wurde nach circulärer Excision der vorderen Linsenkapsel der Linsenkern bei 4 Patienten ausgespült und bei 2 Patienten mittels
Phakomulsifikation zerkleinert und abgesaugt. Als Hinterkammerlinsen wurden Sinskeylinsen (Optikdurchmesser 6 oder 7 mm) oder Formflexlinsen mit
einem Optikdurchmesser von 7 mm implantiert. Die Kunstlinsen-Implantation war in den Kapselsack intendiert; bei 3 Patienten wurde Healon benutzt,
das später weitestgehend ausgespült wurde. Am Ende des Eingriffs erfolgte
eine subkonjunktivale Injektion von 20 mg Gentamycin und 4 mg Dexamethason. Intraoperativ wurde bei 4 Patienten Decortin H in einer Dosierung
von 100 mg i.v. zur Entzündungsprophylaxe und bei 3 Patienten Diamox
500 mg i.v. zur Prophylaxe eines postoperativen Augendruckanstiegs verabreicht (Tabelle 2).

Ergebnisse

Intraoperative Komplikationen

Als einzige intraoperative Komplikation kam es beim Wundverschluß des
Corneoskleralschnitts einmal zu einer Blutung aus der oberen Circumferenz
des Kammerwinkels. Am ersten postoperativen Tag war die Hämorrhagie
nicht mehr nachweisbar.

Postoperativer Verlauf – entzündliche Parameter

Alle Patienten wurden ab dem ersten postoperativen Tag mit cortisonhaltiger
Augensalbe 3- bis 5mal täglich, 2mal gentamycinhaltiger Augensalbe und
1mal mit einem kurz wirksamen Mydriatikum lokal behandelt. Zusätzlich
erfolgte bei 5 Patienten eine systemische Cortisontherapie über 4 bis 11 Tage
absteigend mit einer initialen Dosis von 50–100 mg Decortin H.

Unter dieser Behandlung wurde während der ersten 3 postoperativen Tage
ein ausgeprägtes Tyndallphänomen mit Zellzirkulation in der vorderen
Augenkammer bei allen 6 Augen beobachtet. Bis zum 7. postoperativen Tag
hatte die Zellexsudation ins Kammerwasser bei 5 Patienten deutlich abgenom-
men, während sie bei einer Patientin noch persistierte. Das Tyndallphänomen
war bei 3 Patienten am 7. Tag p.o. noch vorhanden und bei 3 Patienten nicht
mehr nachweisbar. Zu einer Fibrinausschwitzung kam es nur bei einem Patienten am 2. postoperativen Tag und bildete sich bis zum 3. postoperativen Tag
zurück, nachdem zusätzlich zur oben genannten Medikation stündlich corti-
sonhaltige Augentropfen verabreicht wurden (Tabelle 3a).

Bei einer durchschnittlichen Nachbeobachtungszeit von 2 Jahren wurden
keine schwerwiegenden entzündlichen Komplikationen beobachtet (Abb. 2).

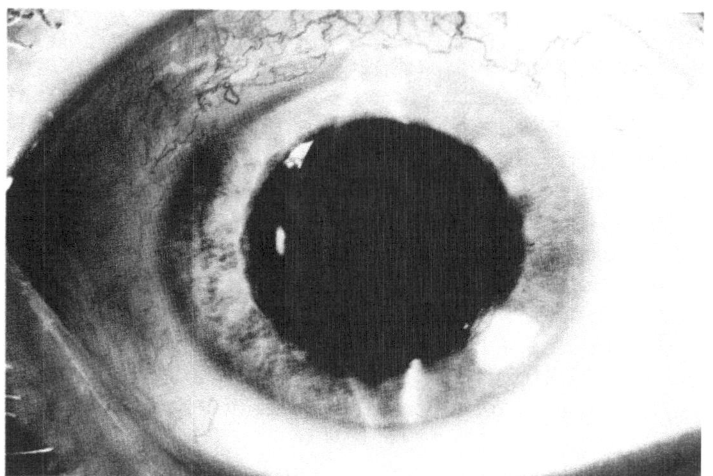

Abb. 2. Nahezu reizfreier vorderer Augenabschnitt 10 Tage nach extrakapsulärer Kataraktextraktion mit implantierter Hinterkammerlinse bei Heterochromiecyclitis Fuchs

Tabelle 3a. Postoperativer Verlauf bei 6 Patienten mit Heterochromie-Katarakt – entzündliche Parameter (semiquantitativ)

Patient	VK-Zellen				VK-Tyndall				Fibrin
	1.	2.	3.	7. Tag p.o.*	1.	2.	3.	7. Tag p.o.	
K. T.	+ +	+	+	+	+ +	+	+	+	−
K. H. [S9]	+ + +	+ +	+ +	+ +	+ +	+	+	+	+**
L. H. [S11]	+ +	+ +	+	−	+ +	+	+	−	−
D. F. [S7]	+ +	+ +	+ +	+	+	+	+	−	−
E. I. [S9]	+ +	+ +	+ +	+ +	+ +	+	+	+	−
S. W. [S4]	+ +	+ +	+	+	+ +	+	+	−	−

* p. o. = postoperativer Tag, ** leichte Fibrinreaktion nur am zweiten Tag p.o., [S9] = systemische Cortisonbehandlung p. o. ausschleichend über 9 Tage (1. Tag p. o. 50–100 mg Decortin)

Tabelle 3b. Postoperativer Verlauf bei 6 Patienten mit Heterochromie-Katarakt – nichtentzündliche Parameter

Patient	Tensio				Hornhaut-Ödem				Visus 7. Tag
	1.	2.	3.	7. Tag p.o.	1.	2.	3.	7. Tag p.o.	
K. T. [H]	11	10	12	11	−	−	−	−	1,0
K. H.	16	16	14	12	+	+	−	−	0,7
L. H. [H]	39 [D]	13	12	12	+	−	−	−	0,6
D. F.	26 [D]	21	19	13	+ +	+	−	−	1,0
E. I. [H]	30 [D]	30 [D]	18	29 [D]	+ +	+	+	−	0,5 [K]
S. W.	18	12	10	+	+	+	−	−	0,6

[H] = intraoperative Verwendung von Healon, [D] = Diamox systemisch, [K] = Kapselfibrose

Postoperativer Verlauf – nichtentzündliche Parameter

Augendruck. Am ersten postoperativen Tag war der Augendruck bei 3 von 6 Augen auf Werte zwischen 26 und 39 mm Hg a. erhöht (Tabelle 3 b). Nach oraler Gabe von Diamox normalisierte sich der Druck bei 2 Patienten bereits am zweiten postoperativen Tag, während bei einer Patientin noch am 7. postoperativen Tag mit Diamox behandelt werden mußte. Nach dem 7. Tag p.o. war die lokale Gabe von betablockerhaltigen Augentropfen zur Druckregulierung ausreichend.

Hornhaut-Ödem. Nur bei einem Auge war die Hornhaut am ersten postoperativen Tag völlig transparent, bei 5 Augen bestand ein Hornhautödem, das sich spätestens bis zum 4. postoperativen Tag zurückgebildet hatte.

Visus. Die Sehschärfe am 7. postoperativen Tag schwankte zwischen 0,5 und 1,0 und betrug durchschnittlich 0,7. An einem Auge ist die auf 0,5 reduzierte Sehschärfe wahrscheinlich auf eine Kapselfibrose zurückzuführen, die intraoperativ nicht zu beseitigen war; an diesem Auge ist später eine Nd:YAG-Laser-Kapsulotomie vorgesehen.

Diskussion

Intraoperativ ergaben sich bei den 6 in vorliegender Studie operierten Augen keine ernsten Komplikationen. Die an einem Auge intraoperativ beobachtete Blutung aus dem Kammerwinkel im Sinne des sog. Amsler-Zeichens (Blutung aus einem Brückengefäß bei Eröffnung der Vorderkammer) hatte sich bereits am ersten postoperativen Tag resorbiert. Postoperativ reagierten alle Augen mit einem heftigen Vorderkammerreizzustand. Zu einer Fibrinausschwitzung kam es vorübergehend an einem Auge; nach Erhöhung der lokalen Cortisontherapie bildete sich das Fibrin innerhalb eines Tages zurück.

Der Augendruck war bei 2 Augen postoperativ vorrübergehend erhöht. Ein Auge wird zur Zeit (2 Monate p.o.) noch mit einem lokalen Betablocker behandelt, um die Tensio zu normalisieren. Ursache des Druckanstiegs könnte in diesem Fall ein beginnendes sekundäres Offenwinkelglaukom sein, das bei der Heterochromiecyclitis Fuchs in 15–25% der Patienten als Spätkomplikation auftritt [6, 10]. Möglicherweise ist der erhöhte Augendruck aber auch cortisoninduziert und normalisiert sich spontan im weiteren Verlauf.

Die bei 5 von 6 Patienten an den ersten postoperativen Tagen beobachteten Hornhautödeme sind ein Hinweis auf die besondere Empfindlichkeit des Hornhautendothels bei der Heterochromiecyclitis [1]. Im weiteren Verlauf klarten die Hornhäute auf und es wurde ein durchschnittlicher Visus von 0,7 erreicht. Bei diesem guten Visusergebnis muß allerdings berücksichtigt werden, daß die 6 in vorliegender Studie operierten Augen keine Voroperationen und keine Vorschäden, insbesondere keine Glaukomschäden aufwiesen. Gerade glaukombedingte Optikusläsionen werden in Einzelfällen für einen herabgesetzten postoperativen Visus verantwortlich gemacht [8, 9, 11, 12].

Tabelle 4. Intraoperative Gesichtspunkte bei der e.c. Kataraktextraktion mit Hinterkammerlinsenimplantation bei Heterochromiecyclitis Fuchs

1. Kontrollierte Normotonie des Blutdrucks
2. Schonung des Kammerwinkels
3. Viskoelastischer Endothelschutz
4. Kapselsackfixation der Hinterkammerlinse
5. Perioperative antiphlogistische Behandlung
   - Corticosteroide systemisch und lokal
   - Prostaglandinhemmer lokal

Das Fehlen schwerwiegender intra- und postoperativer Komplikationen bei der e.c. Kataraktextraktion mit Hinterkammerlinsenimplantation bei 6 Patienten mit Heterochromiecyclitis Fuchs in vorliegender Studie lassen diese Operationsmethode als vertretbar erscheinen. Gee u. Tabbara [5] berichteten kürzlich über 10 Patienten, denen sie Hinterkammerlinsen bei Heterochromiecyclitis implantiert hatten, und kamen zu vergleichbaren Ergebnissen.

Für das intraoperative Vorgehen und die perioperative Behandlung scheinen die folgenden Punkte (Tabelle 4) von besonderer Bedeutung zu sein.

Kontrollierte Normotonie

Um Blutungen aus dem Kammerwinkel zu vermeiden, sollte der Eingriff unter kontrollierter Normotonie des Blutdrucks bevorzugt in Vollnarkose erfolgen.

Schonung des Kammerwinkels

Gonioskopisch erkennbare Brückengefäße im Kammerwinkel sind bei der Heterochromiecyclitis häufig und können Ursache von Blutungen sein. Deshalb empfiehlt es sich, die Brückengefäße intraoperativ zu schonen, zum Beispiel durch einen rein cornealen Starschnitt. Als Alternative kommt nach sorgfältiger Blutstillung am Limbus auch ein corneoskleraler Stufenschnitt mit breiter Schnittstufe in Frage, so daß die innere Hornhautperforation zentral von den Brückengefäßen liegt.

Viskoelastischer Endothelschutz

Obwohl nach einer Studie von Alkono et al. [1] die Zelldichte des Hornhautendothels bei Heterochromiecyclitis Fuchs gegenüber den Partneraugen nicht signifikant reduziert ist, konnten die Autoren spekularmikroskopisch ein verändertes Reflexverhalten der Endothelzellen nachweisen, das vermutlich durch aufgelagerte Entzündungszellen bedingt ist (Abb. 3, 4). Bei 2 Augen fanden Alkono et al. [1] nach i.c. Kataraktextraktion einen Endothelzellverlust von 45% und 49%, den sie auf eine erhöhte Empfindlichkeit des Endothel gegenüber traumatischen Einflüssen zurückführen.

Die Kataraktextraktion sollte deshalb so atraumatisch wie möglich und unter Verwendung viskoelastischer Substanzen erfolgen. Bei der e.c. Extrak-

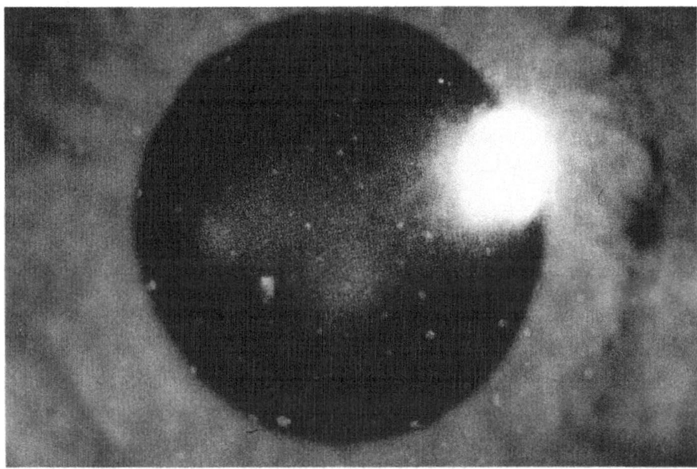

Abb. 3. Diffuse Hornhautrückflächenbeschläge bei Heterochromiecyclitis Fuchs

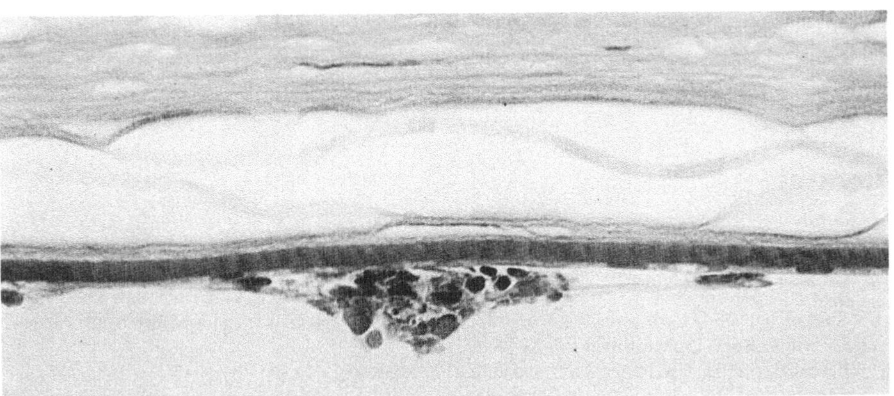

Abb. 4. Fokale Zellpräzipitate auf dem Hornhautendothel bei Heterochromiecyclitis (Paraffinschnitt, PAS-Färbung, 400 ×)

tion kann der in die Vorderkammer luxierte Linsenkern beispielsweise durch injizierte viskoelastische Substanzen in das untere Drittel der Vorderkammer zum Starschnitt geschoben werden. Ohne Druck auf die Hornhaut auszuüben, gleitet dann der Kern nach außen, wenn der Schnittspalt geöffnet wird. Auch bei der Kunstlinsenimplantation sind viskoelastische Substanzen zu empfehlen, um einen Endothelkontakt mit dem Implantat zu vermeiden.

Kapselsackfixation

Nach Untersuchungen von Apple et al. [2, 3] führt die Implantation von Hinterkammerlinsen in den Kapselsack zu einem geringeren Kontakt zwischen

Uvea und Linsenbügeln als die Implantation in den Sulcus. McDonnell et al. [7] fanden in Augen mit sulcusimplantierten Linsen in 13% eine Iritis und in 44% granulomatöse Entzündungsreaktionen an den Linsenbügeln. Da der Vorderkammerreizzustand bei Heterochromiecyclitis Fuchs im wesentlichen von der vorderen Uvea ausgeht, insbesondere von der Iris, sollte man stets die Linsenimplantation in den Kapselsack anstreben.

Perioperative Entzündungsprophylaxe

Neben der lokalen intra- und postoperativen Behandlung mit Corticosteroiden wurden alle Patienten in vorliegender Studie zusätzlich systemisch mit Cortison behandelt. Gee und Tabbara gaben nach Linsenimplantation bei 10 Patienten mit Heterochromiecyclitis lediglich Corticosteroide lokal, woraufhin in keinem Fall eine Fibrinreaktion beobachtet wurde. Möglicherweise kann daher auf eine systemische Cortisongabe verzichtet werden. Da die bisherigen Erfahrungen mit Kunstlinsenimplantation bei Heterochromiecyclitis auf ein relativ kleines Krankengut beschränkt sind, würden wir sicherheitshalber zu einer kurzfristigen systemischen Cortisonbehandlung raten.

Unter Berücksichtigung dieser Gesichtspunkte sprechen die vorgestellten Ergebnisse der 6 Patienten dafür, daß eine extrakapsuläre Kataraktextraktion und *Hinterkammerlinsenimplantation* mit einem vertretbaren Risiko bei der Heterochromiecyclitis Fuchs vorgenommen werden kann.

Literatur

1. Alanko HI, Vuorre I, Saari KM (1986) Characteristics of corneal endothelial cells in Fuchs' heterochromic cyclitis. Acta Ophthalmol 64:623–631
2. Apple DJ, Mamalis N, Loftfield K, Googe J, Novak L, Kavka-Van, Norman D, Brady S, Olson R (1984) Complications of intraocular lenses. A historical and histopathological review. Surv Ophthalmol 29:1–54
3. Apple DJ, Reidy JJ, Googe JM, Mamalis N, Novak L, Loftfield K, Olson R (1985) A comparison of ciliary sulcus and capsular bag fixation of posterior chamber intraocular lenses. Am Intraocul Implant Soc 11:44–63
4. Fuchs E (1906) Über Komplikationen der Heterochromie. Z Augenheilkd 15:191–212
5. Gee St S, Tabbara KF (1989) Extracapsular cataract extraction in Fuchs' heterochromic iridocyclitis. Am J Ophthalmol 108:310–314
6. Loewenfeld IE, Thomson HS (1973) Fuchs' heterochromic cyclitis: A critical review of the literature. I. Clinical characteristics of the syndrome. Surv Ophthalmol 17:394–475
7. McDonnell PJ, Zarbin MA, Green WR (1983) Posterior capsule opacification in pseudophakic eyes. Ophthalmology 90:1548–1553
8. Mills KB, Rosen ES (1982) Intraocular lens implantation following cataract extraction in Fuchs' heterochromic uveitis. Ophthalmic Surg 13:467
9. Norn MS (1968) Cataract extraction in Fuchs' heterochromia. Acta Ophthalmol (Copenh) 46:685–699
10. O'Connor GR (1985) Doyne Lecture. Heterochromic iridocyclitis. Trans Ophthalmol Soc UK 104:219–231
11. Smith RE, O'Connor GR (1974) Cataract extraction in Fuchs' syndrome. Arch Ophthalmol 91:39
12. Ward DM, Hart CT (1967) Complicated cataract extraction in Fuchs' heterochromic uveitis. Br J Ophthalmol 51:530

Bildet die Heterochromiecyclitis tatsächlich keine Kontraindikation für die Hinterkammerlinsenimplantation?

B. Gloor [1] und L. Steigmeier

Zusammenfassung. Von 1986 bis 1989 wurden 12 Patienten, 3 Frauen, 9 Männer wegen Katarakta komplikata bei Heterochromiecyclitis Fuchs e.c.-Katarakt operiert und mit einer Hinterkammerlinse versorgt, bei einem Patient wurde gleichzeitig eine Trabekulektomie vorgenommen.

Zum Zeitpunkt der Operation hatten diese Patienten ein mittleres Alter von $42{,}7 \pm 11{,}6$ Jahren (Minimum 29, Maximum 66, Median 40 Jahre). Das Sehvermögen erholte sich von Lichtprojektion bis 0,5 auf 0,6 bis 1,0, in der (z.T. kurzen) Nachbeobachtungszeit blieb der i.o. Druck bei normalem Ausgangsdruck unbeeinflußt, hingegen boten die zwei Fälle mit vorbestehendem Sekundärglaukom weiterhin große Probleme, im einen Fall war das Sekundärglaukom nach 2 Trabekulektomien erst mit einer Cyclodialyse beherrschbar, im zweiten Fall konnte die kombinierte Operation die Situation nur vorübergehend positiv beeinflussen. Zweimal trat ca. 1 Jahr postoperativ eine Netzhautablösung auf, welche erfolgreich operiert werden konnte.

Die entzündlichen Erscheinungen der Heterochromiecyclitis werden durch die Hinterkammerlinsenimplantation höchstens vorübergehend beeinflußt und bilden damit aufgrund der allerdings kurzfristigen Nachbeobachtungszeit keine Kontraindikation gegen die Implantation einer Hinterkammerlinse in dieser Gruppe von relativ jungen Kataraktpatienten.

Summary. From 1986 to 1989, 12 patients (3 women, 9 men) with Fuchs heterochromic cyclitis underwent extraction of complicated cataract with implantation of a posterior-chamber lens. One patient underwent a concomitant trabeculectomy.

The average age at operation was 42.7 ± 11.6 years (range, 29 to 66 years, median age 40 years). Vision recovered from light perception -0.5 to $0.6 - 1.0$. During the follow-up period, which in some cases was short, the intraocular pressure remained unaffected in eyes with a normal initial pressure, but the 2 cases with preexisting secondary glaucoma continued to present major problems. One case required a cyclodialysis for control of secondary glaucoma after 2 unsuccessful trabeculectomies; in the second case the combined operation was of only temporary benefit. Two cases of retinal detachment occurred approximately 1 year after surgery and were successfully treated by operation.

The inflammatory features of heterochromic cyclitis are at most temporarily influenced by posterior-chamber lens implantation. Based on the relatively short follow-up to date, this condition does not represent a contraindication to the implantation of a posterior-chamber lens in this group of relatively young cataract patients.

---

[1] Augenklinik, Universitätsspital, CH-8091 Zürich

Einleitung

Foster et al. [1] haben neulich das Problem der Linsenimplantation bei Uveitis anhand von 44 Augen abgehandelt, darunter war 1 Fall von Heterochromie-cyclitis. Wenn die Heterochromiecyclitis unter den Uveitiden in bezug auf Indikation zur Linsenimplantation eine Sonderstellung einnimmt, dann wohl aufgrund mündlicher Überlieferung, denn abgesehen von der Arbeit von Mills u. Rosen [4], in welcher über die Implantation von 4-Schlingen-Binkhorst-Linsen nach i.c. Extraktion berichtet wird, ist nun erst in neuester Zeit eine Arbeit zu diesem Thema von Jones [2] erschienen. Er berichtet über 29 Patienten bzw. 30 Kataraktoperationen und gibt bereits konsistente Antworten zu Fragen, welche auch wir in einer retrospektiven Studie zu beantworten versuchen, nämlich:
- Wie wurde durch die Linsenimplantation der Verlauf der Heterochromie-cyclitis mit all ihren Komplikationen beeinflußt? Dabei wurde vor allem auf die Entzündung und den intraokularen Druck geachtet.
- Liegen der Gewinn an Sehvermögen in einer vertretbaren Relation zu allenfalls vorliegenden postoperativen Komplikationen oder negativer Beeinflussung des weiteren Verlaufes?

Krankengut

Von 1986 bis 1989 wurden 12 Patienten, 3 Frauen, 9 Männer wegen Katarakta komplikata bei Heterochromiecyclitis Fuchs e.c.-katarakt-operiert und mit einer Hinterkammerlinse versorgt, bei einem Patient wurde gleichzeitig eine Trabekulektomie vorgenommen (Fall. Nr. 8).

Ergebnisse

Krankengut und Ergebnisse sind in Tabelle 1 und 2 zusammengefaßt. Hervorgehoben sind diejenigen Fälle, welche ein schweres Sekundärglaukom zeigten.

Zum Zeitpunkt der Operation hatten die Patienten ein mittleres Alter von 42,7 + 11,6 Jahren (Minimum 29, Maximum 66, Median 40 Jahre). Das Sehvermögen erholte sich von zwischen Lichtprojektion bis 0,5 auf 0,6 bis 1,0 (Abb. 1), in der (z. T. kurzen) Nachbeobachtungszeit blieb der i.o. Druck in 9 Fällen unbeeinflußt niedrig, in einem Fall kam es kurz postoperativ zu einem Anstieg, in einem Fall mehrere Monate nach der Operation zu einem schweren Sekundärglaukom, beherrschbar nach 2 Trabekulektomien erst mit einer Cyclodialyse. In einem weiteren lag ein vorbestehendes Sekundärglaukom vor; hier konnte die kombinierte Operation die Situation nur vorübergehend positiv beeinflussen. Nur dreimal kam es kurz postoperativ zu einer Fibrinausschwitzung, zweimal vorübergehend, einmal mit Synechienbildung. Zweimal trat ca. 1 Jahr postoperativ eine Netzhautablösung auf, welche erfolgreich operiert werden konnte.

Tabelle 1. Zusammenstellung der Fälle mit Heterochromiecyclitis

	G.	Alt Op.	Visus		Tension			Komplik.	Bemerkungen
			prä.	post.	prä.	post. früh	post. spät		
1.	♀	36	HB	0,7	13	12		0 Fibrin	
2.	♀	47	FZ	0,7	13	16		0 Fibrin	
3.	♂	36	HB	0,6	11	13		Fibrin Synechien	
4.	♂	31	FZ	1,0	11		15	0 Fibrin	Pup. spielt
5.	♂	29	0,15	1,0	18	26	20	Hyphäma Fibrin	Fibrin weg
6.	♂	43	0,1	0,6	13	14		0 Fibrin	
7.	♀	57	FZ	0,8	18	13		0 Fibrin	Nd-YAG = Kapsulotomie
8.	♂	52	*0,3*	*0,6*	*31*	*21**		*Blut auf IOL*	*Amotio → V 0,3; Druck unbeherrscht*
9.	♂	38	0,5	0,6	16	20		0 Fibrin	
10.	♂	47	*FZ*	*0,8*	*19*	*18*	*+ +*		*unbeherrschb. II Glaukom→ 4 Glaukom-OP*
11.	♂	30	<0,1	0,9**					Amotio →0,6
12.	♂	66	LP	1,0	10	14		0 Fibrin	

* Kombinierte Kataraktglaukom-Operation
** Kat-Operation mit HiKaLi-Implantation auswärts

Tabelle 2. Ergebnisse der Kataraktoperation bei Heterochromiecyclitis (12 Fälle)

Alter bei Operation	42,7 ± 11,6 Jahre (Med. 40, 29–66 Jahre)
Visus vor Operation	LP bis 0,5
nach Operation	0,6–1,0
Sekundärglaukom	Vorbestehend 1mal Neu postop. 1mal
Synechienbildung	1mal
Amotio retinae	2mal

Diskussion

Die Kennzeichen der Heterochromiecyclitis Fuchs seien hier nur kurz zusammengefaßt (Tabelle 3).

Als primäre Erscheinungen seinen genannt: Die speziell aussehenden, weißlichen, sternförmigen Präcipitate; die Zellen in der Vorder-, in der Hinterkam-

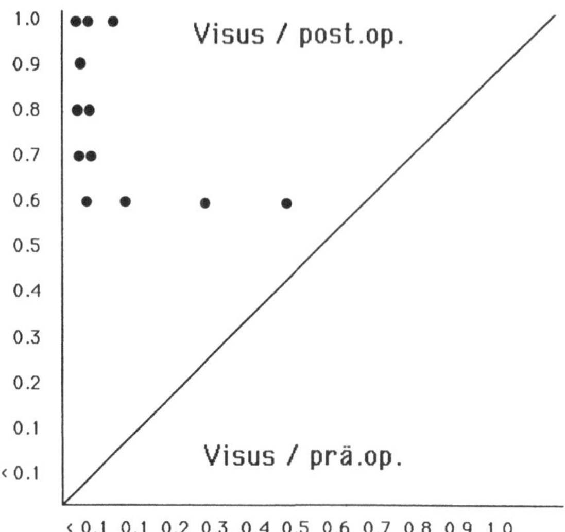

Abb. 1. Scattergram des Visus vor und nach der e.c.-Katarakt-Operation mit Hinterkammerlinsenimplantation: In allen Fällen deutliche Visusverbesserung

Tabelle 3. Kennzeichen der Heterochromiecyclitis Fuchs

Primär	Sekundär
Präcipitate: fein, weißlich, sternförmig	Katarakt
Zellen (wenig) in VoKa, HiKa vorderer GK	Glaukom
Irisatrophie (sämtliche Schichten) → *Heterochromie*	
Gefäßanomalien in KW und Irisstroma	→ VK-Blutung bei Bulbuseröffnung

mer und im vorderen Glaskörper; die Irisatrophie, die alle Schichten erfaßt und welche die Heterochromie, welche u. U. kaum erkennbar ist, vor allem bei beidseitigem Befall, ergibt; ferner die Gefäßanomalien, welche zur sekundären Erscheinung der Vorderkammerblutung bei Bulbuseröffnung führen kann. Unter den Sekundärerscheinungen sind das Sekundärglaukom und die uns in dieser Arbeit speziell beschäftigende Katarakta komplikata hervorzuheben. Unsere 12 staroperierten Cyclitis-Fälle machen weniger als ½% der im gleichen Zeitraum operierten Katarakte aus. Andererseits ist die Gruppe durch ein junges Durchschnittsalter bei der Operation charakterisiert, 45 Jahre in der großen Serie von Nichols, 42,7 Jahre in unserer. Dabei ist der Zeitpunkt der Ausbildung der Katarakta komplikata sehr unterschiedlich, bewegt sich doch die Operationsreife zwischen 29 und 66 Jahren. Es bestätigt sich dann, daß die Komplikationsrate nicht besonders hoch ist und evtl. Komplikationen sind kaum von der Seite der Cyclitis zu erwarten. Diese bleibt abgesehen von einigen postoperativen Tagen durch den Eingriff bzw. die IOL unbeeinflußt, bleibt aber auch unbeeinflußbar durch Steroide und Prostaglandinhemmer. Unbeeinflußbar bleibt aber durch die Linsenimplantation auch die wirklich schwere Komplikation der Heterochromiecyclitis, nämlich das Sekundärglaukom, dies im Gegensatz zum primär chronischen Offenwinkelglaukom oder dem Auge mit normalem Druck, bei welchem die Implantation zur nachgewiesenen Drucksenkung führt [5, 3]. So entwickelten sich in dem Krankengut, mit welchem wir persönliche Erfahrungen haben, auch in Augen, die noch i.c. operiert und mit Kontaktlinse versorgt worden waren, trotz zahllosen Operationen unbeherrschbare, zur Erblindung und schließlich Enukleation führende Glaukome. Gerade weil die Katarakta komplikata bei dieser Erkrankung junge, vorwiegend einseitig befallene Patienten trifft, können diese einen vollen Nutzen aus der Kataraktoperation nur ziehen, wenn man ihnen eine Linse implantiert. Aus unserer Serie möchten wir erneut und ähnlich wie Nichols schließen, daß es keine offensichtlichen Gründe gibt, auf die Linsenimplantation zu verzichten, selbst wenn Nichols eine gewisse Reserve anbringt bei schwerer Irisatrophie, Sekundärglaukom und Gefäßanomalien der Iris. Einzuräumen ist allerdings, daß es sich bei unseren Fällen meist um noch kurze Nachbeobachtungszeiten handelt.

Uns hat diese retrospektive Studie aber auch gezeigt, daß wir für die Beurteilung des Langzeitverlaufes prä-, intra- und postoperative Befunde nach vorgegebenem Schema besser prospektiv erfassen und dokumentieren müssen, um das nötige Wissen zu erwerben, wenn wir vor allem die jüngeren Patienten mit Heterochromiecyclitis in Zukunft weniger auf Grund von Glaubensbekenntnissen als auf Grund von gesicherten Fakten beraten können wollen. Besondere Aufmerksamkeit verdienen in solchen Studien die Sekundärglaukome, für welche vorerst für uns die Arbeitshypothese gilt, daß die Linsenimplantation sie weder günstig noch ungünstig beeinflußt.

Die eingangs gestellten Fragen sind demnach zusammenfassend wie folgt zu beantworten:

- Die Hinterkammerlinsenimplantation beeinflußt den Verlauf der Heterochromiecyclitis weder negativ noch positiv.
- Der Gewinn an Sehvermögen ist erheblich und rechtfertigt den Eingriff.
- Die schwerste Komplikation, das *Sekundärglaukom,* verläuft unabhängig vom Eingriff.

Literatur

1. Foster CST, Fong LP, Singh G (1989) Cataract surgery and intraocular lens implantation in patients with uveitis. Ophthalmology 96:281–288
2. Jones NP (1990) Extracapsular cataract surgery with and without intraocular lens implantation in Fuchs' heterochromic uveitis. Eye 4:145–150

3. Kubser M, Aust W (1990) Kunststofflinsenimplantation bei Kataraktpatienten mit Glaukom. Klin Monatsbl Augenheilkd (in press)
4. Mills KB, Rosen ES (1982) Intraocular lens implantation following cataract extraction in Fuchs' heterochromic uveitis. Ophthalmic Surg 13:467–469
5. Sponagel LD, Gloor B (1986) Ist die Implantation einer Hinterkammerlinse ein drucksenkender Eingriff? Klin Monatsbl Augenheilkd 188:495–499

OP-Hygiene und Anästhesie

Keim- und Partikelausstreuung in Abhängigkeit von der verwendeten OP-Kleidung

W. Hütz[1] und L. Heyne[2]

Zusammenfassung. Es besteht eine deutliche Korrelation zwischen der Partikel- und Keimausstreuung. Die Partikel, die in der Regel von der OP-Kleidung ausgehen, fungieren als Trägersysteme für Keime, so daß eine starke Partikelausstreuung mit einer erhöhten Infektionsgefahr verbunden ist. Es wurden sieben verschiedene OP-Kleidungen auf ihre Keim- und Partikelausstreuung im Rahmen von Cataract-Operationen getestet. Untersucht wurde eine Non-woven-Einmalbekleidung der Firmen Johnson & Johnson und Mölnlycke, ein Mischgewebe der Firma Steritex, ein Mischgewebe der Firma Saeger sowie ein reines Baumwollgewebe der Firma Saeger. Die letzten beiden Gewebe wurden sowohl in neuem Zustand als auch nach mehrfacher Aufbereitung in der Wäscherei getestet. Die geringste Partikelausstreuung fand sich bei dem Non-woven-Material der Firma Mölnlycke, gefolgt von dem Mischgewebe der Firma Saeger, dem Non-woven-Material der Firma Johnson und Johnson, der Firma Steritex und der reinen Baumwolle der Firma Saeger. Bei letzterer zeigte sich eine ganz erhebliche Zunahme der Partikelausstreuung, wenn die Baumwolle mehr als siebenmal aufbereitet worden war.

Summary. A strong correlation exists between the shedding of particles from clothing and the dissemination of microorganisms. The particles typically shed from operating-room attire function as carrier systems for microorganisms, so a heavy dissemination of particles is associated with an increased risk of infection. Seven different types of operating-room attire were tested for the dissemination of particles and microorganisms in the setting of cataract surgery.

Tests were performed on gowns made of a non-woven disposable material (Johnson and Johnson, Mölnlycke), mixed fabrics (Steritex, Saeger), and a pure cotton fabric (Saeger). The latter two fabrics were tested in new condition and after multiple launderings. The fewest particles were shed from the non-woven material made by Mölnlycke, followed by the Saeger mixed fabric, the Johnson and Johnson non-woven material, the Steritex mixed fabric, and the Saeger pure cotton fabric. With the latter material, particle dissemination increased substantially when the cotton had been laundered more than 7 times.

Einleitung

Zur Luftaufbereitung im OP-Bereich stehen heute raumlufttechnische Anlagen zur Verfügung, die in der Lage sind, Keime und Partikel bis auf 0,03% abzuscheiden. Damit ist aber das Problem einer keimarmen Raumluft im Risikobereich noch nicht gelöst, da durch die Belegung des Raumes zwangsläufig eine Rekontamination erfolgt. Die Quelle dieser sekundären mikrobiel-

---

[1] Augenklinik, Kreiskrankenhaus Bad Hersfeld, Seilerweg 29, D-6430 Bad Hersfeld
[2] Fachhochschule Gießen, Fachbereich Technisches Gesundheitswesen, D-6300 Gießen

len Luftverunreinigung ist also der in diesem Risikobereich tätige Mensch. Die Keime stammen aus dem Respirationstrakt und werden mit kleinsten Tröpfchen beim Sprechen, Husten und Niesen abgegeben. Weitaus größer ist die Zahl der Keime, die mit abschilfernden Schuppen der Epidermis an die Umgebung abgegeben werden. Man schätzt, daß etwa 10 000 Schuppen pro Minute abgelöst und mit den daran haftenden Mikroorganismen in die Raumluft gelangen. Eine funktionsgerechte OP-Kleidung sollte in der Lage sein, diese Partikel- und Keimausstreuung zurückzuhalten und damit die sekundäre Kontamination der Raumluft im Risikobereich zu verringern. Unter diesem Aspekt wurden verschiedene Einweg- und Mehrwegbekleidungen unter Routinebedingungen in einem Augen-OP untersucht.

Material und Methode

Es wurden fünf verschiedene OP-Bekleidungen aus unterschiedlichem Material im Hinblick auf eine möglichst geringe Keim- und Partikelausstreuung untersucht. An Einwegbekleidungen wurde das Non-woven-Material der Fa. Johnson und Johnson und das Non-woven-Material der Fa. Mölnlycke getestet. Bei den Mehrwegbekleidungen wurden ein reines Baumwollgewebe der Fa. Saeger, ein Baumwollmischgewebe mit 60% Dacron und 40% Baumwolle der Fa. Saeger sowie ein Baumwoll-Mischgewebe mit 60% Baumwolle und 40% Polyester der Fa. Steritex, die diese Wäsche im Mietservice anbietet, verglichen (Tabelle 1).

Die Bedingungen waren bei den Messungen standardisiert. Gemessen wurde nur bei Cataract-Operationen, um Einflüsse durch einen unterschiedlichen Aktivitätsgrad des OP-Teams bei verschiedenartigen Operationen auszuschließen. Alle bei den Messungen im Raum befindlichen Personen trugen die an diesem Tage getestete OP-Bekleidung. Auch die erforderlichen Abdecktücher waren aus dem gleichen Material wie die jeweils untersuchte Bekleidung. Bei allen Messungen wurde der Mundschutz Sentinex lite der Fa. Rauscher und als Kopfbedeckung eine Astro-Haube der Fa. Braun Melsungen getragen.

Mit einem optischen Partikelzählsystem, dem Partoskop Modell R, wurden die an die Raumluft abgegebenen Partikel bestimmt. Das Gerät aspirierte bei jedem Meßvorgang 28 l Raumluft am Meßort und registrierte die darin enthaltenen Partikel, unterteilt in zwei Größenklassen, $>0{,}5\,\mu m$ und $>5\,\mu m$. Die

Tabelle 1. Untersuchte OP-Bekleidungen

Material	Artikelname	Hersteller
Non-woven-Zellstoff, beschichtet	Barrier 450	Johnson & Johnson
Non-woven-Zellstoff, beschichtet	Klinidress	Mölnlycke
Baumwolle	100% Baumwolle	Saeger
Baumwolle-Dacron-Mischgewebe (60%/40%)	Primat	Saeger
Baumwolle-Polyester-Mischgewebe (60%/40%)	B2	Steritex

Bestimmung der Keimzahl erfolgte mit einem Reuter-Zentrifugal-Sampler (RCS). Die in einer definierten Luftmenge angesaugten und auf eine Agar-Platte zentrifugierten Keime wurden bei 37 °C 48 Stunden lang bebrütet. Danach wurden die koloniebildenden Einheiten (KBE) ausgezählt und auf eine Luftmenge von 1 m³ hochgerechnet.

Während einer Cataract-Operation wurden vier Messungen und zwar in der Vorbereitungsphase, zu Beginn der Operation, nach Implantation der intraocularen Linse und am Ende der Operation, jeweils an sechs verschiedenen Meßorten und zwar im OP-Feld, beim Assistenten, beim Instrumenteur, am Fußende des OP-Tisches, auf dem Reservetisch und vor der Abluftöffnung durchgeführt (Abb. 3). Der Keimpegel wurde einmal pro Operation etwas seitlich hinter dem Operateur bestimmt. Für den Vergleich der fünf verschiedenen Bekleidungen wurde der arithmetische Mittelwert aus den Messungen im OP-Feld herangezogen.

Ergebnisse

Vor Beginn der Testreihe wurden im Augen-OP ohne Personenbelastung 47 Partikel >0,5 µm/28 l Luft, 2 Partikel >5 µm/28 l Luft und 25 koloniebildende Einheiten (KBE)/m³ Luft gefunden.

Die höchste Partikel- und Keimausstreuung fand sich bei der OP-Kleidung aus reiner Baumwolle, die bereits mehr als ein Jahr im Umlauf und somit etwa 100mal wiederaufbereitet war. Es fanden sich 13 421 Partikel >0,5 µm/28 l Luft, 650 Partikel >5 µm/28 l Luft und 1125 KBE/m³ Luft (Abb. 1). Bei neuer, nur 1mal aufbereiteter Baumwolle, waren die Werte mit 3995 Partikel >0,5 µm und 252 Partikel >5 µm und 650 KBE/m³ Luft deutlich geringer, aber im Vergleich mit den anderen Bekleidungen waren es immer noch die höchsten Werte (Abb. 1 und 2). Bei dem Mischgewebe der Fa. Saeger fanden sich 1262 Partikel >0,5 µm/28 l Luft, 116 Partikel >5 µm/28 l Luft und 116 KBE/m³ Luft. Die Messungen bei Verwendung der Leasing-Wäsche der Fa. Steritex ergaben 3663 Partikel >0,5 µm/28 l Luft, 213 Partikel >5 µm/28 l Luft und 325 KBE/m³ Luft (Abb. 2).

Die niedrigsten Werte fanden sich bei den Einwegbekleidungen. Mit der Bekleidung der Fa. Johnson & Johnson fanden sich 1961 Partikel >0,5 µm/ 28 l Luft, 192 Partikel >5 µm/28 l Luft und 200 KBE/m³ Luft (Abb. 2). Bei Verwendung der Bekleidung der Fa. Mölnlycke waren die Werte mit 790 Partikeln >0,5 µm/28 l Luft, 50 Partikel >5 µm/28 l Luft und 200 KBE/m³ Luft noch niedriger (Abb. 2).

Der Einfluß der raumlufttechnischen Anlagen mit gerichteter Luftführung im OP-Feld wird deutlich, wenn die Partikelbelastung an verschiedenen Meßorten gesondert betrachtet wird (Abb. 3). Man sieht, daß in den entscheidenden Zonen, wie die im OP-Feld, bei dem Instrumenteur oder beim Assistenten deutlich geringere Partikelwerte vertreten sind, als an den übrigen Meßorten. Auch der Aktivitätsgrad des OP-Teams im Laufe einer Operation kommt deutlich zum Ausdruck. Zu Beginn einer Operation sind die Werte an allen

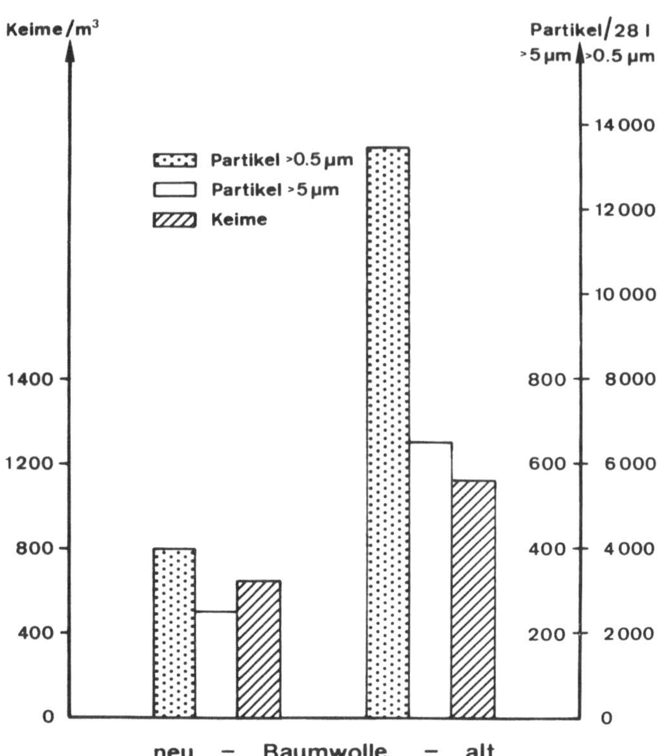

Keim- und Partikelausstreuung
Keime/m³
Partikel/28 l
>5 µm >0.5 µm
Partikel >0.5 µm
Partikel >5 µm
Keime
14 000
12 000
10 000
8 000
6 000
4 000
2 000
0
1400
1200
800
400
0
800
600
400
200
0
neu – Baumwolle – alt

Keim- und Partikelausstreuung
Keime/m³
Partikel/28 l
>5 µm >0.5 µm
Partikel >0.5 µm
Partikel >5 µm
Keime
800
600
400
200
0
400 4000
300 3000
200 2000
1000
0
Non-woven
J&J
Steritex
Mischgewebe
neu
Baumwolle
neu
Non-woven
Mölnlycke

Abb. 1

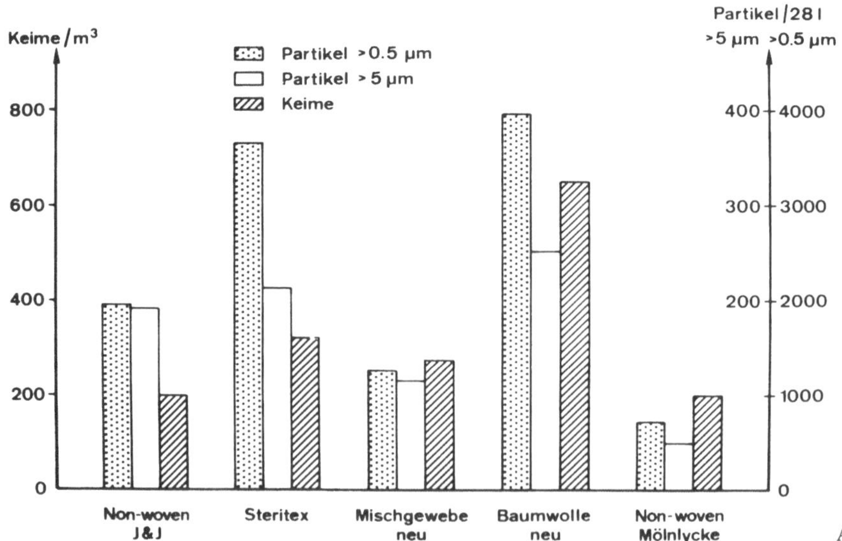

Abb. 2

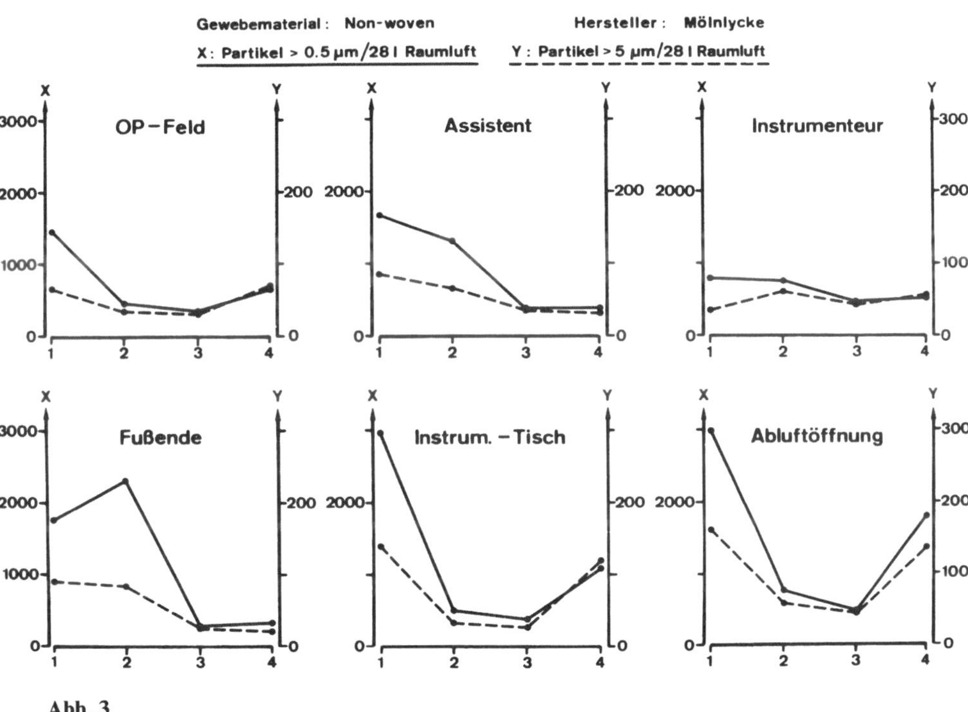

Abb. 3

Meßorten deutlich höher und sinken dann, wenn das OP-Team in Ruhe am Mikroskop sitzt, deutlich ab.

Diskussion

Es dürfte in der Praxis kaum möglich sein, den eindeutigen Nachweis zu erbringen, daß eine eingetretene Infektion durch Keime und Partikel aus der Luft erfolgte [10]. Dennoch finden sich Hinweise in der Literatur, die einen Zusammenhang zwischen Luftkeimpegel und postoperativer Infektionsrate belegen, wenngleich nicht auf ophthalmologischem Gebiet. Lidwell et al. [7] und Salvati et al. [9] haben bei 8100 bzw. 3200 Hüft- und Kniegelenksoperationen eine Korrelation zwischen den postoperativen Infektionsfällen und dem jeweils während der Operation herrschenden Luftkeimpegel gefunden. Wie bereits oben erwähnt, sind die mit Keimen besetzten Schuppen der Epidermis, die an die Raumluft abgegeben werden, die wesentliche Quelle der mikrobiellen Luftverunreinigung [2, 8]. Da die Ablösung der Hautschuppen nicht verhindert werden kann, kommt im Rahmen der Problemlösung der OP-Bekleidung die Aufgabe zu, die abgeschilferten Schuppen und damit die Keime zurückzuhalten. Hierzu ist die weitverbreitete Baumwoll-OP-Wäsche nicht in der Lage [5]. Doig [3] und Hill [6] konnten zeigen, daß die Keimausstreuung mit gewöhnlicher Straßenkleidung gleich oder sogar niedriger ist, als mit Baumwoll-OP-Bekleidung. Durch Abschlüsse an Armen und Beinen kann auch bei Baumwoll-Wäsche eine Reduktion der Keimausstreuung erreicht werden, zuverlässig gelingt dies aber nur mit einem wasserdichten Material [1]. Unsere eigenen Messungen bestätigen diese Beobachtungen. Selbst in einem neuen, nur einmal aufbereiteten Zustand, liefert die Baumwolle die schlechtesten Werte. Besser sind die Meßwerte bei Verwendung von Baumwoll-Mischgewebe. Der Unterschied zwischen den Mischgeweben der Fa. Steritex (Leasing-Wäsche) und dem neuen, lediglich einmal aufbereiteten Mischgewebe der Fa. Saeger, kann dadurch erklärt werden, daß das Gewebe der Fa. Steritex aus dem laufenden Betrieb entnommen wurde, also schon einige Male öfter aufbereitet worden war, als das vollkommen neue Gewebe der Fa. Saeger. Das Material der Fa. Steritex zeigt gewissermassen einen Trend an, wie sich das Mischgewebe der Fa. Saeger durch mehrmalige Aufbereitung verändern wird.

Die sehr geringen Partikel- und Keimpegel bei den Einweg-Bekleidungen belegen deren funktionelle hervorragende Qualität. Das etwas bessere Abschneiden der Bekleidung der Fa. Mölnlycke gegenüber der Bekleidung der Fa. Johnson & Johnson ist nicht durch das Material selbst bedingt, sondern durch den unterschiedlichen Schnitt der Bekleidungen. Bei der Bekleidung der Fa. Mölnlycke handelt es sich um einteiligen Overall mit Bündchen an Armen und Beinen, wodurch abgeschilferte Partikel und Keime sehr gut zurückgehalten werden.

Die wegen ihrer Trageeigenschaften sehr weit verbreitete Baumwolle müßte nach den vorliegenden Ergebnissen zugunsten der Einweg-Materialien verlassen werden. Angesichts einer sehr geringen postoperativen Infektionsrate in der Augenheilkunde kommt natürlich sofort die Frage auf, ob dieser zusätzliche Aufwand gerechtfertigt ist. Um hierauf eine Antwort geben zu können, muß man das Problem von einer anderen Seite beleuchten. Ist erst einmal eine intraoculare Infektion eingetreten, so ist auch unter maximaler Therapie der Ausgang in der Regel ungünstig, wie dies die Arbeit von Driebe et al. [4] sehr eindrucksvoll belegt. Unter diesem Gesichtspunkt sollte prophylaktisch, das heißt auf der Seite der Asepsis, nichts unversucht gelassen werden, um eine intraoculare Infektion zu verhindern und dazu leistet eine optimale OP-Bekleidung ihren Beitrag.

Literatur

1. Blowers R, Mc Cluskey M (1965) Design of operating room dress for surgeons. Lancet 2:680 ff
2. Clark RP, Cox RN (1972) The generation of aerosols from the human body. Aerobiologie-Symposium Enschede 1972, pp 413 ff
3. Doig CM (1972) The effect of clothing on the dissemination of bacteria in operating theatres. Br J Surg 59:878 ff
4. Driebe WT, Mandelbaum S, Forster RK, Schwartz LK, Culbertson WW (1986) Pseudophakic endophthalmitis, diagnosis management. Ophthalmology 93:442–448

5. Duguid JP, Wallace AT (1948) Air infection with dust liberated from clothing. Lancet 2:845ff
6. Hill J, Howell Blowers R (1974) Effect of clothing in dispersal of staphylococcus aureus by males and females. Lancet 2:1131ff
7. Lidwell OM, Lowbury EI, Whyte W, Blowers R, Stanley SJ, Lowe D (1983) Airborne contamination of wounds in joint replacement operations: the relationship to sepsis rates. J Hosp Infect 4:111/31
8. Noble WC (1976) Dispersal of bacteria from human skin. In: 3rd International Symposium on Contamination Control, Copenhagen 1976, vol 1, pp 16ff
9. Salvati EA, Robinson RP, Zeno SM, Koslin BL, Brause BD, Wilson PD (1982) Infection rates after 3179 total hip and total knee replacement performed with and without a horizontal unidirectional filtered airflow system. J Joint Surg 64:525/35
10. Wanner HU (1977) Luft und Technik. Acta Pharm Technol [Suppl] 3:159–170

Die endokrine Streßreaktion bei Kataraktoperationen in Lokalanästhesie

H.A. Adams[1], V. Hessemer[2], G. Hempelmann und K.W. Jacobi[2]

Zusammenfassung. Die Studie hatte zum Ziel, die endokrine Streßreaktion bei Kataraktoperationen in Lokalanästhesie (LA) mit und ohne Sedierung mit Midazolam (Dormicum) zu untersuchen. 20 Patienten für Kataraktoperationen in LA wurden randomisiert der Midazolam-Gruppe (Sedierung vor Setzen der LA durch intravenöse Zufuhr von Midazolam in Dosen von 1 mg, bis die Patienten schlafend, aber erweckbar waren) oder der Kontrollgruppe (ohne Zufuhr von Midazolam) zugeteilt. Midazolam wurde nach klinischen Kriterien (Aufwachen) in Dosen von 1 mg nachinjiziert. Prämedikation und LA waren standardisiert. Die Messungen erfolgten an 7 Zeitpunkten (nach Ankunft im Vorbereitungsraum bis 30 min nach Operationsende). Noradrenalin im Plasma fiel in der Midazolam-Gruppe im Gegensatz zur Kontrollgruppe im Verlauf signifikant ab. Adrenalin im Plasma war in der Midazolam-Gruppe gegenüber der Kontrollgruppe signifikant erniedrigt. Intraoperativ stiegen die Adrenalin-Konzentrationen in der Kontrollgruppe an, in der Midazolam-Gruppe fielen sie ab. Für ADH, ACTH und Cortisol bestanden keine signifikanten Gruppen- oder Verlaufsunterschiede, die Werte blieben durchgehend im Normbereich. Der arterielle Mitteldruck fiel im zeitlichen Verlauf in der Midazolam-Gruppe gegenüber der Kontrollgruppe ab; die Herzfrequenz blieb in beiden Gruppen vergleichbar. Die arterielle Sauerstoffsättigung wies keine signifikanten Gruppen- oder Verlaufsunterschiede auf. Lokalanaesthesie und Prämedikation waren ausreichend, um die Patienten intraoperativ weitgehend gegenüber psychischen und chirurgischen Stressoren abzuschirmen. Die in der Kontrollgruppe aufgetretene moderate sympatho-adrenerge Reaktion konnte durch Zufuhr niedriger Midazolam-Dosen signifikant vermindert werden. Eine Supplementierung der LA mit Midazolam erscheint für kardiovaskulär gefährdete Patienten besonders geeignet.

Summary. This study was undertaken to investigate the endocrine stress response during cataract surgery in local anaesthesia (LA) with or without additional sedation with midazolam (Dormicum). 20 patients for cataract surgery in LA were randomly allocated to the midazolam-group (before injection of LA, sedation with single doses of 1 mg midazolam until the patient was sleeping but awakable) and to the control-group without sedation. Premedication and LA were standardized. The investigation was performed at 7 measuring points starting at the arrival in the preparation room up to 30 min after surgery. In time course, noradrenaline in plasma decreased in the midazolam-group in contrast to the control-group. Adrenaline in plasma was significantly lower in the midazolam-group. Intraoperatively, adrenaline increased in the control-group and decreased in the midazolam-group. With respect to ADH, ACTH, and cortisol, no significant differences were found in group levels or time course, and concentrations remained within the normal range. In contrast to the control-group, mean arterial pressure decreased in the midazolam-group during the course of time. There were no differences in heart rate or arterial oxygen saturation between the two groups. Local anaesthesia and premedication were sufficient to prevent the patients against psychic and surgical stressors. The slight sympathoadrenergic response in the con-

---

[1] Abteilung für Anästhesiologie und Operative Intensivmedizin, Klinikum der Justus-Liebig-Universität Gießen, Klinikstraße 29, D-6300 Gießen
[2] Universitäts-Augenklinik, Friedrichstraße 18, D-6300 Gießen

trol-group was significantly reduced by small doses of midazolam. Thus, supplementation of local anaesthesia with midazolam appears advantageous for patients with cardiovascular disorders.

Einleitung

Ophthalmochirurgische Eingriffe können grundsätzlich in Allgemein- oder Lokalanästhesie vorgenommen werden. Vor- und Nachteile dieser Verfahren werden seit Jahren kontrovers diskutiert [1, 4–8]. Kataraktoperationen werden häufig in Lokalanaesthesie durchgeführt, dafür sind nicht zuletzt auch organisatorische Gründe von Bedeutung. Da es sich meist um sehr alte Patienten mit Herz-Kreislauf- und Stoffwechselerkrankungen handelt, kommt einer adäquaten intraoperativen Abschirmung gegenüber Schmerzreizen und psychischen Stressoren erhebliche Bedeutung zu. Ziel dieser Studie war es, die endokrine Streßreaktion bei Kataraktoperationen in Lokalanästhesie mit und ohne zusätzliche Sedierung mit Midazolam (Dormicum) zu untersuchen.

Methodik

Es wurden 20 Patienten der ASA-Risikogruppen I–III über 18 Jahren untersucht, die sich einer Kataraktoperation in Lokalanästhesie mit Anästhesie-Überwachung unterzogen. Die Patienten wurden randomisiert folgenden Gruppen zugeteilt:
- *Midazolam-Gruppe.* Sedierung vor Setzen der Lokalanästhesie durch intravenöse Zufuhr von Midazolam in Einzeldosen von 1 mg, bis die Patienten schlafend, aber erweckbar waren. Bis zum Operationsbeginn Nachinjektionen in Dosen von 1 mg bei Bedarf (beim vollständigen Aufwachen der Patienten).
- *Kontrollgruppe.* Ohne Zufuhr von Midazolam.

Die Prämedikation wurde in beiden Gruppen gleichartig durch intramuskuläre Injektion von 0,5 mg/kg KG Pethidin, 0,25 mg/kg KG Promethazin und 0,005 mg/kg KG Atropin etwa 45 min vor Einschleusen in den Operationsbereich vorgenommen. Die Lokalanaesthesie erfolgte in beiden Kollektiven standardisiert und ohne Zusatz von Adrenalin:
- Subkutanes Depot am Unterlid mit 2 ml Lidocain 2%,
- Retrobulbäranästhesie mit 3 ml Lidocain 2% und 2 ml Bupivacain 0,75% unter Zusatz von 150 IE Hyaluronidase,
- Fazialisblockade nach O'Brien mit 3 ml Lidocain 2% und 2 ml Etidocain 1%.

Alle Patienten erhielten 3 l Sauerstoff/min über eine Nasensonde. Zur Infusionstherapie fand ausschließlich Ringer-Lösung Verwendung. Es wurden folgende Parameter bestimmt:
- Adrenalin und Noradrenalin in Plasma,
- Antidiuretisches Hormon, ADH

- Adrenocorticotropes Hormon, ACTH,
- Cortisol,
- arterieller Mitteldruck und Herzfrequenz,
- arterielle Sauerstoffsättigung.

Die Bestimmung der Plasma-Katecholamine erfolgte mittels elektrochemischer Detektion (ECD) nach Trennung durch Hochdruck-Flüssigkeits-Chromatographie (High Pressure Liquid Chromatography, HPLC). Als Normalbereiche wacher, unprämedizierter Patienten galten für Noradrenalin 185–275 pg/ml und für Adrenalin 40–120 pg/ml. ADH, ACTH und Cortisol wurden mittels Radio-Immuno-Assay (RIA) bestimmt. Für ADH galten als Normalbereich Werte bis 8 pg/ml, für ACTH 20–80 pg/ml und für Cortisol 50–250 ng/ml. Alle Blutproben wurden zentralvenös entnommen. Für Einzelheiten der Labormethodik sei auf eine bereits vorliegende Darstellung verwiesen [2]. Die Messungen erfolgten an sieben Zeitpunkten:
- M 1: Nach Ankunft im Vorbereitungsraum, Nullwert,
- M 2: 5 min nach Sedierung, vor Setzen Lokalanästhesie,
- M 3: 2 min nach Setzen Lokalanästhesie,
- M 4: Operationsbeginn, vor Abdecken,
- M 5: 2 min nach Operationsbeginn,
- M 6: Operationsende, vor Aufdecken,
- M 7: 30 min nach Operationsende.

Die statistische Auswertung erfolgte durch ein- bzw. zweifache Varianzanalyse mit Meßwiederholung auf den Faktor Zeit. Die linksgipflig verteilten endokrinen Parameter wurden logarithmiert, die Darstellung erfolgte durch die rücktransformierten geometrischen Mittelwerte. Für die Kreislaufparameter und die arterielle Sauerstoffsättigung wurden die arithmetischen Mittelwerte und die Standardabweichung angegeben.

Ergebnisse

Die Kollektive waren hinsichtlich Alter, Größe, Gewicht, Geschlechtsverteilung und Risikoeinstufung statistisch miteinander vergleichbar (Tabelle 1). Die Patienten der Behandlungsgruppe erhielten im Mittel 3,3 mg Midazolam bei einer Streubreite von 2–5 mg.

Tabelle 1. Biometrische Daten der untersuchten Patienten. Bei Größe und Gewicht sind die arithmetischen Mittelwerte angegeben, beim Alter Mittelwert und Streubreite

	Midazolam-Gruppe	Kontrollgruppe
Alter (Jahre)	72 (59–81)	76 (63–81)
Größe (cm)	161	166
Gewicht (kg)	68	72
Männer : Frauen	3 : 7	3 : 7
ASA-Einstufung	2,5	2,6

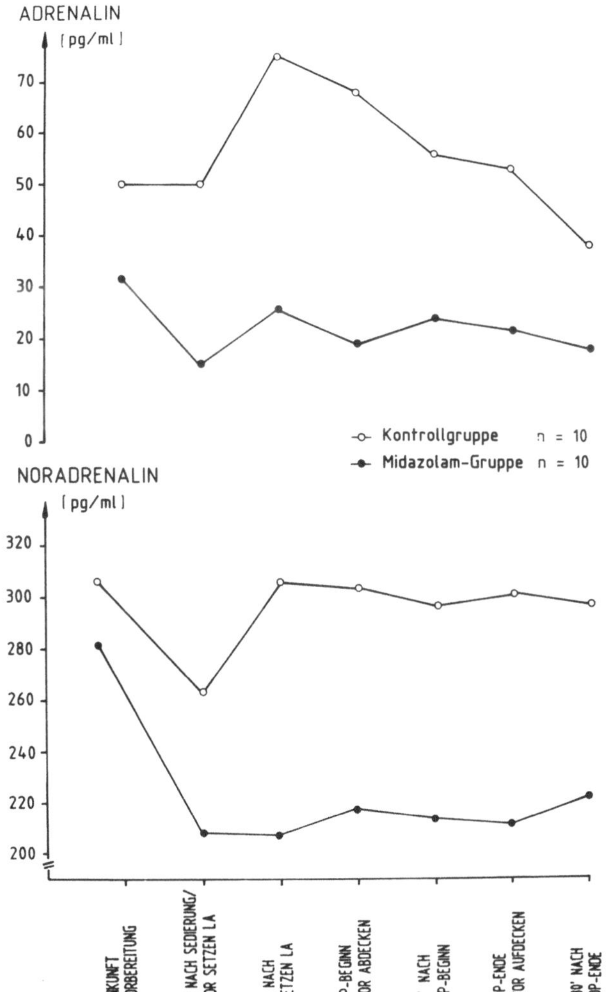

Abb. 1. Adrenalin und Noradrenalin im Plasma, geometrische Mittelwerte

Die Noradrenalin-Konzentrationen im Plasma (Abb. 1) lagen initial in beiden Kollektiven oberhalb des Normbereichs. Im zeitlichen Verlauf fielen die Werte in der Midazolam-Gruppe im Gegensatz zur Kontrollgruppe signifikant ab (P = 0,05). Der Gruppenmittelwert (GMW) lag in der Midazolam-Gruppe mit 222 pg/ml im Normbereich, in der Kontrollgruppe war er mit 297 pg/ml erhöht.

Die Adrenalin-Konzentrationen im Plasma (Abb. 1) waren in der Midazolam-Gruppe gegenüber der Kontrollgruppe signifikant erniedrigt (GMW 22 bzw. 55 pg/ml, P = 0,0009). Nach Setzen der Lokalanästhesie sowie intraoperativ stiegen die Konzentrationen in der Kontrollgruppe an, in der Midazolam-Gruppe fielen sie dagegen ab (P = 0,009).

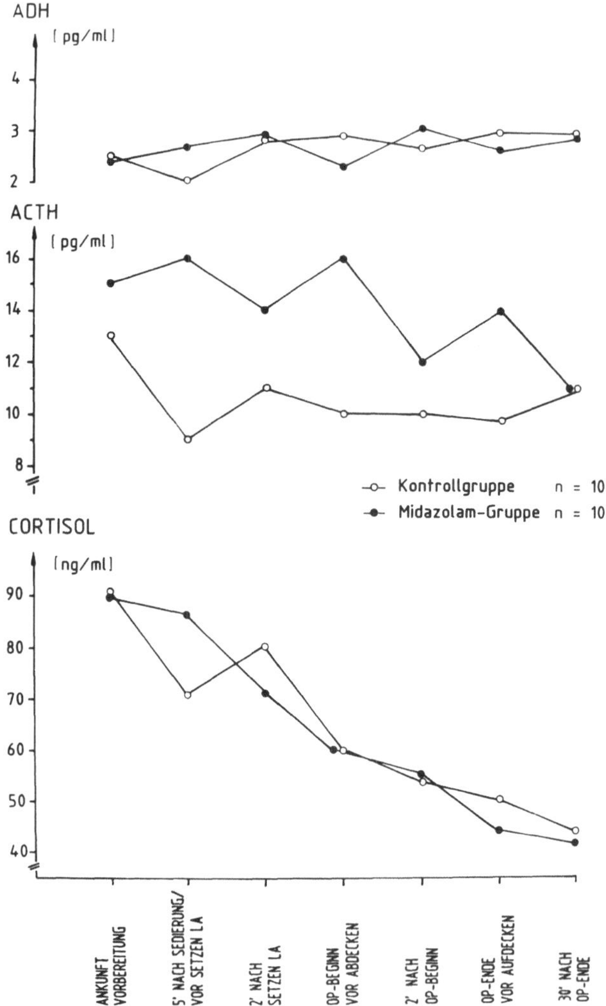

Abb. 2. ADH, ACTH und Cortisol im Plasma, geometrische Mittelwerte

Für ADH, ACTH und Cortisol (Abb. 2) bestanden keine signifikanten Gruppen- oder Verlaufsunterschiede, die Werte blieben durchgehend im Normbereich. Die ADH- und ACTH-Konzentrationen wiesen im zeitlichen Verlauf innerhalb der Gruppen keine signifikanten Veränderungen auf, während die Cortisol-Konzentrationen in beiden Kollektiven im Beobachtungszeitraum signifikant abfielen (P < 0,0001).

Der arterielle Mitteldruck (Abb. 3) fiel im zeitlichen Verlauf in der Midazolam-Gruppe gegenüber der Kontrollgruppe signifikant ab (P = 0,009). Der GMW betrug in der Midazolam-Gruppe 100 mm Hg, in der Kontrollgruppe 113 mm Hg. Die Herzfrequenz (Abb. 3) blieb in beiden Kollektiven vergleich-

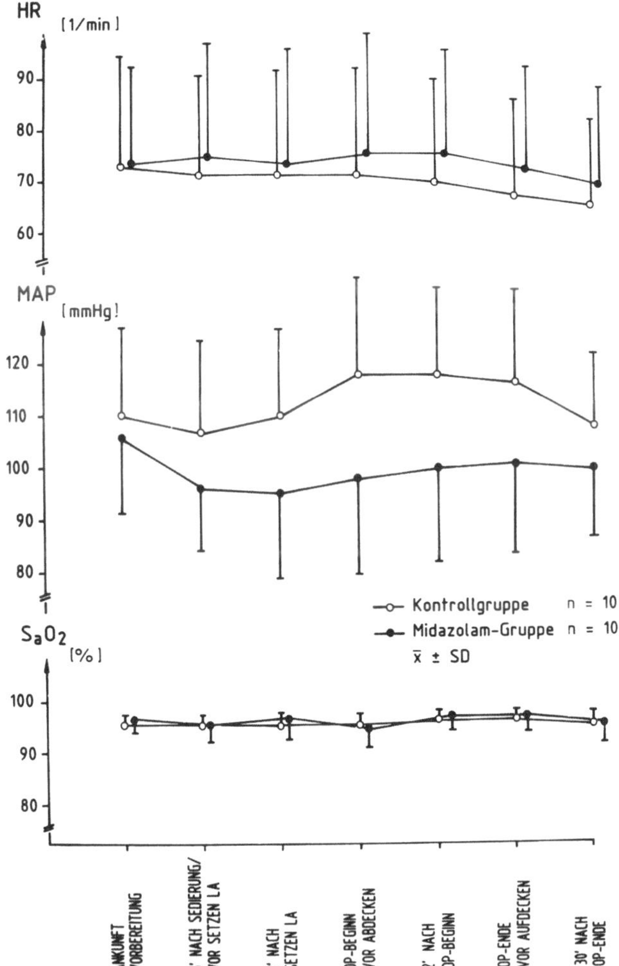

Abb. 3. Arterieller Mitteldruck (MAP), Herzfrequenz (HR) und arterielle Sauerstoffsättigung (S_aO_2), arithmetische Mittelwerte und Standardabweichung

bar (GMW Midazolam-Gruppe 74/min, Kontrollgruppe 71/min). Die arterielle Sauerstoffsättigung (Abb. 3) zeigte keine signifikanten Gruppen- oder
Verlaufsunterschiede (GMW jeweils 96,8%).

Diskussion

Die der Studie zugrundeliegenden Hormone gelten als valide Parameter der
endokrinen Streßantwort [3]. Sie war in beiden untersuchten Kollektiven insgesamt schwach ausgeprägt. Nur die besonders schnell reagierenden Plasma-

Katecholamine wurden deutlich beeinflußt. Prämedikation und Lokalanästhesie waren ausreichend, um die Patienten intraoperativ weitgehend gegenüber psychischen und chirurgischen Stressoren abzuschirmen. Die in der Kontrollgruppe aufgetretene moderate sympatho-adrenerge Reaktion konnte durch Zufuhr niedriger Midazolam-Dosen und ohne Beeinträchtigung der respiratorischen Situation signifikant vermindert werden. Eine Supplementierung der Lokalanästhesie mit Midazolam erscheint daher für kardiovaskulär gefährdete Patienten besonders geeignet.

Literatur

1. Abdulla W, Frey R, Gärtner J, Nover A (1981) Problematik der Anästhesie in der Augenheilkunde. Intensivmed Prax 3:55–65
2. Adams HA, Biscoping J, Russ W, Bachmann B, Ratthey K, Hempelmann G (1988) Untersuchungen zur sedativ-analgetischen Medikation beatmungspflichtiger Intensivpatienten. Anaesthesist 37:268–276
3. Henry JP (1980) Present Concept of Stress Theory. In: Usdin E, Kvetnansky R, Kopin IJ (eds) Catecholamines and Stress: Recent Advances. Elsevier/North-Holland, New York Amsterdam Oxford, pp 557–571
4. Kern R (1977) Vor- und Nachteile der Allgemeinnarkose bei Augenoperationen aus der Sicht des Ophthalmochirurgen. Klin Monatsbl Augenheilkd 170:332–336
5. Krumreich J, Schottky H (1979) Ist die Lokalanästhesie bei intraokularer Chirurgie noch zulässig? Klin Monatsbl Augenheilkd 175:551–556
6. Pearce JL (1982) General and local anaesthesia in eye surgery. Trans Ophthal Soc UK 102:31–34
7. Schäffer J, Mehrmann M, Heymann-Schramm S, Werry H, Piepenbrock S (1988) Perioperatives Angsterleben und postoperatives Schmerzverhalten bei intraokulären Eingriffen in Allgemeinanaesthesie und Lokalanaesthesie. Anaesthesist 37:19–23
8. Spence AA (1980) Editorial: Anaesthesia for eye surgery. Br J Anaesth 52:641

Peribulbäranästhesie – Hämodynamisch schonender für das Auge als Retrobulbäranästhesie?

V. Hessemer [1], H. A. Adams [2], O. Hoppe [1], und K. W. Jacobi [2]

Zusammenfassung. Die Retrobulbäranästhesie (RETRO) besitzt einen hemmenden Einfluß auf die okuläre Zirkulation, der mit Adrenalinzusatz und höherem Injektionsvolumen zunimmt (Hessemer et al. 1989, 1990). In der vorliegenden Studie verglichen wir die okulären Kreislaufeffekte der neuerdings propagierten Peribulbäranästhesie (PERI) mit den Veränderungen durch RETRO bei 20 Patienten vor Kataraktoperationen. – *Methodik*: Wir verwendeten äquipotente Injektionsvolumina, die eine gleich gute Bulbusakinesie und Anästhesie bewirken (Hessemer et al. 1990): PERI mit 10 ml Injektionsvolumen (6 ml temporal unten, 4 ml nasal oben, jeweils außerhalb des Muskelkonus), RETRO mit 5 ml Injektionsvolumen (Standard-Atkinson-Technik, „cone injection"). Injiziert wurde jeweils ein Gemisch von Bupivacain 0,75% und Lidocain 2% mit Zusatz von Hyaluronidase (30 I.E. pro ml). 15 min nach Injektion wurde eine okuläre Kreislaufuntersuchung mittels Okulo-Oszillo-Dynamographie durchgeführt. – *Ergebnisse*: Das okuläre Pulsationsvolumen war bei PERI durchschnittlich nur um 29,0% gegenüber den nicht-injizierten Kontrollaugen reduziert, bei RETRO dagegen um 43,3%. Systolisch-retinaler und -ziliarer Blutdruck waren bei PERI nicht signifikant verändert, bei RETRO jedoch um 6,8 bzw. 5,8 mm Hg gesenkt. Die entsprechenden okulären Perfusionsdrücke fielen bei PERI um 5,1 mm Hg (retinal) und 3,0 mm Hg (ziliar) ab, bei RETRO um 8,0 bzw. 6,9 mm Hg. *Schlußfolgerungen*: Der hemmende Einfluß auf die okuläre Zirkulation – Reduktion des okulären Pulsationsvolumens und der okulären Blut- und Perfusionsdrücke – ist bei PERI weniger ausgeprägt als bei RETRO mit gleichem Anästhesie-Effekt. Bei Patienten mit ischämischen okulären Vorerkrankungen ist daher eine PERI möglicherweise vorzuziehen.

Summary. Retrobulbar anesthesia (RETRO) has a depressing effect on ocular circulation, which effect increases with addition of adrenaline and at higher injection volumes (Hessemer et al. 1989, 1990). In the present study, we compared the ocular circulatory effects of peribulbar anesthesia (PERI) with those of RETRO in 20 patients prior to cataract surgery. – *Methods*: We used equipotent injection volumes that produce the same degree of globe akinesia and anesthesia (Hessemer et al. 1990): PERI with 10 ml injection volume (6 ml inferotemporally, 4 ml superonasally, injections outside the muscle cone), RETRO with 5 ml injection volume (standard Atkinson technique, „cone injection"). In each case, we injected a mixture of 0.75% bupivacaine and 2% lidocaine with addition of hyaluronidase (30 units per ml). 15 min after injection, the ocular circulatory changes were investigated using Oculo-Oscillo-Dynamography. – *Results*: Compared to the untrated fellow eyes, the ocular pulsation volume was reduced by only 29.0% during PERI, whereas it was lowered by 43.3% during RETRO. The systolic retinal and ciliary blood pressures were not significantly changed during PERI, whereas they were reduced by 6.8 and 5.8 mm Hg, respectively, during RETRO. The respective ocular perfusion pressures were decreased by 5.1 mm Hg (retinal) and 3.0 mm Hg (ciliary) during PERI and by 8.0 and 6.9 mm Hg, respectively, during RETRO. – *Conclusions*: The depressing effect on ocular circulation – reduction of ocular

[1] Universitäts-Augenklinik, Friedrichstraße 18, D-6300 Gießen
[2] Abteilung für Anästhesiologie und Operative Intensivmedizin, Klinikum der Justus-Liebig-Universität Gießen, Klinikstraße 29, D-6300 Gießen

pulsation volume and ocular blood and perfusion pressures – is less pronounced during PERI than during RETRO with the same degree of anesthesia. PERI may thus be preferred in patients with pre-existing ischemic ocular diseases.

Einleitung

Die Retrobulbäranästhesie (RETRO) besitzt einen hemmenden Einfluß auf die okuläre Zirkulation, der mit höherem Injektionsvolumen und Adrenalinzusatz zunimmt: Bei RETRO mit nur 2 ml Injektionsvolumen ist das okuläre Pulsationsvolumen – ein Maß für die pulsatile Durchblutungskomponente des Auges – reduziert, jedoch sind die Perfusionsdrücke im retinalen und ziliaren Kreislaufsystem unverändert [10, 18, 23, 24]. Dagegen fallen die okulären Perfusionsdrücke bei RETRO mit 5 ml Injektionsvolumen ab [10, 12, 13, 15, 16–18, 21, 23, 24]. Mit Adrenalinzusatz werden Pulsationsvolumen und Perfusionsdrücke noch stärker gesenkt als ohne Adrenalin [10, 12, 16, 21, 24]. Die ausgeprägtesten inhibitorischen okulären Kreislaufeffekte aller bisher von unserer Arbeitsgruppe untersuchten Anästhesieverfahren werden durch Narkose induziert [19, 20, 24, 25].

Von Davis u. Mandel [7] wurde 1986 die Peribulbäranästhesie (PERI) als Alternative zur RETRO in die Kataraktchirurgie eingeführt. Mittlerweile wird die PERI zunehmend in den USA [29] und auch in Europa [11, 44, 45, 51] verwendet. Dieses neue Anästhesieverfahren, bei dem das Lokalanästhetikum außerhalb des Muskelkonus injiziert wird, soll nach den Erstbeschreibern viele der Komplikationen durch RETRO [2, 8, 27, 30, 31, 36, 40, 46, 47, 52] reduzieren oder eliminieren – bei jedoch gleicher Anästhesiequalität (s. dazu [11]).

In der vorliegenden Studie wurden die okulär-hämodynamischen Veränderungen durch PERI untersucht und mit den Effekten durch RETRO verglichen.

Methodik

Patienten

Wir untersuchten 20 Patienten nach randomisierter Auswahl. Das Durchschnittsalter der Patienten betrug 73 Jahre (Spannweite 53–86 Jahre). 13 Patienten waren weiblich, 7 männlich. Ausschlußkriterien für die Studie waren Oculus ultimus, Glaukom, hohe Achsenmyopie, durchgreifende Netzhautdefekte oder eine Netzhautablösung in der Anamnese sowie initiale Seitendifferenzen der okulären Perfusions- oder Blutdrücke oder des i.o. Drucks von >4 mm Hg.

Injektionstechnik

Zur *Peribulbäranästhesie* (PERI) benutzten wir eine spezielle PERI-Einmalkanüle (Fa. Visitec, Sarasota, Florida) mit stumpfem Anschliff und den Maßen

0,6 × 30 mm (23 G × 1 ¼ "). Es wurde die erstmals 1986 von Davis u. Mandel [7] publizierte Technik verwendet (Abbildung in [11]): Dabei werden zwei Injektionen durchgeführt, die erste temporal unten und die zweite nasal oben, jeweils transkutan durch Unter- bzw. Oberlid. Für die obere Injektion dient die leicht zu ertastende Fissura orbitalis superior als Anhaltspunkt, für die untere Injektion die vordere untere Orbitakante. Die Blickrichtung des Patienten ist bei der unteren Injektion geradeaus und bei der oberen Injektion leicht nach unten. Damit die Injektionen sicher *außerhalb* des Muskelkonus erfolgen – was die Intention dieser Technik ist – wird die Kanüle leicht vom Bulbus weggeführt, Richtung Orbitaboden bzw. Orbitadach.

Zur *Retrobulbäranästhesie* (RETRO) verwendeten wir eine 0,5 × 40 mm (25 G × 1 ½") RETRO -Einmalkanüle, die vor Injektion an einer sterilen Petri-Schale abgestumpft wurde. Die Injektionen erfolgten nach der klassischen, von Atkinson [3, 4] beschriebenen Injektionstechnik („cone injection").

Sowohl bei PERI als auch bei RETRO injizierten wir eine Mischung von Bupivacain 0,75% (Carbostesin) und Lidocain 2% (Xylocain) – Mischungsverhältnis 1 : 1,5 – mit einem Zusatz von 30 I.E. Hyaluronidase (Kinetin) pro ml Injektionslösung. Diese bei der ophthalmologischen Lokalanästhesie bewährte Mischung [26, 38, 49] wird im folgenden als „BLH-Mix" bezeichnet.

Zur PERI wurden insgesamt 10 ml BLH-Mix injiziert (6 ml temporal unten, 4 ml nasal oben) und zur RETRO 5 ml. Diese Injektionsvolumina erzeugen den gleichen Grad an Bulbusakinesie [11], sind also hinsichtlich der motorischen Blockade äquipotent.

Durchführung der Untersuchungen und Meßgrößen

Direkt vor und 15 min nach Injektion registrierten wir bei jedem Patienten eine okuläre Pulskurve mittels Okulo-Oszillo-Dynamographie (OODG [48]) und bestimmten den intraokularen Druck (P_{io}; Handapplanationstonometer nach Draeger) und den A.-brachialis-Druck (P_{bra}), jeweils bilateral. Die Reihenfolge der Messungen war stets gleich: $P_{bra} - P_{io} - $ OODG sowie erneut P_{io} und P_{bra}.

Mittels OODG wurden folgende Meßgrößen ermittelt: systolisch-retinaler und -ziliarer Perfusionsdruck ($PP_{s,ret}$ bzw. $PP_{s,cil}$), systolisch-retinaler und -ziliarer Blutdruck ($P_{s,ret}$ bzw. $P_{s,cil}$), okuläres Pulsationsvolumen (PV_{oc}; bezogen auf einen i.o. Druck von 35 mm Hg). Details zur Bestimmung der Meßgrößen sind dem Originalartikel von Ulrich und Ulrich [48] sowie unseren bisherigen Publikationen (s. insbesondere [13–17, 23] zu entnehmen.

Ergebnisse

Abbildung 1 zeigt Mittelwertdifferenzen Injektions- minus Kontrollaugen für die okulären Kreislaufgrößen und den intraokularen Druck 15 min nach Peri- bzw. Retrobulbärinjektion. PV_{oc} war bei PERI nur um durchschnittlich 0,18 µl (29,0%) gegenüber den Kontrollaugen reduziert, bei RETRO jedoch um

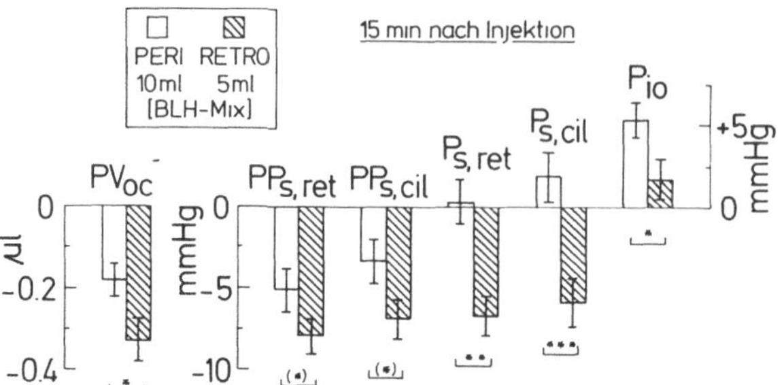

Abb. 1. Okuläre Kreislaufveränderungen durch Peribulbäranästhesie (PERI) und Retrobulbäranästhesie (RETRO) mit den angegebenen Injektionsvolumina; BLH-Mix: Bupivacain-Lidocain-Hyaluronidase-Mischung. Dargestellt sind Mittelwertdifferenzen Injektions- minus Kontrollaugen ($\pm$ Standardabweichungen der Mittelwerte). PV_{oc}: okuläres Pulsationsvolumen; $PP_{s,ret}$ und $PP_{s,cil}$: systolisch-retinaler bzw. -ziliarer Perfusionsdruck; $P_{s,ret}$ und $P_{s,cil}$: systolisch-retinaler bzw. -ziliarer Blutdruck; P_{io}: intraokularer Druck. Sternsymbolik: (*): $p \le 0{,}1$; *: $p \le 0{,}05$; **: $p \le 0{,}01$; ***: $p \le 0{,}001$ (Scheffé-Test)

0,33 µl (43,3%). Dieser Unterschied war signifikant ($p < 0{,}05$; Scheffé-Test). Auch die okulären Perfusionsdrücke wurden durch PERI geringer gesenkt ($PP_{s,ret}/PP_{s,cil}$: $-5{,}1$ bzw. $-3{,}4$ mm Hg) als durch RETRO ($-8{,}0$ bzw. $-6{,}9$ mm Hg), jedoch war diese Differenz nicht auf dem 5%-Niveau signifikant ($p = 0{,}08$). Ein hochsignifikanter Unterschied bestand dagegen im Verhalten der okulären Blutdrücke, die bei PERI sogar tendenziell erhöht waren, bei RETRO jedoch um 6,8 mm Hg ($P_{s,ret}$) bzw. 5,8 mm Hg ($P_{s,cil}$) abfielen. Der Augeninnendruck war bei PERI 15 min post injectionem noch um 5,3 mm Hg gegenüber den Kontrollaugen erhöht, bei RETRO hingegen nur noch geringfügig (1,7 mm Hg).

Diskussion

Die okulären Kreislaufeffekte aller bisher von uns untersuchten Lokalanästhesieverfahren sind in Abb. 2 schematisch zusammengefaßt. Das okuläre Pulsationsvolumen wird am geringsten durch PERI reduziert – sogar noch schwächer als durch RETRO mit nur 2 ml Injektionsvolumen. Auch die okulären Perfusionsdrücke – von denen in Abb. 2 nur der systolisch-ziliare exemplarisch dargestellt ist – werden durch PERI nur relativ schwach gesenkt; nur bei RETRO mit 2 ml Injektionsvolumen ist die Perfusionsdruckreduktion geringer. Im Verhalten der okulären Blutdrücke – von denen wiederum nur der ziliare dargestellt ist – besteht ein *prinzipieller* Unterschied zwischen PERI und RETRO, denn bei PERI fallen die okulären Blutdrücke nicht ab, wie dies bei RETRO mit höherem Injektionsvolumen der Fall ist. Der Augeninnendruck ist bei PERI auch 15 min nach Injektion noch erhöht, bei RETRO in allen untersuchten Varianten wieder normalisiert oder sogar tendenziell erniedrigt.

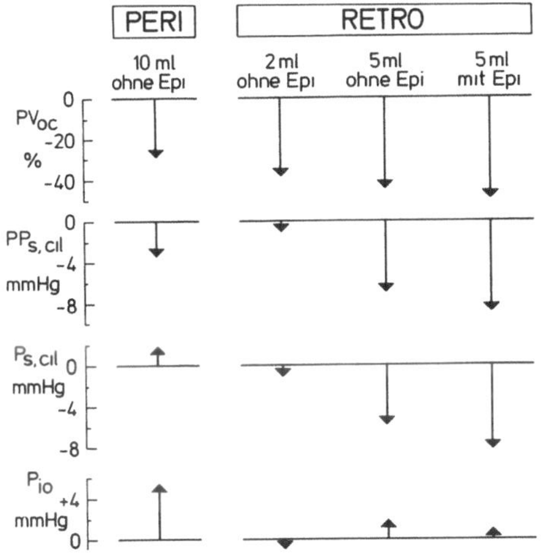

Abb. 2. Schematische Zusammenfassung okulärer Kreislaufveränderungen durch Peribulbäranästhesie (PERI) und Retrobulbäranästhesie (RETRO) mit den angegebenen Injektionsvolumina; Epi: Epinephrin. Dargestellt sind Mittelwertdifferenzen Injektions- minus Kontrollaugen 15 min nach Injektion. PV_{oc}: okuläres Pulsationsvolumen; $PP_{s,\,cil}$: systolisch-ziliarer Perfusionsdruck; $P_{s,\,cil}$: systolisch-ziliarer Blutdruck; P_{io}: intraokularer Druck

Die möglichen Mechanismen der okulär-hämodynamischen Veränderungen durch RETRO werden an anderer Stelle ausführlich diskutiert [16, 23]. Wir nehmen im wesentlichen zwei Mechanismen an, die den Veränderungen zugrundeliegen: 1) Augeninnendruckanstieg aufgrund der injektionsbedingten intraorbitalen Volumen- und Druckerhöhung und 2) pharmakologisch vermittelte Vasokonstriktion der A. ophthalmica und ihrer Äste. – Mechanismus 1 erklärt einen Teil der Perfusionsdruckreduktion in der Phase direkt nach Retrobulbärinjektion [16, 23]. Zu einem späteren Zeitpunkt nach Retrobulbärinjektion (15 min) ist jedoch Mechanismus 2 von größerer Bedeutung, da jetzt der Augeninnendruck meist nicht mehr erhöht ist. Die Annahme einer retrobulbären Vasokonstriktion erklärt sowohl die Reduktion des okulären Pulsationsvolumens als auch der okulären Blutdrücke, insbesondere den additiven Adrenalineffekt.

Die Perfusionsdruckminderung bei PERI ist – im Gegensatz zu RETRO – *alleine* auf einen passiven intraokularen Druckanstieg zurückzuführen, denn bei diesem Lokalanästhesie-Verfahren werden die okulären Blutdrücke nicht gesenkt, sondern sind sogar tendenziell erhöht. Sowohl die fehlende okuläre Blutdrucksenkung als auch die nur relativ geringe Pulsationsvolumenreduktion führen wir darauf zurück, daß bei PERI die Injektionen außerhalb des Muskelkonus erfolgen. Die Barriere Muskelkonus begrenzt die Lokalanästhetikum-Diffusion zur A. ophthalmica und ihren Ästen sowie zu den retrobulbär gelegenen nervalen vasomotorischen Strukturen – mit der Konsequenz einer nur geringen retrobulbären Vasokonstriktion.

Die im Titel gestellte Frage „Peribulbäranästhesie – hämodynamisch schonender für das Auge als Retrobulbäranästhesie?" ist nicht einfach mit Ja oder Nein zu beantworten. Aufgrund der Tatsache, daß bei PERI der hemmende Effekt auf die okuläre Zirkulation geringer ist als bei RETRO mit äquipotentem Injektionsvolumen, dürfte jedoch die Gefahr einer anästhesiebedingten kritischen okulären Minderperfusion geringer sein als bei RETRO oder gar Narkose (s. Einleitung). Bei Patienten mit ausgeprägten ischämischen okulären Vorerkrankungen, bei denen ein höheres Risiko etwa eines postoperativen Papilleninfarkts [9, 42] besteht, ist daher nach unserem derzeitigen Analysestand die PERI das Anästhesieverfahren der Wahl. Allerdings sind ischämische postoperative Komplikationen am Auge relativ selten. Von Ruprecht u. Naumann [42] wird die Inzidenz eines Papilleninfarkts nach Kataraktoperationen nur auf 0,17% geschätzt. Wesentlich häufiger sind dagegen chorioidale *Hyperperfusionsprobleme* bei intraokularen Eingriffen: So kommt es nach einer prospektiven Untersuchung von Ruprecht [41] in bis zu 27,5% der Kataraktoperationen zu einer sog. „Vis a tergo" [35], d. h. das Iris-Linsen-Diaphragma ist konvex (zur Hornhaut hin gewölbt), die Vorderkammer flach bis aufgehoben. Nach einer Zusammenstellung von Naumann und Lang [34] ist die Hauptursache der „Vis a tergo" – neben extraokularen Ursachen im weitesten Sinn (drückender Lidsperrer, nichtausreichende Orbicularis-Akinesie, Zugwirkung extraokulärer Muskeln bei mangelhafter Bulbusakinesie etc.) – eine vermehrte Aderhautdurchblutung. Diese beruht auf folgendem Mechanismus: Bei Parazentese fällt der intraokulare Druck abrupt von ca. 15 auf 0 mm Hg ab. Reziprok zur Augeninnendrucksenkung steigt der ziliare Perfusionsdruck um etwa 15 mm Hg an, es kommt zu einer chorioidalen Hyperperfusion mit Transsudation von Flüssigkeit in den Extravasalraum. Dadurch schwillt die Aderhaut an, der Glaskörper wird nach vorne gedrängt.

Dem Ziel einer möglichst geringen „Vis a tergo" bei intraokularen Eingriffen dienen generell alle Maßnahmen, die den *intravasalen* Druck in den Ziliararterien prä- und intraoperativ senken, also beispielsweise Blutdrucknormalisierung bei Hypertonikern [32, 33], aber auch verschiedene Anästhesieverfahren (RETRO mit 5 ml Injektionsvolumen, Narkose). Zwar fällt der ziliare *Perfusionsdruck* auch bei PERI ab, da der Augeninnendruck erhöht ist (s. Abb. 1 und 2). Nach Parazentese jedoch – in einer Situation, in welcher der okuläre Gewebedruck Null ist – wird dieser Effekt neutralisiert, da jetzt der Perfusionsdruck gleich dem intravasalen Druck ist. Unter dem Gesichtspunkt einer „Vis-a-tergo"-Prävention besitzt die PERI also weniger günstige Eigenschaften als andere Anästhesieverfahren, denn der intravasale Druck in den Ziliararterien wird durch PERI nicht reduziert.

Unter Berücksichtigung sowohl hämodynamischer Aspekte (vorliegende Studie) als auch nichthämodynamischer Aspekte [11] empfehlen wir zum gegenwärtigen Zeitpunkt eine PERI als Lokalanästhesieverfahren der Wahl 1) bei Patienten mit ausgeprägten ischämischen okulären Vorerkrankungen und 2) bei Patienten mit hoher Achsenmyopie, da hier das Risiko einer Bulbusperforation durch RETRO sehr hoch ist [46]. In allen anderen Fällen stellen wir derzeit die Indikation zur Durchführung einer PERI noch zurückhaltend wegen der zumindest theoretisch höheren Wahrscheinlichkeit einer „Vis a tergo" bei intraokularen Eingriffen. Jedoch wird die Lokalanästhesie (RETRO oder PERI) in der Intraokularchirurgie üblicherweise mit einer Okulopression [13–15, 22] kombiniert, die einer „Vis a tergo" entgegenwirkt [6, 28, 39, 50].

Das theoretisch höhere „Vis-a-tergo"-Risiko bei PERI *per se* wird durch zusätzliche Okulopression sicherlich reduziert, möglicherweise sogar eliminiert. Ob in Zukunft die oben genannten Indikationen zur Durchführung einer PERI erweitert werden können, ist Gegenstand weiterer Untersuchungen dieses neuen, vielversprechenden Lokalanästhesieverfahrens.

Danksagung. Diese Studie wurde unterstützt aus Mitteln der Gießener Hochschulgesellschaft und der Meyer-Schwarting-Stiftung, Bremen.

Literatur

1. Adams HA, Hessemer V, Jacobi KW, Hempelmann G (1990) Plasmaspiegel von Lidocain und Adrenalin bei Lokalanaesthesie mit Kolloid-Zusatz am Auge. Fortschr Ophthalmol (im Druck)
2. Ahn JC, Stanley JA (1987) Subarachnoid injection as a complication of retrobulbar anesthesia. Am J Ophthalmol 103:225–230
3. Atkinson WS (1961) The development of ophthalmic anesthesia. Am J Ophthalmol 51:1–14
4. Atkinson WS (1965) Anesthesia in Ophthalmology. Thomas, Springfield, IL
5. Bloomberg LB (1986) Administration of periocular anesthesia. J Cataract Refract Surg 12:677–679
6. Busse H, Kroll H, Niermann W (1982) Zur gezielten präoperativen Hypotonie bei der Kataraktextraktion. Klin Monatsbl Augenheilkd 191:20–24
7. Davis DB, Mandel MR (1986) Posterior peribulbar anesthesia: An alternative to retrobulbar anesthesia. J Cataract Refract Surg 12:182–184
8. Hamilton RC (1985) Brain stem anesthesia following retrobulbar blockade. Anesthesiology 63:688–690
9. Hayreh SS (1980) Anterior ischemic optic neuropathy. IV. Occurrence after cataract extraction. Arch Ophthalmol 98:1410–1416
10. Hessemer V, Jacobi KW (1990) Uveale Zirkulation bei Retrobulbäranästhesie. In: Berneaud-Kötz G (Hrsg) Sitzungsber. 151. Vers. d. Vereins Rhein.-Westf. Augenärzte, Münster 1989. Zimmermann, Balve, S 79–84
11. Hessemer V, Aktan G, Jacobi KW (1990) Peribulbäranästhesie, eine effektive Methode für die Kataraktchirurgie? In: Freyler H, Skorpik CH, Grasl M (Hrsg) 3. Kongreß der Deutschen Gesellschaft für Intraokularlinsen-Implantation. Springer, Wien New York, S 306–311
12. Hessemer V, Heinrich A, Hütz W (1989) Wirkungen der Retrobulbäranästhesie auf die okuläre Hämodynamik. In: Piepenbrock S, Schäffer J (Hrsg) Anästhesie in der Augenheilkunde. Schriftenreihe Intensivmedizin, Notfallmedizin, Anästhesiologie, Bd 72. Thieme, Stuttgart, S 135–139
13. Hessemer V, Heinrich A, Jacobi KW (1989) Augeninnendruck und okuläre Hämodynamik nach Okulopression mit und ohne zusätzliche Retrobulbäranästhesie. Fortschr Ophthalmol 86:767–772
14. Hessemer V, Heinrich A, Jacobi KW (1990) Kreislaufveränderungen am Auge durch präoperative Okulopression nach Vörösmarthy. Klin Monatsbl Augenheilkd 196:11–16
15. Hessemer V, Heinrich A, Jacobi KW (1990) Modifikation der hämodynamischen Retrobulbäranästhesie-Effekte durch unterschiedliche Okulopressionsverfahren. Fortschr Ophthalmol (im Druck)
16. Hessemer V, Heinrich A, Jacobi KW (1990) Okuläre Kreislaufveränderungen durch Retrobulbäranästhesie mit und ohne Adrenalinzusatz. Klin Monatsbl Augenheilkd (im Druck)

17. Hessemer V, Hoppe O, Jacobi KW (1990) Einfluß von Hyaluronidase auf die okulären Kreislaufveränderungen durch Retrobulbäranästhesie. Fortschr Ophthalmol (im Druck)

18. Hessemer V, Wieth K, Jacobi KW (1989) Hemodynamic responses of the eye to retrobulbar anesthesia: Influence of different injection volumes. Invest Ophthalmol Vis Sci [Suppl] 30:241

19. Hessemer V, Wieth K, Jacobi KW (1990) Hemodynamic responses of the eye to general anesthesia. Invest Ophthalmol Vis Sci [Suppl] 31:134

20. Hessemer V, Grimm E, Wieth K, Strobel J (1989) Narkoseeinfluß auf die okuläre Hämodynamik. In: Piepenbrock S, Schäffer J (Hrsg) Anästhesie in der Augenheilkunde. Schriftenreihe Intensivmedizin, Notfallmedizin, Anästhesiologie, Bd. 72. Thieme, Stuttgart, S 139–143

21. Hessemer V, Heinrich A, Hütz W, Jacobi KW (1989) Einfluß der Retrobulbäranästhesie auf die okuläre Hämodynamik. In: Lang GK, Ruprecht KW, Jacobi KW, Schott K (Hrsg) 2. Kongreß der Deutschen Gesellschaft für Intraokularlinsen-Implantation. Enke, Stuttgart, S 206–209

22. Hessemer V, Strobel J, Hütz W, Jacobi KW (1989) Präoperative Anwendung der Saugnapf-Okulopression im Vergleich zur Vörösmarthy-Okulopression. Klin Monatsbl Augenheilkd 194:83–87

23. Hessemer V, Wieth K, Heinrich A, Jacobi KW (1989) Veränderungen der uvealen und retinalen Hämodynamik durch Retrobulbäranästhesie mit unterschiedlichem Injektionsvolumen. Fortschr Ophthalmol 86:760–766

24. Hessemer V, Wieth K, Heinrich A, Jacobi KW (1990) Narkose versus Retrobulbäranästhesie – hämodynamische Aspekte. In: Freyler H, Skorpik Ch, Grasl M (Hrsg) 3. Kongreß der Deutschen Gesellschaft für Intraokularlinsen-Implantation. Springer, Wien New York, S 299–305

25. Hessemer V, Wieth K, Strobel J, Grimm E (1989) Okulär-hämodynamische Effekte der Narkose. In: Berneaud-Kötz G (Hrsg) Sitzungsber. 150. Vers. d. Vereins Rhein.-Westf. Augenärzte, Bonn-Bad Godesberg 1988. Zimmermann, Balve, S 207–211

26. Holekamp TLR, Arribas NP, Boniuk I (1979) Bupivacaine anesthesia in retinal detachment surgery. Arch Ophthalmol 97:109–111

27. Klein ML, Jampol LM, Condon PI, Rice TA, Serjeant GR (1982) Central retinal artery occlusion without retrobulbar hemorrhage after retrobulbar anesthesia. Am J Ophthalmol 93:573–577

28. Kutschera E, Sauermann-Ruge I (1975) Spätergebnisse der Kataraktoperation nach Okulopression. Klin Monatsbl Augenheilkd 167:550–554

29. Leaming DV (1987) Practice styles and preferences of ASCRS members – 1986 survey. J Cataract Refract Surg 13:561–567

30. Lincoff H, Kreissig I (1986) Lokalanästhesie mit akzidenteller Bulbusperforation – ein akuter Notfall? Klin Monatsbl Augenheilkd 188:128

31. Meythaler FH, Naumann GOH (1987) Direkte Optikus- und Retinaverletzung durch retrobulbäre Injektionen. Klin Monatsbl Augenheilkd 190:201–204

32. Michelson G, Ruprecht KW, Lang GK (1988) Kontinuierliche Blutdruckmessungen bei Cataract-Operationen in Lokalanästhesie. Klin Monatsbl Augenheilkd 193:360–363

33. Michelson G, Naujoks B, Ruprecht KW, Naumann GOH (1989) Risikofaktoren für die Vis a tergo am „offenen Auge" bei Katarakt-Extraktionen in Lokalanästhesie. Fortschr Ophthalmol 86:298–300

34. Naumann GOH, Lang GK (1988) Anästhesie in der Augenheilkunde. Pathophysiologische und operationstechnische Besonderheiten aus der Sicht des Ophthalmochirurgen. In: Rügheimer E (Hrsg) Klinische Anästhesiologie und Intensivtherapie, Anästhesie für Operationen im Kopfbereich, Bd 35. Springer, Berlin Heidelberg New York Tokyo, S 104–120

35. Naumann GOH, Eisert S, Gieler J, Baur KF (1977) Kontrollierte Hypotension durch Natrium-Nitroprussid bei der Allgemeinnarkose für schwierige intraokulare Eingriffe (Vorläufige Mitteilung). Klin Monatsbl Augenheilkd 170:922–925

36. Nicoll JMV, Acharya PA, Ahlen K, Baguneid S, Edge KR (1987) Central nervous system complications after 6000 retrobulbar blocks. Anesth Analg 66:1298–1302
37. Nicoll JMW, Treuren B, Acharya PA, Ahlen K, James M (1986) Retrobulbar anesthesia: the role of hyaluronidase. Anesth Analg 65:1324–1328
38. Oji E, Oji A (1987) Bupivacaine and lignocaine for ophthalmic surgery. Br J Ophthalmol 71:66–68
39. Pfandl E (1968) Kataraktoperation in Hypotonie nach Okulopression. Klin Monatsbl Augenheilkd 152:550–554
40. Ramsey RC, Knobloch WH (1978) Ocular perforation following retrobulbar anesthesia for retinal detachment surgery. Am J Ophthalmol 86:61–64
41. Ruprecht KW (1989) Indikationen, Kontraindikationen und Komplikationen der Lokalanästhesie am Auge. In: Piepenbrock S, Schäffer J (Hrsg) Anästhesie in der Augenheilkunde. Schriftenreihe Intensivmedizin, Notfallmedizin, Anästhesiologie, Bd. 72. Thieme, Stuttgart, S 64–69
42. Ruprecht KW, Naumann GOH (1985) Uni- und bilaterale ischämische Papilleninfarkte nach Katarakt-Extraktion. Fortschr Ophthalmol 82:349–352
43. Ruprecht KW, Michelson G, Lang GK (1988) Lokalanästhesie in der Ophthalmochirurgie. In: Rügheimer E (Hrsg) Klinische Anästhesiologie und Intensivtherapie, Anästhesie für Operationen im Kopfbereich, Bd 35. Springer, Berlin Heidelberg New York Tokyo, S 121–142
44. Schneider M, Faulborn J (1989) Peribulbäranästhesie. In: Piepenbrock S, Schäffer J (Hrsg) Anästhesie in der Augenheilkunde. Schriftenreihe Intensivmedizin, Notfallmedizin, Anästhesiologie, Bd 72. Thieme, Stuttgart, S 182–184
45. Schneider M, Faulborn J, Hochstetter AHC von (1989) Posterior peribulbar anaesthesia for eye surgery. Eur J Anaesth 6:425–430
46. Schneider ME, Milstein DE, Oyakawa RT, Ober RR, Campo R (1988) Ocular perforation from a retrobulbar injection. Am J Ophthalmol 106:35–40
47. Sullivan KL, Brown GC, Forman AR, Sergott RC, Flanagan JC (1983) Retrobulbar anesthesia and retinal vascular obstruction. Ophthalmology 90:373–377
48. Ulrich W-D, Ulrich Ch (1985) Okulooszillodynamographie, ein neues Verfahren zur Bestimmung des Ophthalmikablutdruckes und zur okulären Pulskurvenanalyse. Klin Monatsbl Augenheilkd 186:385–388
49. Vettese T, Breslin CW (1985) Retrobulbar anesthesia for cataract surgery: comparison of bupivacaine and bupivacaine/lidocaine combinations. Can J Ophthalmol 20:131–134
50. Vörösmarthy D (1966) Oculopression. Types and methods of application, possibilities of utilisation. Adv Ophthalmol 17:42–99
51. Watts MT, Pearce JL (1988) Day-case cataract surgery. Br J Ophthalmol 72:897–898
52. Wittpen JR, Rapoza P, Sternberg P, Kuwashima L, Saklad J, Patz A (1986) Respiratory arrest following retrobulbar anesthesia. Ophthalmology 93:867–870

Biometrie and Densitometrie bei IOL

Strahldurchrechnung in Gaußscher Optik zur Beschreibung des Linsensystems Brille–Kontaktlinse–Hornhaut–Augenlinse (IOL)

W. HAIGIS [1]

Zusammenfassung. Die meisten theoretisch-optischen Formeln zur IOL-Brechkraftbestimmung wurden für plankonvexe Linsen hergeleitet. Sie beinhalten häufig Hauptebenen-Abstände, die biometrisch nicht meßbar sind. Zur Anpassung an die postoperativ erhaltenen Ergebnisse werden zunehmend „fudge"-Faktoren in die IOL-Formel eingesetzt, welche die zugrundeliegenden optischen Verhältnisse eher verschleiern. Wünschenswert ist daher ein IOL-Algorithmus, in den einerseits meßbare Scheitelabstände eingehen und der andererseits für beliebige Linsenformen gültig ist, wie er etwa 1985 von Nitsch u. Reiner mit Hilfe der Matrizenoptik vorgestellt wurde.

Unter Benutzung des Verfahrens der (paraxialen) Strahldurchrechnung aus der technischen Optik wird eine über die Arbeit von Nitsch u. Reiner hinausgehende konsistente Beschreibung des (aus 4 „dicken" Linsen bestehenden) Systems Brille–Kontaktlinse–Hornhaut–Linse hergeleitet. Die erhaltene IOL-Formel läßt sich für beliebige Linsengeometrien (z. B. Bikonvex-Linsen) auswerten.

Das Verfahren wird vorgestellt und seine klinische Relevanz diskutiert.

Summary. Most of the existing theoretical-optical formulae for IOL-power calculation were deduced for plano-convex lenses. Input parameters into these algorithms are often distances between principal optical planes, which cannot be measured biometrically. In order to compare predicted results with postoperative findings, more and more fudge-factors are introduced thus masking the basic optics behind lens power calculation.

Therefore it seems desirable to have an IOL algorithm based on measurable vertex distances rather than principal plane distances and being valid not only for plano-convex, but for any (spherical) lens geometry. Using matrix optics such a formula was published by Nitsch and Reiner in 1985.

Based on (paraxial) ray-tracing methods a more general algorithm exceeding the results of the above authors is deduced for the 'thick lens' system spectacles/contact lens/cornea/lens. The IOL formula obtained may be used for any lens geometry, e.g., for bioconvex lenses. The algorithm, its theoretical background and its clinical relevance for IOL calculation will be discussed.

Einleitung

Zur Berechnung der Brechkraft von intraokular zu implantierenden Kunstlinsen (IOL) existiert heute eine große Anzahl von Formeln. Sie lassen sich einteilen in theoretisch-optische und empirische (oder Regressions)formeln. Während die ersten theoretischen Formeln Anfang der 70er Jahre u. a. von Gernet et al. (z. B. [5]), Binkhorst (z. B. [2]) und Colenbrander [4] veröffentlicht

---

[1] Universitäts-Augenklinik, Josef-Schneider-Straße 11, D-8700 Würzburg

wurden, führten die Arbeiten von Sanders et al. (z. B. [17]) eine Dekade später zur empirischen SRK-Formel, die weite Verbreitung gefunden hat (weitere Literaturnachweise z. B. in [8, 11, 14]).

Seither haben eine Reihe von Autoren Modifikationen bzw. Verbesserungen an den beiden Formel-Grundtypen angebracht, so daß man bei den heute publizierten Algorithmen von Formeln der 2. Generation spricht (z. B. [11, 18]). Solche Modifikationen werden vorgenommen, um die nach einer IOL-Implantation erhaltenen individuellen Refraktionsergebnisse besser vorherbestimmen zu können und bestehen bei den theoretischen Formeln zumeist in der Einführung geeigneter sog. „Pfusch-Faktoren" („fudge factors") (z. B. [20]), bei den empirischen Formeln in der Hinzunahme von nichtlinearen Termen (z. B. [22]). Leider geht durch solche Modifikationen zunehmend der – bei den empirischen Formeln ohnehin nicht vorhandene – Bezug zu den zugrundeliegenden elementaren optischen Verhältnissen am Auge verloren.

Neue Linsenmaterialien und -formen führen heute zu weiteren Schwierigkeiten: während die individuellen Konstanten für die empirischen Formeln erst ex post bestimmt werden können, sind häufig die Voraussetzungen für die Anwendbarkeit der theoretischen Formeln (z. B. bei Bikonvex-Linsen) gar nicht mehr erfüllt.

Ziel der vorliegenden Arbeit war daher, eine theoretisch-optische Beschreibung des Brille–Kontaktlinse–Auge–Systems zu liefern, das ohne die Einschränkungen der existierenden IOL-Formeln auskommt.

Existierende theoretisch-optische Formeln

Alle theoretisch-optischen Formeln lassen sich vom Typ her auf die sog. elementare Linsenformel (z. B. [7, 12]) zurückführen:

$$D_L = \cfrac{1}{\cfrac{L-d_{CL}}{n_{LN}}} - \cfrac{1}{\cfrac{1}{D_C} - \cfrac{d_{CL}}{n_{CL}}} \tag{1}$$

Hierin bedeuten (vgl. auch Abb. 3): D_L: Brechkraft der Linse, D_C: Brechkraft der Hornhaut, n_{LN}: Brechungsindex von Glaskörper, n_{CL}: Brechungsindex von Kammerwasser, L: Achsenlänge, d_{CL}: Abstand Hornhaut–Linse. Hornhaut und (Augen)linse (bzw. IOL) werden dabei als unendlich dünne Linsen angenommen.

Die Formeln der verschiedenen Autoren unterscheiden sich nun darin, in welcher Weise von den Idealisierungen der elementaren Linsenformel abgewichen wird (d. h. Zulassung von „dicker" Hornhaut und/oder „dicker" Linse), welche Maßgröße für die Achsenlänge L eingesetzt wird (d. h. mit oder ohne Korrekturfaktor für die Retinadicke), ob Brille und/oder eine zusätzliche Kontaktlinse berücksichtigt und welche Brechnungsindices z. B. für die Hornhaut verwendet werden (wegen Diskussionen der verschiedenen Formeln vgl. etwa [8, 11, 14]).

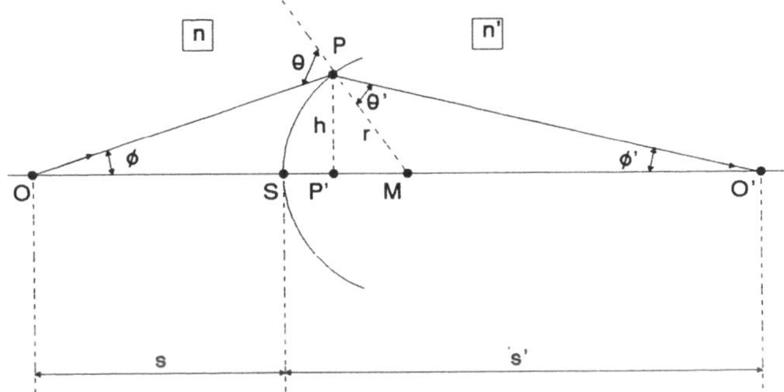

Abb. 1. Illustration zur Herleitung der Schnittweitengleichung einer brechenden sphärischen Fläche

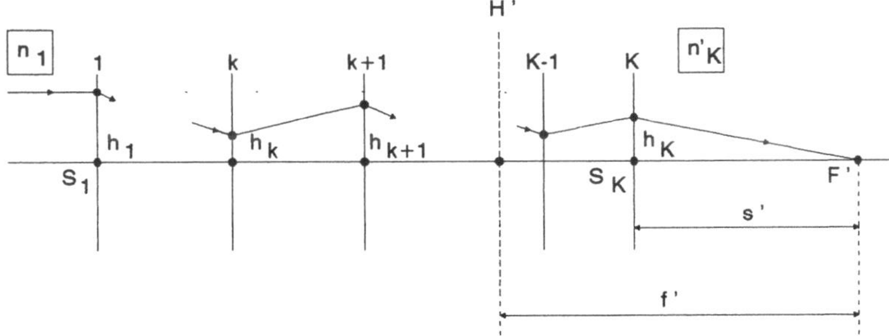

Abb. 2. Strahldurchgang durch eine Folge von K ($k = 1 \ldots k$) brechenden spährischen Flächen für einen einfallenden Parallelstrahl. Die bildseitige Brennweite f' ergibt sich als Abstand des Brennpunkts F' von der bildseitigen Hauptebene H' des K-Flächensystems; die bildseitige Schnittweite s' ist durch den Abstand zwischen F' und dem letzten Scheitel S_K der Flächenfolge gegeben

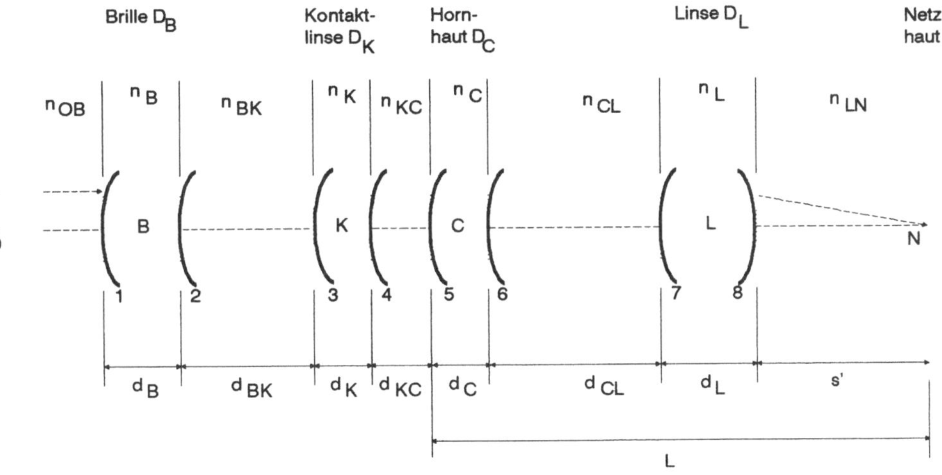

Abb. 3. Das optische System Brille–Kontaktlinse–Hornhaut–Linse als Folge von 8 zentriert angeordneten sphärischen brechenden Flächen

Weitere Unterschiede liegen in der Interpretation der „Vorderkammertiefe" (d_{CL} in der elementaren Formel): läßt man endlich dicke Linsen zu, dann verliert die Größe d_{CL} ihre Bedeutung eines (z. B. mittels Ultraschall-Biometrie meßbaren) Scheitelabstands und wird zum (nicht meßbaren) Hauptebenenabstand, der allerdings mit der postoperativen „IOL-Position" zusammenhängt. Diese wiederum ist für lange und kurze Augen unterschiedlich.

Schließlich sind die meisten Formeln für plankonvexe Linsen hergeleitet; nur wenige Autoren [1, 3, 14] geben IOL-Algorithmen für beliebige Linsengeometrie an.

Notwendig ist daher eine in sich konsistente theoretische Beschreibung des (aus 4 „dicken" Linsen bestehenden) Systems Brille–Kontaktlinse–Hornhaut Linse unter Benutzung von meßbaren Scheitelabständen. Eine solche explizite Beschreibung ist (dem Autor) aus der Literatur nicht bekannt. Am nächsten kommt diesem Ziel die Arbeit von Nitsch u. Reiner [14], die den Formalismus der (paraxialen) Matrizenoptik auf das System Brille–Auge anwenden und hierfür einen expliziten Ausdruck angeben. Dieser ist allerdings – wie weiter unten gezeigt wird – nicht vollständig und macht – streng genommen – die Beschreibung des 3-Linsen-Systems dieser Autoren inkonsistent.

Unter Verwendung des aus der technischen Optik stammenden Prinzips der paraxialen Strahl- bzw. Flächendurchrechnung soll daher in dieser Arbeit eine konsistente theoretisch-optische IOL-Formel für das Dicke-Linsen-System Brille–Kontaktlinse–Hornhaut–Linse hergeleitet werden.

Prinzip der paraxialen Flächendurchrechnung

Die Flächendurchrechnung [13, 19] beruht darauf, die aufeinander folgenden Brechungen eines Licht„strahls" (der geometrischen Optik) an einer Folge hintereinander (zentriert) angeordneter sphärischer brechender Flächen zu betrachten. In der paraxialen Näherung werden nur kleine Winkel zugelassen, so daß die Winkelfunktionen (sin und tan) durch ihre Argumente ersetzt werden dürfen.

Ausgehend von der mathematischen Beschreibung der Brechung an einer (sphärischen) Fläche durch die sog. „Schnittweitengleichung" lassen sich Übergangsgleichungen finden, die den Strahlübergang von der Fläche k ($k = 1, 2, \ldots K$) auf die Fläche $k + 1$ beschreiben. Daraus ergeben sich dann die das optische Verhalten der Flächenfolge beschreibenden Systemgrößen wie bild- und gegenstandsseitige Brenn- und Schnittweiten.

Während die erhaltenen (rekursiven) Übergangsgleichungen prädestiniert sind für eine numerische Auswertung mit Rechnerunterstützung, führt ihre analytische Behandlung schon für wenige Flächen zu sehr langen und unhandlichen algebraischen Ausdrücken. Darin dürfte mit ein Grund liegen, warum bislang keine konsistente Dicke-Linsen-Beschreiben für das System Brille–Kontaktlinse–Auge existiert.

Das Prinzip der Flächendurchrechnung und ihre Anwendung auf dieses aus 8 Flächen bestehenden optischen System werden im folgenden skizziert; eine detailliertere Darstellung ist in Vorbereitung [10].

Schnittweitengleichung einer brechenden sphärischen Fläche

Die sog. Schnittweitengleichung einer brechendenFläche bildet die Grundgleichung für die Flächendurchrechnung im Paraxialgebiet. Ihre ausführliche Herleitung findet sich in jedem Optik- oder Physik-Lehrbuch (z. B. [6, 13, 19]).

Zur Veranschaulichung diene Abb. 1: ein vom Punkt O ausgehender Lichtstrahl, der mit der optischen Achse den Winkel ϕ bildet, fällt auf eine brechende Kugelfläche mit dem Krümmungsradius r. In P wird der Strahl nach Maßgabe des Snellius'schen Brechungsgesetzes (n, n′: Brechungsindices, Θ, Θ': Einfalls- und Ausfallswinkel) in seiner paraxialen Form

$$\frac{\Theta}{\Theta'} = \frac{n'}{n} \tag{2}$$

gebrochen und trifft unter dem Winkel ϕ' den Punkt O′ auf der optischen Achse. Ausgehend vom Zusammenhang zwischen den Richtungswinkeln $\phi \approx \tan \phi = h/s$ und $\phi' \approx \tan \phi' = h/s'$ findet man schnell unter Benutzung von (2) die Beziehung

$$h\,\frac{n'}{s'} - h\,\frac{n}{s} = h\,\frac{n' - n}{r} \tag{3a}$$

bzw.

$$p' - p = h\,\alpha \tag{3b}$$

wenn die Größen p, p′ und α wie aus dem Vergleich von (3 b) mit (3 a) ersichtlich definiert werden. Der Ausdruck für α läßt sich dabei als Flächenbrechkraft identifizieren (vgl. z. B. [16] oder [19]).

Bei der Herleitung von (3 a) wurde noch Gebrauch von der üblichen Vorzeichenkonvention (vgl. z. B. [19]) gemacht, nach der alle Strecken vom Scheitel (S in Abb. 1) ausgehend definiert und in (bzw. entgegen) Richtung des von links nach rechts einfallenden Lichts positiv (bzw. negativ) gezählt werden.

Gleichung (3 a) bzw. (3 b) ist die Schnittweitengleichung einer brechenden sphärischen Fläche; sie verknüpft die Schnittweiten s und s′ mit den „Konstruktionsdaten" n, n′ und r der brechenden Fläche.

Strahldurchgang durch eine Folge brechender Flächen

Betrachtet man eine Folge von K zentriert angeordneten sphärischen Flächen wie in Abb. 2, so wird die Brechung eines Lichtstrahls an jeder Einzelfläche k (k = 1 . . . K) durch eine Gleichung der Form (3 b) beschrieben:

$$p'_k - p_k = h_k\,\alpha_k \tag{4}$$

wobei sich nunmehr die Abkürzungen für p, p′ und α auf die Flächennummer k beziehen, d. h.

$$p_k := h_k \frac{n_k}{s_k}; \qquad p_k' = h_k \frac{n_k'}{s_k'}; \qquad \alpha_k := \frac{n_k' - n_k}{r_k} \tag{5}$$

Es ist unmittelbar einleuchtend (vgl. Abb. 2), daß die Strahlhöhe h_{k+1} wie auch der „Richtungsfaktor" p_{k+1}' des die Fläche $(k+1)$ verlassenden Strahls durch die entsprechenden Größen h_k bzw. p_k' für die Fläche k bestimmt sind (da die Strahlausfallrichtung aus der Fläche k gleich der Einfallsrichtung auf die Fläche $(k+1)$ ist), d. h. rekursiv aus diesen hervorgehen müssen.

Diese Rekursionsgleichungen für den Strahlübergang von der Fläche k auf die Fläche $(k+1)$ (d. h. die Abhängigkeit der Größen p_{k+1}' und h_{k+1} von ihren „Vorgängerwerten" p_k' und h_k) haben die Form [10, 19]

$$p_{k+1}' = \alpha_{k+1} h_{k+1} + p_k' \tag{6}$$

$$h_{k+1} = h_k - p_k' \beta_k \tag{7}$$

wobei

$$\beta_k := \frac{d_k'}{n_k'} \tag{8}$$

Die optischen Kenngrößen (Brennweiten, Scheitelabstände) dieses aus K Flächen bestehenden Systems ergeben sich durch Betrachtung spezieller Anfangsbedingungen für p_1 bzw. p_k, d. h. durch die Wahl geeigneter einfallender Strahlen: mit dem in Abb. 2 dargestellten Parallelstrahl (für den lt. (5) $p_1 = 0$) erhält man mit der sog. „Vorwärtsrechnung" [19] die bildseitigen Systemgrößen

bildseitige Brennweite $\qquad\qquad f' = n_k' \dfrac{h_1}{p_k'}$ $\qquad\qquad$ (9)

bildseitiger Scheitelabstand $\qquad\qquad s' = n_k' \dfrac{h_k}{p_k'}$ $\qquad\qquad$ (10)

Verwendet man als einfallenden Strahl nicht einen parallelen, sondern einen aus dem gegenstandsseitigen Brennpunkt des Flächensystems kommenden Strahl, so tritt dieser aus der letzten Fläche K als Parallelstrahl aus. Verfolgt man diesen nun rückwärts, d. h. von der Fläche K über $(K-1)$ zurück zur Fläche 1, dann entspricht diese „Rückwärtsrechnung" bis auf Vorzeichen und Flächen-Indizierung der oben dargestellten „Vorwärtsrechnung" und liefert völlig analog die objektseitigen Systemgrößen (objektseitige Brennweite und Scheitelabstand) (vgl. z. B. [10], [19]).

Paraxiale Flächendurchrechnung für k = 2: dicke Linse

Als Beispiel für die Anwendung der Strahldurchrechnung mit den Übergangsgleichungen (6) und (7) soll nun eine Folge zweier zentrierter sphärischer

Flächen betrachtet werden, d. h. eine „dicke" Linse. Geht man (wie oben) von einem einfallenden Parallelstrahl aus, so ist die Einfallshöhe h_1 noch frei wählbar. Wir setzen (o.B.d.A.) $h_1 := 1$ bzw. verwenden die Normierung

$$H_k := \frac{h_k}{h_1} \quad \text{und} \quad P'_k := \frac{p'_k}{h_1} \tag{11}$$

Durch Einsetzen in die entsprechenden Gleichungen erhält man dann (mit (11)) für $k = 2$ sofort

aus (7): $\quad H_2 = 1 - \alpha_1 \beta_1$

aus (6): $\quad P'_2 = \alpha_2 (1 - \alpha_1 \beta_1) + \alpha_1$

$$= \alpha_1 + \alpha_2 - \alpha_1 \alpha_2 \beta_1 =: D_{12} \tag{12}$$

Während α_1 und α_2 mit Definition (5) als (vordere und hintere) Flächenbrechkräfte erkannt werden, wird (12) als Gesamtbrechkraft D_{12} der dicken Linse („Gullstrand'sche Formel", vgl. z. B. [16]) identifiziert.

Weiter erhält man durch Einsetzen

aus (9): $\quad f' = \dfrac{n'_2}{D_{12}}$

die bekannte Beziehung für die (bildseitige) Brennweite f' sowie

aus (10): $\quad s' = \dfrac{n'_2}{D_{12}} (1 - \alpha_1 \beta_1)$

den (bildseitigen) Scheitelabstand s' des Brennpunkts, wobei dessen Reziprokwert

$$\frac{n'_2}{s'} = \frac{D_{12}}{(1 - \alpha_1 \beta_1)} =: D'_s \tag{13}$$

sich als Definition des bildseitigen Scheitelbrechwerts D'_s (vgl. z. B. [16]) darstellt.

Anwendung auf das System Brille–Kontaktlinse–Auge

Betrachtet man, wie in Abb. 3 dargestellt, das menschliche Auge mit seinen zwei (dicken) Linsen (C und L), dem zusätzlich mit einer Kontaktlinse (K) und einer Brille (B) zwei weitere dicke Linsen vorgeschaltet sind, dann ergibt sich ein System aus $k = 8$ Flächen.

Die hinter Schnittweite s' ist mit den okularen Teildistanzen L (Achsenlänge), d_c (Hornhautdicke), d_{CL} (Vorderkammertiefe) und d_L (Linsendicke) in Abb. 3 zum einen verknüpft gemäß

$$s' = L - d_C - d_{CL} - d_L \tag{14}$$

und andererseits (mit der Normierung (11)) für $k = 8$ durch (10) gegeben, d. h.

$$s' = n'_8 \frac{H_8}{P'_8} \tag{15}$$

Zu bestimmen sind nun die Größen H_8 und P'_8 mit Hilfe der rekursiven Übergangsgleichungen (6) und (7). Explizit erhält man aus (15) nach längeren Rechnungen [10]

$$\frac{s'}{n'_8} = \frac{H_8}{P'_8} = \cdots = \frac{1}{D_L + T_2} - \frac{D_{1L}}{D_L} \frac{d_L}{n_L} \tag{16}$$

wobei

$$T_2 := \cfrac{1}{\cfrac{1}{z_5} - \left(\cfrac{d_C}{n_C} \cfrac{D_{1C}}{D_C} + \cfrac{d_L}{n_L} \cfrac{D_{2L}}{D_L} + \cfrac{d_{CL}}{n_{CL}}\right)} \tag{17a}$$

mit

$$z_5 := D_C + \cfrac{1}{\cfrac{1}{z_3} - \left(\cfrac{d_K}{n_K} \cfrac{D_{1K}}{D_K} + \cfrac{d_C}{n_C} \cfrac{D_{2C}}{D_C} + \cfrac{d_{KC}}{n_{KC}}\right)} \tag{17b}$$

und

$$z_3 := D_K + \cfrac{1}{\cfrac{1}{D_B} - \left(\cfrac{d_B}{n_B} \cfrac{D_{1B}}{D_B} + \cfrac{d_K}{n_K} \cfrac{D_{2K}}{D_K} + \cfrac{d_{BK}}{n_{BK}}\right)} \tag{17c}$$

Für die Brechungsindices und Distanzen wurden dabei die Bezeichnungen von Abb. 3 verwendet (und in die $\beta_1 \ldots \beta_7$ (Def. (8)) eingesetzt). Weiter wurden die Flächenbrechkräfte $\alpha_1 \ldots \alpha_8$ (Def. (5)) im Sinne einer mnemonischen Linsenzuordnung umbenannt, d. h. die Ersetzungen

$$\alpha_1 \to D_{1B}; \quad \alpha_2 \to D_{2B}; \quad \alpha_3 \to D_{1K}; \quad \alpha_4 \to D_{2K} \quad \text{etc.}$$

vorgenommen. Schließlich wurden diese α_1 zu den Gesamtbrechkräften D_B, D_K, D_C, D_L unter Verwendung der Gullstrandschen Formel (12) zusammengefaßt, d. h. also, daß z. B.

$$D_L := D_{1L} + D_{2L} - D_{1L} D_{2L} \frac{d_L}{n_L} \tag{18}$$

Gleichung (16) kann man nach der Gesamtbrechkraft D_L der Linse L „auflösen", so daß man mit n_{LN} für n'_8 und (14) für s' erhält

$$D_L = \cfrac{1}{\cfrac{L - d_L - d_{CL} - d_C}{n_{LN}} + \cfrac{d_L}{n_L} \cfrac{D_{1L}}{D_L}} - \cfrac{1}{\cfrac{1}{z_5} - \left(\cfrac{d_C}{n_C} \cfrac{D_{1C}}{D_C} + \cfrac{d_L}{n_L} \cfrac{D_{2L}}{D_L} + \cfrac{d_{CL}}{n_{CL}}\right)} \tag{19}$$

wobei z_5 und z_3 wie oben durch (17c) bzw. (17b) gegeben sind.

Mit Gleichung (19) wurde die gesuchte konsistente „Dicke-Linsen"-Beschreibung des optischen Systems Brille–Kontaktlinse–Auge gefunden. Allerdings ist (19) keine explizite Bestimmungsgleichung für die (Gesamt)linsenbrechkraft D_L, denn D_L ist in der rechten Seite der Gleichung noch explizit enthalten zusammen mit den Flächenbrechkräften D_{1L} und D_{2L}, die ihrerseits über die Gullstrandsche Beziehung (18) mit D_L zusammenhängen.

Hinzu kommt, daß auch die Linsendicke d_L selbst noch von D_L bzw. den einzelnen Flächenbrechkräften abhängt. So erhält man z. B. für eine sphärische plankonvexe Linse durch einfache geometrische Überlegungen [9]

$$d_L = \frac{n_L - n_{LN}}{D_L}\left[1 - \sqrt{1 - \left[\frac{D_L \phi}{2(n_L - n_{LN})}\right]^2}\right] + d_0 \tag{20}$$

wo ϕ den Optik-Durchmesser und d_0 die Randdicke der Linse darstellen.

Im allgemeinen Fall kann die implizite Gleichung (19) daher nur iterativ unter Verwendung zusätzlicher Informationen über die Linsengeometrie gelöst werden.

Zur Diskussion von (19) werden nun einige Spezialfälle betrachtet:

System Brille–Hornhaut–Linse

In diesem Fall sind die mit der Kontaktlinse K zusammenhängenden Größen D_K, D_{1K}, D_{2K}, d_k, und $d_{KC} = 0$, so daß sich für den in Gleichung (19) einzusetzenden Term z_5 ergibt:

$$z_5 = D_C + \cfrac{1}{\cfrac{1}{D_B} - \cfrac{d_{BK}}{n_{BK}} - \cfrac{d_C}{n_C}\cfrac{D_{2C}}{D_C}} \tag{17bb}$$

wobei sich die zur Brille B gehörigen Größen D_B, D_{1B}, d_B und n_B mit Hilfe von Def. (13) zum (bildseitigen) Scheitelbrechwert D'_B ($\equiv$ „Refraktion") zusammenfassen ließen gemäß

$$D'_B := \frac{D_B}{1 - D_{1B}\dfrac{d_B}{n_B}}$$

Gleichung (19) mit dem durch (17bb) gegebenen Term z_5 beschreibt das Dicke-Linsen-System Brille–Auge, wie es auch von Nitsch u. Reiner [14] explizit angegeben wurde. Allerdings taucht in deren Gleichung II.21, die dem Term z_5 lt. (17bb) entspricht, der Faktor

$$\frac{d_C}{n_C}\frac{D_{2C}}{D_C}$$

nicht auf. Wie man sich – zum einen durch Betrachtung der Gleichung (17a)–(17c) – zum anderen durch Nachrechnen – überzeugen kann, ist der genannte Faktor indes an dieser Stelle notwendig.

System Hornhaut–Linse

Setzt man zusätzlich zur Kontaktlinse K die mit der Brille B zusammenhängenden Größen D_B, D_{1B}, d_B, und $d_{BK} = 0$, so bleibt von (17bb) nur der Anteil D_C

übrig, so daß (19) wird zu

$$D_L = \cfrac{1}{\cfrac{L - d_L - d_{CL} - d_C}{n_{LN}} + \cfrac{d_L}{n_L}\cfrac{D_{1L}}{D_L}} - \cfrac{1}{\cfrac{1}{D_C} - \left(\cfrac{d_C}{n_C}\cfrac{D_{1C}}{D_C} + \cfrac{d_L}{n_L}\cfrac{D_{2L}}{D_L} + \cfrac{d_{CL}}{n_{CL}}\right)} \qquad (21)$$

Diese immer noch implizite Gleichung für D_L beschreibt den Fall einer emmetropisierenden Linse beliebiger Geometrie (d. h. beliebiger (sphärischer) Flächenbrechkräfte D_{1L} und D_{2L}). Gleichung (21) wurde in dieser Form auch von Nitsch u. Reiner angegeben [14], so daß für die weitere Diskussion auf diese Arbeit verwiesen werden kann.

Mit Einführung einer unendlich dünnen Hornhaut, d. h. $d_C = 0$, vereinfacht sich (21) weiter zu

$$D_L = \cfrac{1}{\cfrac{L - d_L - d_{CL}}{n_{LN}} + \cfrac{d_L}{n_L}\cfrac{D_{1L}}{D_L}} - \cfrac{1}{\cfrac{1}{D_C} - \left(\cfrac{d_L}{n_L}\cfrac{D_{2L}}{D_L} + \cfrac{d_{CL}}{n_{CL}}\right)} \qquad (22)$$

wobei sich dieser Ausdruck (22) noch als die von Binkhorst u. Loones [3] angegebene Formel identifizieren läßt.

Ebenso ist nun leicht zu erkennen, daß man nur für plankonvexe Linsen mit $D_{2L} = 0$ und $D_{1L} = DL$ eine (scheinbar) explizite Bestimmungsgleichung für D_L erhält, nämlich

$$D_L = \cfrac{1}{\cfrac{L - d_L - d_{CL}}{n_{LN}} + \cfrac{d_L}{n_L}} - \cfrac{1}{\cfrac{1}{D_C} - \left(\cfrac{d_L}{n_L} + \cfrac{d_{CL}}{n_{CL}}\right)} \qquad (23)$$

Diese Bestimmungsgleichung (23) ist allerdings nur scheinbar explizit, denn wie schon oben erwähnt, hängt die Linsendicke d_L ihrerseits noch von der Gesamtbrechkraft D_L gemäß (20) ab. Viele Autoren behelfen sich hier mit der Annahme einer mittleren Linsendicke d_L (z. B. $d_L = 0{,}5$ mm in der Colenbrander-Formel [14]). Hierdurch wird natürlich ein Fehler induziert, der sich besonders bei kurzen Augen auswirkt, da die hier implantierten „stärkeren" IOL Mittendicken $> 0{,}5$ mm aufweisen.

Damit existiert im strengen Sinne nur eine einzige echte explizite Bestimmungsgleichung für D_L, nämlich jene für verschwindende Mittendicken, d. h. unendlich dünne Linsen: setzt man in (23) $d_L = 0$, dann erhält man mit

$$D_L = \cfrac{1}{\cfrac{L - d_{CL}}{n_{LN}}} - \cfrac{1}{\cfrac{1}{D_C} - \cfrac{d_{CL}}{n_{CL}}}$$

wieder die elementare Linsenformel (1).

Emmetropie-IOL verschiedener Bauformen

Eine mathematisch strengere Behandlung der Gleichung (19) erfordert, wie oben schon erwähnt, eine iterative Lösung. Da preisgünstige programmierbare Rechner seit einiger Zeit verfügbar sind, stellt dies heute kein Problem mehr dar. Ein Beispiel für eine solche Auswertung von (19) bzw. (21) (– da ohne Kontaktlinse und für Refraktion $=0$ berechnet –) zeigt Abb. 4.

Hier sind die für Emmetropie notwendigen IOL-Brechkräfte bei verschiedenen Achsenlängen für 4 verschiedene Linsengeometrien dargestellt. Im einzelnen handelt es sich um bikonvexe („1" und „2" in Abb. 4), plankonvexe („3") und konvex-konkave („4") Linsen. Die weiteren Daten dieser (kommerziell verfügbaren) IOLs sind der Legende von Abb. 4 zu entnehmen. Zu beachten ist dabei, daß sich die Linsen nahezu in allen Daten unterscheiden. Insbesondere besteht auch zwischen den beiden Bikonvex-Linsen ein wichtiger Unterschied: Typ 1 bleibt für alle Brechkräfte symmetrisch, Typ 2 hingegen ändert bei Brechkraftvariationen nur die Vorderfläche. (Eine Arbeit, die sich detailliert mit der Auswertung von Gleichung (19) für IOL verschiedener Bauformen und deren Geometrieänderung bei Brechkraftvariation beschäftigt, ist ebenfalls in Vorbereitung [10].)

Die bei Formelvergleich in der Literatur häufig zugrundegelegten Annahmen einer konstanten Hornhautbrechkraft sowie einer konstanten Vorderkammertiefe für den gesamten Achsenlängenbereich wurden hier nicht gemacht, da sie der unmittelbar erfahrbaren anatomischen Wirklichkeit wider-

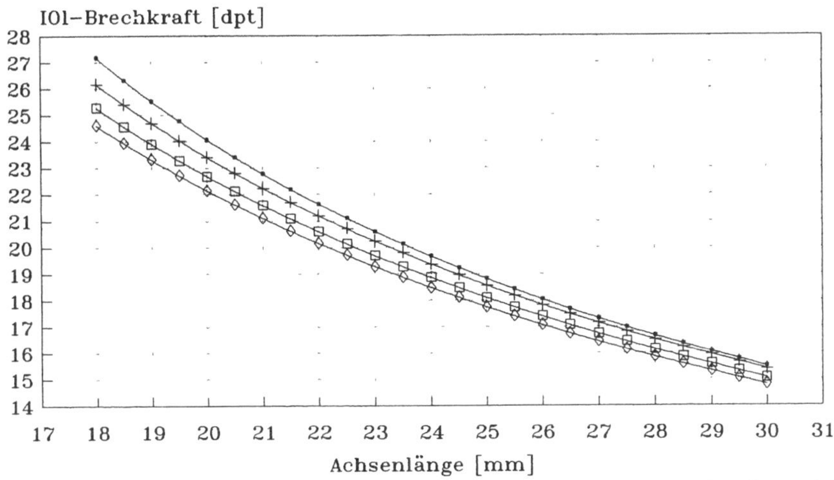

Abb. 4. Emmetropisierende Gesamtbrechkraft D_L als Funktion der Achsenlänge L für verschiedene Linsengeometrien (berechnet nach Gleichung (21)) für $n_{CL} = n_{LN} = 1,336$ und ($1 = -\blacksquare-$; $2 = -+-$; $3 = -\boxdot-$; $4 = -\diamond-$)
1: bikonvex-symmetrische IOL, $\varnothing = 7$ mm, $n_L = 1,495$, $d_0 = 0,25$ mm, $D_{2L} = 6$ dpt;
2: bikonvex-asymmetrische IOL, $\varnothing = 7$ mm, $n_L = 1,490$, $d_0 = 0,23$ mm;
3: plankonvexe IOL, $\varnothing = 6,5$ mm, $n_L = 1,492$, $d_0 = 0,2$ mm;
4: konvex-konkave IOL, $\varnothing = 6$ mm, $n_L = 1,492$, $d_0 = 0,2$ mm, $D_{2L} = -6$ dpt.
Wegen weiterer Einzelheiten der Berechnung s. Text

sprechen. Statt dessen wurde mit Stenström [21] angenommen, daß sich der (vordere) Hornhautradius R_1 mit der Achsenlänge L gemäß

$$R_1 = 0{,}33 \, L \tag{24}$$

ändert.

Mit den Werten $n_{Ceff} = 1{,}3315$ für den effektiven Brechungsindex der Hornhaut (vgl. z. B. [7, 15]) und $n_{0B} = 1{,}000$ (Brechungsindex für Luft) wurde sodann die Hornhaut(gesamt)brechkraft D_C auf die übliche Weise (d. h. mit (5)) berechnet [7]:

$$D_C = \frac{n_{Ceff} - n_{0B}}{R_1} \tag{25}$$

Zur Herleitung der von den Gleichungen (19) bzw. (21) explizit geforderten Flächenbrechkräfte D_{1C} und D_{2C} für die Hornhaut wurde in Übereinstimmung mit Olsen [15] von einer Hornhautdicke d_C von 0,5 mm und einem wahren Brechungsindex n_C von 1,376 ausgegangen. Die vordere Flächenbrechkraft D_{1C} wurde alsdann nach Maßgabe von (5) mit R_1 aus (24) bestimmt zu

$$D_{1C} = \frac{n_C - n_{0B}}{R_1}$$

womit man dann mit der Gullstrand'schen Beziehung (12) für D_C (gegeben durch (25)) sofort die hintere Flächenbrechkraft D_{2C} erhält.

Für die Achsenlängenabhängigkeit der Vorderkammertiefe d_{CL} wurde ebenfalls kein konstanter Wert, sondern eine Relation der Form

$$d_{CL} = -0{,}20 + 0{,}17 \, L - 0{,}5 \tag{26}$$

angenommen. Der letzte Faktor $(-0{,}5)$ auf der rechten Seite von (26) berücksichtigt die endliche Hornhautdicke; die anderen Terme stammen von einer linearen Anpassung gemessener postoperativer Vorderkammertiefen an die präoperativen Achsenlängenmeßwerte [9].

Man erkennt in Abb. 4 deutlich die Unterschiede in den für Emmetropie notwendigen IOL-Brechkräften der einzelnen Linsenformen. Für lange Augen (ca. 30 mm) liegt der geometriebedingte Stärkenunterschied in der Größenordnung von 0,5 dpt, während er bei kurzen Augen (von ca. 18 mm) bis zu 2,5 dpt erreichen kann. Verblüffend ist auch der Unterschied zwischen den beiden Bikonvex-Linsen, der – wie schon erwähnt – auf die unterschiedlichen Symmetrieänderungen bei Brechkraftvariation zurückzuführen ist.

Die in Abb. 4 theoretisch berechneten Brechkraftunterschiede zwischen IOLs verschiedener Geometrie wurden analog auch klinisch beobachtet. Erste vergleichende Refraktionsbilanzen für Linsen verschiedener Geometrien sind vielversprechend und werden a. a. O. veröffentlicht werden.

Schlußbemerkung

Es wurde die Methode der paraxialen Strahldurchrechnung vorgestellt, mit der sich komplexe optische Systeme vergleichsweise einfach beschreiben lassen. Dieses Verfahren wurde sodann auf das aus 8 brechenden sphärischen Flächen bzw. 4 dicken Linsen bestehende Brille–Kontaktlinse–Auge–System angewandt. Damit wurde zum ersten Mal eine konsistente paraxiale Dicke-Linsen-Beschreibung dieses Systems ohne weitergehende Näherungen hergeleitet.

Die erhaltene grundlegende IOL-Formel umfaßt die bekannten theoretisch-optischen Formeln und ist (iterativ) für beliebige (sphärische) IOL-Geometrien lösbar. Der Algorithmus enthält keine Hauptebenenabstände mehr, sondern nur noch direkt der Messung zugängliche Scheitelabstände.

Die Konsistenz und Anwendbarkeit der Formel wurde anhand mehrerer Beispiele gezeigt, insbesondere auch unter Berücksichtigung von bikonvexen Linsenformen.

Literatur

 1. Barett GD (1987) Intraocular lens calculation formulas for new intraocular lens implants. J Cataract Refract Surg 13:389–396
 2. Binkhorst RD (1975) The optical design of intraocular lens implants. Ophthalmic Surg 6:17–31
 3. Binkhorst CD, Loones LH (1976) Intraocular lens power. Trans Am Acad Ophthalmol Otolaryngol 81:70–79
 4. Colenbrander MC (1973) Calculation of the power of an iris clip lens for distant vision. Br J Ophthalmol 57:735–740
 5. Gernet H, Ostholt H, Werner H (1971) Neue klinische Grundlagen zur Binkhorst-Linseneinpflanzung bei Altersstar; 123. Sitzungsbericht des Vereins Rheinisch-Westfälischer Augenärzte. Zimmermann, Balve, S 58–82
 6. Gerthsen C (1966) Physik. Springer, Berlin Heidelberg New York
 7. Haigis W (1989) Geometrische Optik des Auges. In: Buschmann W, Trier HG (Hrsg) Ophthalmologische Ultraschalldiagnostik. Springer, Berlin Heidelberg New York, S 72–74
 8. Haigis W, Trier HG (1989) Linsenberechnungsformeln: In: Buschmann W, Trier HG (Hrsg) Ophthalmologische Ultraschalldiagnostik. Springer, Berlin Heidelberg New York, S 75–80
 9. Haigis W, Waller W, Duzanec Z, Voeske W (1990) Postoperative biometry and keratometry after posterior chamber lens implantation. Eur J Cataract Refract Surg (in press)
10. Haigis W (im Druck)
11. Holladay JT, Musgrove KH, Prager TC, Lewis JW, Chandler TY, Ruiz RS (1988) A three-part system for refining intraocular lens power calculations. J Cataract Refract Surg 14:17–24
12. Huber C (1984) Intraocular lens power. In: Rosen ES, Haining WM, Arnott EJ (eds) Intraocular lens implantation, Mosby, St. Louis, pp 99–112
13. Klein MV, Furtak TE (1988) Optik. Springer, Berlin Heidelberg New York
14. Nitsch J, Reiner J (1985) Herleitung und kritische Analyse der Formeln zur Berechnung der Brechkraft intraokularer Linsen. Klin Monatsbl Augenheilkd 186:66–73
15. Olsen T (1987) Theoretical approach to intraocular lens calculation using Gaussian optics. J Cataract Refract Surg 13:141–145

16. Reiner J (1982) Grundlagen der ophthalmologischen Optik. Enke, Stuttgart
17. Sanders D, Retzlaff J, Kraff M, Kratz R et al. (1981) Comparison of the accuracy of the Binkhorst, Colenbrander and SRK implant power prediction formulas. Am Intraocular Implant Soc J 7:337–340
18. Sanders DR, Retzlaff J, Kraff MC (1988) Comparison of the SRK II formula and other second generation formulas. J Cataract Refract Surg 14:136–141
19. Schröder G (1987) Technische Optik. Vogel, Würzburg
20. Shammas HJF (1982) The fudged formula for intraocular lens power calculations. Am Intraocular Implant Soc J 8:350–352
21. Stenström S (1946) Untersuchungen über die Variation und Kovariation der optischen Elemente des menschlichen Auges. Appelbergs, Uppsala
22. Thompson JT, Maumenee AE, Baker CC (1984) A new posterior chamber intraocular lens formula for axial myopes. Ophthalmology 91:484–488

Zweistufige IOL-Planung für Problemfälle mit Personalcomputer

H. Gernet[1] und S. Zörkendörfer

Zusammenfassung. Problemfälle trotz seitengleicher Achsenlängen sind Patienten mit einseitiger Katarakt und Ametropie des phak bleibenden Partnerauges von mehr als 3 Dioptrien ebenso wie Patienten mit geplanter Pseudophakie bei einseitiger Katarakt und einer konventionell, d. h. emmetropisierend kontaktlinsenkorrigierten Aphakie des Partnerauges, welche vom Patienten gut vertragen wird.

Die wünschenswerte IOL-Planung nach den drei Prinzipien, d. h. für unkorrigiert gute Fernsicht, für verträgliche Aniseikonien bis $\pm 4\%$ und für große Netzhautbilder zwecks besserer Sehschärfe ist in diesen Fällen schwierig, weil dabei unerwünschte postoperative Aniseikonien zu vermeiden sind.

Die Problemfälle erfordern eine *zweistufige* IOL-Planung abseits vom Ultraschallgerät in entspannter Athmosphäre, sie bedingen eine erhebliche gedankliche Planungsarbeit von seiten des Ophthalmochirurgen. Es wird ein IBM-kompatibles Computerprogramm vorgestellt, mit dessen Hilfe im Dialog zwischen Arzt und Patient die verschiedenen Möglichkeiten für ein postoperativ bequemes Binokularsehen nach den drei Prinzipien besprochen und die dafür geeigneten IOL-Stärken ausgewählt werden.

Summary. Problematical cases in spite of equal eye lengths in her eye pairs are patients presenting an unilateral cataract and an ametropia of the phakic fellow eye of 3 diopters or more. The same is true for patients showing an unilateral cataract for a planned pseudophakia and on the partner eye a conventionally e.i. an emmetropising and well tolerated contact lens corrected aphakia.

In these cases, the desirable IOL-planning following the three principles e.i. for uncorrected good vision for distant vision, for compatible aniseikonias up to $\pm 4\%$ and for large retinal images providing better vision is difficult because undesired postoperative aniseikonias are to avoid.

The problematical cases require a two step IOL-planning following the rules of intraocular optics. The two step IOL-planning is done apart from the biometer in a relaxed athmosphere. Nevertheless, it requires a considerable brain work by the planning ophthalmic surgeon. IBM-compatible personal computers loaded by an appropriate PC program make this work easy. This conception allows to discuss, in a dialogue with the patient, the different possibilities for a postoperatively comfortable binocular vision and for selecting the appropriate IOL-powers.

Klinische Vorbemerkungen

Der Wunsch eines Kataraktpatienten ist es bekanntlich, mit „möglichst wenig Brille möglichst viel" zu sehen. Dies gilt nicht nur für Patienten mit Wunsch

---

[1] Schrannenstraße 43, D-8710 Kitzingen

nach sogenannten Multifokal-IOL, sondern für alle Kataraktpatienten mit IOL-Wunsch. Aus diesem Grund planen wir in der Regel nach den drei Prinzipien [4, 3], nämlich:
1) Unkorrigiert guter Sehleistung (guter s c Visus),
2) verträglichen Aniseikonien bis ±4% und
3) großen Netzhautbildern wegen der besseren Sehschärfe.

Arbeitet man nach den drei Prinzipien, dann ist ein umfassend informierendes Arzt-Patientengespräch erforderlich, in dem der Patient über die Vor- und Nachteile aller Planungsmöglichkeiten informiert wird.

Erfreulicherweise führt eine IOL bei seitengleichen Achsenlängen auch bei einseitiger Katarakt in etwa 90% unserer Kataraktpatienten zu gutem Binokularsehen ohne störende Aniseikonie, eine exakte Biometrie mit in das Ultraschallgerät integrierter geeigneter Formel mit Aniseikonieberechnungsmöglichkeit vorausgesetzt. Dabei führt bereits der Meßvorgang zusammen mit dem Datenausdruck zum geeigneten IOL-Wert. Wir nennen dies eine *einstufige* IOL-Planung, weil die Entscheidung über die IOL-Stärke bereits am Biometriegerät fällt. Abbildung 1 veranschaulicht die *einstufige* IOL-Planung.

Zu Problemfällen können trotz seitengleicher Achsenlängen Kataraktpatienten dann werden, wenn eine einseitige Katarakt besteht, am phaken Partnerauge noch längere Zeit mit guter/brauchbarer Sehschärfe zu rechnen ist und eine mittlere oder höhere Ametropie am phaken Partnerauge vorliegt.

Myopien schon etwa ab 2 Dioptrien ohne spezielle Pathologie, z. B. ohne Keratokonus, Sphärophakie oder Kernkatarakt, sind in aller Regel Achsenmyopien infolge verlängerter Glaskörperstrecke. Zielt man mit der IOL auf annähernde Emmetropie (etwa −0,3), dann entsteht postoperativ im pseudophaken Auge wegen der zwangsläufigen Bildvergrößerung oft eine störende dioptrische Aniseikonie, weil das Bild des operierten Auges verhältnismäßig zu

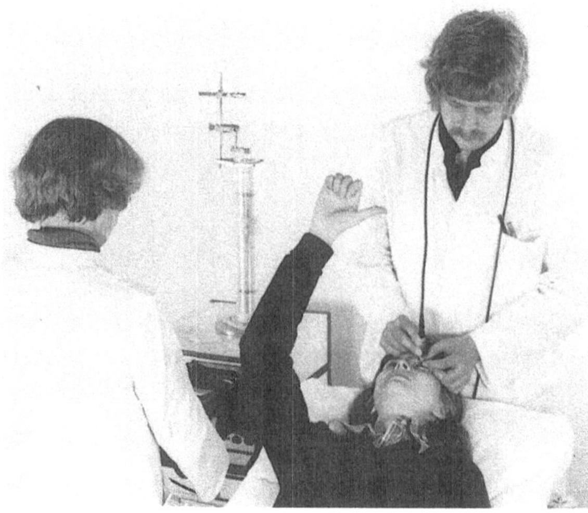

Abb. 1. Einstufige IOL-Planung am Biometriegerät

groß wird und damit für den Patienten „optisches Unglück" zu Lasten des Arztes entsteht. Zielt man zur Aniseikonievermeidung auf postoperative Myopie, dann verschenkt man wegen der zwangsläufigen Bildverkleinerung potentiell vorhandene Sehschärfe, außerdem kann es später zu optischen Problemen für den Patienten dann kommen, wenn man am zweiten Auge wegen intraoperativ auftretender Komplikationen ausnahmsweise nicht implantieren kann.

Liegt bei einseitiger Katarakt und früher seitengleicher Hyperopie ein dafür typischer Kurzbau der Augen vor, dann entsteht bei Zielen mit der IOL auf Emmetropie postoperativ im pseudophaken Auge wegen der zwangsläufigen Bildverkleinerung ebenfalls oft eine störende dioptrische Aniseikonie, weil das Bild des nicht operierten phaken Partnerauges nun verhältnismäßig zu groß ist. Damit entsteht auch in solchen Fällen „optisches Unglück" für den Patienten zu Lasten des Arztes.

Optische Probleme können bei seitengleichen Achsenlängen und einseitiger Katarakt, gleichgültig ob Normal-, Lang- oder Kurzbau vorliegt, auch dann auftreten, wenn das Partnerauge aphak und konventionell, d. h. emmetropisierend kontaktlinsenkorrigiert ist. Bei Zielen mit der IOL auf Emmetropie ist das Bild des konventionell kontaktlinsenkorrigierten aphaken Auges zwangsläufig zu groß, die postoperativ auch hier drohende dioptrische Aniseikonie kann binokular erheblich stören und ebenfalls optisches Unglück für den Patienten bedingen. Eine Nichtvollkorrektion, also eine Vernebelung oder Penalisation, ist in allen erwähnten Fällen keine befriedigende Lösung.

Patienten mit früherer hoher Anisometropie sind besondere Problemfälle. Sie haben oft eine „pathologische Sehweise", weil ungleiche Achsenlängen oft schon im ersten Lebensjahr bestanden und das zu dieser Zeit bekanntlich noch recht „plastisch formbare" Gehirn des Kleinkindes es durch cerebrale Kompensationsmechanismen im Sinne Burians [2] gelernt hat, ungleiche Seheindrücke als gleich zu empfinden. Dies zeigen die Phasendifferenzhaploskopbefunde in vielen Fällen.

Bei früherer hoher Anisometropie ist also nicht die dioptrische Aniseikonie, welche mit intraokularer Optik präoperativ problemlos zu messen ist, die entscheidende Größe. Diese ist die funktionelle Aniseikonie. Sie ist präoperativ nur *vor* der Kataraktentstehung, jedoch nicht mehr bei vorliegender Katarakt zu messen. Das einzige geeignete Gerät zur Messung der funktionellen Aniseikonie ist das Phasendifferenzhaploskop (PDH) von Aulhorn [1]. Allerdings ist intraokulare Optik auch nach PDH-Messung zur Bildangleichung unentbehrlich.

Anisometropie-Patienten sind also immer besondere Problemfälle. Weil sie neben intraokularer Optik eine spezielle Beratung und eine Phasendifferenzhaploskopie *vor* einer IOL-Implantation erfordern, werden sie in dieser Arbeit nicht eingehend behandelt.

Nach all dem sind etwa 10% unserer Kataraktpatienten mit IOL-Wunsch Problempatienten. Für diese 10% Problempatienten haben wir ein Personal-Computerprogramm (PC-Programm) für IBM-compatible PC nach den Regeln der intraokularen Optik entwickelt. Wir nennen unser Vorgehen eine *zweistufige* IOL-Planung, weil die Planung *abseits* vom Ultraschallgerät er-

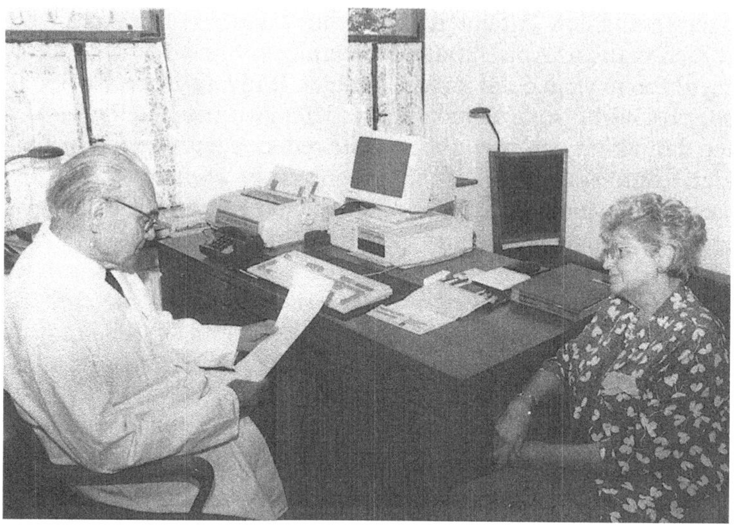

Abb. 2. Zweistufige IOL-Planung am Personal Computer

folgt und zusätzliche geistige Arbeit verlangt. Abbildung 2 veranschaulicht die *zweistufige* IOL-Planung.

Im einzelnen besteht die geistige Arbeit des Implanteurs darin, aus den vielen Möglichkeiten zur Bildangleichung mit den Mitteln der intraokularen Optik und mit Hilfe des PC-Programms diejenige IOL-Stärke auszuwählen, die im Sinne der drei Prinzipien für den Patienten die beste ist. Dem Patienten sind alle Möglichkeiten, natürlich auch die konventionellen wie z. B. bei Myopie das Zielen mit der IOL auf postoperative Myopie, im aufklärenden Arzt-Patientendialog bewußt zu machen. Im Hinblick auf die Aufklärungspflicht empfiehlt sich, das Aufklärungsgespräch zu dokumentieren. Unseren Vordruck dazu zeigt der Anhang.

Über Aniseikonie allgemein und über Aniseikonie bei einseitiger Aphakie oder Pseudophakie und deren Vermeidung existieren verschiedene neuere Publikationen [5–8], dies gilt auch für IOL-Stärkeformeln [9, 11].

Chirurgisch induzierte Aniseikonien oder bewußt in Kauf genommene postoperative Brechungsfehler zur Vermeidung einer sonst störenden postoperativen Aniseikonie werden mit intraokularer Optik nach den drei Prinzipien und mit dem PC-Programm vermeidbar. Besteht ein Patient, beispielsweise bei Myopie, trotz entsprechender Aufklärung auf der chirurgischen Erzeugung einer postoperativen Myopie durch die zu implantierende IOL, so sollte er auch wissen, daß schon ein Zielen mit der IOL auf −3,0 Dptr die unkorrigierte Sehleistung für die Ferne von potentiell 1,0 (100%) auf *nur* etwa 0,1 (10%) herabsetzt. Er sollte auch wissen, daß die zwangsläufige Bildverkleinerung durch die postoperative Myopie ihn etwa eine Sehprobenzeile weniger sehen lassen wird als eine sonst gesunde Netzhaut ohne die Myopisierung leisten würde.

In allen besprochenen Problemfällen mit seitengleichen Achsenlängen bieten ein Ersatz der Brille durch eine Kontaktlinse am phaken Partnerauge, eine Bildangleichung mittels Kontaktlinse – Brille am aphaken Partnerauge Bildangleichungsmöglichkeiten nach den Regeln der intraokularen Optik und nach den drei Prinzipien. Gelegentlich verhilft dazu auch ein Aniseikonieglas 1,02 (2% Bildvergrößererung) vor dem Auge mit dem kleineren Netzhautbild.

Das vorliegende PC-Programm für Problemfälle hilft dem Ophthalmochirurgen eine Lücke zu schließen, nämlich im Hinblick auf das Binokularsehen operative Mißerfolge ebenso wie postoperative höhere Brechungsfehler zu vermeiden. Die folgenden Beispiele einer einseitigen Katarakt bei einer Achsenmyopie von $-3,0$ Dptr und bei einer Achsenhyperopie von $+6,0$ Dptr und jeweils seitengleichen Achsenlängen sollen dem Ophthalmochirurgen die *zweistufige* IOL-Planung mit dem PC-Programm näherbringen und ihm die IOL-Planung für Problemfälle erleichtern.

Nach den klinischen Vorbemerkungen könnte der Eindruck entstehen, zweistufige IOL-Planung sei, wie es anfänglich auch für die Planung nach Formeln („sophisticated") hieß, ein komplizierter Vorgang. Daß das PC-Programm die IOL-Planung eher einfach gestaltet, sollen die nun folgenden Beispiele veranschaulichen.

Zweistufige IOL-Planung anhand von Beispielen

Das PC-Programm erlaubt ein Arbeiten für nur *ein* Auge in den beiden Bildschirmspalten, z. B. für eine *einstufige* IOL-Planung, für die *zweistufige* IOL-Planung in Problemfällen verwendet man entsprechend den Abb. 3 und 4 für ein *Augenpaar* jeweils eine der beiden Spalten für jeweils ein Auge.

Handschriftliche Kennzeichnungen der Augen (RA bzw. LA) und handschriftlich einzutragende Symbole für die menschliche Augenlinse (0), für Kontaktlinsen ((h = hart oder ((w = weich) und für IOL (},), }, (, 8 etc.) durch die dargestellten Symbole sind wichtig, um die Ausdrucke (s. dazu Abb. 3 und 4) transparent zu machen und um folgenschwere Fehler zu vermeiden.

Hinzu kommt: Aus Zweckmäßigkeitsgründen gilt das PC-Programm *allein* für die Ferne und *allein* für unendlich dünne Brillengläser, Kontaktlinsen und menschliche Augenlinsen.

Plusgläser, Pluskontaktlinsen und menschliche Augenlinsen haben jedoch zwei Hauptebenen und immer eine Eigenvergrößerung (EV), die bei der Planung ebenfalls durch handschriftlichen Eintrag zu berücksichtigen ist. Einzelheiten dazu sind in der Bedienungsanleitung zum PC-Programm dargelegt und aus Abb. 3 und 4 ersichtlich.

Beispiel 1: Einseitige Katarakt und Achsenmyopie $-3,0$ Dptr

Es besteht eine einseitige Katarakt am rechten Auge bei seitengleichen Achsenlängen, gleichen Hornhautkrümmungen und Achsenmyopie von früher beidseits $-3,0$ Dptr mit gutem Visus des Partnerauges.

                                          H. Gernet u. S. Zörkendörfer

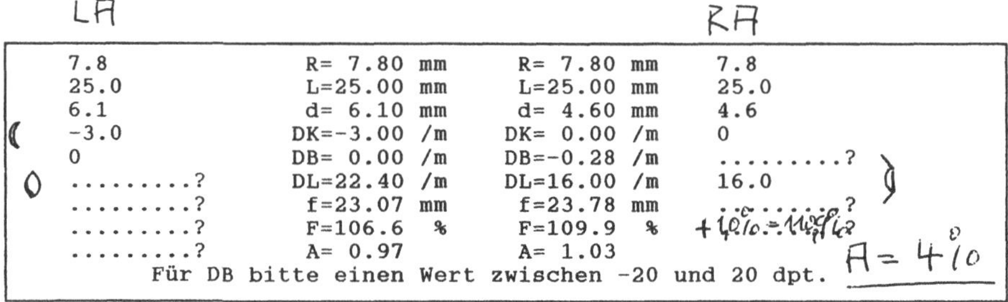


```
         LA                                              RA

         7.8             R= 7.80  mm     R= 7.80  mm     7.8
        25.0             L=25.00  mm     L=25.00  mm    25.0
         6.1             d= 6.10  mm     d= 4.60  mm     4.6
         0               DK= 0.00  /m    DK= 0.00  /m    0
        -3.0             DB=-3.00  /m    DB=-0.28  /m    .........?
  O .........?           DL=22.22  /m    DL=16.00  /m   16.0
    .........?           f=22.15  mm     f=23.78  mm     .........?
    .........?           F=102.4   %     F=109.9   %
                         A= 0.93         A= 1.07         .........?
         Für DL bitte einen Wert zwischen 0 und 50 dpt.
```

```
  R:  mittlere Hornhautkrümmung (Hornhautbrechkraft nach Littmann)
  L:  optische Achsenlänge des Auges (innere Augenlänge + 0.2mm)
  d:  Abstand Hornhautscheitel - Augenlinse bzw. IOL-Hauptebene
 DK:  Brechkraft der (sehr dünnen) Kontaktlinse
 DB:  Brechkraft des (sehr dünnen) Brillenglases (im Abstand 14 mm)
 DL:  Brechkraft der (sehr dünnen) Augenlinse bzw. IOL
  f:  Hintere Brennweite des optischen Gesamtsystems
  F:  Netzhautbildgröße in Relation zum Normalauge (Gernet 1973)
  A:  Relative Brennweite im Vergleich zum Normalauge bzw. Partnerauge
```

```
         LA                                              RA

         7.8             R= 7.80  mm     R= 7.80  mm     7.8
        25.0             L=25.00  mm     L=25.00  mm    25.0
         6.1             d= 6.10  mm     d= 4.60  mm     4.6
        -3.0             DK=-3.00  /m    DK= 0.00  /m     0
         0               DB= 0.00  /m    DB=-0.28  /m    .........?
  O .........?           DL=22.40  /m    DL=16.00  /m   16.0
    .........?           f=23.07  mm     f=23.78  mm     .........?
    .........?           F=106.6   %     F=109.9   %
    .........?           A= 0.97         A= 1.03
         Für DB bitte einen Wert zwischen -20 und 20 dpt.
```

Abb. 3. Zweistufige IOL-Planung bei einseitiger seniler Katarakt und Achsenmyopie −3,0 Dptr (s. Text)

Am Kataraktauge ist eine abgewinkelte konvex-plane HK-IOL mit Kapsel-sack- bzw. Sulcusfixation geplant. Der Patient trug bisher keine Kontaktlin-sen.

Augendaten von Beispiel 1:

RA	(Kataraktauge)	R 7,8	L 25,0	d 4,6	DB −0,3
LA	(Phakes Auge)	R 7,8	L 25,0	d 6,1	DB −3,0

Die Abb. 3 zeigt, wegen der Notwendigkeit, stets mit dem phaken Auge zu beginnen und deshalb *abweichend* von der sonst üblichen spiegelbildlichen Darstellung eines Augenpaares in der Ophthalmologie, die obere Hälfte (LA = linke Bildschirmspalte, RA = rechte Bildschirmspalte) das Ergebnis bei Zielen auf −0,28 mit einer IOL von +16,0. Durch die Eigenvergrößerung der menschlichen Augenlinse des LA (VE = 1%, wegen Programmbesonderhei-ten stets dem pseudophak werdenden Auge zuzurechnen) resultiert am Kata-raktauge (RA) postoperativ eine Netzhautbildgröße (F) von 109,9% + 1,0% = 110,9%. Damit wird das Bild des RA postoperativ rund 8% größer als am

LA   RA

```
    7.4            R= 7.40  mm      R= 7.40  mm     7.4
    21.4           L=21.40  mm      L=21.40  mm     21.4
    5.4            d= 5.40  mm      d= 4.10  mm     4.1
    0              DK= 0.00 /m      DK= 0.00 /m     0
    6.0            DB= 6.00 /m      DB=-0.23 /m     ..........?
    ..........?    DL=18.60 /m      DL=25.50 /m     25.50
    ..........?    f=22.05  mm      f=19.98  mm     ..........?
    ..........?    F=101.9  %       F= 92.3  %
                   A= 1.10          A= 0.91         ..........?
         Für DL bitte einen Wert zwischen 0 und 50 dpt.
```

```
R:  mittlere Hornhautkrümmung (Hornhautbrechkraft nach Littmann)
L:  optische Achsenlänge des Auges (innere Augenlänge + 0.2mm)
d:  Abstand Hornhautscheitel - Augenlinse bzw. IOL-Hauptebene
DK: Brechkraft der (sehr dünnen) Kontaktlinse
DB: Brechkraft des (sehr dünnen) Brillenglases (im Abstand 14 mm)
DL: Brechkraft der (sehr dünnen) Augenlinse bzw. IOL
f:  Hintere Brennweite des optischen Gesamtsystems
F:  Netzhautbildgröße in Relation zum Normalauge (Gernet 1973)
A:  Relative Brennweite im Vergleich zum Normalauge bzw. Partnerauge
```

LA   RA

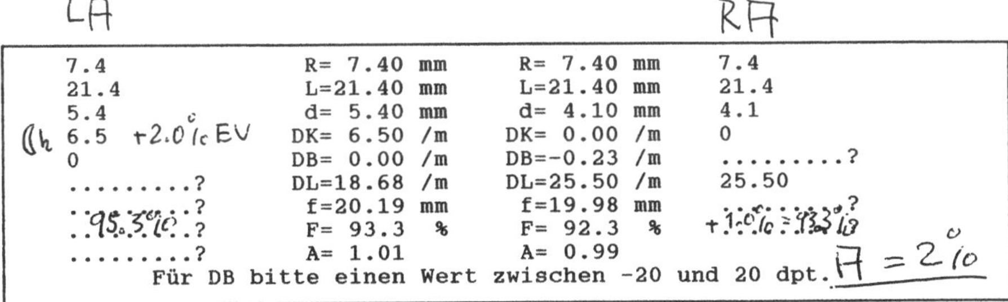

```
    7.4            R= 7.40  mm      R= 7.40  mm     7.4
    21.4           L=21.40  mm      L=21.40  mm     21.4
    5.4            d= 5.40  mm      d= 4.10  mm     4.1
    6.5            DK= 6.50 /m      DK= 0.00 /m     0
    0              DB= 0.00 /m      DB=-0.23 /m     ..........?
    ..........?    DL=18.68 /m      DL=25.50 /m     25.50
    ..........?    f=20.19  mm      f=19.98  mm     ..........?
    ..........?    F= 93.3  %       F= 92.3  %
                   A= 1.01          A= 0.99
         Für DB bitte einen Wert zwischen -20 und 20 dpt.
```

Abb. 4. Zweistufige IOL-Planung bei einseitiger seniler Katarakt und Achsenhyperopie +6,0 Dptr (s. Text)

linken Auge. Nach einer Formel der intraokularen Optik ([10], s. S. 8, 9) beträgt die dioptrische Aniseikonie 8%.

Die *tatsächliche* postoperative Refraktion kann aber durchaus eine Dioptrie, manchmal auch etwas mehr vom geplanten Wert abweichen. Geht die Abweichung in Richtung Hyperopie, wird die Aniseikonie größer als 8%, nämlich pro Dioptrie um etwa 2,5%. Geht die Abweichung in Richtung Myopie, wird die postoperative Aniseikonie kleiner als 8% sein, nämlich pro Dioptrie um etwa 2%.

Klinische Beurteilung: Die Wahrscheinlichkeit, daß nach Implantation einer HK-IOL von +16,0 eine binokular störende dioptrische Aniseikonie entsteht, ist größer als die Wahrscheinlichkeit, daß postoperativ ein störungsfreies Binokularsehen resultieren wird.

Bekanntlich führt der Ersatz einer Minuskorrektion in einem Brillenglas durch eine korrigierende Kontaktlinse zu einer Bildvergrößerung im betreffenden Auge. Deshalb bietet es sich an, nach einer Formel der intraokularen Optik ([10] s. S. 15, 16) und im Sinne der drei Prinzipien [4] das Glas DB −3,0 durch eine Kontaktlinse DK −3,0 zu ersetzen, das Netzhautbild dadurch zu vergrößern und so *ohne* Veränderung der IOL-Stärke für das RA verträgliche Bildgrößenunterschiede mit großen Netzhautbildern in beiden Augen zu schaffen und gleichzeitig einen guten sc Fernvisus des pseudophak werdenden RA zu gewährleisten.

Die untere Hälfte von Abb. 3 zeigt das *Planungsresultat*. Im phak bleibenden LA wird das Netzhautbild von 102,4% (s. oben) auf 106,6% (s. unten) vergrößert. Unter Beibehaltung der IOL-Planung am RA ($+16,0$ für $-0,28$) verringert sich die Aniseikonie von 8% (s. oben) auf nur noch 4% (s. unten). Damit sind postoperative Störungen des Binokularsehens nicht mehr zu erwarten.

Auch bei einer postoperativen Refraktionsabweichung von 1 Dptr in Richtung Hyperopie sind Störungen des Binokularsehens noch nicht sehr wahrscheinlich. Wenn aber die Aniseikonie von dann 4% + 2,4% = rund 6% trotzdem binokular deutlich stören sollte, dann läßt sich das Bild des phaken LA durch ein zusätzliches Aniseikonieglas 1,02 (= 2% Bildvergrößerung) um 2% vergrößern und die Aniseikonie dadurch wieder auf nur rund 4% verringern. Höhere Abweichungen durch die IOL in Richtung Hyperopie beinhalten allerdings die Gefahr einer störenden Aniseikonie.

Oft wird zur Verteidigung eines Zielens mit der IOL auf eine postoperative Myopie noch gesagt, früher kurzsichtige Patienten würden eine postoperative Myopie unbedingt wünschen. Bedenkt man dabei aber, daß praktisch jeder IOL-Patient postoperativ (ohne Berücksichtigung der in vieler Hinsicht noch problematischen sogenannten Multifokal-IOL) zu gutem Sehen in alle Entfernungen *zusätzlich* eine Brille (Gleitsichtgläser etc.) benötigt, dann verliert das noch oft geäußerte Argument einer wünschenswerten postoperativen Myopie viel von seinem schon an sich geringem klinischen Gewicht. Das Argument ist wohl eher eine Schutzbehauptung, um, für einen ehemaligen Kliniker durchaus verständlich, zusätzliche geistige Arbeit im Sinne der intraokularen Optik unnötig erscheinen zu lassen.

Zusammenfassung für Beispiel 1: Die *zweistufige* IOL-Planung des Problemfalls am PC erlaubt am Kataraktauge postoperativ unkorrigiert gutes Sehen für die Ferne durch eine IOL von $+16,0$. Mit Kontaktlinse am linken Partnerauge führt die Planung in beiden Augen zu größeren Netzhautbildern, als sie der Patient früher hatte. Die Planung führt dadurch zu besserer Sehschärfe als gewohnt und außerdem zu annähernder Bildgleichheit ohne störende Aniseikonie.

Führt man die *zweistufige* IOL-Planung am PC zusammen mit dem Patienten im Rahmen eines Aufklärungsgespräches durch und erklärt ihm dabei die drei Prinzipien, nämlich gute Fernsicht ohne Brille, große Netzhautbilder zu besserem Sehen (bei vorbestehender Myopie) und verträgliche Aniseikonie, außerdem den Zweck der Kontaktlinse und die Störmöglichkeiten ohne bildangleichende Kontaktlinse am phaken Partnerauge (Aniseikonie!), dann ist der Patient umfassend aufgeklärt und kann seine persönliche Entscheidung treffen. Im Aufklärungsgespräch ist darauf hinzuweisen, daß ein Zielen mit der IOL auf postoperative Myopie zwangsläufig zu einer Bildverkleinerung führen muß und daß die Situation darüber hinaus dann sehr schwierig werden kann, wenn bei später notwendig werdender IOL-Implantation am RA wegen intraoperativ auftretender Komplikationen ausnahmsweise nicht implantiert werden kann. Dann nämlich wird eine Bildangleichung nach den Regeln der intraookularen Optik nur mit extrem ungünstigen Kontaktlinsen-Brillenkombinationen bei einem gleichzeitig sc extrem ungünstigen Fern- und Nahvisus möglich.

Unterläßt man in einem solchen Problemfall die Aufklärung und vertraut darauf, daß mit der HK-IOL +16,0 am RA und ohne Kontaktlinse am LA „schon alles gutgehen" wird, dann können trotz eines einwandfreien Operationsverlaufes und einer postoperativen Refraktion „nach Plan" postoperative Störungen durch Aniseikonie optisches Unglück für den Patienten bedingen und das Arzt-Patientenverhältnis für die Zukunft belasten.

Erzeugt man am Kataraktauge bewußt einen Brechungsfehler, z. B. eine Myopie von −3,0, so verschenkt man potentiell vorhandene Sehschärfe und kann in Schwierigkeiten geraten, wenn bei späterer Katarakt am zweiten Auge nicht implantiert werden kann. Wie eingangs erwähnt, lassen wir den Patienten einen Revers über das Aufklärungsgespräch unterschreiben (s. Anhang).

Beispiel 2: Einseitige senile Katarakt und Achsenhyperopie von + 6,0 Dptr

Im Gegensatz zu früheren Myopien, bei denen Eigenvergrößerungen von Minusgläsern oder Minuskontaktlinsen praktisch nicht ins Gewicht fallen, sind die Eigenvergrößerungen von Plusgläsern und von Pluskontaktlinsen stets zu bedenken und durch entsprechende geistige Arbeit in die Planung einzubeziehen.

Tabelle 1 gibt dazu die Eigenvergrößerungen für einen der üblichen Plusglässertypen und für einen Typ von harten und weichen Pluskontaktlinsen an. Die Eigenvergrößerungen sind in die IOL-Planung nach den Regeln der intraokularen Optik durch handschriftliche Einträge einzubeziehen, wie dies in Abb. 4 geschehen ist.

Es besteht eine einseitige Katarakt am RA bei seitengleichen Achsenlängen, gleichen Hornhautkrümmungen und Achsenhyperopie von früher beidseits +6,0 Dptr mit gutem Visus des linken Partnerauges. Auch dies ist ein Problemfall.

Am Kataraktauge ist eine abgewinkelte konvex-plane HK-IOL mit Kapselsack- bzw. Sulcusfixation geplant. Der Patient trug bisher keine Kontaktlinsen.

Augendaten von Beispiel 2:

RA	(Kataraktauge)	R 7,4	L 21,4	d 4,1	DB −0,3
LA	(Partnerauge)	R 7,4	L 21,4	d 5,4	DB +6,0

In Abb. 4 zeigt die obere Hälfte das Planungsergebnis bei Zielen auf −0,23 für eine lieferbare IOL von +25,5 für das Kataraktauge (RA). In diesem Zusammenhang sei erwähnt, daß wir deshalb auf anscheinend unsinnige Re-

Tabelle 1. Die Eigenvergrößerung (VE) von Kontaktlinsen und Brillengläsern positiver Brechkraft (jeweils für ein Fabrikat)

Scheitelbrechwert (S) (Dptr)	Eigenvergrößerung VE (%)		Brille (Brillenkron)
	Kontaktlinsen		
	harte	weiche	
1	1,5%	–	0,5%
2	1,5%	–	1,0%
3	1,7%	1,3%	1,5%
4	1,8%	–	2,3%
5	1,9%	–	3,1%
6	2,0%	1,5%	3,9%
7	2,1%	–	5,3%
8	2,3%	–	6,7%
9	2,5%	1,7%	8,1%
11	2,8%	–	–
12	–	1,7%	–
13	3,1%	–	–
15	3,5%	1,9%	–
17	3,8%	–	–
18	–	1,9%	–
19	4,1%	–	–
21	4,5%	2,1%	–
23	4,8%	–	–
24	–	2,1%	–
25	5,1%	–	–
27	5,4%	–	–

fraktionen (hier $-0{,}23$) zielen und nicht bei der Refraktion bzw. bei der IOL auf- oder abrunden, weil wir nicht unnötig optische Informationen verschenken wollen, die im Zusammenhang mit präzisen Refraktionsbilanzen wichtig sind.

Die Eigenvergrößerung des Plusglases am phaken LA beträgt nach Tabelle 1 3,9%. Nach Abb. 4 resultiert für das phake LA aus 101,9% + 3,9% eine Netzhautbildgröße F von 105,8%. Im pseudophak werdenden RA beträgt, weil das Partnerauge phak bleibt (s. dazu unter Beispiel 1), die Netzhautbildgröße F 92,3% + 1,0% = 93,3%. Daraus ergibt sich ([10], s. S. 8, 9) eine dioptrische Aniseikonie von rund 13%, wobei das Bild des phak bleibenden Auges das größere ist.

Klinische Beurteilung: Eine HK-IOL + 25,50 für eine postoperative Refraktion $-0{,}23$ bedingt eine *sicher unverträgliche* Aniseikonie von 13%.

Bekanntlich führt der Ersatz einer Pluskorrektion in einem Brillenglas durch eine korrigierende Kontaktlinse zu einer Bildverkleinerung im betreffenden Auge. Deshalb bietet es sich an, am weiterhin phaken Auge das Glas DB + 6,0 durch eine harte Kontaktlinse DK + 6,5 zu ersetzen, das Netzhautbild dadurch zu verkleinern und so *ohne* Veränderung der IOL-Stärke am RA verträgliche Bildgrößenunterschiede zu schaffen. Die zwangsläufige Verkleinerung der Netzhautbilder gegenüber früher wird mehr als aufgewogen durch die bekannten Vorteile, die ein Emmetroper gegenüber einem brillenkorrigierten Hyperopen hat.

Das *Planungsresultat* zeigt die untere Hälfte von Abb. 4. Am phaken LA ist die Netzhautbildgröße F von 105,8% (obere Hälfte) auf 93,3% (untere Hälfte) ohne Berücksichtigung der Eigenvergrößerung der harten Kontaktlinse (+6,5) gesunken. Mit deren Eigenvergrößerungen von 2,0% aus Tabelle 1 beträgt die Netzhautbildgröße 93,3% + 2,0% = 95,3%. Am pseudophak werdenden RA beträgt die Netzhautbildgröße F, da sich nichts geändert hat, weiterhin 93,3%. Die dioptrische Aniseikonie sinkt durch Ersatz des Plusglases am phak bleibenden LA durch eine harte Kontaktlinse von 13% (s. obere Hälfte) auf 2% (s. untere Hälfte), also auf einen sicher verträglichen Wert.

Zusammenfassung für Beispiel 2: Eine praktisch emmetropisierende HK-IOL von +25,50 am Kataraktauge bedingt bei Brillenkorrektion des phak bleibenden Partnerauges eine sicher unverträgliche Aniseikonie von 13%. Diese kann in eine sicher verträgliche Aniseikonie von 2% umgewandelt werden, wenn der Patient bereit ist, am phak bleibenden Partnerauge anstelle des Brillenglases +6,0 eine harte (+6,5) oder weiche Kontaktlinse zu tragen. Mit einer weichen Kontaktlinse ist die Aniseikonie wegen der geringeren Eigenvergrößerung weicher Linsen rund 1% kleiner als mit harter und beträgt deshalb nur noch 1%.

Auch bei postoperativen Abweichungen der Refraktion vom gewünschten Wert von 1 Dptr und etwa mehr werden keine Störungen des Binokularsehens durch Aniseikonie entstehen. Damit erlaubt die *zweistufige* IOL-Planung dieses Problemfalls unkorrigiert gute Fernsicht am Kataraktauge. Mit einer Kontaktlinse am phak bleibenden Partnerauge läßt sich die ansonsten unverträgliche Aniseikonie beseitigen und in eine sicher verträgliche umwandeln. Auch wird der Patient von bekannten Beschwerden eines brillenkorrigierten Hyperopen, z. B. schlechtem sc Visus in *alle* Entfernungen oder Bildänderungen durch starke Plusgläser, befreit.

Die mancherorts noch in Erwägung gezogene IOL-Planung nach der sogenannten „3-Dioptrien-Regel" (postoperativer Gläserunterschied beider Augen bis 3 Dioptrien, d. h. in Beispiel 2 Zielen am Kataraktauge auf +3,0 durch eine IOL von +21,0) hat demgegenüber infolge des schlechten sc Fernvisus große optische Nachteile für den Patienten. Besonders bei hoher Hyperopie sind weiche Pluskontaktlinsen gut verträglich und bei entsprechenden familiären oder pflegerischen Gegebenheiten fast in jedem Fall anwendbar. Kommt es später zur Katarakt am zweiten Auge, so ist mit einer IOL von +25,50 auch an diesem Auge Emmetropie und damit gutes Sehen ohne stärkere Brillengläser erreichbar.

Ein entsprechend geführtes Aufklärungsgespräch wird den Patienten sowohl über sein Sehen mit emmetropisierender IOL (+25,50) als auch mit einer 3 Dptr hyperopisierenden IOL (+21,0) informieren. Dem Patienten wird man die Entscheidung leicht machen, wenn man ihm wahrheitsgemäß sagt, daß mit der hyperopisierenden IOL von +21,0 als einer „Brille im Auge" seine unkorrigierte Fernsicht voraussichtlich nur 10% (0,1) betragen wird.

Besteht der Patient trotzdem auf der IOL +21,0, wird sich der Planer gegen spätere Schwierigkeiten durch den im Anhang gezeigten Revers absichern.

Die letzte Problemgruppe bei seitengleichen Achsenlängen sind Patienten mit einseitiger Katarakt und gut verträglicher, jedoch konventionell kontaktlinsenkorrigierter Aphakie des Partnerauges. Implantiert man ins Kataraktauge eine emmetropisierende IOL, dann droht wegen des im aphaken Partnerauge relativ zu großen Netzhautbildes postoperativ eine störende Aniseikonie. Eine sekundäre IOL-Implantation deswegen am aphaken Auge ist bei guter Kontaktlinsenverträglichkeit nicht indiziert. Man kann nämlich eine Bildangleichung trotz emmetropisierender IOL am Kataraktauge dadurch erreichen, daß man am aphaken Auge eine Minifikation nach den Regeln der intraokularen Optik durch ein umgekehrtes Galilei-Teleskop (3 Dioptrien überkorrigierende Kontaktlinse mit Minusglasausgleich in der Brille) durchführt. Ausführlicher wurde darüber bereits 1984 berichtet. Wegen redaktionell bedingter Vorgaben können die Einzelheiten des Verfahrens hier nicht geschildert werden. Sie sind in den Unterlagen des PC-Programms zur *zweistufigen* IOL-Planung dargelegt.

Literatur

1. Aulhorn E (1966) Phasendifferenz-Haploskopie, eine neue Methode zur Trennung der optischen Eindrücke beider Augen. Klin Monatsbl Augenheilkd 148:540–544
2. Burian HM (1943) Clinical Significance of Aniseikonia. Arch Ophthalmol 29:116–133
3. Gernet H (1981) Einseitige Kunstlinse nach Maß bei Myopie. Ber Dtsch Ophthalmol Ges 78:893–897
4. Gernet H (1982) Zur Kunstlinse nach Maß bei Ametropien. Klin Monatsbl Augenheilkd 180:127–131
5. Gernet H (1984) Aniseikonie und intraokulare Optik bei Aphakie und Pseudophakie des zweiten Auges. 145 Verein Rhein-Westf Augenärzte, Zimmermann, Balve 113–116
6. Gernet H (1985a) Aniseikonie und intraokulare Optik bei Aphakie und Pseudophakie. Fortschr Ophthalmol 82:362–366
7. Gernet H (1985b) Aniseikonie und intraokulare Optik bei Aphakie und Pseudophakie. Fortschr Ophthalmol 82:436–442
8. Gernet H (1985c) Aniseikonie und intraokulare Optik bei Aphakie und Pseudophakie. Fortschr Ophthalmol 82:544–552
9. Gernet H (1990a) Zur IOL-Planung. Geometrisch-optische Formel und SRK I und II. Ophthalmologie 4:96–101
10. Gernet H (1990b) Zweistufige IOL-Planung mit PC und intraokularer Optik. Der Augenarzt, 24:76–81
11. Gernet H, Ostholt H, Werner H (1978) Intraokulare Optik in Klinik und Praxis. Rothacker, Berlin

Anhang

Aufklärungsgespräch am *1990*

Herr . . . . hat mich heute über die Möglichkeiten und Folgen der Auswahl einer bestimmten IOL-Stärke im Hinblick auf das ein- und beidseitige Sehen *nach* der Operation aufgeklärt.

Ich treffe folgende Entscheidung: (Unerwünschtes durchstreichen, Gewünschtes ankreuzen!)

1) Ich wünsche eine IOL-Stärke, die in etwa unkorrigiert möglichst gutes Sehen, verträgliche Bildgrößenunterschiede von $\pm 4\%$ und große Netzhautbilder (nur bei vorheriger Kurzsichtigkeit) erlaubt. ◯ Ja ◯ Nein

2) Ich wünsche, um einen höheren Bildgrößenunterschied zu vermeiden, eine IOL-Stärke, die zu einem Brechungsfehler

       Kurzsichtigkeit   Übersichtigkeit

mit entsprechend schlechter Fernsicht *ohne* Brille nach der Operation führt. ◯ Ja ◯ Nein

3) Ich weiß, daß unbeabsichtigte Abweichungen vom Planungsziel über ± 2 Dioptrien in etwa 5% vorkommen.

4) Die Intraokularlinse soll nach der geometrisch-optischen Formel bestimmt werden. ◯ Ja ◯ Nein

Ort, den . . . .

                                                      (Unterschrift)

Die Messung der Kunstlinsenzentrierung mit einer geometrischen Konstruktion

A. Frohn[1], W. Lisch[1] und W. Frohn[1]

Zusammenfassung. Eine geometrische Methode wird vorgestellt, mit der die Zentrierung von Intraokular-Linsen errechnet werden kann. Die Methode verfügt über eine Reproduzierbarkeit in der Größenordnung von 98 μ im 95%-Vertrauensbereich.

Summary. A highly precise geometrical method was developed for measuring lens decentration. The method bases upon an ellipse construction. The reproducibility of this procedure is within a range of 98 μ with 95% confidence interval.

Einleitung

Im Rahmen der Kataraktextraktion mit Kunstlinsenimplantation kann aus verschiedenen Gründen eine Dezentrierung der Kunstlinse beobachtet werden, die in den meisten Fällen nur eine geringe subjektive Beeinträchtigung der Sehkraft hervorruft. Zwei Arten der Dezentrierung von Intraokular-Linsen sollen betrachtet werden. Zum einen verstehen wir unter optischer Dezentrierung eine Ortsdifferenz zwischen optischer Achse des Auges und der Intraokular-Linse (IOL). Zum anderen können wir die Abweichung der Linsenlage von dem intraoperativ angestrebten Ort als technische Dezentrierung beschreiben. Idealerweise sind technische und optische Zentrierung der Linse identisch. Da der Chirurg unter Operationsbedingungen keine Möglichkeit hat, die optische Achse des Auges festzustellen, muß er sich an anatomischen Bezugspunkten orientieren. Üblicherweise zentriert man die Linse daher relativ zur Pupille oder zum Limbus. Somit ist bereits durch die Operationsmethode eine Differenz zwischen technischer und optischer Zentrierung vorgegeben. Weil physiologischerweise die Pupille nasal dezentriert liegt, ist es sinnvoller, die technische Linsenzentrierung am Limbus auszurichten [8]. Die Kunstlinsenzentrierung wird für die Beurteilung von Operationsergebnissen, die Untersuchung von Operationstechniken und Auswahl von Linsentypen herangezogen. In diesem Zusammenhang interessiert vor allem die technische Zentrierung, somit also die Zentrierung der Linse relativ zum Limbus, zumal die optische Dezentrierung nur wenig Einfluß auf den Visus nimmt [1, 6, 10]. Dabei wird die Zentrierung zumeist an der Spaltlampe, mit Hilfe von Fotografien, zum

---

[1] Universitäts-Augenklinik Tübingen, Schleichstraße 12, D-7400 Tübingen 1

Beispiel durch Messen des Abstandes zwischen Limbus und Positionierlöchern beurteilt [1, 2, 10]. Ziel dieser Arbeit ist die Herleitung einer einfachen, aber präzisen geometrischen Methode.

Material, Methode und praktische Durchführung

Um objektive Messungen zu erhalten, wurde eine geometrische Methode für die Zentrierungsmessung entwickelt. Die vorgestellte Methode stellt eine Weiterentwicklung der auf der Kreisgeometrie basierenden geometrischen Konstruktion dar [7]. Der Abstand des Limbusmittelpunktes vom Linsenmittelpunkt soll ermittelt werden. Um den Abstand zu berechnen, müssen die Mittelpunkte lokalisiert werden. Zu diesem Zweck wird ein kartesisches Koordinatensystem definiert, wofür man zwei Markierungspunkte auf der Linse benötigt. Durch die Verbindung der beiden Punkte erhält man eine Achse des Systems; die durch einen der beiden Punkte verlaufende Senkrechte stellt die andere Achse dar. Jeder lokalisierbare Punkt auf der Linse kann als Markierungspunkt dienen. Am zweckmäßigsten erweisen sich Positionierlöcher oder Teile der Haptik.

Ermittlung der Koordinaten des Linsenmittelpunktes

Den tatsächlichen Abstand dr der beiden gewählten Punkte kann man den Spezifikationen des Linsenherstellers entnehmen. Die in der Fotografie gemessene Distanz dm wird zur Berechnung des Vergrößerungsfaktors MF herangezogen:

$$MF = dm/dr \qquad (1)$$

Die Berechnung des Linsenmittelpunktes ergibt sich aus der Linsengeometrie. Je nach Linsentyp und gewählten Punkten müssen unterschiedliche Formeln abgeleitet werden, um den Linsenmittelpunkt zu errechnen. Aus der Fülle der sich dabei ergebenden Möglichkeiten wird hier eine beispielhaft demonstriert. Weitere Möglichkeiten sind bei Frohn et al. [4] ausgeführt.

Wenn die Linse zwei Positionierlöcher hat und diese für die Zentrierungsbestimmung herangezogen werden sollen, berechnen sich die Linsenmittelpunktskoordinaten xL und yL zu (Abb. 1):

$$xL = 0 \qquad (2)$$

$$yL = 0{,}5 \cdot dm \qquad (3)$$

Für viele andere Fälle können Formeln abgeleitet werden. Wenn nur eine Haptikinsertion sichtbar ist, kann die Dicke der Haptik selbst für die Berechnung verwendet werden. Bei einer sichtbaren Haptik und einem Positionierloch kann die Distanz zwischen Loch und Haptik herangezogen werden.

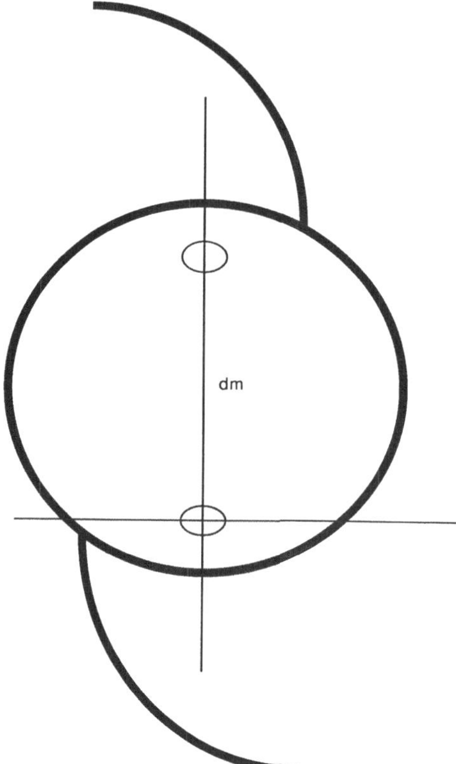

Abb. 1. Konstruktion des kartesischen Koordinatensystems am Beispiel einer Linse mit zwei Positionierlöchern

Ermittlung der Koordinaten des Limbusmittelpunktes

Das definierte Koordinatensystem wird auf die Ellipse projiziert, die anhand von sechs Punkten auf dem Limbus definiert wurde. Die Form der Ellipse stellt die beste euklidische Näherung an die Limbusform dar. Der Limbusmittelpunkt entspricht in diesem Ansatz angenähert den Koordinaten des Mittelpunktes der definierten Ellipse xE/yE.

Weil jeder Durchmesser durch den Mittelpunkt läuft, kann der Mittelpunkt der Ellipse durch den Schnittpunkt zumindest zweier Durchmesser bestimmt werden. Nach einem Lehrsatz der analytischen Geometrie kreuzt jeder Durchmesser die Mittelpunkte einer parallelen Sehnenschar [7]. Einen Durchmesser kann man demnach durch zumindestens zwei Sehnen herleiten. Eine Sehne kann durch die Abszisse definiert werden. Eine zweite Sehne ist durch die Parallele gegeben, die durch den zweiten Punkt auf der Linse kreuzt. Die Mittelpunkte $M1$ und $M2$ dieser beiden Sehnen definieren das Polynom eines Durchmessers (Abb. 2). Für den zweiten Durchmesser wird ein zweites Sehnenpaar hergeleitet: Die erste Sehne ist durch die Ordinate gegeben. Die zweite Sehne wird durch eine Parallele in beliebigem Anstand gegeben. Dabei wird

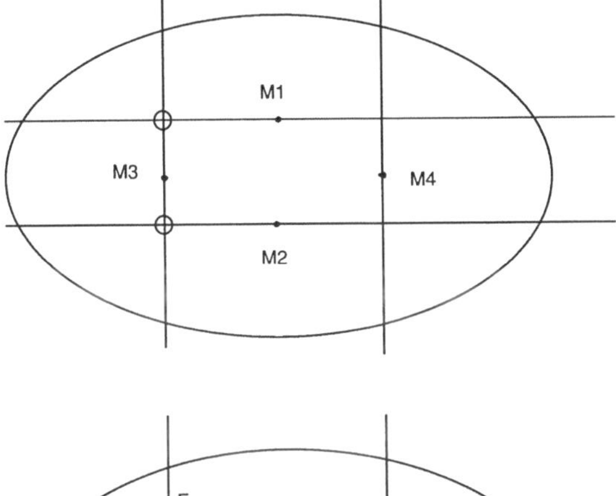

Abb. 2. Konstruktion der Ellipse aus den Schnittpunkten des Limbus mit dem Koordinatensystem und der Hilfslinien. Konstruktion der Mittelpunkte der Sehnen M1, M2, M3, M4

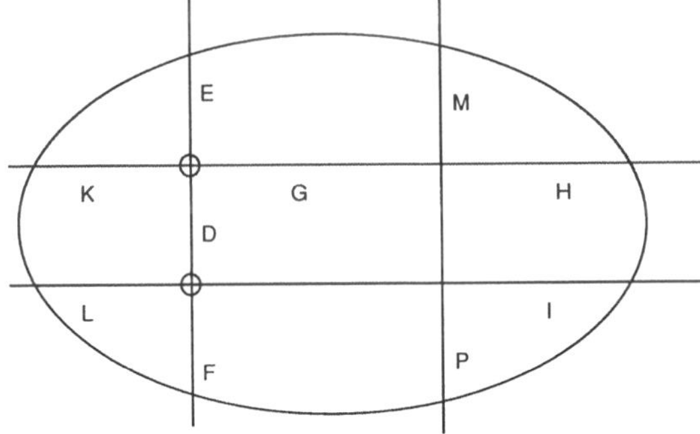

Abb. 3. Konvention für das Computerprogramm in Tabelle 1 und die Formeln (4) und (5)

der Abstand der Parallele von der Ordinate willkürlich vom Untersucher definiert, aus unserer Erfahrung empfiehlt sich ein Wert von 5 cm, wenn das Foto des untersuchten Auges so projiziert wird, daß der Limbus ca 30 cm durchmißt. Auch hier definieren die Mittelpunkte *M3* und *M4* der Sehnen einen Durchmesser. Der Schnittpunkt der beiden Durchmesser, welche durch die Sehnenmittelpunkte bestimmt wurden, gibt die Koordinaten des Ellipsenmittelpunktes an. Mit diesen Annahmen läßt sich die Formel für die Koordinaten xE und yE herleiten [4].

$$xE = \frac{\dfrac{y2-y1}{x2-x1}\,x1 - y1 + y3 - \dfrac{y4-y3}{x4-x3}\,x3}{\dfrac{y2-y1}{x2-x1} - \dfrac{y4-y3}{x4-x3}} \tag{4}$$

$$yE = \frac{y4-y3}{x4-x3}\,xE - \frac{y4-y3}{x4-x3}\,x3 + y3 \tag{5}$$

Hierfür gelten die Vorgaben:
x1 = 0, x2 = g, x3 = (k+g+h)/2, x4 = (l+g+i)/2, y1 = (d+e+f)/2, y2 = (d+m+p)/2, y3 = d, y4 = 0 (siehe auch Abb. 3), wobei M1 (x1|y1), M2 (x2|y2), M3 (x3|y3), M4 (x4|y4).

Der euklidische Abstand *dist* [s. Gleichung (7)] der beiden Mittelpunkte, welcher der tatsächlichen Dezentrierung entspricht, läßt sich aus den jetzt bekannten Koordinaten xL/yL und xE/yE berechnen. Die Richtung der Dezentrierung kann bei Bedarf trigonometrisch bestimmt werden [3].

$$d \quad = ((xE - xL)^2 + (yE - yL)^2)^{0,5} \tag{6}$$

$$dist = d/MF \tag{7}$$

Praktische Durchführung der geometrischen Methode

35-mm-Diapositive der untersuchten Augen wurden auf ein Blatt Papier projiziert. Die Markierungspunkte auf der Linse wurden auf dem Blatt aufgezeichnet. Wenn bei der Suche nach Markierungspunkten Zweifel bestanden, erwie-

Tabelle 1. C-Source-Code für ein Computerprogramm zur Berechnung der Dezentrierung. Das Programm muß den jeweiligen Linsentypen angepaßt werden

```c
/* Berechnung der Kunstlinsendezentrierung */
#include <stdio.h>
main() {
float x1, x2, x3, x4, y1, y2, y3, y4, xE, yE, xL, yL;
float dist, MF, N, D, E, F, G, H, K, I, L, M, P;

clrscr();   printf("Eingabe K:"); scanf("%f",&K);
            printf("        G:"); scanf("%f",&G);
            printf("        H:"); scanf("%f",&H);
            printf("        L:"); scanf("%f",&L);
            printf("        i:"); scanf("%f",&I);
            printf("        E:"); scanf("%f",&E);
            printf("        D:"); scanf("%f",&D);
            printf("        F:"); scanf("%f",&F);
            printf("        M:"); scanf("%f",&M);
            printf("        P:"); scanf("%f",&P);
x1 = 0;         x2 = G;
x3 = G+H-K;     x3 = x3/2;
x4 = G+I-L;     x4 = x4/2;
y1 = D+E-F;     y1 = y1/2;
y2 = D+M-P;     y2 = y2/2;
y3 = D;         y4 = 0;
    xE = y3-y1;
    xE = xE - (y4-y3)*x3/(x4-x3);
    N  = (y2-y1)/(x2-x1) - (y4-y3)/(x4-x3);
    xE = xE/N;
    yE = (y4-y3)*xE/(x4-x3);
    yE = yE +y3 - (y4-y3)*x3/(x4-x3);

    xL = 0;            /* Gilt nur für   */
    MF = D/0.41;       /* das Beispiel   */
    yL = D/2;          /* in dieser Arbeit */
dist = (xL-xE)*(xL-xE) + (yL-yE)*(yL-yE);
dist = sqrt(dist);
dist = dist/MF;
  printf ("Dezentrierung %f \n\n",dist);
```

sen sich die gleichzeitig angefertigten Bilder mir regredientem Licht als hilfreich. Dann wurde das Koordinatensystem und die willkürlich definierte Parallele gezeichnet. Die Schnittpunkte des Koordinatensystems und der Parallele mit dem Limbus wurden ebenfalls auf dem Papier vermerkt. Die gesuchten zehn Strecken wurden gemessen, das Ergebnis mit einem Computerprogramm (Tabelle 1) ermittelt.

Für die Analyse der Genauigkeit dieser geometrischen Methode wurden 37 Linsen vermessen, bei denen mehr als nur zwei Markierungspunkte sichtbar waren. Ging man nach oben beschriebener Methode vor, konnten für jede Linse mindestens zwei, maximal vier verschiedene geometrische Konstruktionen definiert werden. Im Mittel betrug die Streuung der Dezentrierungswerte 49 μ, so daß sich ein 95%-Konfidenzintervall von 98 μ ergibt.

Diskussion

Die Ergebnisse dieser geometrischen Methode können durch drei grundsätzliche Fehler verfälscht werden: Linsenverkippung führt zu einem systematischen Fehler bei der Berechnung des Vergrößerungsfaktors und unter Umständen zu einer Verschiebung des Linsenmittelpunktes gegenüber dem Limbus. Zufällige Fehler werden durch ungenaues Anfertigen der erforderlichen geometrischen Konstruktion verursacht, insbesondere durch ungünstige Wahl der Anordnung der willkürlich definierten Parallelen. Letztlich können systematische Fehler durch mangelnde Übereinstimmung der Limbusform mit der idealisierten Ellipsenform entstehen. Die Ellipsenform stellt jedoch einen Fortschritt gegenüber unserer ersten Näherung dar, welche auf der Kreisgeometrie beruhte [3].

Der Einfluß aller diskutierten Fehlerquellen kann durch die Ermittlung der Reproduzierbarkeit bestimmt werden. Wie bereits geschildert, ist die Reproduzierbarkeit der Ergebnisse besser als 98 μ, wobei die Reproduzierbarkeit bewußt nur bei den Linsen bestimmt wurde, bei denen mehrere unterschiedliche Konstruktionen möglich waren. Auf diese Weise konnten alle geschilderten Fehler in einer Reproduzierbarkeitsbestimmung erfaßt werden.

Ein Zentrierungstest sollte einfach, preiswert und schnell duchzuführen sein, aber eine hinreichende Genauigkeit aufweisen, weil die Linsenzentrierung für die klinische Betreuung des Patienten aufgrund des geringen Einflusses der Dezentrierung auf das Sehvermögen von untergeordneter Bedeutung und daher die Konstruktion von teurer optischer Spezial-Ausrüstung [9] für die Zentrierungsmessung unseres Erachtens sehr aufwendig ist. Geometrische Methoden bieten hier zu optischer Ausrüstung eine gute Alternative. Rasterzähl-Methoden („gridcounting") [5] sind jedoch sehr zeitaufwendig, Messungen an der Spaltlampe werden durch Patientenbewegungen leicht gestört [8]. Die Ellipsen-Methode weist eine gute Näherung an die tatsächlichen anatomischen Verhältnisse auf und ist sehr einfach und schnell durchzuführen, weil nur zehn Strecken zu messen sind.

A. Frohn et al.

Literatur

1. Böke WRF, Krüger HCA (1985) Causes and management of posterior chamber lens displacement. J Am Intraocular Implant Soc 11:179–184
2. Böke WRF, Krüger H (1986) Weitere Untersuchungen zur Zentrierung von Hinterkammerlinsen bei angestrebter Sulkusfixierung. Klin Monatsbl Augenheilkd 188:216–220
3. Frohn A, Lisch W (1989) Quantitative Zentrierungsprüfung bei Hinterkammerlinsen. In: Lang GK, Ruprecht KW, Jacobi KW, Schott K (Hrsg) 2. Kongreß der Deutschen Gesellschaft für Intraokularlinsen-Implantation. Enke, Stuttgart, S 17–19
4. Frohn A, Lisch W, Frohn W (1990) Geometrical formula for measurement of lens decentration. J Cataract Refract Surg 16 (in press)
5. Hansen SO, Tetz MR, Solomon KD, Borup MD, Brems RN, O'Morchoe DJC, Bouhaddou O, Apple DJ (1988) Decentration of flexible loop posterior chamber intraocular lenses in a series of 222 postmortem eyes. Ophthalmology 95:344–349
6. Jolson AS, Seidl FJ (1984) Postoperative astigmatism induced by intraocular lens tilt. J Am Intraocular Implant Soc 10:213–214
7. Lambacher T, Schweizer W (1958) Analytische Geometrie, 1. Aufl. Klett, Stuttgart
8. Naeser K, Rask KL, Hansen TE (1986) Morphological changes after extracapsular extraction with implantation of posterior chamber lenses. Acta Ophthalmol 64:323–329
9. Phillips P, Rosskothen HD, Pérez-Emanuelli J, Koester CJ (1988) Measurement of intraocular lens decentration and tilt in vivo. J Cataract Refract Surg 14:129–135
10. Rochels R, Nover A (1987) Klinische Untersuchungen zur Kunstlinsenzentrierung und Konfiguration der hinteren Kapsel nach endokapsulärer Implantation. Fortschr Ophthalmol 84:170–172

Prospektive Vergleichsuntersuchung der Regressionsformel und der theoretisch-optischen Formel zur IOL-Berechnung

U. Giers [1], R. Marquardt [1] und K. Müller [1]

Zusammenfassung. In einer prospektiven Studie an 210 konsekutiven Fällen wurde die Implantatlinsenberechnung für sulkusfixierte Hinterkammerlinsen mit 10° abgewinkelter Haptik mit dem kommerziell erhältlichen Programm von Lepper und Trier unter Verwendung der theoretisch-optischen Formel von Gernet durchgeführt. In allen Fällen war die Zielrefraktion, die Refraktion am Entlassungstag sowie die Refraktion nach einer mittleren Nachbeobachtungszeit von 10 Monaten bekannt. Bei der Entlassung aus der stationären Behandlung war eine mittlere Myopisierung von −0,68 dpt. gegenüber der Zielrefraktion zu verzeichnen. Im 12monatigen Nachbeobachtungszeitraum kam es im Mittel zu einer zusätzlichen Myopisierung um −0,17 dpt., so daß die Abweichung gegenüber der Zielrefraktion nun −0,85 dpt. betrug.

In einer zweiten Studie an 233 Fällen wurde die Linsenberechnung prospektiv mit der SRK II-Formel durchgeführt. Die zugrunde liegenden Biometrien waren je zur Hälfte in Immersionsmethode und in Applanationstechnik am Ultrascan Digital B durchgeführt worden. Bei gleicher Tendenz zu einer geringen Myopisierung während des 10monatigen Nachbeobachtungszeitraums war unter Verwendung der Regressionsformel eine geringere mittlere Abweichung der aktuellen postoperativen Refraktion von der Zielrefraktion zu verzeichnen. Bei Entlassung aus der stationären Behandlung war hier eine mittlere Myopisierung gegenüber der Zielrefraktion von −0,38 dpt. zu verzeichnen, die sich während des Nachbeobachtungszeitraums auf −0,30 dpt. verringerte.

Summary. In a prospective study of 210 consecutive cases, power calculations for sulcus-fixated posterior-chamber lenses with a 10° angled haptic were performed using the commercially available program of Lepper and Trier based on the theoretical optical formula of Gernet. In all cases the target refraction, the refraction on the day of hospital discharge, and the refraction after a mean follow-up period of 10 months were known. At discharge the average myopic error was −0.68 D compared to the target refraction. Additional myopia averaging −0.17 D developed during the 12-month follow-up, resulting in a discrepancy of −0.85 D relative to the target value.

In a second study of 233 cases, the lens calculation was performed prospectively using the SRK II formula. Half of biometric measurements were performed by the immersion method and half by applanation on the Ultrascan Digital B. Use of the regression formula resulted in a smaller average deviation of the actual postoperative refraction from the target value. Here the average myopic error relative to the target refraction was −0.38 D at discharge and decreased to −0.30 D during the follow-up period.

---

[1] Universitäts-Augenklinik Ulm, Prittwitzstraße 43, D-7900 Ulm

Einleitung

Seit Anfang der 80er Jahre wurde die Berechnung von intraokularen Linsen-
implantationen an der Universitäts-Augenklinik Ulm mit Hilfe des kommerziellen Rechnerprogramms zur Linsenberechnung von Lepper und Trier
durchgeführt. Darin wird zur Berechnung die theoretisch-optische Formel in
Anlehnung an den Vorschlag von Gernet verwendet. In einer Simulationsrech-
nung haben wir kürzlich die refraktiven Ergebnisse unserer Patienten in 262
konsekutiven Fällen untersucht [6] und wollten dabei gleichzeitig herausfinden
ob ein anderer als der von uns bisher verwendete Berechnungsmodus zu besseren Vorhersageergebnissen geführt hätte. Bei vergleichbarer Korrelation zwischen Zielrefraktion und tatsächlicher postoperativer Refraktion schien der
empirische Ansatz in Form der SRK II-Formel zu geringfügig günstigeren
Vorhersageergebnissen zu führen.

Deshalb sollte nun in einer prospektiven Studie geklärt werden, welche
Vorhersagegenauigkeit für die Berechnung intraokularer Linsen mit dieser
modifizierten Regressionsformel erreicht wird. Dabei sollten gleichzeitig für
die vorausgehende Ultraschallbiometrie Immersions- und Applanationsme-
thode randomisiert angewendet werden, da einerseits die Immersion genauere
Meßergebnisse liefert, andererseits aber die Regressionsgleichung der SRK-
Formel auf Messungen in Applanationstechnik beruht.

Material und Methoden

In 233 bzw. in 210 konsekutiven Fällen von Hinterkammerlinsenimplantatio-
nen nach ec CE bzw. Phakoemulsifikation wurde die SRK II-Formel zur
Implantatlinsenberechnung bzw. die theoretisch-optische Formel in Form des
Programms von Lepper/Trier angewandt. Je nach Refraktion und Zustand des
Partnerauges (phak/aphak/pseudophak) sowie Alter und Wünschen der Patienten wurde postoperativ eine geringe Hyperopisierung, Emmetropisierung
oder Myopisierung angestrebt (Zielfraktion $+1$ bis -3 dpt.). Bei langen und
kurzen Augen wurde für die errechnete Implantatbrechkraft ein Korrekturfaktor (SRK II, 23) berücksichtigt. Die Ultraschallbiometrie erfolgte mit dem
Cooper Vision Digital B Ultraschallgerät unter Verwendung eines Schallkop-
fes mit fester Vorlaufstrecke.

Die für die Linsenberechnung notwendige Keratometrie wurde mit dem
Zeiss-Ophthalmometer durchgeführt. Die Hornhautbrechkraft wurde dabei in
Dioptrien abgelesen und in die Formel eingegeben, der fiktive Brechungsindex
für das Brechsystem Hornhaut (gemessene Vorderfläche und nicht gemessene
Rückfläche) beträgt beim Zeiss-Keratometer 1,3375. Dieser Wert wurde bei
der Entwicklung der SRK II-Formel ebenfalls zugrundegelegt.

Die Operationen erfolgten durch fünf Operateure je etwa zur Hälfte als ec
CE und Phakoemulsifikation. Zur Implantation kamen Simcoe-Typ-Linsen
mit 10° abgewinkelter Haptik mit dem Ziel der Sulcusfixation.

Die Refraktion wurde postoperativ am Tag der stationären Entlassung ermittelt sowie nach einer mittleren Nachbeobachtungszeit von 10 Monaten (6–15 Monate) von den weiterbehandelnden Augenärzten erfragt.

Ergebnisse

In 210 Fällen, bei denen die Refraktion auch nach einem Nachbeobachtungszeitraum von mindestens 6 Monaten bekannt war, wurde die Linsenberechnung mit der theoretisch-optischen Formel und dem Programm von Lepper und Trier durchgeführt. Bei 233 Fällen, bei denen ebenfalls die Refraktion bis mindestens 6 Monate postoperativ verfolgt worden war, wurde die praeoperative Implantatlinsenbrechkraftberechnung mit der SRK II-Formel durchgeführt. Bei den Patienten, deren Implantatlinse mit dem Programm von Lepper und Trier berechnet worden war, betrug das durchschnittliche Alter 73,6 Jahre. Im Kollektiv für die SRK II-Studie betrug das mittlere Alter 70,9 Jahre. Mit dem Lepper/Trier-Programm wurden Implantatlinsen für 120 rechte sowie 142 linke Augen berechnet. Die Regressionsformel wurde zur Berechnung von Implantaten für 115 rechte und 118 linke Augen verwendet.

Die Zielrefraktion betrug in der Studie mit dem Programm von Lepper und Trier −0,53 dpt. Hier wurde im Mittel eine Implantatlinse von 21,8 dpt. durch das Programm vorgeschlagen, die Standardabweichung betrug 2,7 dpt. In der Serie von Implantaten, die mit der Regressionsformel berechnet wurden, wurde eine mittlere Myopisierung von −0,51 dpt. als Zielrefraktion angestrebt, die hier berechnete Implantatlinse betrug im Mittel 20,5 dpt., die Standardabweichung ±2,5 dpt. (Tabelle 1).

Bei der präoperativen Biometrie wurden in beiden Gruppen vergleichbare Vorderkammertiefen mit 3,29 und 3,15 gemessen, ebenso war die gemessene Linsendicke mit 3,95 und 3,94 mm durchaus vergleichbar. Allerdings ergaben sich in den beiden Gruppen doch Unterschiede für die Achsenlänge, wo im einen Fall im Mittel 22,37, im anderen Fall im Mittel 23,14 mm gemessen wurden. Die mit etwas kürzeren Augen in der Gruppe, die mit der theoretisch-optischen Formel berechnet wurde, hatten erwartungsgemäß eine etwas höhere Hornhautbrechkraft (44,0 und 44,1 dpt.) als die Serie, die mit der Regressionsformel berechnet wurde, bei der die Hornhautbrechkraft im Mittel 43,4 und 43,5 dpt. betrug (Tabelle 2).

Tabelle 1. LTPr = Theoretisch-optische Formel (Programm von Lepper/Trier); SRK II = Regressionsformel nach Sanders, Retzlaff und Kraff

Zielrefraktion	
LTPr	−0,53 ± 0,79 dpt (n = 210)
SRK II	−0,51 ± 0,54 dpt (n = 233)

Tabelle 2. Ergebnisse der präoperativen Biometrie (mm) und Keratometrie (dpt). LTPr = Theoretisch-optische Formel im Lepper/Trier Programm; SRK II = Regressionsformelverlauf nach Sanders, Retzlaff und Kraff; ACD = Vorderkammertiefe; Lens = Linsendicke; AL = Augenlänge (biometrische Augenlänge: Hornhautvorderfläche bis Membrana limitans interna der Netzhaut); K_1 u. K_2 = Keratometerwerte in dpt (Brechungsindex = 1,3375)

	LTPr	SRK II
ACD	3,29	3,15
Lens	3,95	3,94
AL	22,37	23,14
K_1	44,0	43,4
K_2	44,1	43,5
n	210	233

Tabelle 3. Mittlere Abweichung von der errechneten Zielrefraktion unmittelbar postoperativ (postop.) und nach mindestens 6 Monaten (6 Mo p.o.).

Theoretisch-optische Formel (Programm von Lepper/Trier)

post.	$-0,71 \pm 1,81$ dpt
6 Mo p.o.	$-0,87 \pm 1,52$ dpt

Regressionsformel (SRK II)

postop.	$-0,38 \pm 1,41$ dpt
6 Mo p.o.	$0,30 \pm 1,34$ dpt

Tabelle 4. Mittlere Abweichung von der Zielrefraktion mindestens 6 Monate postoperativ. AL = Achsenlänge (biometrische Achsenlänge = Hornhautvorderfläche bis Membrana limitans interna der Netzhaut); LTPr = Theoretisch-optische Formel im Programm von Lepper/Trier; SRK II = Regressionsformel nach Sanders, Retzlaff und Kraff

AL unter 22 mm

LTPr	0,74 dpt (n = 54)
SRK II	0,17 dpt (n = 29)

AL 22,0 – 24,5 mm

LTPr	0,86 dpt (n = 148)
SRK II	0,22 dpt (n = 184)

AL über 24,5 mm

LTPr	0,35 dpt (n = 8)
SRK II	1,34 dpt (n = 20)

Die Abweichung der tatsächlichen Refraktion von der Zielrefraktion betrug bei Entlassung nach Berechnung mit dem Lepper/Trier-Programm im Mittel 0,71 dpt., während sie nach Berechnung mit der Regressionsformel bei −0,38 dpt. lag. Dieser Unterschied schien sich während der Nachbeobachtung noch etwas zu verstärken. Es zeigte sich nach Ablauf von mindestens 6 Monaten nach Berechnung mit dem Programm von Lepper und Trier eine zusätzliche Myopisierung gegenüber der Zielrefraktion von −0,87 dpt. Auch nach Berechnung mit der Regressionsformel war die Myopisierung geringfügig höher als erwartet. Sie betrug hier im Mittel −0,30 dpt. (Tabelle 3).

Da in den beiden Serien offensichtlich etwas unterschiedliche Kollektive bezüglich der Achsenlänge vorlagen, haben wir die Betrachtung der Berechnungsergebnisse nach kurzen, mittleren und langen Augen differenziert. In der Gruppe der kürzeren Achsenlängen unter 22 mm ergab sich eine mittlere Abweichung von der Zielrefraktion nach Ablauf von mindestens 6 Monaten postoperativ bei Verwendung der Formel von Lepper und Trier von 0,74 dpt., während das Ziel bei der Regressionsformel bei Patienten mit kurzen Augen im Mittel nur um 0,17 dpt. verfehlt wurde. Ein ähnliches Bild zeigte sich für mittlere Augenlängen zwischen 22,0 und 24,5 mm. Auch hier waren die Ergebnisse bei Verwendung der SRK II-Formel mit einer durchschnittlichen Abweichung von 0,22 dpt. von der Zielrefraktion der Berechnung mit der theoretisch-optischen Formel überlegen, wo die mittlere Abweichung 0,86 dpt. betrug (Tabelle 4).

Dagegen zeigte die Regressionsformel bei der Implantatlinsenbrechkraftvorhersage für lange Augen über 24,5 mm eine deutliche Schwäche. Hier wurde allerdings bei vergleichsweise geringeren Zahlen eine mittlere Abweichung von der gewünschten Refraktion von 1,34 dpt. beobachtet, während die theoretisch-optische Formel sich in diesem Bereich überlegen zeigte und nur zu einer mittleren Abweichung von 0,35 dpt. gegenüber der gewünschten Refraktion führte. Wegen der geringen Zahl von nur 8 Fällen in dieser Gruppe möchten wir dieses Ergebnis allerdings nicht besonders hervorheben (Tabelle 4).

Diskussion

An zwei vergleichbaren Kollektiven von je über 200 Patienten, bei denen eine Hinterkammerlinsenimplantation durchgeführt wurde, zeigte sich die Linsenberechnung mit der SRK II-Formel gegenüber der theoretisch-optischen Formel in der Vorhersage der Brechkraft der Implantatlinse *für den klinischen Routinefall* überlegen. Besonders bei Achsenlängen unter 24,5 mm wurden mit der Regressionsformel bessere Resultate erzielt. Dies galt in der vorliegenden Untersuchung für 213 von 233 Fälle, also bei gut 90% der Patienten.

Die Regressionsformel besticht darüber hinaus durch die einfachere Handhabung und durch die Möglichkeit, mit Hilfe einer individuellen A-Konstanten die eigenen Ergebnisse zu optimieren.

Dagegen traten bei unseren Patienten Ungenauigkeiten bei der Implantatlinsenberechnung für längere Augen über 24,5 mm auf. Hier erreichte die theoretisch-optische Formel die besseren Ergebnisse. Weiterhin sollte auch nicht vergessen werden, daß bei höheren Anisometropien gelegentlich die Berechnung der postoperativ erwarteten Aniseikonie notwendig ist, um eine vorhersehbare Unverträglichkeit der Intraokularlinse zu vermeiden. Deshalb ist die Regressionsformel nach unserer Auffassung trotz ihrer Überlegenheit im Routinefall nicht in jedem Fall die bessere Wahl.

Literatur

1. Binkhorst RD (1979) Intraocular lens power calculation. Int Ophthalmol Clin 19(4):237–252
2. Colenbrander MC (1973) Calculation of the power of an iris clip lens for distant vision. Br J Ophthalmol 57:735–740
3. Donzis PB, Kastl PR, Gordon RA (1985) An intraocular lens formula for short, normal and long eyes. CLAO J 11:95–98
4. Fjodorov SM, Kolenkow AI (1967) Estimation of the optical power of the intraocular lens. Vestnik Oftalmol (Moscow) 4:27–31
5. Giers U (1988) Intraocularlinsenberechnung: Grenzen und Fehlerquellen. Augenärztliche Fortbildung 11:127–137
6. Giers U, Stodtmeister R, Pinz G (1990) Vergleich verschiedener Formeln zur Berechnung sulkusfixierter Hinterkammerlinsen. In: Freyler H, Skorpik Ch, Grasl M (Hrsg) 3. Kongreß der DGII. Springer, Wien New York
7. van der Heide GL (1975) A nomogram for calculating the power of the prepupillary lens in the aphacic eye. Ultrasonography in ophthalmology. Bibl Ophthal 83:273–279
8. Hoffer KJ (1981) Intraocular lens calculation: The problem of the short eye. Ophthalmic Surg 12:269–272
9. Hoffer KJ (1982) Preoperative cataract evaluation: intraocular lens power calculation. Int Ophthalmol Clin 22(2):37–75
10. Hoffer KJ (1984) Preoperative evaluation of the cataractous patient. Surv Ophthalmol 29(1):55–69
11. Holladay JT, Prager TC, Ruiz RS, Lewis JW, Rosenthal H (1986) Improving the predictability of intraocular lens power calculations. Arch Ophthalmol 104(4):539–541
12. Holladay JT, Prager TC, Chandler TI, Masgrove KH (1988) A three-part system for refining intraocular lens power calculations. J Cataract Refract Surg 14:17–24
13. Huber C (1989) Effectiveness of intraocular lens calculation in high ametropia. J Cataract Refract Surg 15:667–672
14. Jacobi KW, Strobel J (1986) Hornhautastigmatismus nach Katarakt-Operationen. Klin Monatsbl Augenheilkd 188(3):209–215
15. Lepper RD, Trier HG, Reuter R (1980) Neuartige Ultraschallbiometrie. Klin Mbl Augenheilkd 177:101–106
16. Maass C, Chrobok R (1986) Praxisgerechte Implant-Biometrie. Eine vergleichende Studie der zur Zeit auf dem Markt befindlichen Geräte. Fortschr Ophthalmol 83(6):678–679
17. Naeser K, Naeser A et al. (1989) Axial length following implantation of posterior chamber lenses. J Cataract Refract Surg 15:673–675
18. Nitsch J, Reiner J (1985) Herleitung und kritische Analyse der Formeln zur Berechnung der Brechkraft intraokularer Linsen. Klin Monatsbl Augenheilkd 186(1):66–73
19. Pittke EC (1985) Fehlerbetrachtungen zu einem kommerziellen Rechenprogramm für intraokulare Linsen. Fortschr Ophthalmol 83(3):269–271

20. Richards SC, Olson RJ, Richards WL, Brodstein RS, Hale PN (1985) Clinical evaluation of six intraocular lens calculation formulas. J Am Intraocul Implant Soc 11(2):153–158
21. Sanders DR, Kraff MC (1980) Improvement of intraocular lens power calculation using empirical data. J Am Intraocul Implant Soc 6(3):263–267
22. Sanders D, Retzlaff J, Kraff M, Kratz R, Gills J, Levine R, Colvard M, Weisel J, Loyd T (1981) Comparison of the accuracy of the Binkhorst, Colenbrander, and SRK implant power prediction formulas. J Am Intraocul Implant Soc 7(4):337–340
23. Sanders DR, Retzlaff MD, Kraff MC (1988) Comparison of the SRK II™ formula and other second generation formulas. J Cataract Refract Surg 14:136–141
24. Schelenz J, Kaufmann J (1989) Comparison of contact and immersion techniques for axial length measurement and implant power calculation. J Cataract Refract Surg 15:425–428
25. Shammas HJ (1984) A comparison of immersion and contact techniques for axial length measurement. Am Intraocul Implant Soc 10:444–447
26. Shammas HJ (1982) The fudged formula for intraocular lens power calculations. J Am Intraocul Implant Soc 8(4):350–352
27. Shammas HJ (1982) Axial length measurement and its relation to intraocular lens power calculations. J Am Intraocul Implant Soc 8:346–349
28. Strobel J (1985) Die Berechnung der Brechkräfte von intraokularen Linsen. Fortschr Ophthalmol 82(2):165–167
29. Thompson JT, Maumenee AE, Baker CC (1984) A new posterior chamber intraocular lens formula for axial myopes. Ophthalmology 91:484–488
30. Trinkmann R, Gelb W, Sassenroth U (1986) Rechnergestützte Vorherbestimmung der Brechkraft intraokularer Linsen. Klin Monatsbl Augenheilkd 188(4):316–318

Anwendungsmöglichkeiten
der On-line-Scheimpflugmethode
bei der Linsenimplantation

G. J. Goder [1] und H.-J. Huebscher [1]

Zusammenfassung. Die Scheimpflugphotographie wurde bislang nur bei Fragen der Cataractogenese und der Cataractepidemiologie, bei pharmakologischen und toxikologischen klinischen und experimentellen Studien eingesetzt. Der an Katarakt- und Implantchirurgie tiefer interessierte Kliniker sollte die Methode nicht vernachlässigen, besonders da sie sich durch On-line Densitometrie rasch und billig meßtechnisch und biometrisch erweitern läßt. Beispiele dafür werden dargestellt.

Summary. In the past, Scheimpflug photography has been applied only to questions of cataract pathogenesis and epidemiology and in clinical and experimental studies on pharmacology and toxicology. The clinician wishing to dealve further into cataract and implant surgery should not neglect this method, especially when one considers that it can be rapidly and economically expanded, and its technical and biometric capabilities upgraded, by the application of on-line densitometry. Examples are presented.

Besonders für eine Ausbildungsklinik ist es wichtig, über Prognosekriterien des Operationsverlaufes zu verfügen. Zwar kann sie der Erfahrene mit den üblichen klinischen Methoden wie Spaltlampenuntersuchung und Ophthalmoskopie gewinnen, er muß sich aber bewußt sein, daß sie nur subjektiver Natur und nicht gut reproduzierbar sind. Unser Bestreben zielt auf Objektivierbarkeit, Meßbarkeit und Reproduzierbarkeit. Wir müssen berücksichtigen, daß unser Gesichtssinn nur eine begrenzte Skala von Farb- und Graukontrasten wahrzunehmen in der Lage ist.

Für die moderne Kataraktchirurgie sind die Kapsulotomie bzw. die Kapsulorhexis, die Kernablösbarkeit von der Rinde, die Absaugbarkeit der Rinde und die Schonung der hinteren Kapsel von ausschlaggebender Bedeutung. Darüber hinaus interessieren Kriterien des Sitzes der Intraokularlinse, ihres Zellbesatzes und dessen Mobilität. Für diese Fragestellungen haben wir die Scheimpflugmethode mit On-line-Densitometrie auf ihre Aussagefähigkeit überprüft.

---

[1] Augenklinik des Klinikums Berlin-Buch, Akademie für Ärztliche Fortbildung, Karower Straße 11, DDR-1115 Berlin

Die Kapselbeschaffenheit

Die Dicke der menschlichen Linsenkapsel verändert sich mit dem Alter nicht [6, 9]; wohl aber kann sie durch Fibrose an Dicke und Dichte bei bestimmten Cataractformen zunehmen. Beides ist mit der On-line-Densitometrie sofort meßbar. Die Kapseltransparenz liegt in der Norm bei 82% der Hornhauttransparenz (Abb. 1 a).

Die Kapselspannung hängt von Zonula und Kapselinhalt ab. Kapselfalten sind im Scheimpflugbild gut erkennbar. Beide beeinflussen Kapsulorhexis und Kapsulotomie. Eine direkte Abhängigkeit ihrer Resultate von Kapselparametern können wir erst ermitteln, wenn wir Messungen der unterschiedlichen Kanülenspitzenschärfen einbeziehen, was für die Zukunft geplant ist. Eine eigene Meßmethode wurde dafür bereits entwickelt [8] und für die Kapsulotomie – allerdings ohne Berücksichtigung von Scheimpflugkriterien – angewandt [7].

Eine Pseudoexfoliation läßt sich mit der Scheimpflugmethode deutlicher darstellen als mit der Spaltlampenuntersuchung [4]. Sie wird damit in Intensität und Ausmaßen meßbar. Bei ihrem Vorliegen möchten wir eine besondere Schonung der Zonula empfehlen und vor einer Implantation in den Kapselsack warnen.

Die Kernbeschaffenheit, die Kern-Rinden-Beziehung

Eine ausschließliche Kernkatarakt ist selten. Meist ist sie mit Rindentrübungen kombiniert. Bei einem ungetrübten oder wenig getrübten Kern bevorzugen wir die Phakoemulsifikation (Abb. 2, 4). Alle gängigen Einteilungsversuche der verschiedenen Cataractformen und -grade [1–3, 10, 11] scheitern an einer reproduzierbaren Einteilung der Kerntrübungsgrade. Diese Schwierigkeit wäre vermeidbar, würde die densitometrisch bestimmbare Kerndichte in Betracht gezogen. Sie beträgt in der Norm 70% der Hornhauttransmission (Abb. 1 b).

Je höher der densitometrisch bestimmbare Dichteunterschied zwischen Kern und angrenzenden Rindenschichten ist, um so leichter ist die Mobilisierbarkeit des Linsenkerns während der Operation, sei es mechanisch oder durch Hydrodissektion. Je leichter dies fällt, um so eher kann auf die apparativ aufwendigere Phakoemulsifikation verzichtet werden, die ECCE-Technik angewendet werden, die Operation einem weniger geübten Operateur anvertraut werden. Nicht in jedem Fall sind solche Kriterien bereits mit einfacher Spaltlampenbeobachtung eindeutig erkennbar, besonders dann nicht, wenn eine Rindentrübung hinzugetreten ist. Eindeutig wird diese Entscheidung erst anhand der Scheimpflug-on-line-Densitometrie durch eine Senke im Densitogramm zwischen Rinde und Kern (Abb. 3). Die Normtransmission der vorderen Rinde ist etwa 80% verglichen mit der Hornhaut, die der hinteren Rinde gleicht mit 70% der des Kerns. Das bedeutet somit, daß sich in der normalen

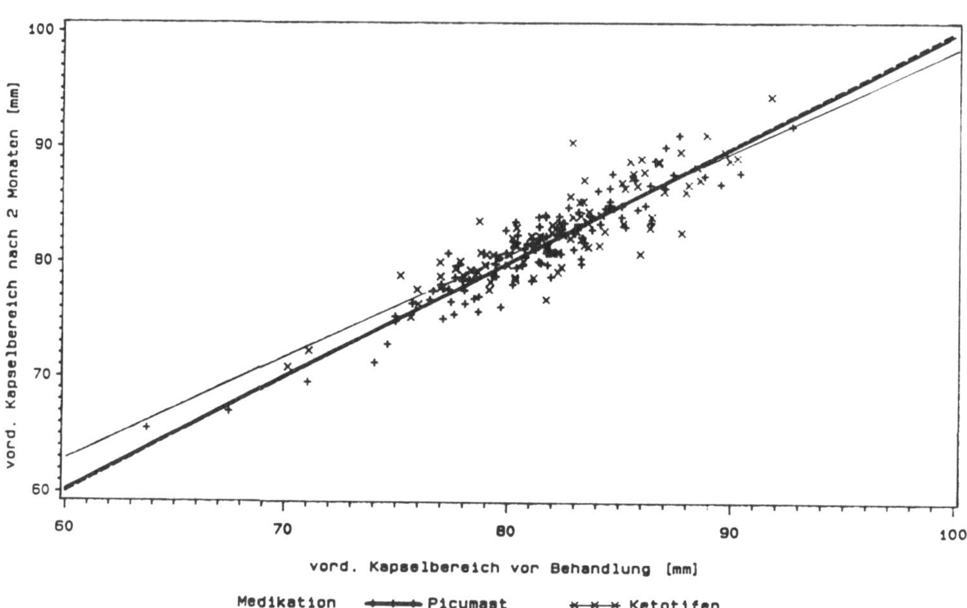

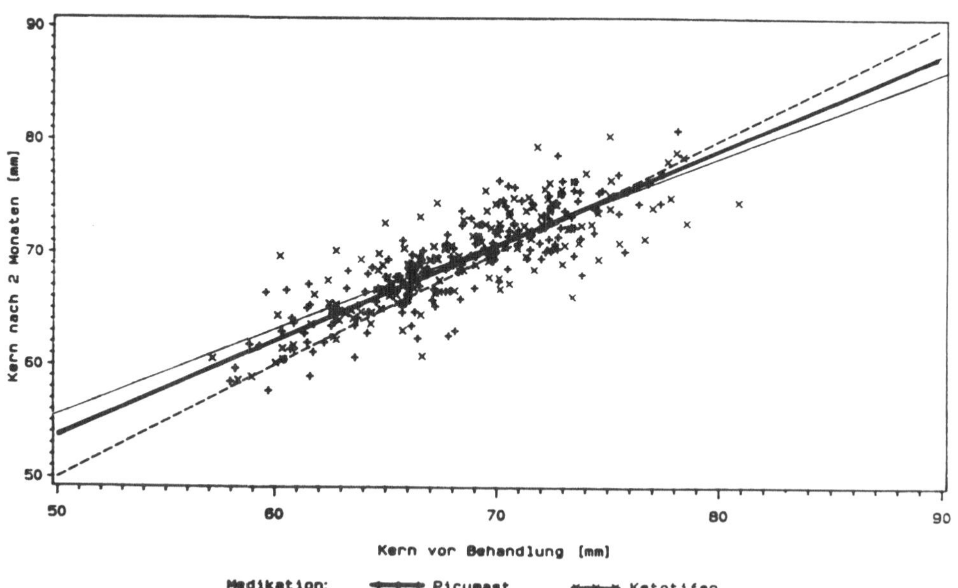

Abb. 1. a Lichtdurchlässigkeit der vorderen Linsenkapsel (Abszisse in % der Hornhauttransparenz, Ordinate 2 Monate später) einer als Normalperson anzusehenden Population (mit Atopie) zwischen 18 und 55 Jahren ohne Cataract. (Lineare Densitometrie der Scheimpflugphotos erfolgte durch Prof. Hockwin, Bonn, mit dessen freundlicher Genehmigung.) **b** wie **a** für den Linsenkern

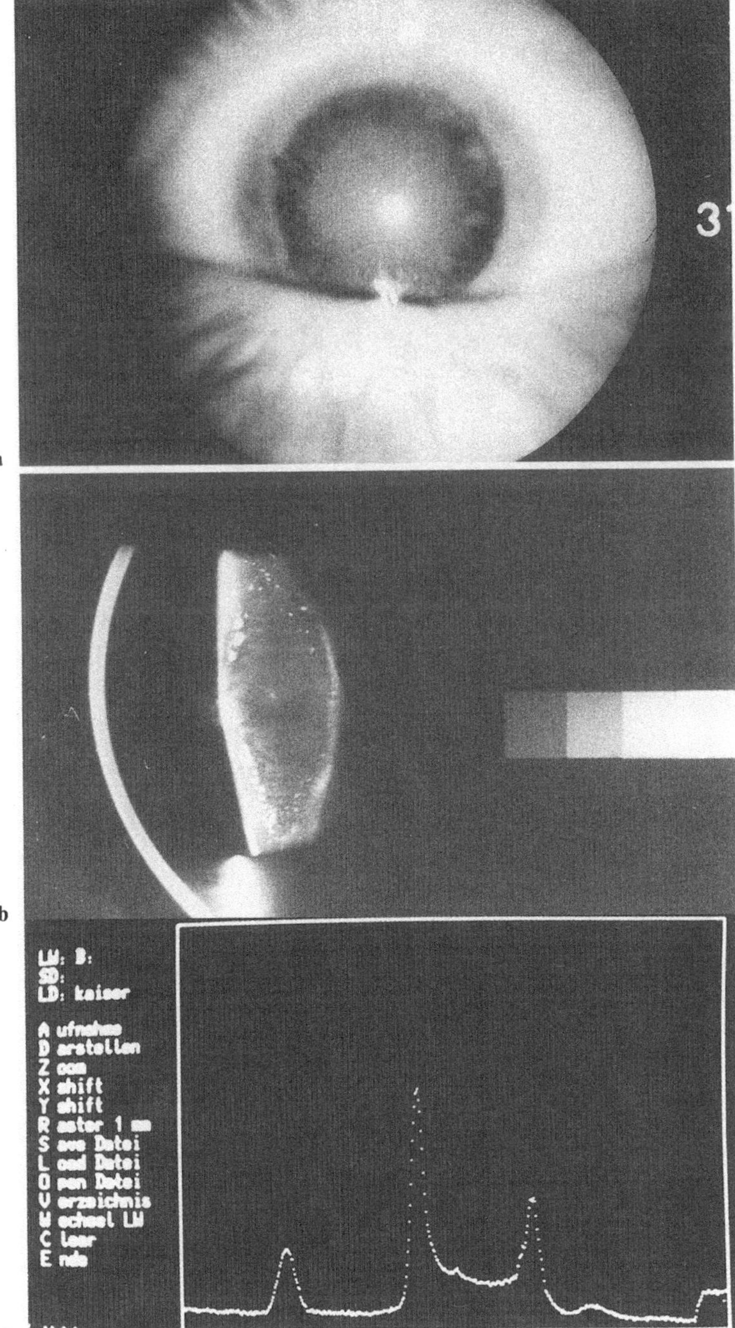

Abb. 2. a Wenig aussagekräftige Linsentransillumination einer Cataracta coronaria (45jährige Frau mit Fallotscher Tetralogie, Visus 1/15, Nd IX, bei mittl. Myopie). **b** Zugehöriges Scheimpflugphoto. Coronariatrübungen erkennbar. Keine Aussage über Kern-Rindengrenze möglich. **c** On-line-Densitogramm von **b**. Links Hornhautzacke, hohe Kapselzacke, geringe Abgrenzbarkeit von Kern und Rinde (2. Linsenzacke), hintere Kapselzacke 50% der vorderen. Entscheidung für Phakoemulsifikation

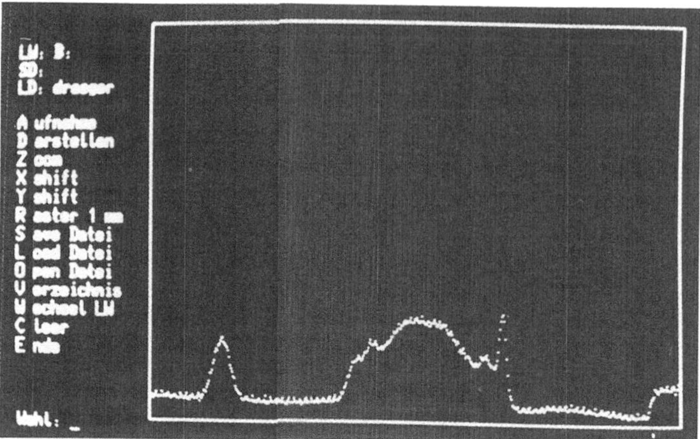

Abb. 3. Gute Abgrenzbarkeit von Rinde (subkapsuläre kleine Zacke) und Kern (bogenförmige Linie in Kernmitte, übersteigt Hornhauttransparenz). Entscheidung für ECCE. (54jährige Patientin, Cataracta nuclearis, perinuclearis et subcapsularis posterior et anterior bei Hypertonie, chron. ischäm. Herzkrankheit, Diabetes, Adipositas, Visus 5/25, Nd X.) Linsenkern nach Extraktion 8 × 3,5 mm

Linse nur geringe Transparenzunterschiede zwischen Kern und Rinde nachweisen und messen lassen.

Die hintere Kapsel

Auch sie läßt sich mit der Scheimpflugmethode beurteilen. Je weiter die Pupille ist, desto größer ist ihr scheimpflugtechnisch darstellbarer Abschnitt. Ihre Transparenz beträgt in der Norm 65% der Hornhauttransparenz. Besonders wichtig ist in prognostischer Hinsicht die Unterscheidung zwischen subkapsulären hinteren Rindentrübungen und kapseladhärenten Fibrosen. Zur genauen Differenzierung und Messung kann die Scheimpflugdensitometrie beitragen. Sie erlaubt auch die Darstellung adhärenter retrokapsulärer Trübungen (Mittendorfscher Fleck, A. hyaloidea, Cataracta pyramidalis posterior) und präformierter Kapselsackfalten.

Die implantierte Linse

Die Scheimpflugmethode erlaubt eine bessere Darstellung des Linsensitzes als der diagnostische Ultraschall, besonders im Hinblick auf die Hinterfläche der Linse (Abb. 5). Mit der multilinearen Densitometrie lassen sich Abweichungen von der Zentrierung und Kippungen meßtechnisch erfassen und durch die 1:1-Abbildung biometrisch auswerten.

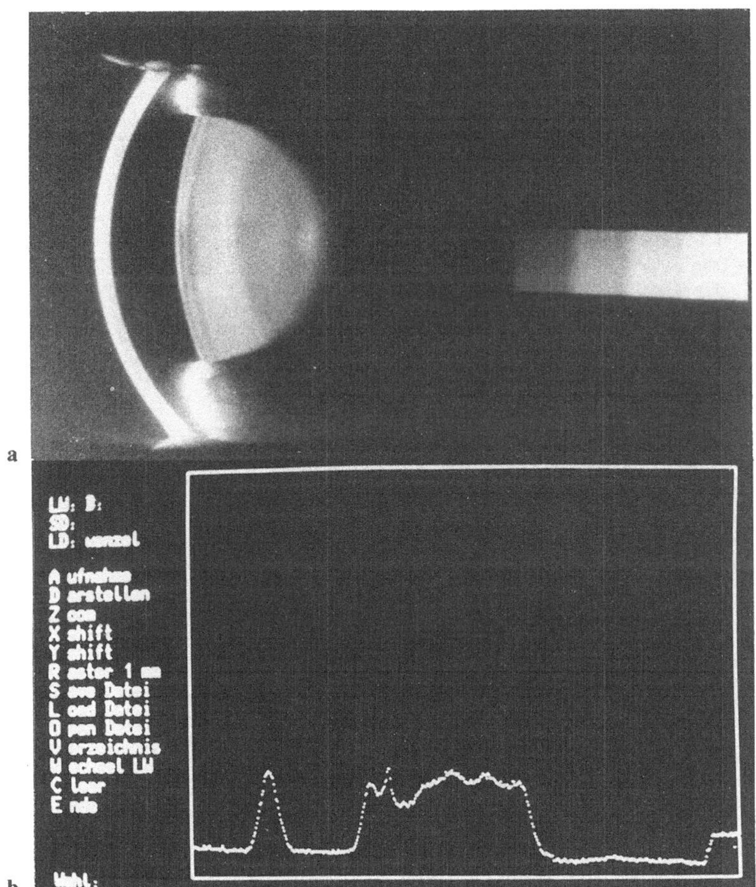

Abb. 4. a Scheimpflugphoto einer Cataracta incipiens (58jährige Patientin mit chron. ischäm. Herzkrankheit. Visus 5/15, Nd VI). **b** Zugehöriges On-line-Densitogramm. Relativ gute Abgrenzbarkeit des Kerns von der Rinde, dennoch Entschluß zur Phakoemulsifikation wegen relativ guter Kerntransparenz (Hornhauttransparenz)

Die Biozytologie [12] läßt sich mit der Scheimpflugmethode verfeinern. Dadurch daß man mit der Scheimpflugphotographie in unterschiedlichen Zeitabständen immer wieder den gleichen optischen Schnitt reproduzieren kann, könnte man sogar die Wanderungsgeschwindigkeit der die Linse besiedelnden Makrophagen erfassen.

Wir wollten mit den vorliegenden Darlegungen darauf hinweisen, daß die Scheimpflugmethode und besonders deren On-line-Densitometrie auch für verschiedene Gesichtspunkte moderner Kataraktchirurgie anwendbar ist und viele prognostisch wichtige Parameter mit Maß und Zahl erfaßbar macht. Das trägt gewiß zur Verfeinerung der üblichen Spaltlampenbiomikroskopie erheblich bei.

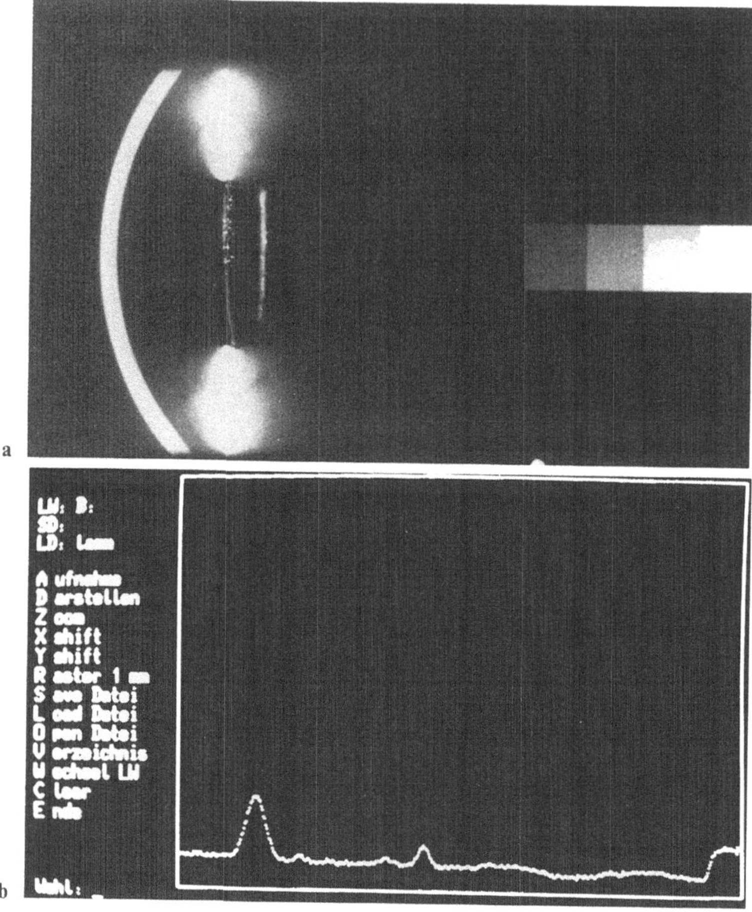

Abb. 5. a Scheimpflugphoto einer Hinterkammerlinse mit Zellbesatz. Geringe Dezentrierung nach unten (65jähriger Patient, ein Jahr nach Implantation). **b** Zugehöriges On-line-Densitogramm, nur geringer Reflex von der Vorderfläche, höherer Reflex von der Hinterfläche

Literatur

1. Chylack LT, Leske MC, Sperduto R, Khu P, McCarthy D (1988) The Locs Research Group. Lens opacities classification system (LOCS). Arch Ophthalmol 106:330–334
2. Chylack LT, Leske MC, McCarthy D, Khu P, Kashiwagi T, Sperduto R (1988) Lens opacities classification system II (LOCS II). Arch Ophthalmol 107:991–997
3. Getty DJ (1989) Enriched set of features of nuclear cataract identified by multidimensional scaling. Curr Eye Res 8:108–115
4. Goder G, Rechlin R (1988) The exfoliation in the Scheimpflug photography. Acta Ophthalmologica [Suppl 184] 66:44–47
5. Hockwin O (1982) Altern der Linse. Symposium über die Augenlinse. Strasbourg, 1982. Integra GmbH, Puchheim

6. Hockwin O, Ohrloff C (1984) The eye in the elderly: Lens. Geriatrics 3:373–424
7. Huebscher H-J, Goder G, Wittwer M (1987) Instrumentenuntersuchungen für die Kapsulotomie. Folia Ophthalmol 12:107–112
8. Huebscher H-J, Goder G, Lommatzsch PK (1989) The sharpness of incision instruments in corneal tissue. Ophthalmic Surg 20:120–123
9. Kobayashi Y, Susuki T (1975) The aging lens: ultrastructural changes in cataract. In: Bellows JG (ed) Cataract and abnormalities of the lens. Grune & Stratton, New York, pp 313–343
10. Sasaki K, Hiiragi M, Sakamoto Y (1986) Changes of crystalline lens transparency with aging in healthy individuals. Lens Res 3:239–251
11. Sparrow M, Bron AJ, Brown NAP, Ayliffe W, Hill AR (1986) The Oxford clinical cataract classification and grading system. Int Ophthalmol 9:207–225
12. Wenzel M, Reim M (1987) Zellen auf intraokularen Linsen. Klin Monatsbl Augenheilkd 191:279–282

Lineare On-line-Densitometrie der Linse nach dem Scheimpflugprinzip

H.-J. Huebscher [1] und G. J. Goder [1]

Zusammenfassung. Es wird eine apparative Anordnung vorgestellt, die eine lineare Densitometrie der brechenden Medien nach dem Scheimpflugprinzip sofort ohne Zwischenschaltung von Fotos gestattet. Die Vor- und Nachteile der Methode werden aufgezählt.

Summary. An equipment setup is described for performing immediate linear densitometry of refractive media by the Scheimpflug principle, without employing intermediate photography. The advantages and disadvantages of the method are considered.

Die Beurteilung einer Katarakt und deren Entwicklung ist seit der Einführung des Scheimpflugprinzips an der Spaltlampe durch Niesel [2] und dann Dragomirescu u. Hockwin [1] wesentlich bereichert worden. Leider sind bisher nur wenige Geräte gebaut und verkauft. Eine weitere Verbreitung nicht nur in der Kataraktforschung sondern auch für klinische Fragen wäre sinnvoll. Die Rotationsspaltlampe mit Scheimpflugkamera SL 45 der Firma TOPCON ist zumindest aus der Literatur genügend bekannt. Nach dem Scheimpflugprinzip müssen sich die Objektebene, Objektiv- und Filmebene in einer gemeinsamen Linie treffen. Die Kamera von TOPCON liefert Filmnegative von den vorderen Augenabschnitten im Maßstab 1 : 1 mit einigen Aufnahmedaten. Erst nach erfolgter Entwicklung und linearer Densitometrie des Negativs ist eine qualitative und quantitative Beurteilung der Linsentrübungen vorzunehmen.

Auf der Grundlage der Anwendung einer CCD-Zeilenkamera am Augenhintergrund durch die Jenaer Arbeitsgruppe um Vilser [3] wurde versucht, eine solche optoelektronische Bildmeßtechnik auch an der Scheimpflugkamera einzusetzen. Die Kamerarückwand wurde ausgetauscht. Durch eine Öffnung wurde die Sensorzeile so weit geschoben und lagejustiert, daß sie möglichst gut in der ehemaligen Filmebene liegt. Die seitliche Justierung erfolgte so, daß bei ordentlicher optisch-akustischer Kameraeinstellung von Augen- und Kameraachse das Bild der optischen Achse des Auges genau auf die Sensorzeile fällt. Die Sensorzeile besteht aus 1024 Sensoren mit ca. 13 µm Abstand. Die Verstärkung mußte gegenüber der Anwendung unter Fluoreszenzbedingungen am Augenhintergrund um den Faktor 50 erhöht werden. Ein 8 Bit-Rechner unter CP/M wurde als Steuerrechner und zur Darstellung der analog-digital gewan-

---

[1] Augenklinik des Klinikums Berlin-Buch, Akademie für Ärztliche Fortbildung, Karower Straße 11, DDR-1115 Berlin

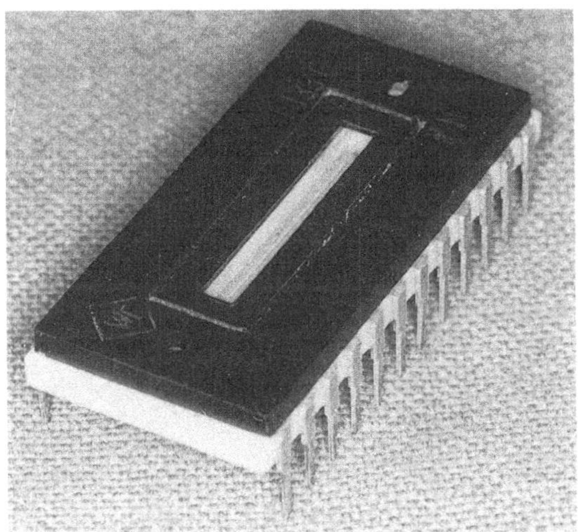

Abb. 1. Sensorzeile der verwendeten CCD-Zeilenkamera (1024 Sensoren je 13 µm)

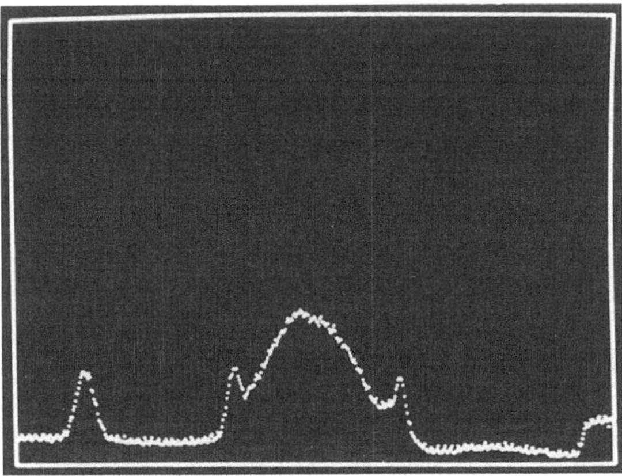

Abb. 2. Monitorfoto von der Aufnahme eines on-line Densitogramms mit Kerntrübung in der Linse (*linke Zacke:* Hornhaut, *rechte Zacken* von links nach rechts: vordere Kapsel, getrübter Kern und Rinde, hintere Kapsel)

delten Sensormeßwerte auf dem Monitor verwendet. Als Beispiel ist in Abb. 2 ein On-line-Densitogramm einer Linse mit Kerntrübung gezeigt.

Die Vorteile:
- Wegfall der Film- und Entwicklungsvariablen,
- Möglichkeit einer sofortigen Beurteilung auf dem Monitor in Anwesenheit des Patienten,
- Wegfall eventueller Filmfehler,
- Wegfall des fotografischen Prozesses,
- Wegfall der aufwendigen konventionellen Densitometrie,
- Möglichkeit der elektronischen Weiterverarbeitung,
- Zusatz ist relativ billig.

Die Nachteile:
- apparativer Aufwand,
- Fehlen von Dokumenten des gesamten optischen Schnittes,
- Manipulierbarkeit der Daten.

Fragt man sich nach der Effektivität der Bemühungen, so ist festzustellen, daß mit einfachen Mitteln gute Ergebnisse bei dem quasielektronischen Sehen zu erzielen sind.

Literatur

1. Dragomirescu V, Hockwin O, Koch HR, Sasaki K (1978) Development of a new equipment for rotating slit image photography according to Scheimpflugs principle. Interdiscipl Topics Gerontol 118–130
2. Niesel P (1966) Spaltlampenphotographie der Linse für Meßzwecke. Ophthalmologica 152:387–395
3. Vilser W (1987) Neue diagnostische Möglichkeiten mit einem Netzhautmeßsystem. Jenaer Rundschau 32:76–78

Komplikationen nach IOL-Implantation

Hypotoniesyndrom nach E.C.C.E.
und Hinterkammerlinsenimplantation

L. Welge-Lüssen [1]

Zusammenfassung. Eine postoperative Bulbushypotonie nach extrakapsulärer Cataractextraktion und gleichzeitiger HKL-Implantation ist ohne Zyclodialyse ein seltenes Ereignis. In einem Krankengut von 2700 konsekutiven E.C.C.E. plus HKL wird dies nur 4mal beobachtet.
    Von 2 Patienten werden die Verläufe vorgestellt:
1. subjektive Symptome: metallische Lichtblitze
2. objektive Symptome: Visusabfall auf 0,4 bzw. 0,07
3. i.o.p. < als 6 mm Hg
4. Augenhintergrund: Aderhautabhebung, echographisch dokumentiert
5. Fleckblutungen sowie peripapilläres Oedem
Therapie: lokale differenzierte Steroidgabe, allgemein Antiphlogistika (Diclofenac)
Restitutio ad integrum

Summary. Postoperative hypotony following e.c.c.e with posterior chamber lens implantation is a rare finding. Among 2700 consecutive e.c.c.e and p.c.l., this syndrome was observed only in 4 cases (0.15%). A cyclodialysis was not observed.
    A clinically controlled follow up of the course of the disease was possible in two patients.
Patients complaints:
- perception of light-flashes
- blurred vision
Objective findings:
- visual acuity decrease
- i.o.p. < 6 mm Hg
- chorioidal detachment (echographically documented)
- retinal hemorrhage
- peripapillary edema
Therapy: topical steroids and systemic nonsteroidal (Diclofenac) antiphlogistic agents led to a full recovery with rise of visual acuity and i.o.p. into an optimal range

Einleitung

Als Hypotonie des Bulbus wird eine Drucklage von niedriger als 6,5 mm Hg bezeichnet. Als Ursache kommen sowohl eine ausgeprägte Mindersekretion als auch ein exzessiver Abfluß von Kammerwasser in Frage. Nach Naumann [1] läßt sich die Hyposekretion in eine primäre und eine sekundäre einteilen, wobei die primäre ätiologisch völlig unklar ist. Als Ursachen für eine sekun-

[1] Augenklinik des St. Marienkrankenhauses, Richard-Wagner-Straße 14, D-6000 Frankfurt/Main

däre Hyposekretion sind eine Veränderung des kolloidosmotischen Druckes bei Eiweißmangel und Erhöhungen des Blutzuckerspiegels z. B. bei Coma diabeticum, zu nennen. Bei endogener Uveitis und Endophthalmitis ist die Druckerniedrigung ein signum mali ominis. Nach Contusio bulbi wie auch nach einer traumatischen Cyclodialyse sind Druckerniedrigungen typisch. Warum ein Ziliarkörpermelanom und eine Amotio retinae zu einer relativen Druckerniedrigung führen, ist letztlich nicht geklärt.

Ebenso ist der direkte Mechanismus eines intern vermehrten Abflusses bei Cyclodialyse nicht völlig klar. Bei Bulbuswanddefekten fließt Kammerwasser durch sog. externe Fisteln, seien sie operativ oder traumatisch bedingt, vermehrt ab.

Da eine postoperative Bulbushypotonie nach extracapsulärer Kataraktextraktion und gleichzeitiger Hinterkammerlinsen-Implantation selten auftritt und wir dieses Ereignis nur 4mal unter 2700 Patienten beobachteten, sei es uns erlaubt, die Verläufe von 2 Patienten vorzustellen.

Patientengut

Fall 1 (Abb. 1): 63jährige Patientin wird komplikationslos an einer Katarakt rechtes Auge operiert und erhält eine Hinterkammerlinse Jolab + 24,0 dpt. Visusanstieg auf 0,8. Nach 6 Wochen wegen eines erhöhten Astigmatismus von + 7 dpt. Durchtrennung eines fortlaufenden Corneoskleral-Hexenstichfadens. Zu diesem Zeitpunkt bereits kleine periphere Fleckblutungen. Eine angedeutete Schnittdehiszenz bot keinen Hinweis für eine Fistel. Nach 6 Monaten erstmals subjektive Angabe von Photopsien zum Teil in Form von metallischen Blitzen, dem objektiv eine Drucklage von unter 6 mm Hg entsprach. Bei insgesamt sehr tiefem Kammerwinkel war eine Cyclodialyse eindeutig ausgeschlossen. Unter dem Aspekt einer externen Fistel wurden Reste von Corneoskleralfäden entfernt. Erstmals traten jetzt weitere Blutungen und ein peripapilläres Ödem auf. Subjektiv deutliche Schmerzäußerung mit Visusminderung auf 0,4. Eine Behandlung mit Steroiden verschiedener Penetration ließ den Druck nicht ansteigen. Ein plötzlich auftretender Glaukomanfall wurde erfolgreich mit 500 mg Acetazolamid behandelt. Bei weiterer kontinuierlicher Beobachtung wieder spontaner Druckabfall nach einem ½ Jahr mit erneuter Wiederholung nach 6 Monaten. Seit 2 Jahren liegen die Druckwerte zwischen 10 bis 15 mm Hg, die Behandlung besteht in Gabe von Prednisolon-21 Acetat und später Medryson Augentropfen. Das Sehvermögen ist mit 0,8 optimal. Die Pupille ist zentral gelegen, bei Mydriasis Sömmering'scher Nachstar ohne Hinweise für Dezentrierung des Implantates.

Fall 2 (Abb. 2): Eine 77jährige Patientin ist seit 50 Jahren an einem Diabetes erkrankt, zusätzlich ist eine Endotheldystrophie, ein Pseudoexfolationssyndrom sowie eine Maculadegeneration von Bedeutung. Zunächst wurde am linken, ein Jahr später auch am rechten Auge eine E.C.C.E., mit Implantation einer Hinterkammerlinse −23,0 dptr vorgenommen. Erst 3½ Jahre nach dem

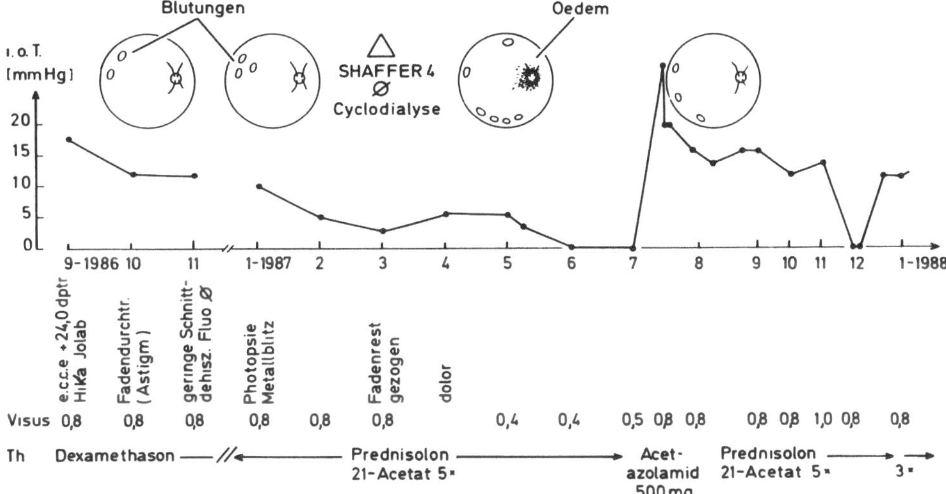

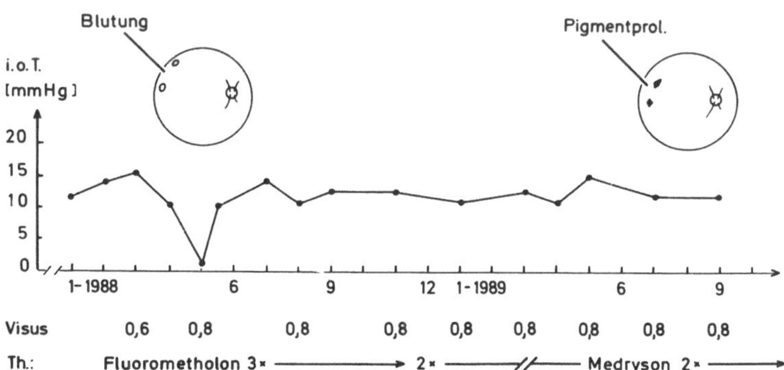

Abb. 1. 63jährige Patientin, die 4 Monate nach Hinterkammerlinsenimplantation an einer Hypotonie mit peripheren Netzhautblutungen und Papillenödem erkrankt. Der intraokulare Druckverlauf zeigt 3mal einen massiven Abfall, dem einmal ein Glaukomanfall folgt. Konstante Therapie mit Steroiden verschiedener Penetration

Eingriff entwickelte sich spontan eine Hypotonie von 3 mm Hg, subjektiv wurde Blitzen angegeben. Die Aderhaut war nasal deutlich prominent, im Ultraschallbild war dies an der Rautenform erkennbar (Abb. 3). Während einer 4wöchigen Behandlung mit Antiphlogistika hatte sich die Chorioidal-Amotio spontan zurückgebildet, die intraokulare Drucklage stieg auf 10 mm Hg an, auch die Sehschärfe erreichte wieder den Ausgangswert von 0,5. Auf den weiteren Bildern sind im Echogramm die Glaskörpertrübungen nach Rückbildung der Chorioidal-Amotio noch eindeutig zu erkennen (Abb. 4). In Miosis lag die Pupille zentral, bei Mydriasis jedoch eindeutig exzentrisch. Eine Implantatdislokation war nicht erkennbar.

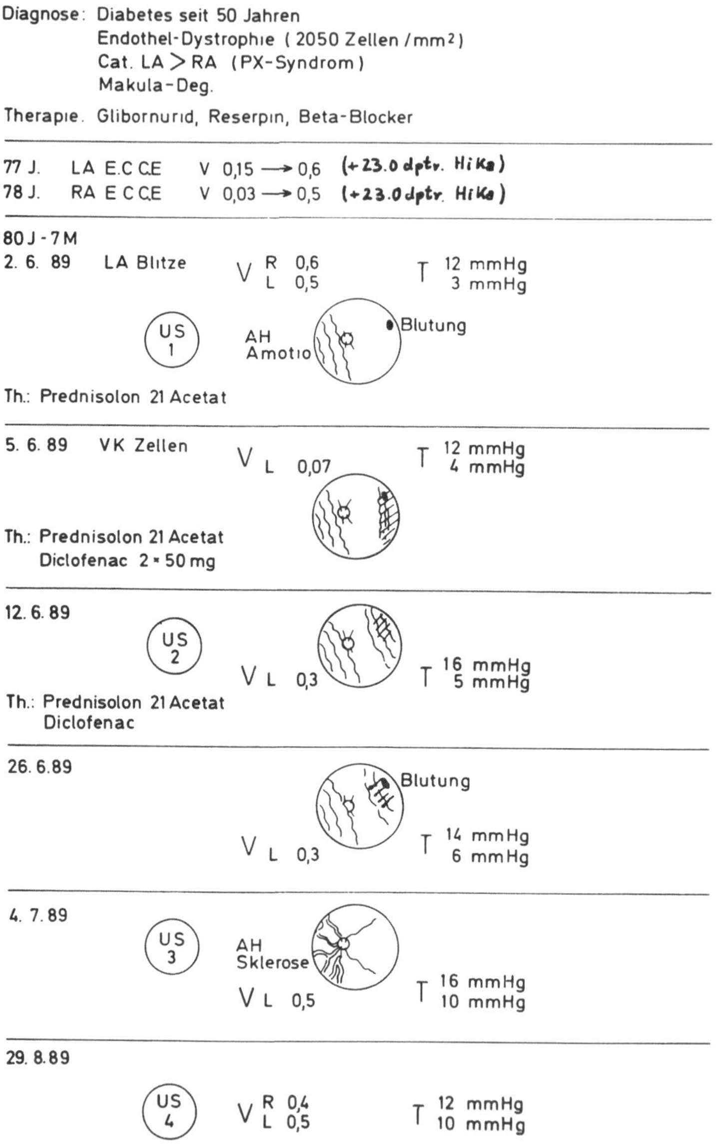

    L. Welge-Lüssen

Diagnose: Diabetes seit 50 Jahren
Endothel-Dystrophie (2050 Zellen / mm²)
Cat. LA > RA (PX-Syndrom)
Makula-Deg.

Therapie. Glibornurid, Reserpin, Beta-Blocker

77 J. LA E.C C.E V 0,15 → 0,6 (+23.0 dptr. HiKa)
78 J. RA E C C.E V 0,03 → 0,5 (+23.0 dptr. HiKa)

80 J - 7 M
2. 6. 89 LA Blitze V R 0,6 T 12 mmHg
          L 0,5   3 mmHg

US 1 AH Blutung
Amotio

Th.: Prednisolon 21 Acetat

5. 6. 89 VK Zellen V L 0,07 T 12 mmHg
          4 mmHg

Th.: Prednisolon 21 Acetat
Diclofenac 2 × 50 mg

12. 6. 89 US 2 V L 0,3 T 16 mmHg
          5 mmHg

Th.: Prednisolon 21 Acetat
Diclofenac

26. 6. 89 Blutung V L 0,3 T 14 mmHg
          6 mmHg

4. 7. 89 US 3 AH Sklerose V L 0,5 T 16 mmHg
          10 mmHg

29. 8. 89 US 4 V R 0,4 T 12 mmHg
          L 0,5   10 mmHg

Abb. 2. 80jährige Patientin, die 3½ Jahre nach einer Hinterklammerlinsenimplantation an einer Hypotonie mit Aderhautabhebung erkrankt. 4wöchige Behandlung mit Prednisolon 21-Acetat

Diskussion

Bei beiden Patienten war der massiven Hypotonie unter 6,5 mm Hg anamnestisch die Angabe von Blitzen vorausgegangen. Ansonsten war die Vorge-

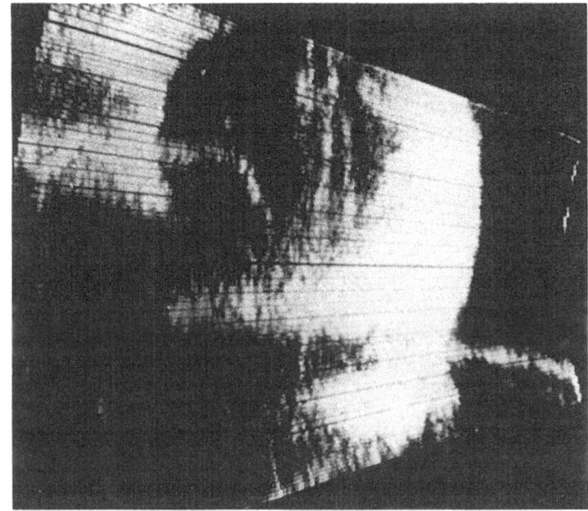

Abb. 3. Ultraschall-B-Bild: Seröse Aderhautabhebung mit typischer Rautenform

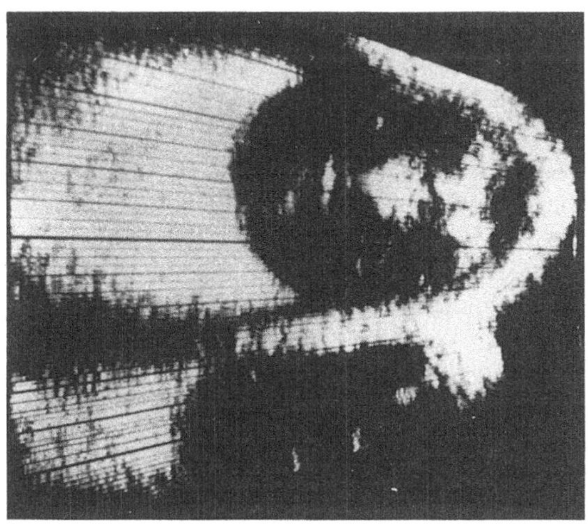

Abb. 4. Ultraschall-B-Bild 4 Wochen später: Anliegende Netz-Aderhaut mit hinterer Glaskörperabhebung sowie zentralen Glaskörperverdichtungen

schichte ohne Gemeinsamkeiten. Bei der Bulbushypotonie der ersten Patientin wurde immer an eine externe Fistel gedacht, die sich jedoch objektiv nie nachweisen ließ. Bei der 2. Patientin war diese 3 Jahre postoperativ eindeutig ausgeschlossen. Sehr wichtig ist, bei der Differentialdiagnose an eine sog. innere Fistel zu denken, die durchaus bei Verlagerung der Linsenhaptik vorstellbar ist, wenn auch dafür objektive biomikroskopische Hinweise fehlen. Ätiologisch sind für die niedrige Drucklage auch subchronische Reizzustände des Ziliarkörpers zu diskutieren.

Bemerkenswert ist bei beiden Patienten ein völlig reizfreier vorderer Abschnitt, während im hinteren Segment die typischen Folgen der chronisch persistierenden Bulbushypotonie vorliegen (Tabelle 1). Diese gleiche Symptomatik wurde auch von Wollensak und Seiler 1986 bei 2 Patienten beobachtet,

Tabelle 1. Folgen der chronisch-persistierenden Bulbushypotonie (Nach Naumann [1])

Conjunktiva:	Hyperämie – Chemosis
Cornea:	Falten der Descemet-Membran
Vorderkammer:	Eiweißreiches Exsudat, hämatogene Zellen, Abflachung
Iris:	Rubeosis
Ziliarkörper:	Oedem – Linsenschlottern
Chorioidea:	Amotio chorioideae – Oedem
Linse:	Cataracta complicata
Glaskörper:	Eiweißreiche Einlagerung
Retina:	Amotio retinae (exsudativ)
Papille:	Oedem, „Stauungspapille ex vacuo", sekundäre Optikus-Atrophie
Sklera:	Wellenartige Anordnung kollagener Fasern

die eine Hinterkammerlinsenimplantation bei hoher Myopie erhielten. Auch hier war die Seidel-Probe ständig negativ. Nach Discision der geschrumpften hinteren Kapsel durch Yag-Laser kam es spontan zu einer Drucknormalisierung. Meislick und Herschler beschreiben 6 Patienten mit Hypotonie, bei denen eine Cyclodialyse nach intraokularer Linsenimplantation auftrat. Bei dieser Situation wäre ein Verschluß des Cyclodialysespaltes sinnvoll, entweder operativ oder konservativ. Dabei ist die von Wollensak 1976 angegebene Methode interessant, Plasma in die Vorderkammer zu injizieren, um anschließend durch KCl-Injektionen eine Umwandlung von Fibrinogen zu Fibrin zu erzielen. Healon führt meist nur vorübergehend zu einem Verschluß eines Cyclodialysespaltes. Auch bei unserer ersten Patientin hatten wir bei der lange bestehenden Hypotonie an eine Injektion dieser hochviskösen Substanz in die Vorderkammer gedacht, sahen jedoch wegen des guten Sehvermögens von 0,8 von diesem Eingriff ab.

Das Krankheitsbild der postoperativen Hypotonie nach E.C.C.E. mit Hinterkammerlinsenimplantation scheint weitgehend benigne zu verlaufen. Wichtig ist, eine äußere und eine innere Fistel eindeutig auszuschließen. Engmaschige ausführliche Kontrollen der vorderen Abschnitte auf entzündliche Zeichen und Kapselschrumpfungen sowie die indirekte Ophthalmoskopie sind diagnostisch erforderlich. Eine sorgfältige differenzierte antiphlogistische, meistens Steroidtherapie scheint unerläßlich zu sein.

Literatur

1. Naumann GOH (1980) Pathologie des Auges. Springer, Berlin Heidelberg New York, S 796–803
2. Meislick J, Herschler J (1979) Hypotony due to inadvertent cyclodialysis after intraocular lens implantation. Arch Ophthalmol 97:1297–1299
3. Slusher MM (1987) Pseudophakic choroidal detachment with cyclodialysis cyst. Ophthalmic Surg 18:191–194
4. Wollensak J (1976) Das Hypotoniesyndrom und seine Behandlung. Klin Monatsbl Augenheilkd 168:746–750
5. Wollensak J, Seiler T (1986) Hypotoniesyndrom durch geschrumpfte Linsenkapsel. Klin Monatsbl Augenheilkd 188:242–244

Die intrakapsuläre Blutung – Eine seltene Komplikation nach Kapsulorhexis und Kapselsackfixation einer plankonvexen Kunstlinse

R. Rochels[1] und A. Nover[1]

Zusammenfassung. Kasuistische Mitteilung über vier Patienten, bei denen es nach komplikationsloser Kapsulorhexis und extrakapsulärer Kataraktextraktion mit Implantation einer Kunstlinse in den Kapselsack in den ersten postoperativen Tagen zu einem Hyphäma kam. Nach dessen Resorption zeigte sich eine ausgedehnte Blutansammlung zwischen der Rückfläche des Implantates und der hinteren Linsenkapsel. Pathogenetisch wird ein Zusammenhang zwischen großem Vorderkapselrest, endokapsulärer Fixation einer plankonvexen Kunstlinse und hierdurch möglicher Kapillarattraktion des Blutes in den Kapselsack postuliert. Nach Auflösung der Sanguination bestand bei allen vier Patienten eine ausgeprägte sekundäre Kapselfibrose, die eine YAG-Laserkapsulotomie notwendig machte.

Summary. Case report on four patients in whom a hyphema developed in the early postoperative period after an uneventful capsulorhexis and extracapsular cataract extraction with endocapsular IOL fixation. After resorption of the hyphema, a collection of blood between the posterior surface of the IOL and the posterior lens capsule was observed. In the pathogenesis of this complication, a connection between the large portion of the anterior capsule, the endocapsular fixation of a plano-convexe IOL and thereby a capillary attraction of blood into the capsular bag is postulated. In all patients an extensive secondary capsular fibrosis was present after the resorption of the blood, which had to be treated by YAG-Laser.

Einleitung

Die während oder kurz nach einer extrakapsulären Kataraktextraktion mit Implantation einer Kunstlinse auftretende Vorderkammer- und/oder Glaskörperblutung ist selten und in aller Regel nur minimal. Als Blutungsquellen kommen der Corneoskleralschnitt, die Iridektomie, Kammerwinkelgefäße, Sphincterrisse und der Ziliarkörper bei Sulcusfixation einer Hinterkammerlinse in Frage [1]. Prädisponierende Faktoren seitens des Patienten sind Diabetes mellitus, Hypertonus, Arteriosklerose, Koagulopathien und eine Antikoagulationstherapie. Eine Blutansammlung kann aber auch im Kapselsack zwischen Kunstlinse und hinterer Kapsel auftreten; diese Komplikation ist in der Literatur bisher einmal beschrieben worden [2]; nachfolgend soll über vier eigene Beobachtungen berichtet werden.

---

[1] Universitäts-Augenklinik, Langenbeckstraße 1, D-6500 Mainz

Patienten und klinische Befunde

In einem Zeitraum von 2 Jahren trat bei vier Patienten nach komplikationsloser Kapsulorhexis, extrakapsulärer Kataraktextraktion (je zweimal Phakoemulsifikation und Kernexprimation) und endokapsulärer Fixation einer
plankonvexen Kunstlinse in den ersten zwei Tagen nach der Operation ein
deutliches Hyphäma auf. Als Blutungsquelle konnten bei je einem Patienten
die Iridektomie und der Corneoskleralschnitt eruiert werden; ein weiterer Patient war Diabetiker, der andere hatte keine Risikofaktoren. Bei allen vier
Patienten resorbierte sich die Vorkammerblutung rasch, es zeigte sich aber eine
deutliche Blutansammlung mit Spiegelbildung zwischen der Kunstlinse und
der hinteren Kapsel (Abb. 1, 2). Nach durchschnittlich neun Tagen löste die
Sanguination sich auf; es entstand aber im gleichen Zeitraum eine ausgeprägte
sekundäre Kapselfibrose, die zu einer erheblichen Visusminderung führte und
später eine YAG-Laserkapsulotomie notwendig machte.

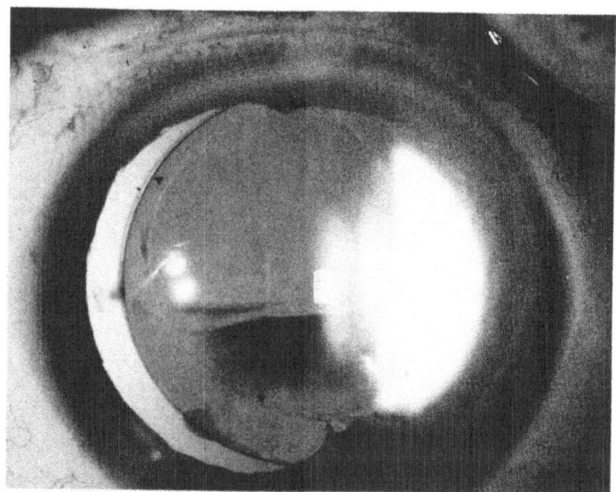

Abb. 1. Im regredienten Licht
sichtbare Blutansammlung im
Kapselsack mit Spiegelbildung

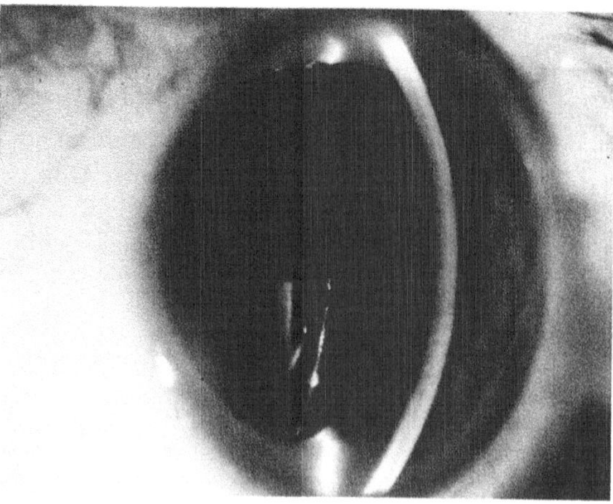

Abb. 2. In der spaltoptischen
Darstellung Lokalisation
des Blutes zwischen
Kunstlinsenrückfläche und
Hinterkapsel

Diskussion

Die von Thomas et al. [2] und uns bei insgesamt fünf Patienten beobachtete intrakapsuläre Blutansammlung ist eine extrem seltene Komplikation nach extrakapsulärer Kataraktextraktion und Kusntlinsenimplantation. Als potentiell pathogenetische Faktoren kommen bei allen Patienten die Art der Kapseleröffnung, der Fixationsort und das Kunstlinsendesign in Frage: bei der Kapsulorhexis verbleibt ein großer Anteil der vorderen Kapsel, der der endokapsulär plazierten Kunstlinse vorne flächig aufliegt. Es muß davon ausgegangen werden, daß zumindest in den ersten postoperativen Tagen zwischen Vorderkapsel und Implantat noch ein feiner Spalt besteht, durch den Blut aus dem Kammerwasser aufgrund des Kapillaritätsprinzips in den Kapselsack angesogen wird. Diese Hypothese stützt sich auf die Tatsache, daß eine intrakapsuläre Blutansammlung unseres Wissens noch nie nach Can-opener-Kapsulotomie oder nach Sulcusfixation der Kunstlinse beobachtet wurde. Bei ersterer bildet sich aufgrund der irregulär-zackigen Eröffnung der Vorderkapsel eben kein kapillarer Spalt aus, bei letzterer wird die vordere Kapsel durch die Kunstlinse der Hinterkapsel fest angedrückt, so daß sich kein Blut im Kapselsack ansammeln kann. Auch die Konfiguration der Kunstlinsenrückfläche spielt unseres Erachtens eine entscheidende Rolle: nur bei plankonvexen Implantaten ist anfänglich ein feiner Spalt zwischen Pseudophakos und hinterer Kapsel vorhanden, der eine Blutansammlung hier erst möglich macht, während bei konvexer Rückfläche diese nach endokapsulärer Fixation der Hinterkapsel flächig und ohne Spaltraum anliegt [1].

Im Gegensatz zu Thomas et al. [2] gelang es uns nicht, die intrakapsuläre Blutung durch Lagerungsmanöver des Patienten zum Abfließen zu bringen. Die konsekutiv beobachtete ausgeprägte sekundäre Kapselfibrose ist am ehesten Folge des Erythrozyten- und Blutplasmaabbaus sowie des nach intraokularer Blutung verstärkten Reizzustandes. Andere Komplikationen dieser intrakapsulären Blutansammlung wurden nicht beobachtet; alle Patienten erreichten nach YAG-Laserkapsulotomie einen Visus zwischen 0,8 und 1,0.

Literatur

1. Apple DJ, Mamalis N, Olson RJ, Kincaid MC (1989) Intraocular lenses. Evolution, designs, complications, and pathology. Williams & Wilkins, Baltimore
2. Thomas R, Aylward GW, Billson FA (1989) "In-the-bag" hyphema – a rare complication of posterior chamber lens implantation. Br Ophthalmol 73:474–475

Ultraschalldiagnostik nach Contusio bulbi bei Pseudophakie

J. THIEME [1] und S. AHRENS

Zusammenfassung. Von 1987 bis 1989 wurden in der Ultraschallabteilung der Charité-Augenklinik acht pseudophake Patienten nach einer Contusio bulbi untersucht, bei denen die Intraokularlinse ophthalmoskopisch nicht sicher zu lokalisieren war. Bei vier Patienten ließ sich die IOL echographisch in der hinteren Augenkammer nachweisen. Eine Luxation in den Glaskörper konnte bei drei Patienten diagnostiziert werden. Daß bei einem Patienten mit einer Wundsprengung im Starschnittbereich die Spontanexplantation nicht zu sichern war, führt zu der Schlußfolgerung, die Echographie wegen des hohen Untersuchsungsrisikos und der eingeschränkten Beurteilbarkeit erst nach erfolgter Wundversorgung einzusetzen.

Summary. From 1987 to 1989 the Echographic Department of the Charité-Eye clinic carried out echographic examinations of eight patients with an intraocular lens who had been affected by a contusion of the eyeball. The aim was to localize the intraocular lens which was sometimes difficult to find out at an ophthalmoscopic examination. In the case of four patients the IOL could be localized echographically in the posterior chamber of the eye. We found a dislocation into the vitreous in the case of three patients. The fact that the spontaneous explantation of the IOL could not be diagnosed in one case led to the conclusion that because of the high risk of the examination and the reduced evaluability echographic examinations should be carried out only after a proper wound treatment.

Einleitung

Sind nach einer Contusio bulbi die hinteren Bulbusabschnitte durch eine Einblutung in die Vorderkammer oder den Glaskörper nicht sicher beurteilbar, erlaubt die Echographie u.a. den Ausschluß oder Nachweis einer massiven Aderhautblutung oder einer Ablatio retinae. Ein spezielles Problem stellt in solchen Fällen ein pseudophakes Auge dar, wenn die Intraokularlinse ophthalmoskopisch nicht sicher zu lokalisieren ist.

Typischerweise ist der Pseudophakos im Echogramm als ein hochreflektives Signal im Bereich der hinteren Augenkammer nachweisbar. Bedingt durch Mehrfachreflexion folgen diesem mehrere Wiederholungsechos in konstanten Abständen (Abb. 1). Eine Luxation in den Glaskörper läßt sich echographisch durch ein für intraokulare Fremdkörper typisches intensives präretinales Echo

---

[1] Augenklinik des Bereiches Medizin (Charité) der Humboldt-Universität zu Berlin, Schumannstraße 20/21, DDR-1040 Berlin

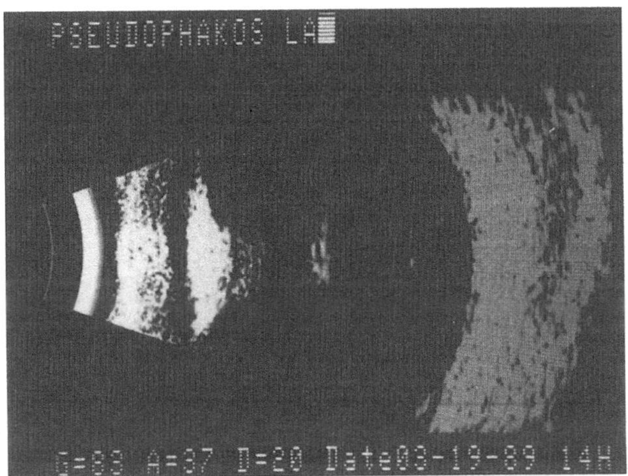

Abb. 1. Hochreflektives Echo einer Intraokularlinse in der hinteren Augenkammer, Wiederholungsechos durch Mehrfachreflexion

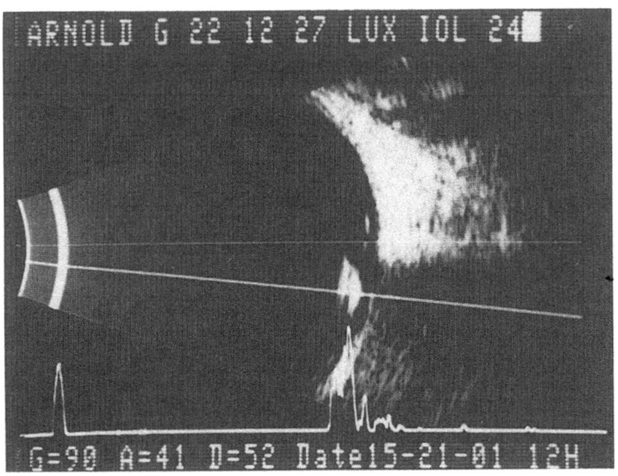

Abb. 2. Hochreflektives präretinales Echo einer in den Glaskörperraum luxierten Intraokularlinse mit nachfolgendem Schallschatten

mit dahinter liegendem Schallschatten diagnostizieren (Abb. 2). Durch Lageveränderung des Kopfes kann eine Aussage zur Motilität der luxierten Intraokularlinse getroffen werden.

Mit Hilfe einer Wasservorlaufstrecke ist auch bei einer bestehenden Wundsprengung eine kontaktlose, transpalpebrale Ultraschalluntersuchung möglich.

Material und Methode

Im Zeitraum von 1987 bis 1989 wurden in unserer Ultraschallabteilung acht pseudophake Patienten (vier männlich, vier weiblich) nach einer Contusio bulbi echographisch untersucht. Bei allen Patienten war die Intraokularlinse ophthalmoskopisch nicht sicher zu lokalisieren. Die Ursachen waren ein massives Hyphäma (fünf Pat.) oder eine Glaskörpereinblutung (zwei Pat.). Bei einem Patient bestand eine Wundsprengung im Starschnittbereich. Die Untersuchungen wurden mit dem „Ophthascan S" der Fa. Biophysic medical durchgeführt.

Ergebnisse

Bei vier Patienten konnte die Intraokularlinse im Bereich der Hinterkammer lokalisiert und somit eine schwere Komplikation ausgeschlossen werden. Eine Luxation in den Glaskörperraum ließ sich bei drei Patienten echographisch sichern. Bei dem Patienten mit der Wundsprengung konnte die primär gestellte Verdachtsdiagnose einer im Glaskörperraum liegenden Intraokularlinse intraoperativ nicht bestätigt werden.

Diskussion

In den seltenen Fällen, bei denen eine Intraokularlinse nach einem Trauma ophthalmoskopisch nicht sicher zu lokalisieren ist, kann eine Ultraschalluntersuchung hilfreich sein. Der Pseudophakos imponiert echographisch wegen des hohen Impedanzsprunges als Fremdkörper und ist somit sicher zu lokalisieren.

Bei einer Wundsprengung lassen sich, bedingt durch die massive Hypotonie, eine verbreiterte Aderhaut sowie eine Stauungspapille ex vacuo nachweisen. Wegen des hohen Risikos und der eingeschränkten Beurteilbarkeit sollte jedoch eine eventuell notwendige echographische Diagnostik erst nach der Wundversorgung durchgeführt werden.

Literatur

1. Gallena PE, Cennamo G (1987) Pseudophakodonesis as a major cause of late corneal and retinal complications in IOL surgery. In: Ossoinig KC (ed) Ophthalmic echography. Nijhoff/Junk, Dordrecht, pp 81−86
2. Guthoff R (1988) Ultraschall in der ophthalmologischen Praxis. Enke, Stuttgart
3. Rochels R (1986) Ultraschalldiagnostik in der Augenheilkunde. ecomed, Landsberg

Spezielle OP-Techniken bei IOL-Implantation

Implantation einer heparinmodifizierten Hinterkammerlinse bei Kataraktoperationen mit Iridoplastik

D. T. PHAM [1], J. WOLLENSAK [1] und C. WIEMER [1]

Zusammenfassung. Es wurde in einer prospektiven randomisierten Doppelblindstudie die Bioverträglichkeit der heparinmodifizierten Hinterkammerlinse (Modell 725, Pharmacia Ophthalmic) im Vergleich mit der konventionellen PMMA Hinterkammerlinse untersucht. Es handelte sich um 60 Patienten, wobei wegen der engen Pupille eine Iridotomie und Irisnaht geplant waren. Die Ergebnisse über Präzipitate, fibrinöse Vorderkammerreaktionen sowie hintere Synechien zeigten, daß kein signifikanter Unterschied der beiden Linsentypen bestand.

Summary. Sixty patients who underwent cataract surgery with iridoplasty because of constricted pupil were evaluated in a prospective, randomized, double-blinded study comparing heparin surface modified (HSM) and unmodified PMMA posterior chamber lenses (model 725, Pharmacia Ophthalmic).

The results relating to cell deposits, fibrin exudate and posterior synechiae showed no significante difference of the two groups of the lenses.

Einleitung

Die bisher am meisten implantierte Hinterkammerlinse (HKL) wird bekanntlich aus PMMA hergestellt, das aufgrund der hervorragenden optischen Eigenschaften sowie seiner Beständigkeit nach wie vor als das Material der Wahl angesehen werden kann. Die hydrophobe Natur des PMMA wird neuerdings durch Verarbeitung der Oberfläche mit Heparin modifiziert, damit eine bessere Biokompatibilität erreicht werden kann [5]. Die Untersuchungsergebnisse von Tierexperimenten können eine Reduzierung der zellulären Fremdkörperreaktion der heparinmodifizierten HKL im Vergleich mit der üblichen Linse bestätigen, was eine Reduzierung der Kortikoidtherapie in der postoperativen Versorgung ermöglichen könnte [8]. Erste klinische Ergebnisse weisen ebenfalls auf solche Vorzüge dieses neuen Linsentyps hin [6, 1, 7].

Bei der Katarakt- und Implantationschirurgie mit Iridoplastik, wobei aufgrund der engen Pupille eine vermehrte Manipulation an der Iris wie Iridotomie und Irisnaht durchgeführt werden muß, wird eine erhöhte Vorderkammerreaktion provoziert [3]. In dieser Situation könnte die heparinmodifizierte Linse ihre Bedeutung unter Beweis stellen.

---

[1] Augenklinik im Klinikum Charlottenburg der Freien Universität Berlin, Spandauer Damm 130, D-1000 Berlin 19

Material und Methode

Es wurde eine prospektive, doppelblinde, randomisierte Studie an Augen mit geplanter Iridotomie und Irisnaht bei der Kataraktoperation und Implantation einer HKL durchgeführt. Ausgeschlossen wurden Patienten mit chronischer Uveitis, Voroperationen sowie bei Auftreten intraoperativer Komplikationen. Die postoperativen Befunde wurden am 1. Tag, in der 1., 4. und 8. Woche erhoben. Im besonderen wurden Hornhautzustand, Vorderkammerreaktion, Iris sowie Sphincterläsionen und der Zustand der Hinterkapsel untersucht. Hierbei wurden zweckmäßig vier Kriterienstufen festgelegt: Normal, gering, ausgeprägt und massiv. Die Synechienbildung wurden in 1, 2, 3 Quadranten und circulär eingeteilt.

Die verwendete HKL wurde von der Firma Pharmacia hergestellt, Modell 725 (one piece, biconvex mit 7 mm Optikdurchmesser, s. Abb. 1) und in zwei Ausführungen benutzt. Der erste Typ war an der gesamten Oberfläche einschließlich der Haptik mit Heparin durch kovalente Bindung modifiziert (Methode s. [4]), während der zweite Typ unbehandelt war. Die Operation wurde in der üblichen Weise durch Phakoemulsifikation bzw. geplante ECCE vorgenommen. Die Linsenimplantation in den Kapselsack sowie die Irisnahtfixierung erfolgten unter Healonschutz.

Präoperativ wurden die Patienten mit lokalem Prostaglandinsynthese-Hemmer (Indomethacin) vorbehandelt. Die postoperative Medikation bestand unter Rücksicht auf die erhöhte Störung der Blutkammerwasserschranke und weil die meisten Augen ein Glaukom hatten, in der lokalen Therapie mit 4 × Indomethacin und 1 × Dexamethason AT täglich. Bei auftretender ausgeprägter Vorderkammerreaktion oder Tensioanstieg wurde der Therapieplan modifiziert und genau dokumentiert.

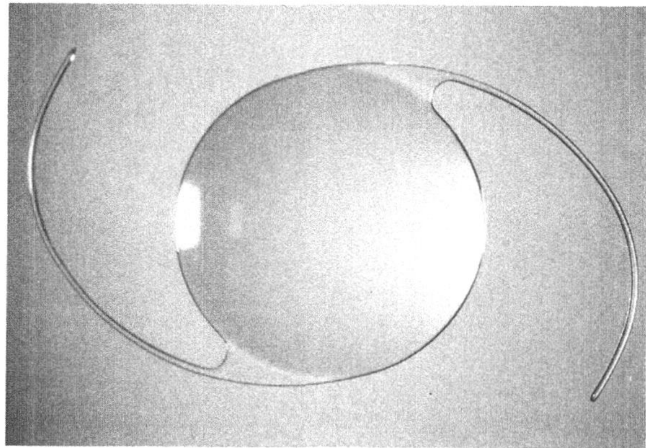

Abb. 1. Die HKL Modell 725 von der Firma Pharmacia (one piece, biconvex mit 7 mm Optikdurchmesser)

Ergebnisse

65 Patienten wurden in die Studie aufgenommen. Drei waren vor dem letzten Untersuchungstermin verstorben, zwei waren wegen anderweitigen Gründen nicht wieder erschienen. Bei 60 Augen von 60 Patienten, 38 weibliche und 22 männliche, mit einem Durchschnittsalter von 80 ± 5 Jahre konnten die Befunde bis zum letzten Untersuchungstermin erhoben werden. Die Nachbeobachtungszeit betrug 8 Wochen bis 8 Monate. Bei 80% der Patienten lag ein reguliertes chronisches Glaukom vor.

Frühpostoperativ

Eine massive Vorderkammerreaktion bzw. ausgeprägte Fibrinexsudation oder Endotheldekompensation zeigte sich bei keinem Patienten am ersten postoperativen Tag. In der ersten postoperativen Woche konnte eine mäßige zelluläre Reaktion und Fibrinexsudation in zwei Fällen mit heparinmodifizierten Linsen sowie in drei Fällen mit Normallinsen beobachtet werden. Die Therapie wurde intensiviert durch medikamentöse Mydriasis (Scopolamin® AS) sowie 2stündlicher Applikation von Prednisolonacetat (Inflanefran forte® AT). In einem Fall einer (Normallinse) mußte die zarte fibrinöse Membran auf der Linsenoberfläche schließlich mit dem YAG-Laser entfernt werden.

Spätpostoperativ

Die Befunde in der 8. postoperativen Woche ergaben, daß hintere Synechienbildung bei insgesamt 11 Patienten zustande gekommen waren: 6 von diesen Patienten hatten eine heparinmodifizierte Linse und 5 eine Normallinse. Circuläre Synechien fanden sich in 4 Fällen und in beiden Linsentypen gleichhäufig. Präzipitate bestanden in 4 Fällen von Normallinsen und in 2 Fällen von heparinmodifizierter Linse. Vermehrte Kapseltrübung wurde in einem Patienten mit Normallinse festgestellt.

Visus

Es konnte eine durchschnittliche Visusverbesserung von 4 Zeilen erzielt werden (präop.: $0,2\pm0,1$, postop.: $0,6\pm0,2$). Es zeigte sich kein Unterschied zwischen den beiden Linsentypen. In keinem Fall war eine Visuseinschränkung durch brechende Medien bedingt.

Augendruck

Der präoperative Druckwert des Gesamtkollektivs von 19 ± 4 mm Hg stand einem postoperativen Wert von 17 ± 3 mm Hg gegenüber. Der Unterschied ist statistisch nicht signifikant. Vergleichbare Druckänderungen zeigten sich bei den beiden Linsentypen (Normallinse: Präop.: 19 ± 5 mm Hg, postop.: 16 ± 4 mm Hg; heparinmodifizierte Linse: präop. $19,5\pm3$ mm Hg, postop.: $17,5\pm3$ mm Hg). Bei 7 operierten Glaukomaugen konnte die drucksenkende Therapie abgesetzt werden.

Diskussion

Durch chemische Hydrophilisierung der PMMA Oberfläche kann die Irritation mit dem vitalen Gewebe wie Endothel und Uvea reduziert werden. Die Bioverträglichkeit kann infolgedessen verbessert werden [2]. Bisher wurde das PMMA Material u.a. mit Polyvinyl Alkohol beschichtet. Der gewünschte Effekt wurde hierdurch jedoch nicht erreicht [3]. Die kovalente Bindung von Heparin stellt eine interessante Verbesserungsmöglichkeit des PMMA-Materials dar.

In unserem Patientenkollektiv wurde am ersten postoperativen Tag keine massive Endothel- bzw. Vorderkammerreaktion festgestellt, die primär auf ein ausgeprägtes Operationstrauma zurückzuführen wäre. Die stärkere Vorderkammerreaktion mit fibrinöser Exsudation zeigte sich innerhalb der ersten postoperativen Woche: in 3 Augen mit implantierter Normallinse und in 2 Fällen mit heparinmodifizierter Linse. In der spätpostoperativen Phase kann durch mangelnde Pupillenmotorik bei persistierender Vorderkammerreaktion die Synechienentwicklung begünstigt werden. Auch in dieser Phase wurde kein signifikanter Unterschied der Synechienbildung zwischen den beiden Linsentypen gesehen. Die Präzipitate auf der Linsenoberfläche wurden allerdings häufiger bei Normallinsen beobachtet. Insgesamt konnten wir jedoch einen signifikanten Unterschied, wie im Tierexperiment berichtet wurde [8] zwischen den beiden Linsentypen bezüglich der Präzipitat- und Synechienbildung nicht bestätigen.

Aus den vorliegenden Befunden kann man zusammenfassend folgern, daß die heparinmodifizierte HKL bei erwarteter stärkerer Vorderkammerreaktion keine Verbesserung gegenüber der konventionellen PMMA Linse darstellt. In solchen Fällen ist eine intensive antiphlogistische Therapie stets erforderlich, um einen regelrechten postoperativen Verlauf zu gewährleisten.

Literatur

1. Fagerholm P, Philipson B, Calel B, Grunge A (1989) Controlled double-masked study of heparin surface modified IOLs. 7th Congress of the European Intraocular Implantlens Council, Zürich 1989
2. Goldberg EP (1989) Hydrophilic polymer surface modified IOLs: tissue protective and anti-inflammatory properties. 7th Congress of the European Intraocular Implantlens Council, Zürich 1989
3. Kraffel U (1988) Ergebnisse von 6000 Implantationen von Hinterkammerlinsen (Typ Simcoe) nach Kataraktextraktion. Dissertation, FU Berlin
4. Larm O, Larsson R, Olsson P (1983) A new non-thrombogenic surface prepared by selective covalent binding of heparin via a modified reducing terminal residue. Biomater Med Devices Artif Organs 11:161–173
5. Lydahl E, Fagerholm P, Selen G (1988) Implantation of heparin surface modified intraocular lenses in animals. 6th Congress of the European Intraocular Implantlens Council, Kopenhagen 1988

6. Rosen E (1989) Clinical experience with heparin surface modified lenses. 7th Congress of the European Intraocular Implantlens Council, Zürich 1989
7. Steigkogler FJ, Huber E, Huber-Spitzy V (1990) Heparinmodifizierte, biconvexe PMMA-Linsen. Erste klinische Erfahrungen mit der Implantation in den Kapselsack. In: Freyler H, Skorpik Ch, Grasl M (Hrsg) 3. Kongreß der Deutschen Gesellschaft für Intraokularlinsen-Implantation. Springer, Wien New York, S 319–325
8. Spanberg M, Kihlström I, Björklund H, Bjurström S, Lydahl E, Larsson R (1990) Improved biocompatibility of intraocular lenses by heparin surface modification: A 12-month implantation study in monkeys. J Cataract Refract Surg 16:170–177

Eine modifizierte Tripleprozedur mit temporärer Keratoprothese und Kleinschnittkataraktchirurgie im geschlossenen System

R. MENAPACE [1]

Zusammenfassung. Die kombinierte Operation von Hornhaut- und Linsentrübung hat sich bewährt. Die Rehabilitation wird entscheidend verbessert. Die herkömmliche Open-sky-Technik ist jedoch mit gravierenden Nachteilen verbunden. Glaskörperdruck erschwert die Säuberung des Kapselsackes und die Plazierung der Haptik. Eine nach vorne gedrängte PMMA-Optik gefährdet das Endothel des Transplantats. Eine manipulationsbedingte Kapselruptur ist wahrscheinlicher und führt zum ungehinderten Vorfall von Vitreus. Darüber hinaus besteht über den gesamten Zeitraum die Gefahr einer spontanen Kapselruptur bis hin zur expulsiven Blutung.

Durch den Einsatz einer temporären Keratoprothese und einer Kleinschnittechnik mit Hydrogellinsen kann die gesamte Linsenoperation im geschlossenen System erfolgen. Die Sichtbedingungen werden optimiert, der Glaskörperdruck antagonisiert, wodurch die für Kataraktentbindung und Linsenimplantation erforderlichen Manipulationen sicher und gezielt durchführbar werden. Die Hydrophilie des Linsenmaterials verhindert zudem Endothelschäden im Falle eines Transplantatkontaktes.

Die Technik hat sich in den bislang acht Fällen ausgezeichnet bewährt.

Summary. The combined operation for corneal and lens opacification is of proven value. Rehabilitation is significantly improved. However, the traditional open-sky technique has serious disadvantages. Vitreous pressure makes it difficult to clean the capsular bag and position the haptic. An anteriorly displaced PMMA optic jeopardizes the endothelium of the graft. A manipulation-induced capsular tear is more likely and leads to unrestrained prolapse of vitreous. Additionally, there is a constant threat of spontaneous capsule rupture or even expulsive hemorrhage throughout the procedure.

By using a temporary keratoprosthesis and a small-incision technique with a hydrogel lens, the entire operation can take place in a closed system. Visualization is optimized, and the vitreous pressure is antagonized so that the manipulations necessary for cataract delivery and lens insertion can be safely performed. Also, the hydrophilic nature of the lens material prevents endothelial damage in case of contact with the graft.

To date the technique has been applied in 8 cases with excellent results.

Einleitung

Die kombinierte Durchführung von Kataraktoperation mit Linsenimplantation und Keratoplastik hat sich als effizient und rehabilitationsfördernd bewährt [5]. Die herkömmliche Open-sky-Technik ist jedoch insbesondere bei vermehrter Vis-a-tergo mit gravierenden Nachteilen behaftet: Die sich in der offenen Vorderkammer ansammelnde Spülflüssigkeit behindert die Sicht: Das

---

[1] I. Universitäts-Augenklinik, Spitalgasse 2, A-1090 Wien

Bild ist instabil, es entstehen Reflexe, es fehlt Regredienz. Die Hinterkapsel kann nach vorne gedrängt, der Kapselsackfornix verschlossen werden, wodurch Aspiration von Rindenresten und Plazierung der Haptik erschwert werden. Die Gefahr einer induzierten oder auch spontanen Kapselruptur ist dabei ständig imminent und führt zu ungehindertem Vitreusvorfall. Expulsive Blutungen im Rahmen von Keratoplastiken wurden berichtet [1]. Die Optik herkömmlicher Hinterkammerlinsen mit offenen Bügeln kann nach vorne gedrängt werden und so das Endothel des Transplantats gefährden. Rindenreste können postoperativ eine Uveitis unterhalten sowie Nachstarbildung und Dezentrierung herbeiführen. Das Einnähen des Transplantats ist bei Glaskörperdruck erschwert und das Einheilen bei schwelender Uveitis gestört. Hoher Astigmatismus und Transplantatversagen können die Folge sein.

Operationstechnik

Duncker u. Eckardt [3] gaben 1988 eine Modifikation der ursprünglichen, zur Hinterabschnittchirurgie bestimmten Eckardt-Keratoprothese an (Abb. 1), mit der sie die Vorderkammer während der Kapsulotomie und Rindenaspiration teilweise abdichteten und dadurch vertieften. Kernentbindung und Linsenimplantation vollzogen sie jedoch weiterhin in üblicher Weise über die Trepanationsöffnung. Mit dem Ziel, die gesamte Kataraktoperation in einem vollständig geschlossenen System durchzuführen, wurde die Verwendung der Keratoprothese mit einem bewährten Verfahren der Kapselsack-Implantation von gefalteten IOGEL®-Hydrogellinsen über einen Skleratunnel [4] kombiniert:

Bei zwölf Uhr wird ein kleiner Bindehautlappen zum Fornix hin präpariert und 2 mm hinter dem Limbus eine 3,5–4 mm breite Skleratasche lamelliert, ohne dabei die Vorderkammer zu eröffnen. Über eine Diszisionsöffnung wird das Kammerwasser durch viskoelastische Substanz ersetzt. Es folgt die Trepanation und Exzision der Wirtshornhaut und das Einsetzen der Keratoprothese.

Kapsulorhexis und Phakoemulsifikation lassen sich nun in üblicher Weise durchführen. Während der Aspiration der Rindenreste bläht der Infusionsdruck den Kapselsack auf, so daß sämtliche Rindenreste aus dem Kapselsackfornix und darüber hinaus auch die verbliebenen Linsenepithelzellen von der Hinterfläche des vorderen Kapselblattes gesaugt werden können. Die stabilen

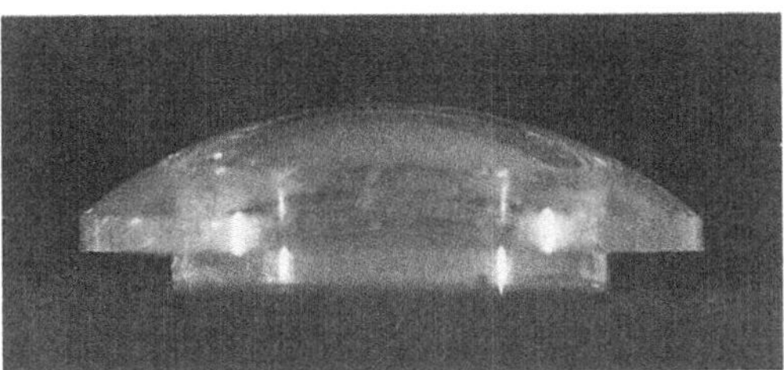

Abb. 1. Eckardt-Keratoprothese Typ II (verkürzter optischer Zylinder)

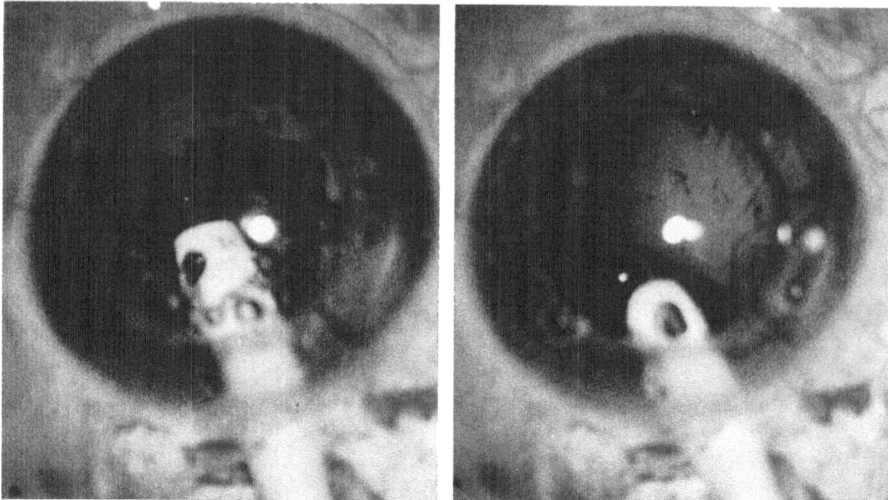

Abb. 2. Nach Einnähen der Keratoprothese in die Trepanationsöffnung werden Phako-emulsifikation...

Abb. 3. ... und Rindenaspiration in gewohnter Weise durchgeführt. Im Rotlicht ist die Kapsulorhexis deutlich zu erkennen

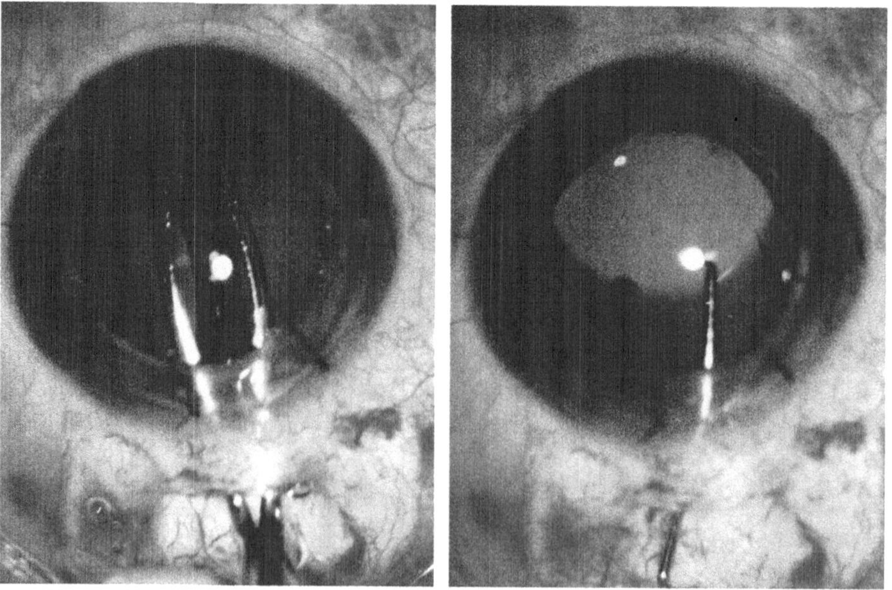

Abb. 4. Der distale Flansch der in die Faulkner Pinzette eingefalteten IOGEL Linse wird tief in den unteren Kapselsackfornix eingeführt

Abb. 5. Der proximale Flansch der entfalteten IOGEL Linse wird mittels stumpfem Zentrierhäkchen unter sanftem Druck über die Rhexiskante in den Kapselsackfornix einrotiert

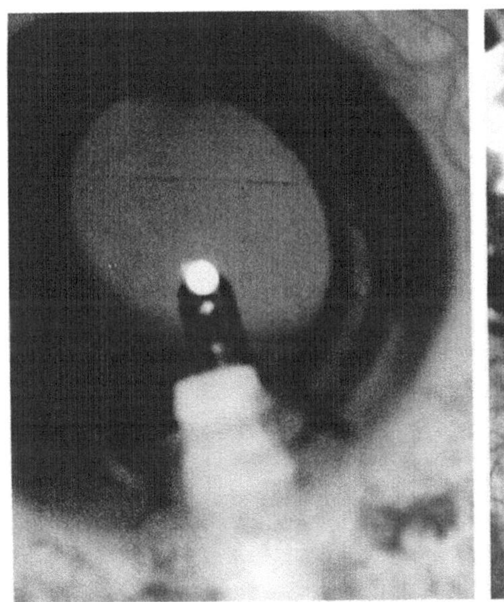
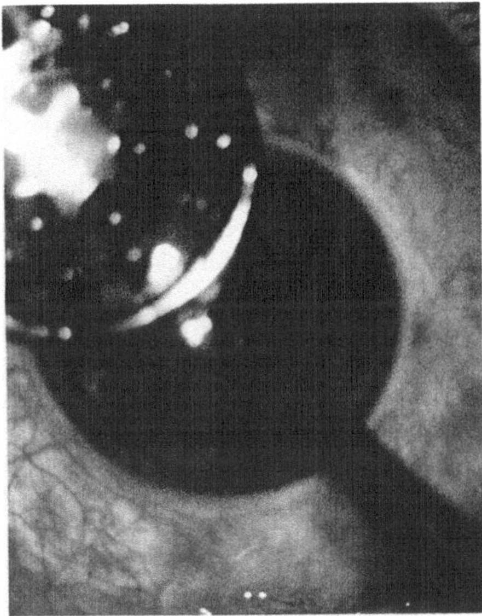

Abb. 6. Die Spitze des I/A-Ansatzes wird unter die horizontal eingestellte IOGEL-Linse geführt und der retrolentale Raum evakuiert

Abb. 7. Ersatz der Keratoprothese durch das Transplantat: Durch sanften Druck auf die Keratoprothese mittels stumpfem Instrument kann die korneale Öffnung bis zuletzt tamponiert werden. Bis 12 Uhr schimmert die den Sklerataschenschnitt verschließende Kreuznaht durch die Bindehaut durch

Druck- und Sichtverhältnisse gestatten eine minutiöse Politur der Hinterkapsel (Abb. 2, 3).

Der gereinigte Kapselsack wird mit viskoelastischer Substanz entfaltet und nach trapezförmiger Erweiterung der inneren Öffnung der Skleratasche eine IOGEL-Linse mit dem Faulkner Folder implantiert (Abb. 4, 5): Die distale Haptik der gefalteten Linse wird dabei tief in den Kapselsack-Fornix bei 6 Uhr dirigiert, der Folder dann aufgerichtet und die Branchen gespreizt, worauf sich die Linse entfaltet und nach unten herausgleitet. Der Folder wird zurückgezogen und die proximale Haptik mittels stumpfem Zentrierhäkchen unter sanftem Druck auf die Übergangsstelle zur Optik über den Rhexisrand hinweg in den Fornix einrotiert. Nun wird neuerlich der Aspirationsansatz eingeführt und mit nach oben weisender Öffnung hinter die horizontal eingestellte Linse manövriert, um den retrolentalen Raum von viskoelastischer Substanz und Verunreinigungen zu säubern (Abb. 6).

Nach Zentrierung der Linse und Verengung der Pupille wird die Skleratasche mittels Kreuznaht verschlossen. Die Keratoprothese wird durch sanften Druck mittels stumpfem Instrument in situ gehalten, während die Fixationsnähte entfernt werden und das Transplantat herangeführt wird (Abb. 7). Der Abtausch erfolgt rasch, wobei das Diaphragma infolge des Infusionsdruckes während der Kataraktextraktion in der Regel zurücksinkt. Nach Vollendung der Naht wird die Vorderkammer mit Flüssigkeit gestellt.

Diskussion

Das beschriebene Verfahren hat sich in bis dato 8 Fällen bewährt. Es ist einfach und sicher, die Vorteile gegenüber der herkömmlichen Open-sky-Technik sind überzeugend. Die Abschließung der Trepanationsöffnung durch die Keratoprothese bedeutet zunächst einmal Schutz gegenüber plötzlich einsetzendem Glaskörperdruck. Die Kataraktoperation im geschlossenen System kann unter stabilen Druck- und Sichtverhältnissen vollzogen werden. Kapsulorhexis, Säuberung des Kapselsackfornix und Politur der Kapsel sowie Plazierung der Haptik können präzise durchgeführt werden. Im Falle einer Kapselruptur hält der Infusionsdruck den Vitreusprolaps hintan. Fällt der Glaskörper dennoch vor, kann eine Vitrektomie im geschlossenen System ausgeführt werden. In Verbindung mit der Kapsulorhexis schafft das glattrandige vordere Kapselblatt in jedem Fall ideale Voraussetzungen für die Sulkusimplantation einer Hinterkammerlinse. Die durch den Infusionsdruck erzeugte Hypotonie des Bulbus äußert sich in einem Zurücksinken des Diaphragmas nach Entfernen der Keratoprothese. Bei dennoch vorhandenem Glaskörperdruck bildet die kahnförmige Hydrogellinse eine wirksame mechanische Barriere. Weichheit und Hydrophilie des Linsenmaterials verhindern Endothelzellverluste im Fall eines dennoch eintretenden Transplantatkontaktes [2]. Die kleine Schnittöffnung bedingt einen geringen und sich rasch rückstellenden Astigmatismus. Die vollständige Entfernung der Rindenreste verhindert phakogene Entzündungsreaktionen sowie spätere Regeneratbildung und Dezentrierung.

Theoretische Überlegungen und praktische Erfahrungen zeigen eindeutige Vorteile dieser modifizierten Technik gegenüber der herkömmlichen Open-sky-Technik.

Literatur

1. Barraquer J, Rutlan J (1971) Die Chirurgie des vorderen Augenabschnittes, Bd II. Enke, Stuttgart, S 432
2. Barrett G, Constable IJ (1984) Corneal endothelial loss with new intraocular lenses. Am J Ophthalmol 98:157–165
3. Duncker G, Eckardt C (1988) Modified temporary keratoprosthesis in the triple procedure: A new surgical technique. J Cataract Refract Surg 14:434–436
4. Menapace R, Skorpik Ch (1990) Technik der Kleinschnitt-Implantation und Kapselsackfixation für die flexible pHema-Linse IOGEL. In: Freyler H, Skorpik Ch, Grasl M (Hrsg) 3. Kongreß der Deutschen Gesellschaft für Intraokularlinsen-Implantation. Springer, Wien New York, S 130–138
5. Weidle EG, Thiel H-J (1989) Kombinierte Kataraktextraktion mit Keratoplastik und Linsenimplantation (sog. Tripleoperation). In: Lang GK, Ruprecht KW, Jacobi KW, Schott K (Hrsg.) 2. Kongreß der Deutschen Gesellschaft für Intraokularlinsen-Implantation. Enke, Stuttgart, S 101–105

Extrakapsuläre Kataraktextraktion und Hinterkammerlinsenimplantation bei Aniridie

M. Küchle[1] und G. O. H. Naumann[1]

Zusammenfassung. Wir führten 1989 bei 4 Augen von 3 weiblichen Patienten mit kongenitaler Aniridie eine extrakapsuläre Kataraktextraktion mit Implantation einer Hinterkammerlinse in den Kapselsack durch. Bei den 3 Patienten im Alter von 25 bis 52 Jahren handelte es sich zweimal um autosomal-dominante (3 Augen) und einmal um eine sporadische Aniridie (1 Auge). Bei allen Augen fanden sich offene Kammerwinkel, Foveolahypoplasie und fortgeschrittene Linsentrübungen. Der präoperative Visus lag zwischen Handbewegungen und 0,2. Die Nachbeobachtungszeit betrug 1 bis 12 Monate, durchschnittlich 5 Monate. Bei allen Augen wurde nach Kapsulorhexis und Phakoemulsifikation des Linsenkernes unter Verwendung von Hyaluronsäure eine Hinterkammerlinse in den Kapselsack implantiert. Der operative und postoperative Verlauf war bei allen Augen komplikationslos. Alle Hinterkammerlinsen waren gut zentriert, es traten keine postoperativen Drucksteigerungen auf. Der postoperative Visus war bei allen Augen deutlich gebessert und betrug 0,1 bis 0,4. Bei einem Auge erforderte eine Cataracta secundaria 3 Monate nach Kunstlinsenimplantation eine komplikationslos durchgeführte Nd-YAG-Nachstar-Diszision. Die extrakapsuläre Kataraktextraktion mit Hinterkammerlinsenimplantation stellt nach unserer Erfahrung eine erfolgversprechende Alternative der optischen Rehabilitation bei Patienten mit Aniridie und Katarakt dar.

Summary. In 1989 we performed extracapsular cataract extraction with intracapsular posterior chamber lens implantation in four eyes of three patients. The age of the three female patients ranged from 25 to 52 years (mean 34 years). Two patients (three eyes) had autosomal dominant aniridia, one patient (one eye) had sporadic aniridia without systemic findings. Two of the four eyes showed nystagmus. Gonioscopically, all eyes displayed an open chamber angle and a small iris root. Two eyes showed nuclear and cortical cataracts, one eye posterior cortical opacities and one eye a mature cataract. One eye presented with a marked corneal vascular pannus. Glaucomatous changes were observed neither before nor after cataract extraction. The preoperative visual acuity ranged from hand movements to 20/100. Capsulorhexis and phacoemulsification were performed. After irrigation and aspiration of the cortex, the capsular bag was unfolded with hyaluronic acid and a posterior chamber lens implanted. We used three standard 7 mm optic PMMA lenses with C loops and one 9 mm PMMA disc lens. The postoperative course was unremarkable. All lenses showed good centration. The postoperative visual acuity was improved in all eyes, ranging from 20/200 to 20/50. One eye developed a secondary cataract and a routine Nd-YAG capsulotomy was performed three months after cataract surgery. Optic correction with plus lenses or contact lenses in aphacic patients with aniridia is difficult because of nystagmus and corneal problems. Extracapsular cataract extraction and posterior chamber lens implantation seems to be a better means for optical rehabilitation in this group of patients.

---

[1] Augenklinik mit Poliklinik der Universität Erlangen-Nürnberg, Schwabachanlage 6, D-8520 Erlangen

Einleitung

Aniridien sind bilaterale kongenitale Mißbildungssyndrome. Sie treten entweder familiär autosomal-dominant oder sporadisch, z. T. in Zusammenhang mit Wilms-Tumor der Niere [2, 11] und Deletionen des Chromosoms 11 [5] auf. Neben der gonioskopisch und histologisch erkennbaren extremen Iris-Hypoplasie [3] werden häufig Glaukome [1, 8], Foveola-Aplasie und -Hypoplasie [3, 8], Hypoplasie der Papille [6], Nystagmus [4] und Pannus corneae [7] beobachtet. Eine Katarakt findet sich bei etwa 50% der Augen [4, 7]. Die operative Therapie und optische Rehabilitation von Patienten mit kongenitaler Aniridie und Katarakt stellen Operateur und Augenarzt vor besondere Probleme.

Patienten und Methoden

Anamnese, präoperative Befunde, operative Einzelheiten und postoperativer Verlauf aller Patienten mit kongenitaler Aniridie, die sich 1989 an unserer Klinik einer Kataraktextraktion unterzogen, wurden mit Hilfe der *Erlanger Augenblätter* [9] dokumentiert und ausgewertet.

Ergebnisse

Präoperative Befunde (Tabelle 1)

Es handelt sich um vier Augen von drei weiblichen Patienten mit kongenitaler Aniridie. Das Alter der Patienten betrug 25 bis 52 Jahre, im Durchschnitt 34 Jahre. Bei zwei Patientinnen (drei Augen) bestand eine familiäre, autosomaldominant vererbte Aniridie, bei einer Patientin (ein Auge) eine sporadische Aniridie ohne Allgemeinveränderungen. Zwei der vier Augen zeigten einen deutlichen Spontannystagmus. Ein Auge zeigte einen zirkulären Pannus vasculosus corneae (Pat. 3). Bei allen Augen fand sich gonioskopisch ein offener Kammerwinkel mit rudimentärer Iriswurzel sowie eine Foveolaaplasie. Kein Auge wies erhöhte Augeninnendruckwerte oder morphologisch Hinweise auf eine glaukomatöse Optikusschädigung auf. Bei allen Augen bestanden fortgeschrittene Linsentrübungen: Zweimal fand sich eine Kern- und Rindentrübung (Abb. 1), einmal eine Rindentrübung und einmal eine Cataracta matura. Ein Auge (Pat. 2) zeigte eine Subluxatio lentis. Der präoperative Visus lag zwischen Handbewegungen und 0,2 (Tabelle 1).

Tabelle 1. Präoperative Befunde bei drei weiblichen Patienten mit Aniridie

Patient	Alter	Heredität	Auge	Nystagmus	Visus	Tensio
1 G. K.	52 J.	aut.-dom.	R	nein	0,125	13
1 G. K.	52 J.	aut.-dom.	L	nein	0,2	15
2 U. S.	26 J.	aut.-dom.	L	ja	HBW	8
3 G. F.	25 J.	sporadisch	R	ja	0,05	12

Operatives Vorgehen

Alle Patienten wurden in Intubationsnarkose vom gleichen Operateur operiert. Nach corneoskleralem Zweistufenschnitt und Durchführung einer modifizierten Kapsulorhexis wurde der Linsenkern mittels Phakoemulsifikation entfernt und das Rindenmaterial mit dem Saug-/Spülgerät abgesaugt. Nach Entfaltung des Kapselsackes durch Injektion von Hyaluronsäure wurde jeweils eine Hinterkammerlinse gezielt in den Kapselsack implantiert. Verwendet wurden eine PMMA Disklinse mit 9 mm Optik und drei PMMA Linsen mit 7 mm Optik und Bügelhaptik. Abschließend wurde die Hyaluronsäure abgesaugt und der Wundverschluß mit fortlaufender corneoskleraler Kreuzstichnaht durchgeführt.

Postoperative Befunde (Tabelle 2)

Der operative und postoperative Verlauf war bei allen Patienten komplikationslos. Postoperative Druckanstiege wurden nicht beobachtet. Die postoperative Nachbeobachtungszeit betrug ein bis zwölf Monate, im Durchschnitt fünf Monate. Bei allen Augen war die Hinterkammerlinse gut zentriert (Abb. 2, 3). Bei allen Augen konnte eine Visusverbesserung erzielt werden, der

Tabelle 2. Postoperative Befunde

Patient	Auge	Nachbeobachtungszeit	Visus	Tension
1	R	5 Monate	0,4	14
1	L	1 Monat	0,25	9
2	L	3 Monate	0,3	6
3	R	12 Monate	0,1	18

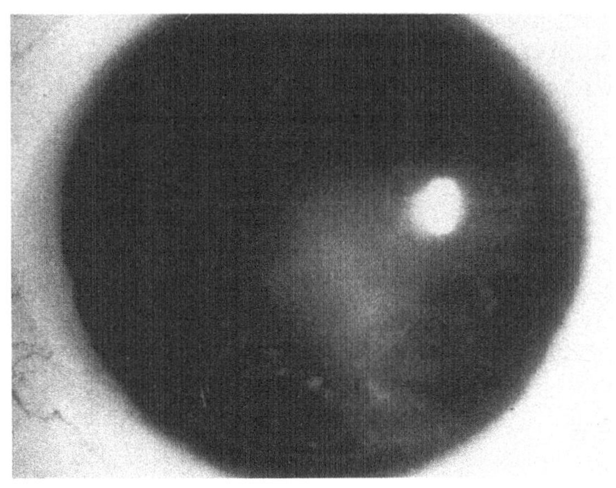

Abb. 1. Pat. 1, G. K., 52 J., hereditäre Aniridie. Rechtes Auge mit Kern- und Rindenkatarakt. Visus 0,125

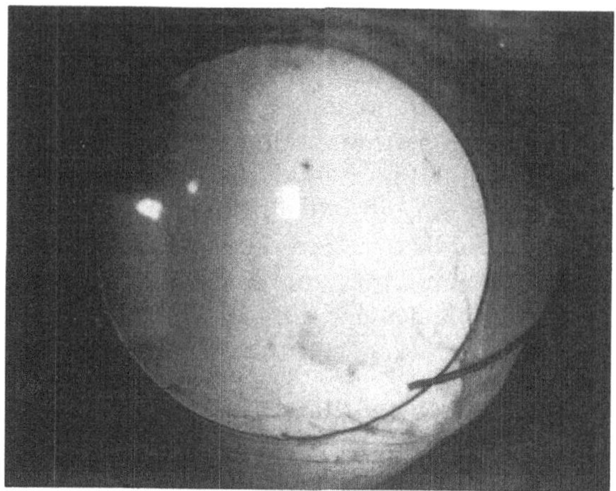

Abb. 2. Rechtes Auge im regredienten Licht eine Woche nach Hinterkammerlinsen- implantation

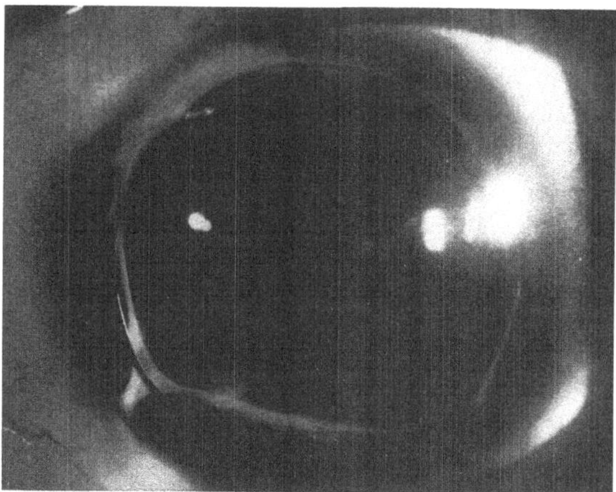

Abb. 3. Rechtes Auge 6 Monate nach Hinterkammerlinsen- implantation. Visus 0,4

postoperative Visus lag zwischen 0,1 und 0,4 (Tabelle 2). Bei einem Auge (Pat. 2) entwickelte sich ein Nachstar, der drei Monate postoperativ eine komplikationslos durchgeführte Nd-YAG-Kapsulotomie erforderlich machte.

Diskussion

Patienten mit Aniridie und Katarakt stellen den Augenarzt in mehrfacher Hinsicht vor Probleme. Erfolgt eine Kataraktextraktion ohne Kunstlinsenimplantation, so gestaltet sich ein Aphakieausgleich besonders schwierig: Eine Korrektur mittels Starbrille hat die bekannten optischen Nachteile und führt bei häufig vorliegendem Nystagmus nur zu unbefriedigenden Ergebnissen. Die Verträglichkeit von Kontaktlinsen ist aufgrund des bei Aniridie häufig beobachteten Pannus corneae und auch bei Nystagmus meist nicht gegeben, zudem erschwert ein aufgrund von Foveolahypoplasie herabgesetzter zentraler Visus den Umgang mit Kontaktlinsen. Aus diesen Gründen bietet sich ein Aphakieausgleich mittels intraokularer Kunstlinsen zur Vermeidung der genannten Nachteile und zur Vergrößerung des Gebrauchsgesichtsfeldes bei Patienten mit Aniridie an [10]. Die Fortschritte der Mikrochirurgie mit Operationsmikroskop und viskoelastischen Substanzen und die in den letzten Jahren gemachten guten Erfahrungen mit der Implantation von Hinterkammerlinsen auch bei jüngeren Patienten haben uns daher dazu angeregt, bei Patienten mit Aniridie und Katarakt den Versucht der Implantation von Hinterkammerlinsen zu unternehmen. Unsere bisher gemachten Erfahrungen scheinen diese Überlegungen zu bestätigen, die bisher operierten Patienten zeigten einen komplikationslosen Verlauf und waren subjektiv zufrieden. Wenn auch weitere Studien mit längerer Nachbeobachtungszeit bei den meist jüngeren Patienten erforderlich sind, so scheint die extrakapsuläre Katraktextraktion mit Hinterkammerlinsenimplantation bei Patienten mit Aniridie und Katarakt eine erfolgversprechende Möglichkeit der optischen Rehabilitation darzustellen.

Literatur

1. Elsas FJ, Maumenee IH, Kenyon KR, Yoder F (1977) Familial aniridia with preserved ocular function. Am J Ophthalmol 83:718–724
2. Flanagan JC, DiGeorge AM (1969) Sporadic aniridia and Wilms' tumor. Am J Ophthalmol 67:558–561
3. Green WR (1986) Uveal tract. In: Spencer WH (ed) Ophthalmic pathology, vol 3. Saunders, Philadelphia, pp 1390–1400
4. Hittner HM, Riccardi VM, Ferrell RE, Borda RR, Justice J (1980) Variable expressivity in autosomal dominant aniridia by clinical, electrophysiologic, and angiographic criteria. Am J Ophthalmol 89:531–539
5. Hittner HM, Riccardi VM, Francke U (1979) Aniridia caused by a heritable chromosome 11 deletion. Trans Am Acad Ophthalmol Otolaryngol 86:1173–1183
6. Layman PR, Anderson DR, Flynn JT (1974) Frequent occurrence of hypoplastic optic disks in patients with aniridia. Am J Ophthalmol 77:513–516
7. Mackman G, Brightbill FS, Opitz JM (1979) Corneal changes in aniridia. Am J Ophthalmol 87:497–502
8. Naumann GOH (1986) Uvea. In: Naumann GOH, Apple D (eds) Pathology of the eye, chap 8. Springer, Berlin Heidelberg New York Tokyo, p 419
9. Naumann GOH, Guggenmoos-Holzmann I, Händel A, Jonas J, Koniszewski G, Lang GK, Naumann LR, Nöding H, Ruprecht KW (1987) „Erlanger Augenblätter". Klin Monatsbl Augenheilkd 190:447–449
10. Rochels R (1987) Spezielle Indikationen zur endokapsulären Kunstlinsen-Implantation. Klin Monatsbl Augenheilkd 191:234–236
11. Ruprecht KW, Naumann GOH (1978) Aniridie und Wilms-Tumor. Ber Dtsch Ophthalmol Ges 75:588–590

Sekundäre Kunstlinsenimplantation

O.-E. Schnaudigel [1] und J. Hauck [1]

Zusammenfassung. Operationsweise, Komplikationen sowie Früh- und Spätergebnisse nach sekundärer Kunstlinsenimplantation werden dargestellt. 30 Augen mit 21 Vorderkammerlinsen (Dualens) und 9 Hinterkammerlinsen (SIMCOE) konnten mindestens ½ Jahr nach der Operation nachuntersucht werden. Bei geringer Komplikationsrate zeigten sich gute Visusergebnisse, trotzdem muß die Indikation zu dieser Operation sorgfältig gestellt werden.

Summary. Operation, complications as well as early and late results after secondary intraocular lens implantation are demonstrated. 30 eyes with 21 anterior chamber lenses (Dualens) and 9 posterior chamber lenses have been reexamined at least ½ year after the operation. There were good visual results with a low complication rate, nevertheless the indication for this operation should be discussed very carefully.

Einleitung

Die Ergebnisse nach sekundärer Vorder- und Hinterkammerlinsenimplantation müssen besonderen Ansprüchen genügen, denn die sekundäre Kunstlinsenimplantation ist ein erneuter intraokularer Eingriff zur Änderung des Aphakieausgleiches. Damit wird schon die spezielle Problematik dieses Eingriffes deutlich: Es wird in der Regel ein gut sehendes Auge operiert, weil entweder eine Kontaktlinse objektiv nicht vertragen wird oder weil eine Starbrille objektiv oder auch nur subjektiv störend ist.

Material und Methode

In der Frankfurter Universitäts-Augenklinik wurden in der Zeit von Januar 1987 bis September 1988 neben 2400 primären Hinterkammerlinsen bei insgesamt 30 Augen sekundär Kunstlinsen implantiert, davon 21 Vorderkammerlinsen und 9 Hinterkammerlinsen.

Nachdem bis 1982 meist eine Binkhorst-4-Schlingen-Linse mit all ihren Komplikationsmöglichkeiten implantiert worden war, fanden jetzt entweder eine Vorderkammerlinse aus PMMA (Dualens) oder eine Hinterkammerlinse vom Typ SIMCOE Anwendung [4]. Bei reizfreier ic-Aphakie wurde die Vor-

---

[1] Zentrum der Augenheilkunde, Klinikum der Johann-Wolfgang-Goethe-Universität Frankfurt, Theodor-Stern-Kai 7, D-6000 Frankfurt/Main

derkammerlinse gewählt, gelegentlich mußte Glaskörper mit Vitrektomie aus Vorderkammer und Pupillarbereich entfernt werden.

Bei ec-Aphakie mit einer hinteren Linsenkapsel wurde Nachstar, wenn vorhanden, abgesaugt. Synechien der Pupille wurden teils stumpf, teils scharf gelöst, bei Kapseldefekten mußte gelegentlich Glaskörper abgetragen werden, danach wurde die Hinterkammerlinse implantiert.

Ergebnisse

23 Augen konnten wir mindestens ½ Jahr postoperativ ($\varnothing$ 16 Monate) nachuntersuchen, davon 14 Augen mit Vorderkammerlinse und 9 Augen mit Hinterkammerlinse. *Intraoperativ* war es bei diesen Augen bei der Synechiolyse einmal zu einer Kapselruptur gekommen, eine Hinterkammerlinse konnte trotzdem ohne Spätkomplikationen implantiert werden, 2 Vorderkammerblutungen waren schon bei Entlassung verschwunden. Reizungen in der *frühen postoperativen Phase* waren bei Entlassung nach 3–5 Tagen verschwunden, eine dezentrierte IOL um 1 mm machte keine Beschwerden, ein Astigmatismus und eine Aderhautamotio hatten sich nach 6 Wochen zurückgebildet.

Bei der *Nachuntersuchung* hatte sich bei 4 Augen wieder ein *Nachstar* gebildet, bei 2 Augen war deswegen eine YAG-Laser-Kapsulotomie gemacht worden. 2 ic Pseudophakien hatten ein cystoides Maculaödem mit Visus 0,4. 2 Vorderkammerlinsen zeigten ovale *Pupillenentrundungen*, bei allen Vorderkammerlinsen waren bei der Gonioskopie die Bügel mehr oder weniger stark in die Iriswurzel eingelagert und nach hinten in Richtung sulcus ciliaris verlagert (24 von 28 Bügel) *Schwere Komplikationen* wie Keratopathie, Sekundärglaukom, Amotio retinae oder Endophthalmitis fanden wir nicht.

Der *Augeninnendruck* war in der postoperativen Phase zuerst um einige mm Hg erniedrigt, hatte sich aber bis zum Zeitpunkt der Nachuntersuchung wieder stabilisiert. Die *Sehschärfenwerte* werden vom Patienten besonders kritisch

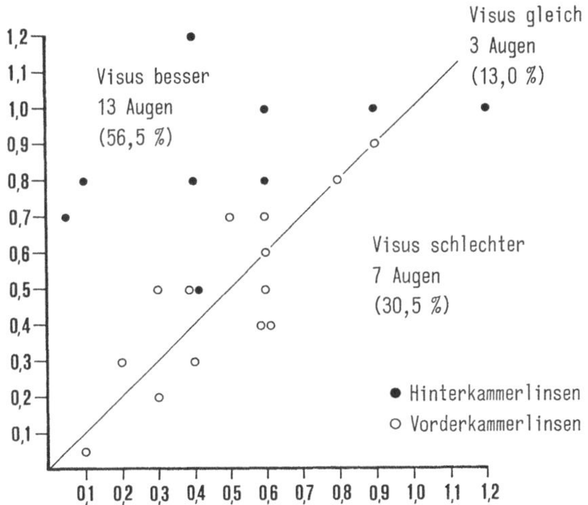

Abb. 1. Visusvergleich präoperativ/Nachuntersuchung

Tabelle 1. Intraoperative Maßnahmen im Rahmen der Sekundärimplantation

Vordere Vitrektomie	5
Synechiolyse	5
Nachstarabsaugung	6

Tabelle 2. Frühe postoperative Komplikationen

Geringe Keratopathie	3
Hyphäma bis 2 mm	4
Dezentrierung der IOL um 1 mm	1
Intraokularer Reizzustand	1
Passagerer Astigmatismus von 9 dpt	1
Aderhautabhebung	1

Tabelle 3. Befunde bei der Nachuntersuchung

Nachstar	4
Periphere vordere Synechie	1
Maculaödem	2
Dezentrierung der IOL	1
Pupillenentrundung	2

beobachtet, da ja ein meist gut sehendes Auge operiert wurde. Schon bei Entlassung hatten ⅔ der Patienten wieder den präoperativen Visus erreicht, bei der Nachuntersuchung entsprach in 87% der Visus dem Ausgangswert (20 von 23 Augen). Eine Verschlechterung um mehr als 2 Visusstufen fanden wir nicht (Tabelle 1–3; Abb. 1). Das *Stereosehen* war bei 80% (19 Patienten) besser als 200 Winkelsekunden. Der subjektive Eindruck war bei allen Patienten gut, sie hatten den Eingriff nicht bereut.

Diskussion

In der Literatur wird meist immer nur auf ein oder zwei Teilaspekte der Sekundärimplantation eingegangen. Vitrektomien sind in 8–69% erforderlich, bei uns waren es 23% [3, 7, 10, 12, 13, 15, 16]. Über eine *Endophthalmitis* berichten Faulborn et al. [5]. *Sekundärglaukome* in Früh- und Spätphase liegen zwischen 0 und 11% [2, 3, 10, 12, 13, 14–16]. *Endothelzellverluste* bis zu 15%, teils mit Keratopathien, werden beschrieben, Netzhautablösungen traten in bis zu 4% auf und zystoide Maculaödeme bis zu 17% [1–3, 10, 9, 13, 15, 16]. *Kammerwinkelbefunde* ähnlicher Art, allerdings bei primärer Vorderkammerlinsenimplantation, fanden Gnad et al. [6], Graf [8] und Huber-Spitzy et al. [11].

Mit der sekundären Kunstlinsenimplantation steht also eine Methode zur Verfügung, eine optische Rehabilitation zu erreichen, wenn andere Arten des Aphakieausgleiches versagt haben. Trotzdem sollte man sich der Tatsache bewußt werden, daß man ein im Prinzip gut sehendes Auge operiert und möglicherweise, wenn auch sehr selten, Komplikationen in Kauf nimmt. Unsere Vorsicht zeigt sich darin, daß nur 1,2% unserer Implantationen sekundär sind.

Literatur

1. Allarakhia L, Pearce JL (1989) Secondary intraocular lens implantation using Healon. Impl Ophthalmol 3:15–17
2. Azar RF (1978) Secondary implantation of intraocular lenses. Ann Ophthalmol 10:658–662
3. Cozean jr CH (1980) A longer view of secondary lens implantation with special emphasis on the role of the vitreous. Am Intraocular Impl Soc J 6:361–362
4. Doden W, Schnaudigel O-E, Welt R (1983) Erfahrungen mit verschiedenen Kunstlinsen. Klin Monatsbl Augenheilkd 182:263–264
5. Faulborn J, Mekler-Lupolover Y (1988) Sekundäre Hinterkammerlinsenimplantation. In: Jacobi KW, Schott K, Gloor B (Hrsg) 1. Kongreß der DGII. Springer, Berlin Heidelberg New York Tokyo
6. Gnad H, Skorpik C, Paroussis P, Radda TM, Klemen UM, Prskavec FM (1985) Spezifische Komplikationen mit Vorderkammer-, irisgestützten und Hinterkammerlinsen. Fortschr Ophthalmol 82:57–60
7. Graeber W (1983) Erfahrungen mit der Sekundärimplantation der CHOYCE Mark IX Vorderkammerlinse bei einseitiger Aphakie. Klin Monatsbl Augenheilkd 182:265–268
8. Graf HP (1986) Erfahrungen mit der Kelman Omnifit II Vorderkammerlinse. Klin Monatsbl Augenheilkd 188:433–435
9. Hardenberg FE (1977) Secondary intraocular lens implantation. Ophthalmic Surg 8:70–81
10. Harris WS, Fagadau WR, Hawk T (1987) Secondary implantation: Past and present. Impl Ophthalmol 1:48–51
11. Huber-Spitzy V, Grabner G, Steinkogler F-J, Stur M (1989) Semiflexible Vorderkammerlinsen. Spektr Augenheilkd 3:5–7
12. Kooner KS, Dulaney DD, Zimmerman TJ (1988) Intraocular pressure following secondary anterior chamber lens implantation. Ophthalmic Surg 19:274–276
13. Kraff MC, Sanders DR, Liebermann HD (1983) Secondary intraocular lens implantation. Ophthalmology 90:324–326
14. Lindstrom RL, Harris WS (1984) Secondary anterior chamber lens implantation. CLAO 10:133–135
15. Shammas HJF, Milkie CF (1983) Secondary lens implantation of anterior chamber lenses. Am Intraocular Impl Soc J 9:313–316
16. Wong SK, Koch DD, Emery JM (1987) Secondary intraocular lens implantation. J Cataract Refract Surg 13:17–20

Phakoemulsifikation mit Hinterkammerlinsenimplantation bei intraokularer Silikonöltamponade

U. Mester[1] und R. Grewing[1]

Zusammenfassung. In einem kleinen Prozentsatz von Netzhautablösungen stellt eine intraokulare Silikonöltamponade die einzige erfolgversprechende Therapiemöglichkeit dar. Dabei entwickelt sich in fast allen Fällen postoperativ eine Katarakt, falls das Silikonöl nicht kurz nach der Operation wieder entfernt wird. Dies ist jedoch mit einem erheblichen Risiko an Reablationes verbunden, nicht zuletzt wegen der erschwerten oder nicht mehr möglichen Fundusbeurteilung. Wir führen daher in Fällen mit Katarakt nach Silikonöltamponade zunächst eine Phakoemulsifikation mit Hinterkammerlinsenimplantation in den Kapselsack durch. Die Phakoemulsifikation hat hierbei den Vorteil des geschlossenen Systems: Trotz des Drucks des Silikonöls nach vorne kann die Operation bei normaler Vorderkammertiefe durchgeführt werden. Mit einer viskoelastischen Tamponade der Vorderkammer ist auch eine sichere Implantation der Linse in den Kapselsack möglich. Wir haben dieses Verfahren in 8 Fällen angewendet. Während des postoperativen Beobachtungszeitraums (3–36 Monate) zeigte sich kein Übertritt von Silikonöl in die Vorderkammer. Der beste Visus nach Wiederanlegen der Netzhaut und vor Eintrübung der Linse konnte wieder erreicht werden, obwohl in allen Fällen eine mehr oder weniger ausgeprägte zentrale Fibrosierung der Hinterkapsel vorlag. Die entscheidende Bedeutung für die Funktion hat in diesen Fällen jedoch die Netzhautsituation. Ein Patient, bei dem nach Silikonölentfernung eine YAG-Kapsulotomie bei ausgeprägter Kapselfibrose durchgeführt wurde, erfuhr dadurch keine weitere Visusverbesserung.

Wir sehen die wichtigsten Vorteile unseres Vorgehens darin, daß zum einen der Patient eine Funktionsverbesserung des operierten Auges erfährt, zum anderen der Operateur die Netzhautsituation ausreichend beurteilen kann. Die Entscheidung über eine Silikonölentfernung oder gegebenenfalls ergänzende retinologische Eingriffe kann somit kompetent getroffen werden.

Summary. Intraocular silicone oil tamponade is the only promising treatment option for a small percentage of retinal detachment cases. Postoperative cataract formation is almost inevitable if the silicone oil is not removed shortly after operation. However, this is associated with a considerable risk of reablation, due in part to the extreme difficulty of evaluating the fundus. We manage cataract secondary to silicone oil tamponade by phacoemulsification and the implantation of a posterior-chamber lens placed in the capsular bag. Phacoemulsification in these cases offers the advantage of a closed system: Despite the anterior pressure of the silicone oil, the operation can be performed with a normal anterior chamber depth. Viscoelastic tamponade of the anterior chamber is additionally useful for facilitating placement of the lens into the capsular bag. We have applied this technique in 8 cases. During the postoperative follow-up period of 3–36 months, we observed no leakage of silicone oil into the anterior chamber. Best visual acuity could be regained after reapposition of the retina and before opacification of the lens, although in all cases there was a more or less pronounced central fibrosis of the posterior capsule. But the most critical factor in terms of function in these cases is the condition of the retina. One patient who underwent a YAG capsulotomy for pronounced capsular fibrosis after removal of the silicone oil did not experience any further improvement of vision.

---

[1] Augenklinik der Bundesknappschaft, D-6603 Sulzbach/Saar

We feel that the most important advantages of our technique are that the patient experiences functional improvement in the operated eye, and that the operator can satisfactorily evaluate the condition of the retina. This lets him make a competent decision regarding the need for silicone oil removal or further operative procedures on the retina.

Einleitung

Die Eintrübung der Linse ist heute die häufigste Komplikation intraokularer Silikonöltamponade, falls die Linse nicht bei der Operation gleich mitentfernt wird, ein Vorgehen, welches wir nach Möglichkeit vermeiden. Ihre Ursache wird in einer metabolischen Störung im Bereich der Linsenrückfläche gesehen. Obwohl über eine Rückbildung der Linsentrübungen nach Entfernung des Silikonöls zwischen dem 15. und 45. postoperativen Tag berichtet wurde [7], konnten andere Arbeiten dies nicht bestätigen. Hinzu kommt, daß die sehr frühe Entfernung des Silikonöls mit einer Reablationshäufigkeit bis zu 30% verbunden ist. In der Regel ist daher nach einer Silikonöltamponate mit einer Katarakt zu rechnen. Die trübe Linse beeinträchtigt dabei nicht nur das der Netzhautsituation entsprechende Sehvermögen des Patienten, sondern verwehrt auch eine suffiziente Fundusbeurteilung. Das von anderen Autoren angegebene Verfahren der Silikonölentfernung mit nachfolgender Kataraktoperation ist daher nicht ohne Risiko, ebensowenig die Entfernung von Linse und Silikonöl in einer Sitzung. Wir bevorzugen aus diesen Gründen die Entfernung der Linse mittels Phakoemulsifikation, kombiniert mit einer Hinterkammerlinsenimplantation unter vorläufiger Belassung des Silikonöls.

Material und Methode

Zwischen 1987 und 1989 wurde bei 8 Patienten (Alter zwischen 15 und 75 J.) nach intraokularer Silikonöltamponade eine Phakoemulsifikation mit Implantation einer kapselsackfixierten Hinterkammerlinse durchgeführt. Die implantierten Hinterkammerlinsen haben eine 6,0-mm-PMMA-Optik sowie modifizierte C-Schlaufen aus Polypropylen (U 106 G und U 106 D, Fa. IOLAB; CM 15 U, Fa. Intraoptics).

Die Kapsulotomie konnte aufgrund der fibrotisch verdickten Linsenvorderkapsel nicht mittels Kapsulorhexis durchgeführt werden, daher wurde die Can-opener-Technik benutzt. Die Indikation zur Ablatiooperation mit Vitrektomie und intraokularer Silikonöltamponade bestand in 7 Fällen in einer PVR-Ablatio Stadium D I–III, darunter 2 Augen mit diabetischer Vitreoretinopathie. In 1 Fall lag eine Riesenrißablatio vor. Der Zeitraum zwischen Ablatiooperation mit intraokularer Silikonöltamponade und Kataraktoperation betrug im Durchschnitt 8 Monate (zwischen 2 und 13 Monaten).

Der postoperative Beobachtungszeitraum nach Kataraktoperation lag zwischen 3 und 36 Monaten (Mittel: 12 Monate).

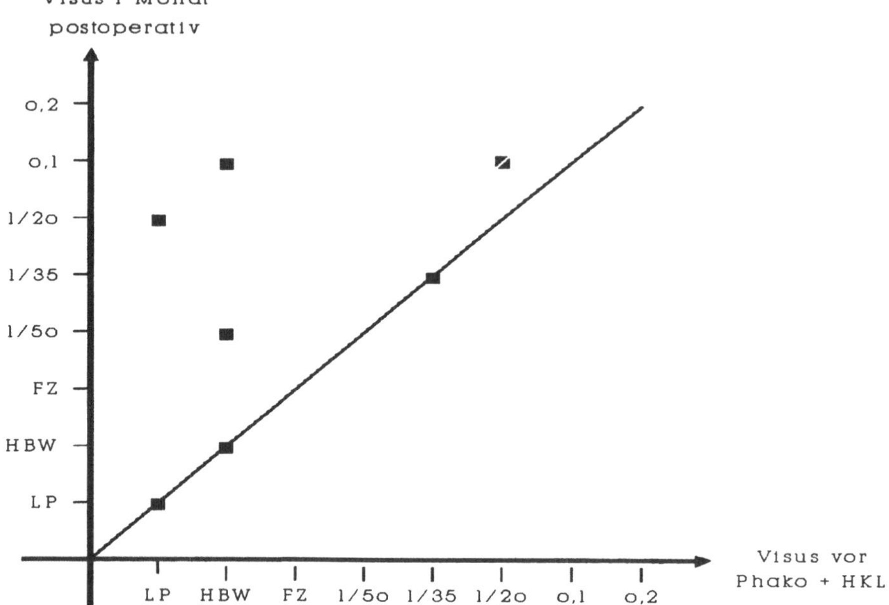

Abb. 1. Visus vor und nach Phakoemulsifikation der Linse und Hinterkammerlinsenimplantation bei intraokularer Silikonöltamponade

Ergebnisse

Durch die Phakoemulsifikation als geschlossenes System konnte eine Schädigung von Linsenhinterkapsel und Zonulaapparat sicher vermieden werden. Dadurch kam es in keinem der Fälle intra- oder postoperativ zu einem Übertritt von Silikonöl in die Vorderkammer, die kapselsackfixierte Hinterkammerlinse war postoperativ gut zentriert. In allen Fällen bestand eine mehr oder weniger ausgeprägte Kapselfibrose.

Der Anstieg der Sehschärfe postoperativ betrug im Mittel 2 Linien (Abb. 1). In allen 8 Fällen lag die Netzhaut postoperativ an. Aufgrund der deutlich verbesserten Fundusbeurteilung wurden 2 Patienten 3 bzw. 8 Monate postoperativ aufgrund einer Reablatio durch ergänzende skleraeindellende Maßnahmen bei bestehender intraokularer Silikonöltamponate erfolgreich reoperiert.

Diskussion

Es ist schwer, generell einen bestimmten Zeitpunkt für die Entfernung des Silikonöls nach erfolgter Netzhauttamponade anzugeben. So nahmen Cox und Mitarbeiter von einer routinemäßigen Entfernung des Silikonöls nach Erreichen des anatomischen Erfolgs aufgrund einer Reablatiorate von 30%

wieder Abstand [3]. Sie empfahlen später eine Silikonölentfernung frühestens nach 3 Monaten. Gonvers hingegen führte routinemäßig eine Silikonölentfernung nach ca. 6 Wochen durch. Jedoch auch bei dieser sehr frühen Silikonölentfernung entwickelten 78% der präoperativ klaren Linsen eine Trübung, so daß 44% der Linsen während der Silikonölentfernung und weitere 18% der Linsen zu einem späteren Zeitpunkt entfernt werden mußten [5]. Dies zeigt, daß die Kataraktentwicklung auch bei früher Silikonölentfernung nicht vermieden werden kann, auch wenn es in den ersten Tagen nach Silikonölentfernung zu einer Rückbildung von hinteren subkapsulären Vakuolen kommen kann [6].

Die Linsentrübung bei intraokularer Silikonöltamponade ist in erster Linie eine Trübung der hinteren Rinde, später kombiniert mit einer Nukleosklerose [2]. Ihre Ursache liegt wahrscheinlich nicht in einer toxischen Wirkung des Silikonöls, sondern in einer metabolischen Störung im Bereich der Hinterkapsel. Bereits 1968 berichtete Okun über eine extrakapsuläre Kataraktextraktion nach intraokularer Silikonöltamponade [9]. Andere Autoren hingegen bevorzugen die intrakapsuläre Kataraktextraktion mit Ando-Iridektomie. Hierbei werden einerseits Probleme aufgrund der fast immer vorhandenen Kapselfibrose umgangen – andererseits wird der Tatsache Rechnung getragen, daß es auch nach extrakapsulärer Kataraktextraktion zu Übertritt von Silikonöl in die Vorderkammer kommt [4]. Die Ursache des Übertritts von Silikonöl in die Vorderkammer nach extrakapsulärer Kataraktextraktion ist vor allem in der Ruptur von Zonulafasern während der Kernexprimierung sowie in intraoperativen Druckschwankungen in der Vorderkammer zu sehen. Daher führen wir die Kataraktoperation bei intraokularer Silikonöltamponde mittels Phakoemulsifikation mit anschließender Kapselfixation einer Hinterkammerlinse in den Kapselsack durch. Durch das bei der Phakoemulsifikation vorliegende geschlossene System werden größere Druckschwankungen in der Vorderkammer vermieden. In keinem der operierten Fälle kam es zum Übertritt von Silikonöl in die Vorderkammer.

Der Visusanstieg betrug im Durchschnitt 2 Zeilen. Die Ursache für die bescheidene Funktion dieser Augen sehen wir vor allem im Netzhautbefund und weniger in der fast immer vorhandenen Verdickung bzw. Fibrosierung der Hinterkapsel. Dies fanden wir in einem Fall bestätigt, wo 19 Monate nach Kataraktoperation und 1 Monat nach Silikonölentfernung eine Neodym-YAG-Laser-Kapsulotomie durchgeführt wurde, die jedoch zu keiner weiteren Visusverbesserung führte. Über vergleichbare Ergebnisse nach Vitrektomie und intraokularer Silikonöltamponade – allerdings bei Riesenrissen – berichteten Billington und Leaver [1]. Hierbei wurde 6–18 Monate postoperativ bei anliegender Netzhaut an 6 Augen eine Kataraktoperation durchgeführt – entweder mittels Pars-plana-Lensektomie oder konventioneller intra- oder extrakapsulärer Operationstechnik. 4 Augen erreichten eine Visusverbesserung um mindestens 2 Linien. Hierbei ist jedoch zu berücksichtigen, daß die zu erwartende Sehschärfe nach Riesenrißablatio höher anzusetzen ist als nach PVR-Ablation D I–III. So stieg der Visus bei unserem Patienten mit Riesenrißablatio nach Kataraktoperation um 5 Linien.

Bei allen Augen kam es zu einer wesentlichen Verbesserung der Fundus-beurteilung. Dadurch konnte die Entscheidung zur Silikonölentfernung kom-petenter als praeoperativ getroffen werden. Ein zusätzliches Problem bei Lin-sentrübungen nach Silikonöltamponade liegt ja darin, daß eine exakte Fun-dusdiagnostik nicht möglich ist, und die Ultraschalluntersuchung wegen des Silikonöls keine Aussage erlaubt. Auch vor Silikonölentfernung stellt die er-neute Netzhautablösung eine wichtige Komplikation dar. So berichten Cox et al. in 16% der Fälle [3]; Chan u. Okun in 19% [2] und Zilis et al. in 15% [10] über erneute Eingriffe wegen Reablatio retinae.

In unserem Patientengut war bei 8 Patienten die Kataraktoperation Vor-aussetzung, um Einzelheiten der Netzhaut wieder erkennen zu können. Dar-aufhin konnten 2 Patienten aufgrund einer Reablatio erfolgreich mit skleraein-dellenden Maßnahmen behandelt werden. Unser Vorgehen bei Katarakten nach intraokularer Silikonöltamponade weist folgende Vorteile auf: Trotz der zunächst verbleibenden mehr oder weniger fibrotischen Hinterkapsel kann eine Visusverbesserung erreicht werden, welche der Netzhautsituation ent-spricht.

Die Phakoemulsifikation als geschlossenes System verhindert eine intra-operative Läsion der Hinterkapsel bzw. des Zonulaapparates, verringert somit die Wahrscheinlichkeit des Eintritts von Silikonöl in die Vorderkammer mit den bekannten Folgeschäden. Die Implantation einer Hinterkammerlinse in den Kapselsack schafft ein stabiles Diaphragma, welches auch postoperativ den Durchtritt von Silikonöl verhindert. Die exakte Fundusbeurteilung bei erhaltener Silikonöltamponade gestattet falls erforderlich ergänzende retino-logische Eingriffe, so daß eine Entfernung des Silikonöls bei gesichert stabilen Netzhautverhältnissen zu einem späteren Zeitpunkt möglich ist.

Literatur

1. Billington BM, Leaver PK (1986) Vitrectomy and fluid silicone oil exchange for giant retinal tears: results at 18 months. Graef's Arch Clin Exp Ophthalmol 224:7–10
2. Chan D, Okun E (1986) The question of ocular tolerance to intravitreal liquid silicone. Ophthalmology 93:651–660
3. Cox MS, Trese MT, Murphy P (1986) Silicone oil for advanced proliferative vitreoreti-nopathy. Ophthalmology 93:646–650
4. Glaser MS, Michels RG (1989) Surgical retinal. In: Ryan SY (ed) Retina, vol 3. Mosby, St Louis
5. Gonvers M (1985) Temporary silicone oil tamponade in the management of retinal detachment with proliferative vitreoretinopathy. Am J Ophthalmol 100:239–245
6. Grey RHB, Leaver PK (1977) Results of silicone oil injection in massive preretinal retraction. Trans Ophthalmol Soc UK 97:238–241
7. Kroll P, Hennekes R, Berg P (1985) Linsentrübungen nach intravitrealer Silikoninjek-tion. Fortschr Ophthalmol 82:235–236
8. Leaver PK, Grey HB, Garner A (1979) Silicone oil injection in the treatment of massive preretinal retraction. II. Late complications in 93 eyes. Br J Ophthalmol 63:361–367
9. Okun E (1968) Intravitreal surgery utilizing liquid silicone – a long term follow-up. Trans Pac Coast Otoophthalmol Soc 49:141–159
10. Zilis JD, McCuen BW, de Juan E, Stefansson E, Machemer R (1989) Results of silicone oil removal in advanced proliferative vitreoretinopathy. Am J Ophthalmol 108:15–21

IOL-Implantation im Kapselsack bei Patienten mit Exfoliationssyndrom

D. Epstein [1], P. Niemäle [2] und G. Thurfjell [2]

Zusammenfassung. Bei Augen mit Exfoliationssyndrom sind Kapsel und Zonulafasern pathologisch verändert. Deswegen wird vor IOL-Implantation im Kapselsack gewarnt und die Sulcuslage bevorzugt. In einer retrospektiven Untersuchung wurden 50 Exfoliationsaugen analysiert. In 44 der Augen wurde die IOL im Kapselsack implantiert. In keiner dieser Augen hat die Manipulation der IOL im Kapselsack zu intraoperativen Komplikationen geführt. Bei einer durchschnittlichen Nachkontrollzeit von 25,2 Monaten wurde nicht eine einzige IOL-Dislokation festgestellt. Als vorläufige Schlußfolgerung wird behauptet, daß auch das Exfoliationsauge ohne Komplikationen die Vorteile der Kapselsackimplantation genießen kann.

Summary. Eyes with exfoliations exhibit pathological changes in the lens capsule and the zonulae. It is therefore often recommended that in-the-bag placement be avoided in favor of sulcus implantation. Fifty exfoliation eyes were analysed in a retrospective study. The IOL was placed in the bag in 44 of these eyes. In none of these did the manipulation of the IOL in the bag cause any intraoperative complications. Not a single case of IOL dislocation was seen after a mean follow-up time of 25.2 months. It would appear that in-the-bag IOL placement in exfoliation patients need not lead to complications.

Die extrakapsuläre Kataraktextraktion bei Patienten mit Exfoliationssyndrom geht mit einem deutlich erhöhten intraoperativen Risiko einher [3, 4, 6, 7, 10]. In der Regel wird empfohlen, bei diesen Patienten die Hinterkammerlinsenimplantation in den Sulcus ciliaris durchzuführen.

Diese Empfehlung scheint logisch zu sein, denn Exfoliationsaugen zeigen Degeneration und Fragmentierung der Zonulafibrillen in der Nähe der Ziliarfortsätze [5]. Dadurch wird die Kapsel instabil und sollte nicht mit einer IOL Implantation und Rotation zusätzlich belastet werden.

Um diese Logik zu testen, haben wir eine retrospektive Pilotstudie ausgeführt, als Vorstudie zu einer jetzt laufenden prospektiven Untersuchung.

Das Exfoliationssyndrom

Elektronmikroskopische Untersuchungen zeigen, daß Exfoliationsmaterial aus Fibrillen besteht, die in einer amorphen Matrix liegen [9]. Man findet

[1] Department of Ophthalmology, University Hospital, S-751 85 Uppsala
[2] Augenklinik, Gällivare

Exfoliationsmaterial innerhalb Epithelzellen und auf pathologischen Basalmembranen. Mehrere Untersucher postulieren deswegen, daß Exfoliationsmaterial vom Linsenepithel, Irisepithel und Ziliarkörperepithel stammt, möglicherweise als Ausdruck für eine metabolische Anomalie.

Sämtliche Strukturen im vorderem Segment sind im Exfoliationssyndrom beteiligt: das Trabekelwerk, die vorderen und hinteren Irisflächen, die vordere Linsenkapsel, die Zonulafasern und die vordere Glaskörperfläche [5].

Angaben über die Prävalenz von Exfoliationen variieren ganz erheblich. Hierbei spielen Untersuchungstechnik (insbesondere Pupillenerweiterung) und geographische Unterschiede eine große Rolle. Forsius [2] hat Finnen, Eskimos in Grönland, Kanada und Alaska, Isländer, Indianer, und vier verschiedene Nationalitäten in der Sowjetunion untersucht. Die von Forsius gefundene Prävalenz variierte zwischen 0% für Eskimos und 21% für Finnen über 60 Jahre.

Das Exfoliationssyndrom ist kein harmloser Zustand, sondern eine Erkrankung des vorderen Augensegmentes. Im Zusammenhang mit der extrakapsulären Kataraktchirurgie stehen die Zonulafaserndefekte im Vordergrund. Es gibt aber auch Hinweise dafür, daß die Kapsel des Exfoliationsauges dünner ist als im gesunden Auge [8]. Außerdem erhöht die intraoperativ ungenügende Mydriasis das Risiko für Komplikationen [1].

Patienten und Methoden

Aus einer Gruppe von 226 unselektierten, konsekutiven extrakapsulären Kataraktextraktionen wurden sämtliche Exfoliationsfälle analysiert. Es handelte sich hierbei um 48 Patienten (50 Augen), 32 Frauen und 16 Männer, im Alter zwischen 47 und 93 Jahren (Durchschnittsalter 77,6 Jahre). Der intraokuläre Druck der Patienten lag zwischen 10 und 27 mm Hg, durchschnittlich bei 16,3 mm Hg. Die Exfoliationsgruppe enthielt 18 Glaukomaugen.

Bei den Eingriffen wurde die sog. „Envelope"-Technik verwendet. Bei 6 Fällen von Glaskörperverlust mußte man intraoperativ die Strategie ändern.

Wegen ungenügender Mydriasis wurde bei 31 Augen eine Sektoriridotomie und bei 7 Augen Sphinkterektomien durchgeführt.

Ergebnisse

Intraoperativ kam es bei 6 von den 50 Exfoliationsaugen (12%) zu Glaskörperverlust. Insgesamt in 4 Fällen wurde eine Ruptur von Zonulafasern beobachtet. Nur in 2 von diesen Augen kam es jedoch zu einem Glaskörperverlust. Keine Kapsel- oder Zonulafasernrupturen wurden während der eigentlichen Implantation oder Rotation verursacht.

Wegen Glaskörperverlust konnte Implantation im Kapselsack (J-loop-Linsen) nur in 44 Augen durchgeführt werden. In 4 Fällen wurden die Linsen im

Sulcus ciliaris implantiert, und in 2 Augen wurden flexible Vorderkammerlinsen verwendet.

Bei einer durchschnittlichen Nachkontrollzeit von 25,2 Monaten wurde keine einzige Linsendislokation im Sinne „Sunset" oder „Sunrise" festgestellt. Der postoperative Visus lag zwischen 0,1 und 1,0, durchschnittlich bei 0,65, und der postoperative intraokuläre Druck zwischen 8 und 25 mm Hg (im Durchschnitt 14,6 mm Hg).

Diskussion

Die hohe Anzahl (12%) von Augen mit Glaskörperverlust stimmt gut überein mit den Beobachtungen anderer Untersucher, die die intraoperativen Komplikationen bei Exfoliationsfällen analysiert haben. Naumann [6] hat in einer prospektiven Studie festgestellt, daß bei Augen mit Exfoliationen, Korpusverlust mit 11,1% hochsignifikant häufiger auftraten als bei Augen ohne Exfoliationen (1,6%). Hövding [4] beobachtete Kapsel- und Zonulafasernrupturen bei 17,9% einer Gruppe Exfoliationsaugen, und bei 5,6% von Fällen ohne Exfoliationen, ein statistisch signifikanter Unterschied.

Zwei von unseren 6 Glaskörperverlustaugen wurden von den relativ unerfahrenen Assistenzärzten operiert. Wir sind aber ganz der Meinung von Naumann [6] und anderen, die darauf bestehen, daß die extrakapsuläre Kataraktextraktion beim Exfoliationssyndrom von besonders erfahrenen Chirurgen durchgeführt werden soll.

In bezug auf Visus und intraokularen Druck haben sich die Exfoliationsaugen postoperativ nicht von den exfoliationsfreien Augen unterschieden. Im Rahmen der angegebenen Nachkontrollzeit ist auch keine Intraokularlinsendislokation vorgekommen.

Als vorläufige Schlußfolgerung möchten wir behaupten, daß auch das Exfoliationsauge (wenn keine Hinweise auf Zonuladefekte vorliegen) ohne Komplikationen die anerkannten Vorteile der Kapselsackimplantation genießen kann.

Literatur

1. Carpel EF (1988) Pupillary Dilation in Eyes with Pseudoexfoliation Syndrome. Am J Ophthalmol 105:692–694
2. Forsius H (1988) Exfoliation syndrome in various ethnic populations. Acta Ophthalmol (Suppl) 184:71–85
3. Guzek JP, Holm M, Cotter JB, Cameron JA, Rademaker WJ, Wissinger DH (1987) Risk factors for intraoperative complications in 1000 extracapsular cataract cases. Ophthalmology 94:461–466
4. Hövding G (1988) The association between fibrillopathy and posterior capsular/zonular breaks during extracapsular cataract extraction and posterior chamber IOL implantation. Acta Ophthalmol 66:662–666
5. Morrison JC, Green WR (1988) Light microscopy of the exfoliation syndrome. Acta Ophthalmol (Suppl) 184:5–27

6. Naumann GOH, Küchle M, Schönherr U et al. (1989) Pseudoexfoliationssyndrom als Risikofaktor für Glaskörperverlust bei der extrakapsulären Kataraktextraktion. Fortschr Ophthalmol 86:543–545
7. Raitta C, Setälä K (1986) Intraocular lens implantation in exfoliation syndrome and capsular glaucoma. Acta Ophthalmol 64:130–133
8. Ruotsalainen J, Tarkkanen A (1987) Capsule thickness of cataractous lenses with and without exfoliation syndrome. Acta Ophthalmol 65:444–449
9. Seland JH (1988) The ultrastructural changes in the exfoliation syndrome. Acta Ophthalmol (Suppl) 184:28–34
10. Skuta GL, Parrish RK, Hodapp E, Forster RK, Rockwood EJ (1987) Zonular dialysis during extracapsular cataract extraction in pseudoexfoliation syndrome. Arch Ophthalmol 105:632–634

Multifokallinsen

Refraktive intraokulare Optik

K. Krause[1]

Teilchen- und Wellenbild des Lichts

Wie in den meisten Teilbereichen der Physik, besteht auch in der Optik das Dilemma einer prinzipiellen Unanschaulichkeit: Licht selbst ist unsichtbar, allein beleuchtete Gegenstände können wir wahrnehmen. Dennoch braucht man nicht zu verzagen; es gibt nämlich höchst einprägsame Bilder, Modelle des Lichts, mit denen sich alle optischen Gesetze und Phänomene deuten und verstehen lassen. Man muß sich nur von der Vorstellung befreien, das Licht selbst – also das Wesen des Lichts – verstehen zu können, und sich bewußt sein, daß man stets in Modellen denkt und rechnet, die – wenn sie brauchbar und nützlich sein sollen – Phänomene beschreiben können und vor allem auch das Verhalten von Licht unter bestimmten Bedingungen voraussagen können [9]. Eine gute Einstellung, nicht nur in der Optik, ist es, immer das einfachste Modell zu benutzen.

Die herkömmlichen, fast schon klassischen Bilder, die man sich vom Licht macht, sind das Teilchen- oder Korpuskularmodell, das auf Newton (1643–1727) zurückgeht, und die Wellen- oder Ondulationstheorie, die von Huygens (1629–1695) stammt. Im Teilchenbild hat man sich Licht als eine Folge von Korpuskeln, die man heute Lichtquanten oder Photonen nennt, vorzustellen. In diesem Modell läßt sich z. B. besonders einfach und anschaulich die Reflexion des Lichts (Abb. 1) an spiegelnden Oberflächen deuten. Weitaus schwieriger, aber durchaus möglich, geschieht das auch im Wellenbild. Nach Huygens hat man sich jeden Punkt einer Wellenfront als Ausgangspunkt einer sich kugelförmig ausbreitenden Elementarwelle vorzustellen; die aus der Überlagerung dieser Elementarwellen resultierende Welle stellt die reflektierte Wellenfront dar (Abb. 1). Die Reflexion läßt sich also, zumindest phänomenologisch betrachtet, durch beide Modelle gut beschreiben. Es gibt aber optische Effekte, die nur in einem der beiden Modelle gedeutet werden können, während das jeweils andere völlig versagt. Dies sind die Interferenz von Licht, die nur befriedigend durch die Wellentheorie zu erfassen ist, und der Einstein'sche lichtelektrische Effekt, der allein im Teilchenbild zu begreifen ist [9]. Licht ist also weder Welle noch Korpuskel: man spricht von einem Dualismus Welle – Korpuskel.

---

[1] Universitäts-Augenklinik Münster, Domagkstraße 15, D-4400 Münster

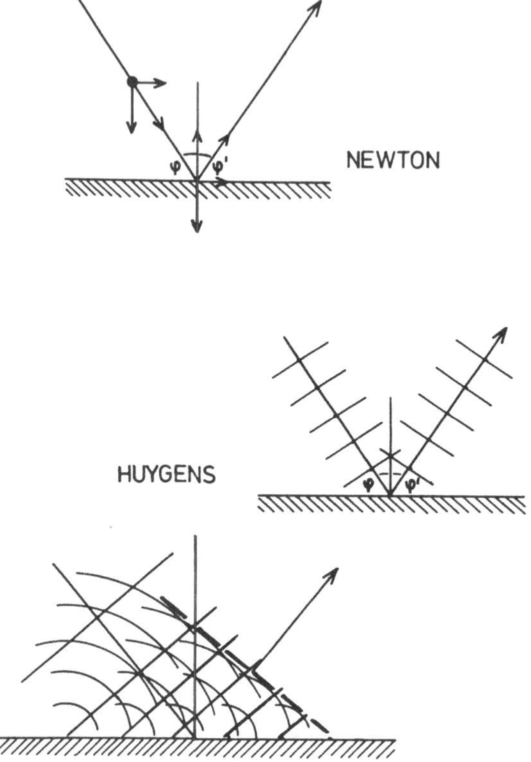

Abb. 1. Die Reflexion von Licht im Korpuskelbild nach Newton (*oben*) und im Wellenbild von Huygens (*Mitte* und *unten*). Die Vorstellung vom Licht als Teilchen, das an einer glatten Fläche reflektiert wird ist unmittelbar einleuchtend und entspricht der Erfahrung. Im Wellenbild ist jeder Punkt einer Wellenfront (dargestellt als senkrecht zur Ausbreitungsrichtung verlaufende Strecke) Ausgangspunkt einer Elementarwelle, also auch insbesondere der Punkt der Wellenfront, die in der unteren Abbildung gerade die reflektierende Fläche berührt; die sich ausbreitende Elementarwelle ist als kleiner Kreisbogen eingezeichnet. Wenige Augenblicke später ist ein anderer Berührungspunkt Ausgangspunkt einer Elementarwelle, usw. Es ergibt sich eine Einhüllende aller Elementarwellen: die reflektierte Wellenfront

In dem Bereich der Ophthalmologie nun, der sich mit intraokularen Linsen beschäftigt, steht man heute vor dem gleichen Problem wie in der Physik vor rund 100 Jahren: herkömmliche, „refraktive" intraokulare Linsen lassen sich im Teilchenbild durch die Strahlenoptik beschreiben, die Wirkung der neuen, „diffraktiven" intraokularen Linsen kann nur im Wellenbild gedeutet werden. In der Physik gibt es bereits eine vereinfachende Theorie, die maßgeblich von Feynman (1913–1988) gestaltete Quantenelektrodynamik [2], ein sehr abstraktes Modell, in dem völlig neue Wege in der Vorstellung vom Licht und dessen Wechselwirkung mit der Materie beschritten werden, die hier aber nicht nachvollzogen werden sollen. Es gibt nämlich einfachere Wege, die Wirkung intraokularer Linsen zu verstehen: die Strahlenoptik und die Wellenoptik [3].

Die IOL im Modell des Refraktionsdefizits

Aphake, also i. a. extrem hyperope Augen, lassen sich gedanklich beschreiben als emmetrope Augen, kombiniert mit einem Refraktionsdefizit (Abb. 2), das in diesem Falle eine Zerstreuungslinse darstellt [6]. Die Korrektion der Fehlsichtigkeit – das ist nichts anderes als die Neutralisation des Refraktionsdefizits – geschieht klassisch durch ein Brillenglas oder durch eine Kontaktlinse

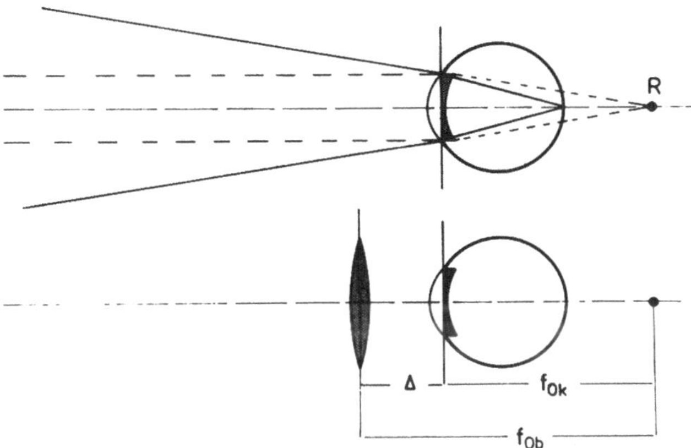

Abb. 2. Das aphake Auge im Modell des Refraktionsdefizits. Das aphake Auge setzt sich gedanklich zusammen aus einem emmetropen Auge und einem Refraktionsdefizit (*RD*), das die Form einer Zerstreuungslinse annimmt (*oben*) und so die Hyperopie erzeugt. Korrigiert wird das RD genau durch jenes Brillenglas, dessen bildseitiger Brennpunkt mit dem objektseitigen Brennpunkt des RD ($F^{(-)}$) zusammenfällt. Die Differenz der Brennweiten f_{RD} und f_{BG} entspricht in Näherung dem Hornhautscheitelabstand HSA. Die Vergrößerung V des Systems berechnet sich nach $V = f_{BG}/f_{RD}$

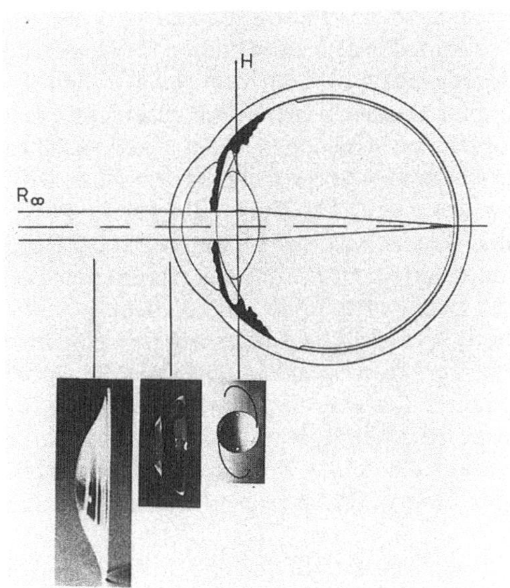

Abb. 3. Die Möglichkeiten der Aphakiekorrektion durch Brillenglas, Kontaktlinse und IOL, Nur die IOL korrigiert am Ort des Refraktionsdefizits; in den anderen Fällen entsteht ein Galileisches Fernrohr. Für die IOL ist in Abb. 2 HSA = 0 und die Vergrößerung V = 1

oder aber durch eine intraokulare Linse (Abb. 3). Von allen 3 genannten Korrektionsmöglichkeiten hat die intraokulare Linse optisch den besonderen Vorteil, daß sie am Ort des Refraktionsdefizits wirkt. Es entsteht also nicht mehr wie bei den herkömmlichen Korrektionsmitteln ein Galilei-Fernrohr mit dem Refraktionsdefizit als Okular und dem Brillenglas oder der Kontaktlinse als

Objektiv. Bei der Verwendung der intraokularen Linse entfallen somit alle störenden Eigenschaften, die sich aus dem Aufbau eines Fernrohres ergeben: dem Patienten ungewohnte Vergrößerungsverhältnisse und anamorphotische Verzerrungen, soweit ein stärkerer Astigmatismus vorliegt. Insbesondere Aniseikonie-Probleme bei der einseitigen Aphakie treten nicht mehr auf; vorausgesetzt, die optische Wirkung der intraokularen Linse ist nach den gängigen Meß- und Rechenvorschriften bestimmt worden und vorausgesetzt, die intraokulare Linse wird auch wirklich an dem Ort implantiert, für den sie konstruiert und berechnet wurde [1].

Es ist üblich, die optische Wirkung intraokularer Linsen so zu planen, daß Emmetropie oder eine geringgradige Myopie entsteht, damit sich der meist ältere Patient möglichst auch ohne zusätzliche Brillenkorrektion sicher im Raum bewegen kann und auch in der Nähe nicht ganz hilflos ist. Die verbleibende Fehlsichtigkeit, einschließlich eines Astigmatismus, muß durch eine Brille korrigiert werden; das gilt natürlich auch für die Presbyopie. Schön wäre es, wenn nach Implantation einer intraokularen Linse mit der Korrektion der Aphakie gleichzeitig auch die lästige Presbyopie beseitigt werden könnte.

Bifokale IOL

Bei Brillengläsern ist der parallele Ausgleich der Fehlsichtigkeit und der Alterssichtigkeit durch die technisch außerordentlich aufwendige Entwicklung von Gleitsichtgläsern sehr gut gelungen. Das Problem, zum Scharfsehen die Optik auf den geforderten Abstand abzustimmen, wird durch geschickte Verteilung verschiedener, „gleitender" optischer Wirkungen in dem Brillenglas so gelöst, daß der Brillenträger je nach Abstand und Sehaufgabe den Blick hebt oder senkt und so die optische Achse des Auges das Brillenglas genau an der Stelle „passender" Wirkung schneidet. Dieses Verfahren kann kaum bei Kontaktlinsen und erst Recht nicht bei intraokularen Linsen angewandt werden, da diese Korrektionsmittel natürliche Blickbewegungen mitvollziehen.

Zwei Lösungen bieten sich an, auch intraokulare Linsen auf verschiedene Entfernungen auszurichten: man teilt die Linse – ganz ähnlich wie bei einem Bifokalglas – in zwei Sektoren, von denen der eine die optische Wirkung für die Nähe, der andere die für die Ferne enthält (Abb. 4); oder man nutzt die Beugung des Lichts aus, indem man auf der Linse Zonenplatten einschleift (Abb. 5), so daß durch Interferenz der Lichtwellen verschiedene Brennweiten der Gesamtlinse erzeugt werden [5].

Bei den bifokalen intraokularen Linsen irritiert auf den ersten Blick, daß ja stets ein scharfes Bild sowohl der Nähe als auch der Ferne im Bereich der Makula entsteht. In der Regel befinden sich aber in vivo auf der optischen Achse beim Blick in die Ferne keine Objekte in der Nähe; gleichermaßen gibt es keine fern gelegenen Gegenstände beim Blick in die Nähe, z. B. beim Lesen [10]. Die gleichzeitig scharfe Abbildung von Ferne und Nähe dürfte also weniger stören als zunächst angenommen, zumal ja auch cerebral die Aufmerksamkeit auf eines der beiden Bilder gelenkt werden kann.

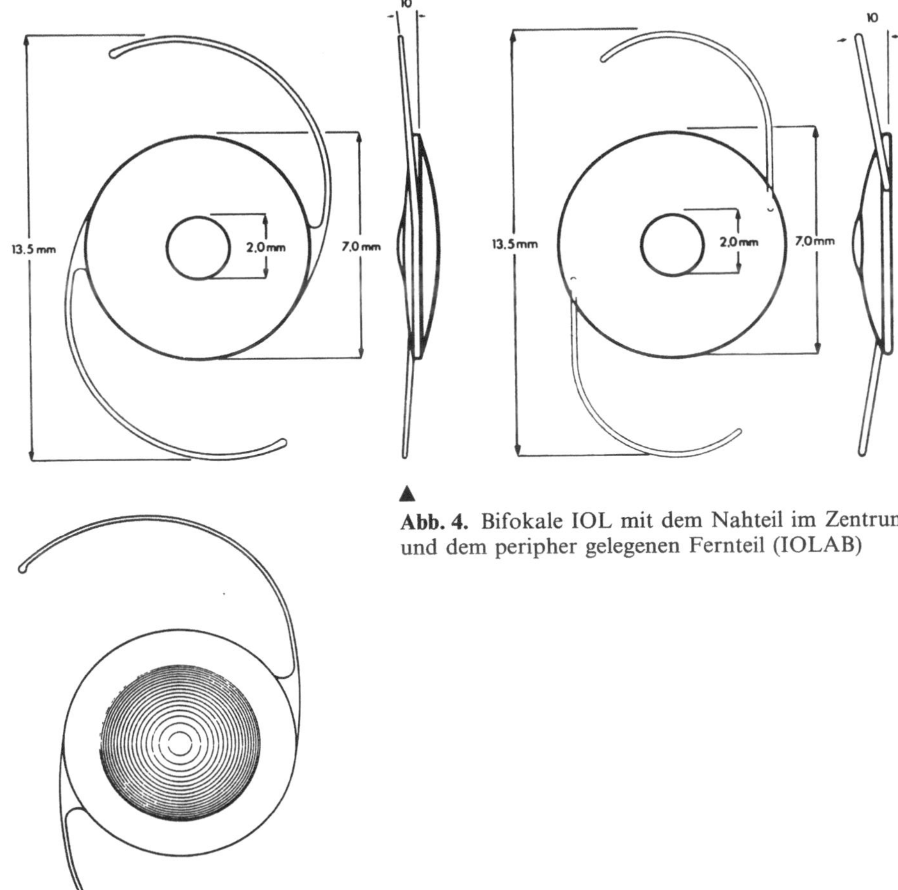

▲
Abb. 4. Bifokale IOL mit dem Nahteil im Zentrum und dem peripher gelegenen Fernteil (IOLAB)

Abb. 5. Diffraktive IOL (Morcher). Die gesamte Linsenfläche ist gleichzeitig für das Sehen in der Nähe und in der Ferne verantwortlich

Empfindlicher beeinträchtigen mehr technische Eigenschaften das gute Sehen durch eine bifokale intraokulare Linse. Um optimal den Fern- und Nahteil der Linse ausnutzen zu können, ist eine genaue Zentrierung der Linse notwendig; die Toleranzgrenzen liegen hierbei sicherlich sehr viel enger als bei der Implantation einer einfachen intraokularen Linse. Enge Pupillen verschlechtern durch Abblendung besonders das Sehen in die Ferne; Abblenden erhöht zwar die Tiefenschärfe; verringert aber den Lichtfluß durch die Blende, so daß auf jeden Fall lichtschwächere Bilder auf der Netzhaut entstehen. Die Übergangszone zwischen Fern- und Nahteil der Linse erzeugt Streulicht, das sich besonders in der Dämmerung nachteilig auf die Sehschärfe auswirkt. Durch Aufteilen der intraokularen Linse in zwei optische Zonen wird zusätzlich zur

Iris ein Blendensystem mit nicht genau definierten Transmissionseigenschaften in das optische System des Auges eingeführt; auch darunter leidet die Abbildungsgüte. Insgesamt ist also gegenüber der monofokalen intraokularen Linse mit schlechteren Abbildungen zu rechnen. Die Entscheidung, ob eine bifokale intraokulare Linse implantiert werden soll, ist deshalb nicht so sehr aus optisch-technischen Gründen heraus zu fällen, sondern vielmehr aus psychologischen Überlegungen heraus, wobei das psychische Gesamtbild des Patienten zu berücksichtigen ist.

Das teledioptrische System

Geradezu das Gegenteil zu den bisher besprochenen Linsen stellen solche intraokularen Linsen dar, die zum Aufbau eines Galileischen Fernrohres (Abb. 6) als vergrößernde Sehhilfe dienen. Man spricht von einem teledioptrischen System [4, 7, 8], das aus einer intraokularen Linse mit stark zerstreuend wirkendem Bifokalteil (ca. −55 dpt, ca. 2 mm Durchmesser) als Okular und einem sammelndem Brillenglas (ca. +20 dpt) als Objektiv besteht. Allerdings handelt es sich bei dem Brillenglas nicht um gewöhnliche Gläser, sondern um ein zweilinsiges System mit asphärisch geschliffenen Komponenten, bei dem die erste Linse mit ca. 15 dpt den Hauptteil der Korrektion übernimmt und dem zweiten Anteil gewissermaßen der Feinabgleich überlassen ist. Zusätzlich lassen sich durch dieses „Brillenglassystem" Abbildungsfehler des Gesamtsystems mindern. Für die Ferne ist eine Vergrößerung von 2- bis 2,5fach

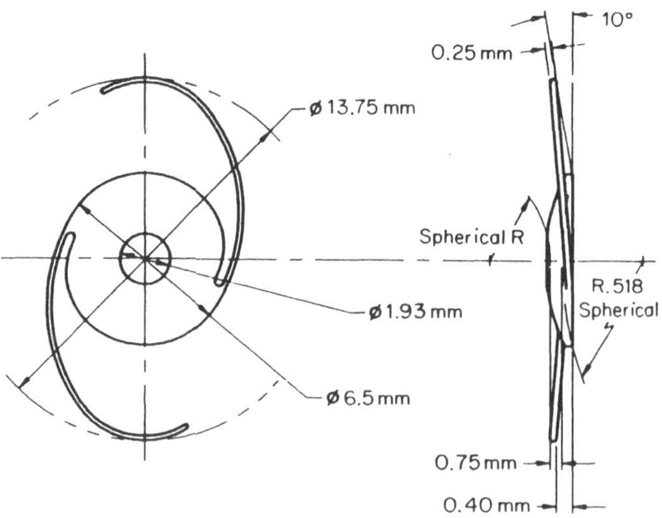

Abb. 6. IOL (Allergan) als intraokularer Anteil des teledioptrischen Systems. Im Zentrum befindet sich eine starke Zerstreuungslinse, die als Okular des durch ein entsprechendes Brillenglas aufgebauten Galilei-Fernrohres wirkt

vorgesehen. Durch Zuschalten von Lupen läßt sich das teledioptrische System in eine Fernrohrlupe verwandeln und so auch in der Nähe bei gesteigerter Vergrößerung (ca. 2- bis 6fach) einsetzen. Der besondere Vorteil dieses teledioptrischen Systems liegt darin, daß sich die Austrittspupille des Galilei-Fernrohres sehr nah an die Eintrillspupille des Auges bringen läßt und so dem Benutzer ein besonders großes Sehfeld (ca. 40 Grad) zur Verfügung steht. Problematisch erscheint die genaue Einhaltung der geforderten Abstände intraokulare Linse–Hornhaut und Hornhaut–Brillenglas. Ohne Verwendung der speziellen Brille sieht der Patient wie durch eine übliche intraokulare Linse, wobei wegen der zentral gelegenen intraokularen Zerstreuungslinse bei der Sehschärfe mit Minderungen gerechnet werden muß.

Ausblick

Die Idee, mit Hilfe einer intraokularen Linse und eines Brillenglases ein Galilei-Fernrohr zu erzeugen, läßt sich natürlich auch so modifizieren, daß aus intraokularer Linse und Brillenglas ein umgekehrtes Galilei-Fernrohr entsteht.

Dadurch wird zwar verkleinert abgebildet, aber das Sehfeld im Außenraum wird auf einen kleineren Teil der Netzhaut projiziert. Auf diese Weise ließen sich möglicherweise Hilfen bei eingeschränkten Gesichtsfeldern, aber recht guter Sehschärfe, wie sie z. B. bei der Retinopathie pigmentosa auftreten, konstruieren.

Theoretisch optisch lassen sich viele Korrektionsmöglichkeiten denken; eingeschränkt werden alle diese Konstsruktionen durch im wesentlichen zwei Befunde:

- Das Auge stellt ein komplexes biologisches System dar, das wegen seiner Mannigfaltigkeit in seiner Stabilität und Funktion gar nicht oder doch nur unzureichend berechnet werden kann; das gilt besonders nach operativen Eingriffen.
- Nur lohnenswert lange stabil bleibende Krankheitsbilder garantieren eine zufriedenstellende Korrektion des Patienten, je komplizierter und aufwendiger eine Korrektion ist, desto kleiner ist die Zahl der geeigneten Patienten.

Literatur

1. Fechner PU, Alpar JJ (1984) Intraokularlinsen. Enke, Stuttgart
2. Feynman RP (1988) QED – Die seltsame Theorie des Lichts und der Materie. Piper, München
3. Krause K (1985) Methoden der Refraktionsbestimmung. Regensberg & Biermann, Münster
4. Pohl R (1990) Das teledioptrische System als therapeutische Systemeinheit mit Intraokularlinse und Brille zur Rehabilitation bei seniler Makuladegeneration. VII. Ophthalmologisch-Optische Fortbildung, Münster, März 1990
5. Rassow B (1990) Diffraktive intraokulare Optik. 4. Kongreß der Deutschen Gesellschaft für Intraokularlinsen-Implantation, Essen, April 1990. Springer, Berlin Heidelberg New York Tokyo

6. Reiner J (1989) Auge und Brille. Enke, Stuttgart
7. Tetz M, Blankenagel A, Völcker HE (1990) Augenärztliche Aspekte zum teledioptrischen System. VII. Ophthalmologisch-Optische Fortbildung, Münster, März 1990
8. Willis RT, Portney V (1989) Preliminary evaluation of the Koziol-Peyman teledioptric system for age-related macula degeneration. Eur J Implant Surg 1:271–276
9. Zimmer E (1961) Umsturz im Weltbild der Physik. Hanser, München
10. Zisser HC, Guyton DL (1989) Photographic simulation of image quality through bifocal intraocular lenses. Am J Ophthalmol 118:324–326

Die Optik diffraktiver Intraokularlinsen

B. Rassow[1] und R. Kusel[1]

Einleitung

Neben den multifokalen Intraokularlinsen, bei denen getrennte Oberflächen-
bereiche mit unterschiedlicher Krümmung verschiedene Brechkräfte erzeugen,
gibt es seit kurzem auch „diffraktive" multifokale Intraokularlinsen. Die *Beugung*, im englischen Sprachraum mit „diffraction" bezeichnet, beschreibt die
Ausbreitung von Wellen – hier insbesondere der Lichtwellen – wenn das Wellenfeld durch Hindernisse begrenzt ist. Die grundlegenden Überlegungen zur
Beugung des Lichtes gehen auf den niederländischen Physiker Christiaan Huygens (1629–1695) zurück. Die mathematische Formulierung der Theorie der
Beugung wurde von dem französischen Physiker Jean Augustin Fresnel
(1788–1827) geleistet, der auch das Prinzip der heute noch vielfältig genutzten
Fresnelschen Zonenlinsen beschrieb. Dieser Linsentyp, bei dem die optische
Wirkung durch *Brechung* hervorgerufen wird, wird bei der diffraktiven Intra-
okularlinse *nicht* verwendet.

Im folgenden wird versucht, eine anschauliche Vorstellung von den physikalischen Prinzipien zu vermitteln, die der Wirkung der diffraktiven Intraokularlinse zugrunde liegen.

Das Huygens-Prinzip

Eine herkömmliche Sammellinse wirkt als Abbildungssystem, weil sie in der
Lage ist, parallele Lichtbündel durch Brechung derart umzulenken, daß sie
sich hinter der Linse jeweils in einem Punkt der Brennebene konzentrieren.

Mit Hilfe des Huygens-Prinzips läßt sich zeigen, daß diese Lichtkonzentra-
tion in einem Punkt auch durch Beugung des Lichtes erreicht werden kann.
Das Huygenssche Prinzip besagt, daß von allen Punkten einer Wellenfront
Kugelwellen gleicher Phase ausgehen (Abb. 1). In einem ungestörten, ebenen
Wellenfeld löschen sich alle Anteile, die nicht in der Ausbreitungsrichtung der
Welle verlaufen, gegenseitig aus. Dadurch entsteht parallel zu jeder Front einer
ebenen Welle eine neue ebene Wellenfront, so daß der Eindruck entsteht, die
Wellen würden sich nur geradlinig von ihrer Quelle fortbewegen. Diese Aus-

[1] Universitäts-Augenklinik, Abteilung für Medizinische Optik, Martinistraße 52, D-2000
Hamburg 20

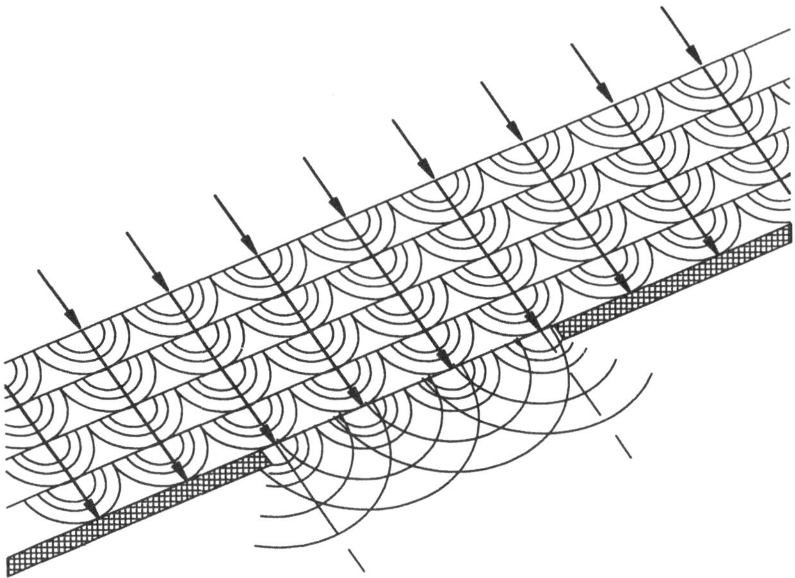

Abb. 1. Demonstration des Huygens-Prinzips: im ungestörten Wellenfeld löschen sich alle Komponenten der Kugelwellen gegenseitig aus, die nicht in Ausbreitungsrichtung der Wellenfront verlaufen. Hinter einem Hindernis fehlen die löschenden Komponenten im Randbereich. Dadurch wird Licht in den Schattenbereich gebeugt

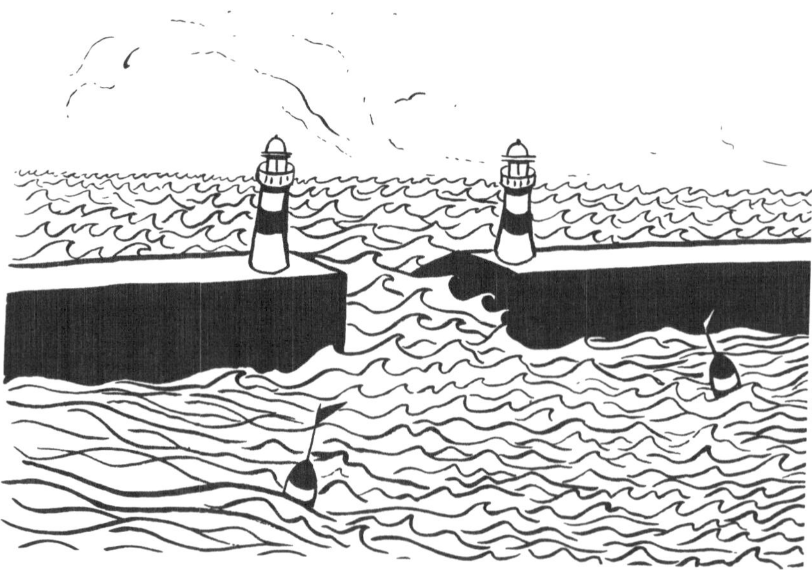

Abb. 2. Anschauliches Beispiel für Beugung an einem Spalt: Auch im Schattenbereich der Hafenmauer treten Wellen auf

breitungsrichtungen sind die Lichtstrahlen der geometrischen Optik. Die Situation ändert sich grundlegend, wenn die Welle auf ein Hindernis trifft. Im Randbereich werden die seitlichen Anteile der Kugelwellen nicht durch benachbarte Kugelwellen ausgelöscht, so daß dort teilweise eine Richtungsänderung der Lichtausbreitung zu beobachten ist. Dieses Phänomen wird als Beugung bezeichnet. Abbildung 2 gibt am Beispiel von Wasserwellen hinter einer Hafenmauer ein anschauliches Beispiel der beugenden Wirkung von Hindernissen. Die einlaufende Wellenfront wird durch die Hafenmauer begrenzt. Weil jedoch von jedem Punkt der Einfahrt nach dem Huygensschen Prinzip neue Kugelwellen ausgehen, entsteht auch im „Schattenbereich" der Hafenmauer eine Bewegung der Wasseroberfläche. Lichtwellen überlagern sich je nach ihrer relativen Phasenbeziehung unter gegenseitiger Verstärkung oder Abschwächung. Maximale Lichtkonzentration erhält man an einem Punkt, wenn sich dort Lichtwellen überlagern, deren Weglängen von einer Wellenfront bis zu diesem Punkt entweder gleich sind oder sich um ganzzahlige Vielfache der Wellenlängen unterscheiden (konstruktive Interferenz). Auslöschung tritt ein, wenn sich in dem Punkt Licht aus Kugelwellen überlagert, deren Entfernung von der Wellenfront um ungerade Vielfache einer halben Wellenlänge verschieden sind (destruktive Interferenz).

Die Beugung an Gitterstrukturen

Abbildung 3 zeigt die Wirkung des Huygens-Prinzips am Beispiel mit parallelem Licht beleuchteter Doppelspalte. Das Huygens-Prinzip besagt hier, daß die Öffnungen Ausgangspunkte neuer Kugelwellen des einfallenden Parallel-

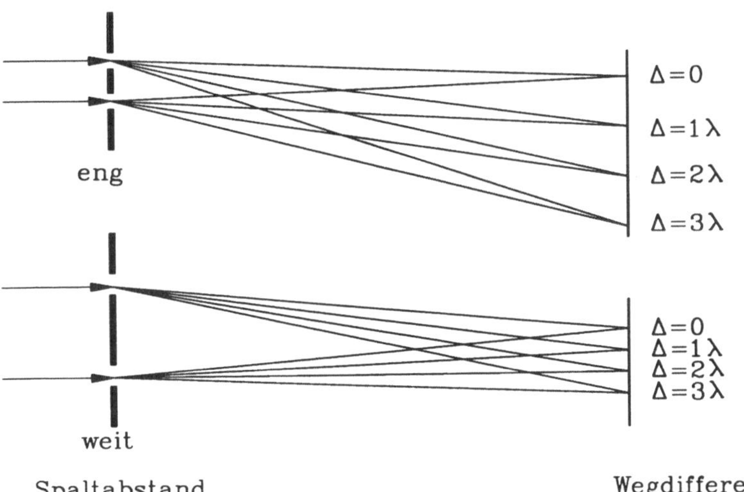

Abb. 3. Beugung am Doppelspalt: Geringe Spaltabstände bewirken große Beugungswinkel, große Spaltabstände kleine Beugungswinkel

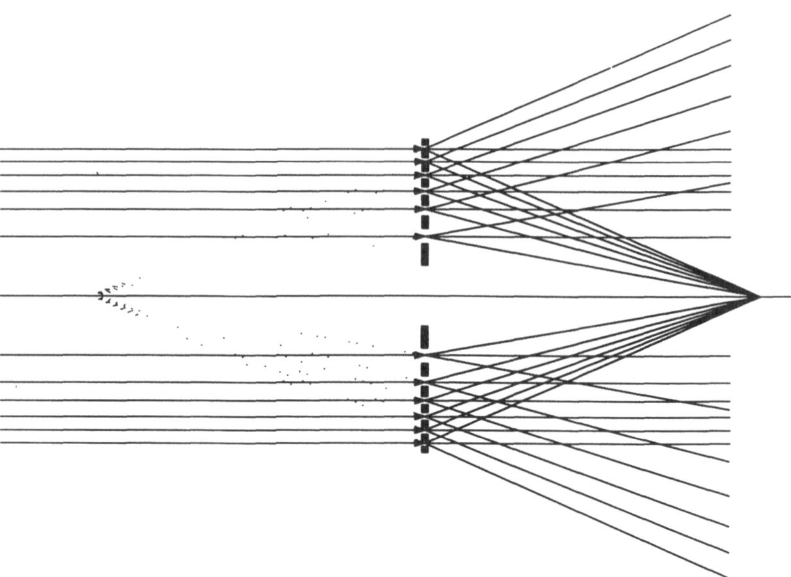

Abb. 4. Ein Gitter, bei dem die Spaltabstände nach außen zunehmend geringer werden, kann einen Teil des Lichtes in einem Punkt hinter dem Gitter sammeln. Ein gleichgroßer Teil wird nach außen gebeugt, so daß ein virtueller Brennpunkt vor dem Gitter entsteht

strahls sind. In Abhängigkeit von der Wellenlänge und dem Abstand der Öffnungen gibt es neben der Richtung des ungebeugten Lichtes sowohl Beobachtungsrichtungen, in denen die Gangunterschiede benachbarter Strahlen gerade gleich der Wellenlänge oder einem ganzzahligen Vielfachen davon sind, so daß konstruktive Interferenz herrscht, als auch Beobachtungsrichtungen, in denen destruktive Interferenz erfolgt. Der Vergleich der Abb. 3a und b zeigt die Bedeutung des Abstands der Gitterlinien. Liegen die Spalte dicht nebeneinander, so treten konstruktive Interferenzen unter großen Winkeln auf. Sind die Spaltabstände größer, so sind die Beugungswinkel kleiner.

Betrachten wir nun ein Gitter, in dem die Öffnungen von der Mitte ausgehend zunehmend enger und die Abstände zwischen ihnen zunehmend kleiner werden (Abb. 4). Eine auf dieses Gitter fallende ebene Welle wird im äußeren Bereich stärker gebeugt als im inneren; bei geeigneter Wahl der Variation der Spaltabstände kann man deshalb erreichen, daß sich benachbarte Wellen, die gerade eine Wegdifferenz von λ haben und deshalb konstruktiv interferieren, alle in einem Punkt F überlagern. Dieser Punkt wirkt als reeller Brennpunkt des Gitters. Auch ein virtueller Brennpunkt entsteht symmetrisch zum Gitter auf der der einfallenden Welle zugewandten Seite. Dies beruht darauf, daß Wellen, die scheinbar aus diesem Punkt kommen, hinter dem Gitter ebenfalls gerade eine Wegdifferenz von λ aufweisen. In Geradeausrichtung herrscht Helligkeit, da dort keine Gangdifferenz auftritt.

Die Fresnel-Zonenplatte – Beugung an einem Kreisgitter

Bisher haben wir die Beugung an Strichgittern erläutert. Um die Wirkung einer Fresnel-Zonenplatte weiter zu verdeutlichen, betrachten wir nun den Einfluß einer großen, kreisförmigen Blendenöffnung auf ein dreidimensionales Lichtbündel (Abb. 5). Die Zeichenebene enthält die Mittelachse dieser Blende, auf der wir einen beliebigen Punkt F markieren. Wir stellen uns die Frage, warum sich das Licht nicht im Punkte F sammelt, denn es gibt doch zu jedem Punkt P_1 andere Punkte P_2, P_3, P_4 ..., die von F jeweils um eine, zwei oder drei Wellenlängen weiter entfernt sind als P_1. Licht aus diesen Punkten sollte sich deshalb in F durch konstruktive Interferenz verstärken. Die Antwort auf diese Frage ist, daß es zu den Punkten P_1, P_2, P_3 ... auch immer Punkte P_1', P_2', P_3' ... gibt, von denen Licht ausgeht, das in F jeweils einen Gangunterschied von einer halben Wellenlänge mehr aufweist. Es löschen also die Kugelwellen aus der einen Punktschar die Kugelwellen aus der anderen Punktschar im Punkte F aus. Nur die Anteile, die in der Einfallsrichtung weiter verlaufen, haben *alle* keinen Gangunterschied. Sie allein löschen sich nicht aus. Die Blendenöffnung wirkt deshalb nicht wie eine Linse.

Indem wir Blendenringe in die Blendenebene einbringen und ihr die Form eines Kreisgitters geben, können wir jedoch die Blende so modifizieren, daß sie eine Linsenwirkung erhält (Abb. 6). Diese Blendenringe blockieren gerade

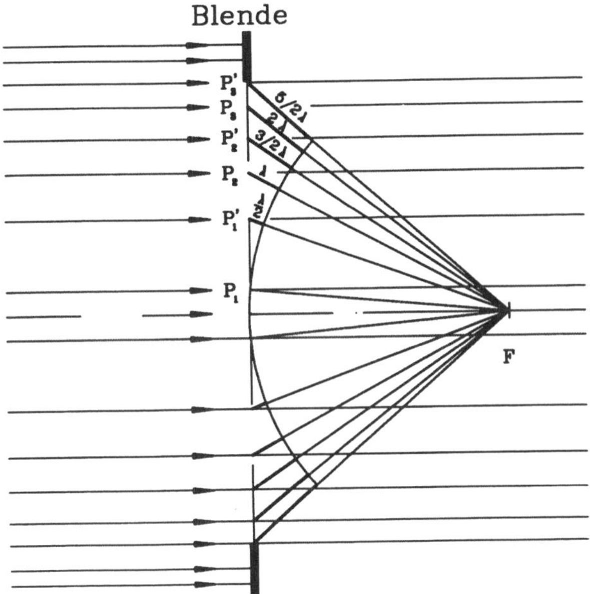

Abb. 5. Während Licht aus den Punkten P_1, P_2, P_3 ... in F konstruktiv interferiert, hebt Licht aus den Punkten P_1', P_2', P_3' ... diesen Effekt durch destruktive Interferenz auf, so daß sich Licht in F nicht konzentriert

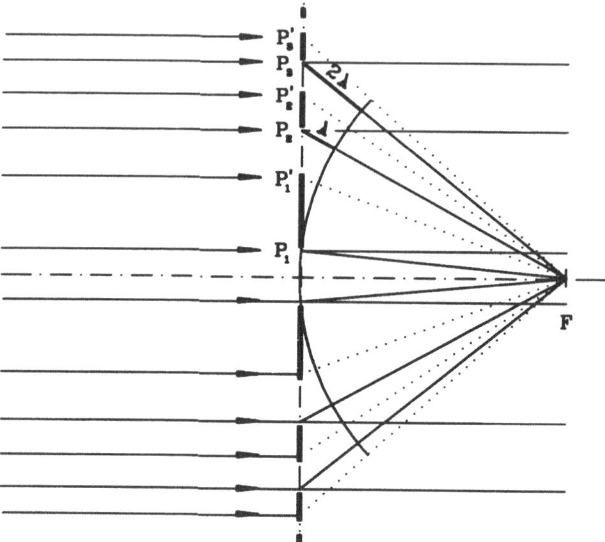

Abb. 6. Wenn das Licht aus den Punkten P_1, P_2, P_3 ... durch Blendenringe absorbiert wird, kann sich in F ein Brennpunkt bilden

dasjenige Licht, das mit dem hindurchtretenden Licht im Punkt F zur destruktiven Interferenz führen würde. Dann erfolgt im Punkte F nur konstruktive Interferenz.

Diese sog. *Fresnel-Zonenplatte* (Abb. 7) entsteht aus einer Rotation des in Abb. 4 und 6 gezeigten Gitters. Sie ist ein Kreisgitter mit nach außen abnehmendem Gitterabstand und hat die *gleichzeitige Wirkung einer Plus- und einer Minus-Linse*; Abb. 8 zeigt einen einfachen experimentellen Aufbau, mit dem die optische Wirkung einer Zonenplatte demonstriert werden kann. Durch Verschieben der Fernsehkamera lassen sich neben dem Brennpunkt der Sammellinse verschiedene weitere Brennpunkte nachweisen, die durch die beugende Wirkung der Zonenplatte erzeugt werden.

In der technischen Optik werden Fresnelsche Zonenplatten gelegentlich als abbildende Systeme genutzt, sie haben gegenüber herkömmlichen Linsen jedoch einige Nachteile:

1. Die Blendenringe halten die Hälfte des einfallenden Lichtes zurück.
2. Es geht auch ungebeugtes Licht hindurch.
3. Neben dem gewünschten Brennpunkt F_1 gibt es eine im Prinzip unendliche Folge weiterer Brennpunkte F_2, F_3, F_4 ..., in denen sich ebenfalls Licht sammelt. Die Intensität in diesen weiteren Brennpunkten nimmt mit zunehmender Ordnung allerdings schnell ab.
4. Weiterhin wirkt die Fresnel-Zonenplatte nicht nur sammelnd, sondern sie erzeugt zu jedem reellen Fokus auch einen virtuellen vor der Zonenplatte $(F_{-1}, F_{-2}, F_{-3} ...)$ und hat somit auch zerstreuende Wirkung.

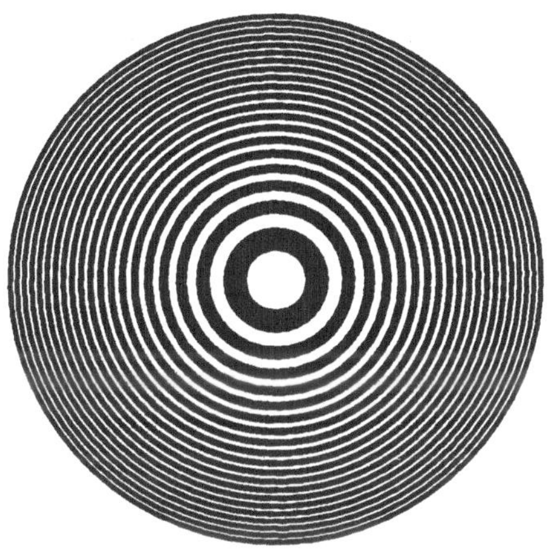

Abb. 7. Fresnel-Zonenplatte

Abb. 8. Experimentelle Demonstration der Wirkung einer Fresnel-Zonenplatte: **a** ohne Zonenplatte erzeugt die Sammellinse einen Brennpunkt auf der TV-Kamera, **b** mit Zonenplatte ergeben sich weitere Brennpunkte, die durch Verschieben der Kamera dargestellt werden

▼

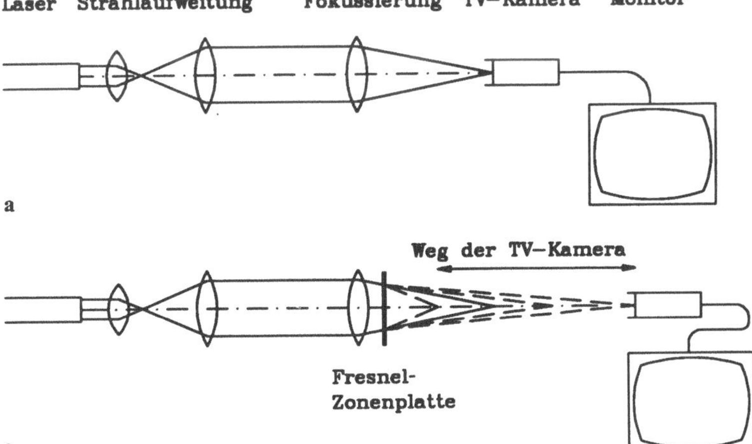

Die Fresnel-Phasenplatte

Die entscheidende Idee der *Fresnel-Phasenplatte* ist, die beiden ersten Nachteile zu vermeiden, indem man die lichtundurchlässigen Bereiche der Zonenplatte auch transparent macht, jedoch soviel Material hinzufügt – also die optische Weglänge vergrößert – daß sich in diesen Bereichen eine zusätzliche Verzögerung der Welle um eine halbe Wellenlänge ergibt (Abb. 9). Diese Anordnung lenkt von *allen* Punkten P und P' das Licht phasenrichtig zum Brennpunkt F_1. Zudem gibt es auch kein ungebeugtes Licht mehr, denn die Wellen der ursprünglichen Ausbreitungsrichtung aus einer Zone der Phasenplatte haben mit denen der jeweils benachbarten Region einen Gangunterschied von $\lambda/2$ und löschen sich damit wechselseitig aus.

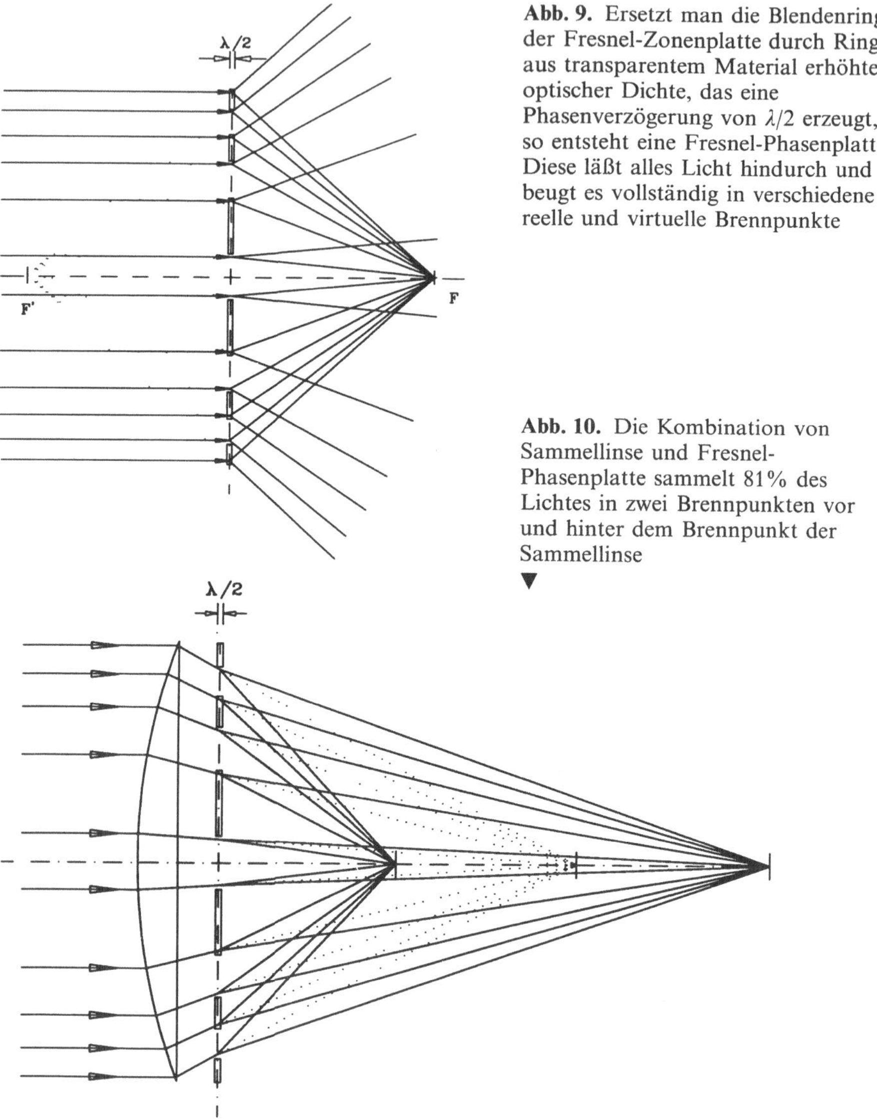

Abb. 9. Ersetzt man die Blendenringe der Fresnel-Zonenplatte durch Ringe aus transparentem Material erhöhter optischer Dichte, das eine Phasenverzögerung von $\lambda/2$ erzeugt, so entsteht eine Fresnel-Phasenplatte. Diese läßt alles Licht hindurch und beugt es vollständig in verschiedene reelle und virtuelle Brennpunkte

Abb. 10. Die Kombination von Sammellinse und Fresnel-Phasenplatte sammelt 81% des Lichtes in zwei Brennpunkten vor und hinter dem Brennpunkt der Sammellinse ▼

Aus den gleichen Gründen, die wir schon bei der Zonenplatte erörtert haben, entsteht auch bei der Phasenplatte nebem dem reellen Brennpunkt ein zweiter, virtueller, der symmetrisch zu ersterem vor der Phasenplatte angeordnet ist. Außerdem sind weitere Brennpunkte erkennbar; die dort gesammelte Intensität nimmt wie bei der Zonenplatte mit zunehmender Annäherung an die Phasenplatte schnell ab. Die hier gesammelten Lichtstrahlen unterscheiden sich in ihrem Gangunterschied um 2λ, 3λ, 4λ... Auch diese Brennpunkte treten symmetrisch zur Phasenplatte als reelle und virtuelle Brennpunkte auf. Die Phasenplatte ist also gleichzeitig eine Plus- und eine Minuslinse mit mehreren Brennweiten, die ersten Plus- und Minusbrennpunkte vereinigen jeweils 41% des Lichtes.

Die diffraktive Intraokularlinse ist die Kombination einer Fresnelschen Phasenplatte mit den Brechkräften

$$D_P^+ = \frac{1}{F_1} \quad \text{und} \quad D_P^- = -\frac{1}{F_1}$$

und einer konventionellen Sammellinse der Brechkraft D_L (Abb. 10). Sind vom Gesamtsystem die Brechkräfte D_1 und D_2 gefordert, so muß gelten:

$$D_1 = D_L + D_P^+ = D_L + \frac{1}{F_1},$$

$$D_2 = D_L + D_P^- = D_L - \frac{1}{F_1}.$$

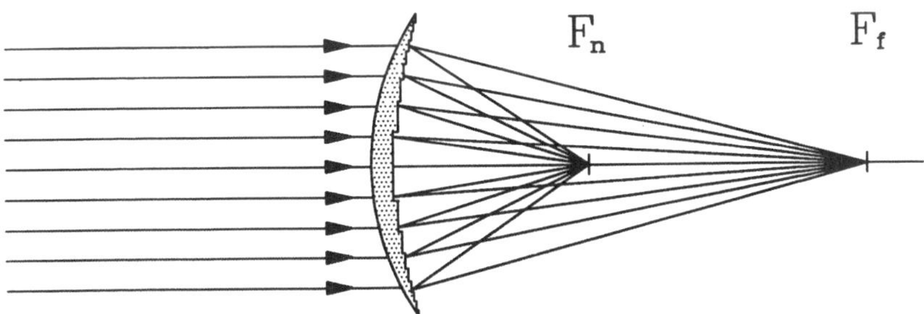

Abb. 11. Die diffraktive Intraokularlinse ist eine Kombination aus einer Sammellinse und einer Fresnel-Phasenplatte. Sie erzeugt zwei Brennpunkte, deren einer ferne Objekte, der andere nahe Objekte scharf auf die Netzhaut abbildet

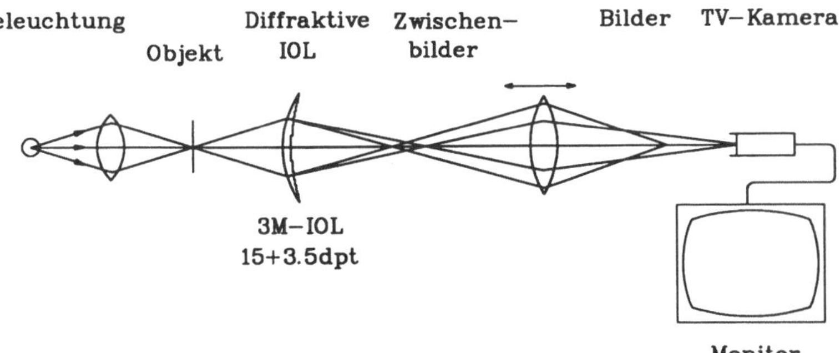

Abb. 12. Demonstration der Wirkung einer diffraktiven Intraokularlinse: Zwischenbilder eines Objektes werden vergrößernd in zwei Ebenen auf eine TV-Kamera abgebildet. Bei Verschiebung der Kamera erkennt man den Übergang zwischen den beiden Bildern auf dem Monitor

In der Intraokularlinse sind Sammellinse und Phasenplatte in einem Körper aus PMMA vereinigt (Abb. 11). Abbildung 12 zeigt einen experimentellen Aufbau, der die Wirkung der Fersnelschen Phasenplatte, die in einer Intraokularlinse integriert ist, zu demonstrieren erlaubt. Durch Verschiebung der Videokamera lassen sich zwei an verschiedenen Orten hinter der vergrößernden Linse entstehende Bilder des Objektes nachweisen.

Diskussion

Die Verwendung einer derartigen Intraokularlinse läßt prinzipiell einige nachteilige Wirkungen auf die Qualität der Abbildung erwarten. Insbesondere ist mit chromatischer Aberration, Kontrastreduktion und Streulichterhöhung zu rechnen.

Chromatische Aberration entsteht, weil bei der Berechnung der Stufen der Phasenplatte ein fester Wert für die Wellenlänge angenommen werden muß. Die 3M-Multifokallinse beispielsweise ist berechnet für $\lambda = 550$ nm (gelb-grünes Licht). Das hat aber zur Folge, daß kurzwellige (blaue) und langwellige (rote) Anteile des sichtbaren Spektrums nicht im gleichen Brennpunkt gesammelt werden. Andererseits weiß man, daß auch die natürliche Augenlinse chromatische Aberration aufweist.

Der Bildkontrast wird reduziert, weil von der einfallenden Energie die beiden Fokuspunkte theoretisch jeweils maximal 41% sammeln können. Reflektionsverluste und Streulichtentstehung an Inhomogenitäten und Bearbeitungsriefen können diesen Wert noch reduzieren. Bei der Betrachtung eines Objekts im Außenraum überlagert sich dem scharfen Bild folglich eine verwaschene Lichtverteilung, die mindestens 59% der Lichtenergie des Objektes enthält. Eine Erhöhung des Streulichtanteils ist auch deshalb zu erwarten, weil notwendigerweise an der Stufung einer derartigen Linse Brechung erfolgt, die wie die oben beschriebenen Anteile zur allgemeinen Kontrastverminderung beiträgt.

Die Trageergebnisse von Patienten mit Multifokallinsen zeigen jedoch, daß die Patienten mit diesen Einschränkungen der Bildqualität zurechtkommen. Dennoch erscheint es uns notwendig, die Einflüsse auf das Sehen sowohl in vitro als auch in vivo zu untersuchen. Rechnerische Ergebnisse theoretischer Überlegungen können das experimentelle Vorgehen unterstützen. Erfahrungen der letzten Jahrzehnte bei der Qualitätskontrolle und Beurteilung von abbildenden Optiken haben gezeigt, daß die isolierte Untersuchung der einzelnen Abbildungsfehler, die oben erwähnt wurden, oft keinen anschaulichen Hinweis auf die Gesamtqualität des abbildenden Systems liefert. Hierzu eignet sich besser die Modulationsübertragungsfunktion. Wir sind zur Zeit dabei, eine Apparatur aufzubauen, die uns die Messung der Modulationsübertragungsfunktion intraokularer Linsen verschiedenen Typs ermöglicht und hoffen, in absehbarer Zeit Ergebnisse vorstellen zu können.

Teledioptrische Systeme („Maculalinse") – Erste klinische Erfahrungen und Kasuistik

K. W. Jacobi[2] und M. R. Nowak[1]

Die therapeutischen Möglichkeiten zur Verbesserung der Sehschärfe bei seniler Maculadegeneration sind außerordentlich begrenzt. Es werden durchblutungsfördernde Medikamente oder Vitamine verordnet, obwohl bisher keinerlei Hinweis auf die Wirksamkeit dieser Therapien besteht. Eine optische Korrekturmöglichkeit besteht in der Anpassung vergrößernder Sehhilfen: Teleskopsysteme, Lupen oder Videomonitore. Die oftmals großen Schwierigkeiten für die mit solchen Hilfsmitteln ausgestatteten Patienten sind hinreichend bekannt.

Choyce [2] hat 1964 erstmals die Idee geäußert, durch Implantation hoher Minuslinsen in das Auge einen Teil eines Galiläischen Fernrohrs (Okular) zu bilden. 1984 trug Donn [3] die Theorie des „Ocular telephoto system for macular diseases" vor. Donn und Koester berechneten eine etwa 3fache Vergrößerung mit einem Gesichtsfeld, das mit 37° Durchmesser 4- bis 10mal größer ist als das der herkömmlichen Sehhilfen.

1987 wurde bei uns eine Intraokularlinse nach Donn-Koester [3] mit −60 dpt implantiert (Abb. 1). Das Ergebnis war enttäuschend. Der Patient hatte einen gewissen teleskopischen Effekt, es war jedoch sehr schwierig, das erforderliche Brillenglas richtig zu zentrieren und den richtigen Hornhaut-

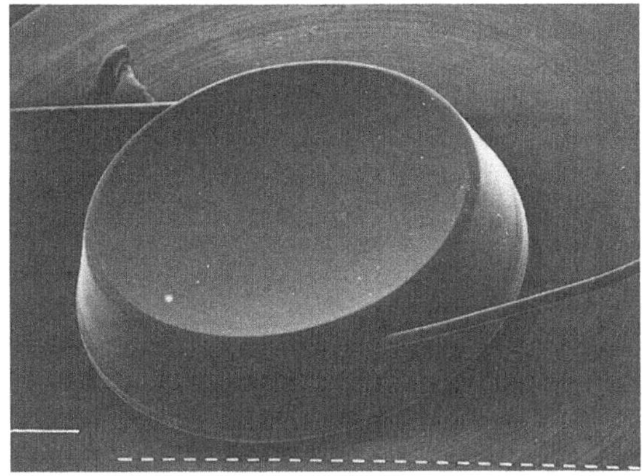

Abb. 1. Intraokularlinse Pharmacia Donn-Koester −60 dpt, rasterelektronenmikroskopische Aufnahme, Vergrößerung 11fach

---

[1] Universitäts-Augenklinik, Friedrichstraße 18, D-6300 Gießen

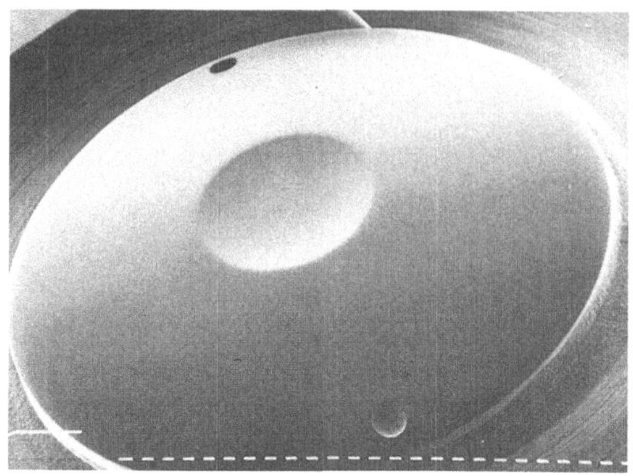

Abb. 2. Intraokularlinse Hanita JPMB 20–40, rasterelektronenmikroskopische Aufnahme, Vergrößerung 11fach

scheitelabstand zu finden. Insgesamt war dies recht unpraktisch. Hinzu kam, daß bei Nichtgebrauch der + 36 dpt-Brille eine entsprechende Hyperopie vorlag – die Intraokularlinse hatte immerhin – 60 dpt Brechkraft –, so daß der Patient lediglich Lichtscheinwahrnehmung hatte. Strukturen zur Orientierung im Raum waren auch im peripheren Gesichtsfeld nicht vorhanden.

Das Prinzip einer bifokalen Intraokularlinse anstelle einer monofokalen hohen Minuslinse wurde von Peyman u. Koziol [4] und gleichzeitig von Ben-Sira [1] beschrieben.

Die Intraokularlinse von Ben-Sira (Abb. 2) besteht aus einem peripheren konzentrischen Teil mit der durchschnittlichen Brechkraft einer konvex-planen Hinterkammerlinse von + 20 dpt und einem zentrischen, 2 mm im Durchmesser großen Teil mit – 40 dpt. Nach einem Konzept von Baikoff u. a. wird eine ähnliche Intraokularlinse auch als kammerwinkelgetragene Intraokularlinse verwendet.

Durch diese Konstruktionen soll erreicht werden, daß bei Nichtbenutzung des Teleskopsystems eine „normale" Intraokularlinse zur Verfügung steht. Somit entsteht keine Einschränkung des peripheren Gesichtsfeldes bei einer Pupillenweite von mindesens 2,5 mm. Bei Vorsetzen eines + 31-dpt-Glases, das exakt zentriert sein muß, wird der zentrale Minusteil der IOL wirksam.

Wir haben bisher bei 5 Patienten Intraokularlinsen vom Ben-Sira Typ nach extrakapsulärer Katarakt-Extraktion in üblicher Weise in den Kapselsack implantiert.

Kasuistik

In den Tabellen 1–4 werden alle Daten dargestellt, die zur Indikation für eine Maculopathie-Intraokularlinse geführt haben. Die frühen und späten postoperativen Visusergebnisse sind aufgeführt. Bei diesen Patienten liegt postoperativ eine bifokale Funktion mit normaler Refraktion im ersten Focus und hoher Hyperopie im zweiten Focus vor. Mit einem + 31-dpt-Glas ist in allen

Tabelle 1. 1. Patient: B. C. *3. 8. 10. Diagnose: R/L: Katarakt, trockene altersbedingte Maculopathie

Visus

präop Ferne	RA sc 0,05 Gbn LA sc 0,3; +1,75 $\triangleq$ − 0,75/105° = 0,4
Nähe	RA add +3,0 kein Nd, Zeiss-Lupenbrille: kein Nd LA add +3,0 = Nd 6/30; Zeiss-Lupenbr = Nd 1/15 cm
Op:	19. 10. 89: RA: ex. Cat-OP, Maculopathie-HKL n. Ben-Sira
postop (2. Tag) Ferne Nähe	RA IOL = 0,1; −0,5 $\triangleq$ − 1,25/170° = 0,2 p RA + 2,5 $\triangleq$ − 1,25/170° = Nd 9/35 cm +31,0 = Nd 2/20 cm
postop (5 Monate) Ferne	RA IOL = 0,16; −0,5 $\triangleq$ − 1,0/155° = 0,3 p
Nähe	RA add + 3,0 = Nd 10/30 cm +31,0 = Nd 2/20 cm

Tabelle 2. 2. Patient: M. M. *30. 4. 11. Diagnose: R/L: trockene altersbedingte Maculopathie; RA: Pseudophakie von 6/89; LA: Katarakt

Visus

präop Ferne	RA IOL 0,1 Gbn LA sc 0,05 p; −4,0 = 0,05
Nähe	RA +3,0 = Nd 10; Zeiss-Lupenbrille: Nd 4/10 cm LA +3,0 = Nd 13/30
Op:	18. 01. 90: LA: ex. Cat-OP, Maculopathie-HKL n. Ben-Sira
postop (2. Tag) Ferne Nähe	RA IOL = 0,1; +2,0 $\triangleq$ − 3,0/165° = 0,2 LA + 5,0 $\triangleq$ − 3,0/165° = Nd 10/35 cm +31,0 = Nd 3/20 cm
postop (2,5 Monate) Ferne	RA IOL = 0,32 p; +0,5 $\triangleq$ − 1,5/150° = 0,4
Nähe	RA add + 3,0 = Nd 10/30 cm +31,0 = Nd 2/25 cm

Fällen eine gute bis sehr gute Nahsehschärfe erreicht. Bereits vom 1.−2. postoperativen Tag ist die volle Funktion des Systems vorhanden. Beim 5. Patienten (Alter: 94 Jahre) konnte während der ersten postoperativen Woche keine Funktion des Teleskopsystems festgestellt werden. Weitere Nachuntersuchungen liegen noch nicht vor.

Tabelle 3. 3. Patient: L. H. *5. 1. 08. Diagnose: R/L: Katarakt, trockene Maculopathie, ischämische Opticopathie

Visus

präop Ferne	RA $+0,25 \, \hat{=} \, -0,75/92° = 0,3$ LA $+0,25 \, \hat{=} \, -0,75/89° = 0,3$ (2 Z)
Nähe	RA add $+3,0 =$ Nd 11/30 cm LA add $+3,0 =$ Nd 11/30 cm
Op:	25. 1. 90: LA: ex. Cat-OP, Maculopathie-IOL n. Ben-Sira
postop (4. Tag) Ferne Nähe	 LA $+1,5 \, \hat{=} \, -2,0/163° = 0,3$ LA add $+ \, 3,0 \quad =$ Nd 10/30 cm $+31,0$ dpt $=$ Nd 3/20 cm
postop (2,5 Monate) Ferne Nähe	 LA IOL $= 0,3$; Gbn LA add$+ \, 3,0 =$ Nd 7/30 cm $+31,0 =$ Nd 2/25 cm

Tabelle 4. 4. Patient: K. F. *22. 8. 10. Diagnose: R/L: Katarakt, trockene altersbedingte Maculopathie

Visus

präop Ferne	RA cc 0,3 p LA cc 0,4 p
Nähe	RA add $+3,0 =$ Nd 9/30 cm LA add $+3,0 =$ Nd 9/30
Op:	29. 03. 90: RA: ex. Cat-OP, Maculopathie-HKL n. Ben-Sira
postop (4. Tag) Ferne Nähe	 RA IOL $= 0,05$; $+1,0 = 0,1$ RA $+ \, 4,0 =$ Nd 13/30 cm $+31,0 =$ Nd 4/20 cm

Diskussion

Nach diesen ersten klinischen Ergebnissen scheint sich eine Möglichkeit zu bieten, Patienten mit Maculopathie – vielleicht sogar auch ohne ausgeprägte Linsentrübung – zumindest ein gutes zentrales Nahsehen zu erhalten. Viele Fragen, z.B. Zentrierung der Gläser, optimale Kombination der Brechkräfte in der IOL und der Brille, Gesichtsfeldprüfung, Eignung des Systems für monokulare oder binokulare Implantation, müssen noch gelöst werden.

Literatur

1. Ben-Sira I (1989) Visual rehabilitation in old age with an implantation of a bifocal intra ocular lens. 7th Congress of the European Intraocular Implantlens Council, 27th–31st August 1989, Zurich
2. Choyce P (1964) Galilean telescope using the anterior chamber implant as eyepiece: a low-visual-acuity aid for macular lesions. In: Choyce P (ed) Intra-ocular lenses and implants. Lewis, London, pp 156–161
3. Donn A, Koester CJ (1986) An ocular telephoto system designed to improve vision in macular disease. CLAO J 12:81–85
4. Peyman GA, Koziol J (1988) Age-related macular degeneration and its management. J Cataract Refract Surg 14:421–430

Optische Qualität von bifokalen Intraokularlinsen

E. Roth [1]

Zusammenfassung. Neben einer kurzen Erklärung der optischen Funktionsweise der unterschiedlichen bifokalen Linsen-Typen werden die bei theoretischen Messungen auf der optischen Bank gewonnenen Ergebnisse aller derzeit erhältlicher Linsen demonstriert unter dem Hinweis, was dies für den Träger einer solchen Linse bedeutet.

Summary. In addition to a brief explanation of the optical principles of various bifocal lens types, the results obtained in theoretical measurements on the optical bench for all currently available lenses are demonstrated, and implications for the wearers of these lenses are presented.

Motivation

Die extrakapsuläre Katarakt-Extraktion mit Implantation einer Hinterkammerlinse ist heute eine sichere Standard-Operation. Durch stetige Verbesserung der Operationstechnologie mittels Phakoemulsifikation und intraoperativer Astigmatismus-Kontrolle bei kleiner Incision, sowie durch Erhöhung der Genauigkeit der präoperativen Keratometrie und Biometrie, ergeben sich Möglichkeiten die Optik der zu implantierenden Intraokularlinse (IOL) zu optimieren. Durch Anwendung der CAD/CAM Technologie in der Herstellung von IOL bzw. die dafür benötigten Formen sind nahezu alle erdenkbaren optischen Konzepte in einer IOL realisierbar.

In der folgenden Arbeit werden optische Eigenschaften von 2 unterschiedlichen Linsentypen, die beide ein simultanes bifokales (Nähe und Ferne) Sehen ermöglichen, ausgemessen.

Problemstellung

Wird in der Pupillarebene zusätzlich zu der optischen Korrektur für die Ferne eine Korrektur für die Nähe in der effektiven Apertur angebracht, so kann der Patient simultan in der Nähe und Ferne scharf sehen. Es entstehen bei Nahadditionen von weniger als ca. 7,4 dpt keine monokularen Doppelbilder und die egozentrische Lokalisation ist durch primsatische Nebeneffekte nicht gestört.

---

[1] Universität Göttingen, Robert-Koch-Straße 40, D-3400 Göttingen

Von dieser Tatsache kann man sich durch das Probetragen von Kontaktlinsen, die auch nach diesem Prinzip mit zwei Refraktionen versehen sind, zweifelsfrei überzeugen. Bei diesem Selbst-Test ist auf eine gute Zentrierung und Stabilität der Kontaktlinse zu achten. Diese Probleme gibt es gewöhnlich bei IOLs nicht.

Für das Funktionieren des Prinzips ist die Form der Gebiete für Nah- und Fernteil unerheblich. Aus fertigungstechnischen Gründen bietet die Industrie hauptsächlich rotationssymmetrische Formen an. Derzeit kann man in der Bundesrepublik zwei bifokale Intraokularlinsen-Typen erwerben: Die sog. diffraktive IOL der Firma 3M und die Linse mit der Bezeichnung NUVUE von IOLAB. Die Linse von 3M realisiert die Nahaddition von 3,5 dpt mittels einer Zonenplatte, die als fresnelähnliche Ringstruktur von 30 Ringen an der Rückseite der Linse aufgebracht ist. Die NUVUE Linse imitiert das klassische Bild eines Lenticonus anterior, indem eine sog. Nahzone von 2 mm Durchmesser mit einer Addition von 4,0 dpt in der Mitte der Vorderfläche aufgebracht ist.

Das Problem der Ausmessung der Qualität solcher Linsen besteht darin, daß bei Befragen des Patienten dieser sehr subjektivem Urteilsvermögen bei fehlenden Vergleichsmöglichkeiten unterliegt, bei der Messung der Sehfähigkeiten des Patienten andere Faktoren, die das Sehvermögen des Patienten beeinflussen, nicht ausgeschlossen werden können, und da es sich auch bei dieser Messung um psychophysikalische Untersuchungen handelt auch sehr von der Beobachtungsgabe des Patienten abhängen. Eine genaue physikalische Analyse der optischen Eigenschaften der Linsen gibt zwar feste Zahlen, die auch einen Vergleich zwischen Linsen unterschiedlichen Typs erlauben, da aber auf Netzhaut-Niveau und im weiteren Verlauf der Sehbahn eine Weiterverarbeitung des auf der Netzhaut aufgenommenen Bildes stattfindet, ist ein direkter Schluß von diesen physikalischen Daten auf die dann gesehene Welt auch nicht möglich.

Das menschliche Auge ist bzgl. der Refraktion sehr empfindlich, so kann ein Myoper mit guter Beobachtungsgabe Refraktionsunterschiede von bis zu 0,1 dpt in seiner Fernkorrektur ausmachen. Es wurde deshalb zunächst an allen Linse die genaue Einhaltung der angegebenen Fern-Refraktion und der Adition geprüft. Außerdem wurde das Auflösungsvermögen und das Streulichtverhalten der Linsen unter Laborbedingungen gemessen.

Messungen

Es standen 5 Linsen der sog. diffraktiven 3M-Linsen und 5 NUVUE der Firma IOLAB zur Verfügung.

Brechkraft. Bei allen Linsen stimmte die angegebene Brechkraft für die Ferne mit der Messung genauer als 0,2 dpt überein. Auch die Addition, bei der 3M-Linse durch die 1. Ordnung der Zonenplatte realisiert, mit dem angegebenen Wert von 3,5 dpt stimmt exakter als 0,25 dpt mit den gemachten Messungen überein.

Auflösungsvermögen. In Abb. 1 ist der experimentelle Aufbau schematisch dargestellt. In einem Wasser-Tank wird ein genormtes Bild mit Strichen unterschiedlicher Dichte pro mm über die IOL abgebildet (Air Force Target). Mit einem Mikroskop oder durch Fotografie mit einer Makro-Kamera kann man nach vorherigem Prüfen des Auflösungsvermögens des Aufbaus das Auflösungsvermögen der IOL bestimmen. Die Ergebnisse sind in Tabelle 1 zusammengestellt. Die 3M-Linse schneidet hier leicht schlechter ab als die NUVUE, was nicht überzubewerten ist; es wurden hier zusätzlich das gemessene schlechtere Auflösungsvermögen einer Silikon-IOL der Firma Silikon-Optik aufgenommen. Es ist bekannt, daß man auch mit diesen Linsen einen Visus von 1,2 und höher erreichen kann, dieses Auflösungsvermögen die maximale Sehkraft nicht limitiert. Es findet sich somit ein Unterschied zwischen den beiden bifokalen Typen, der klinisch direkt nicht relevant ist.

Streulicht. Abbildung 2 veranschaulicht die gemachten Streulicht-Messungen. Paralleles Licht mit einer Apertur von 5 mm wurde auf eine konventionelle PMMA IOL gegeben. Bei konstant gehaltener Licht-Intensität wurde im Brennpunkt mit einem Foto-Detektor die Lichtausbeute dieser IOL mit der der bifokalen beiden Typs verglichen, dabei wurde die Stellung des Fotodetektor so einjustiert, daß stets Licht in beiden Foci zur Messung kam.

Die Ergebnisse in Tabelle 2 zeigen deutliche Unterschiede zwischen beiden Typen. Als Vergleich wurde wieder die Silikon-Linse aufgenommen, die allerdings hauptsächlich wellenlängenabhängig im blauen Bereich streut.

Tabelle 1. Auflösungsvermögen der 20-dpt-Fernkorrektur-IOL in Wasser in Strichen/mm Apertur 5 mm

(PMMA IOL	260–265)
NUVUE	240–245
3M multifokal	205–210
(Silikon IOL	200–205)

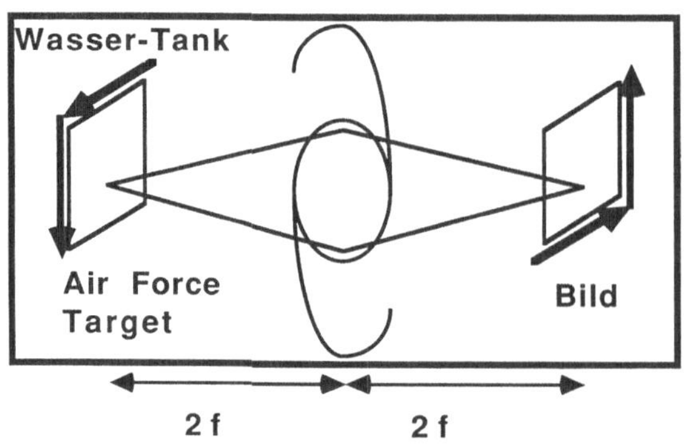

Abb. 1. Aufbau zur Messung des Auflösungsvermögens der Intraokularlinsen. Das Bild des Air Force Target wird mit einem Mikroskop ausgewertet

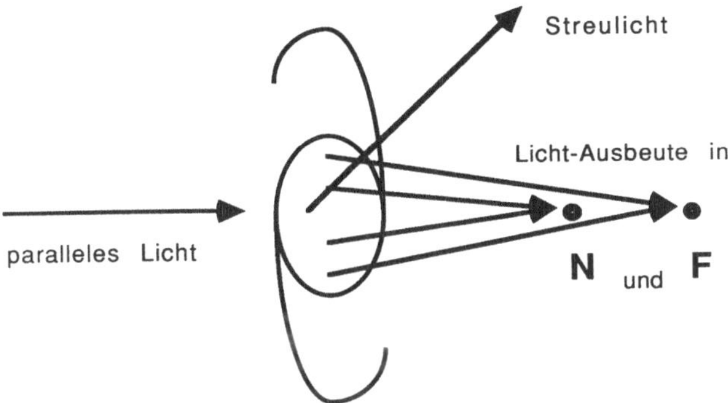

Abb. 2. Bestimmung der Streulichts als Verlust an Lichtintensität in den Foci der bifokalen IOL im Vergleich zu einer PMMA-IOL

Tabelle 2. Streulichtanteil der IOL in Relation zu der Lichtausbeute einer PMMA-Linse

Nuvue	<1%
3M multifokal	4–5%
(Silikon IOL maximal Wellenlängen-abhängig)	3–4%

Ergebnisse

Die optische Qualität der bifokalen IOL ist mit der herkömmlicher Linsen vergleichbar trotz des Vorteils der simultanen Nahkorrektur. Die angegebenen Refraktionswerte werden eingehalten. Das Auflösungsvermögen der beiden Linsen-Typen ist etwa gleich groß. Die Streulichtausbeute bei der 3M diffraktiven Linse ist deutlich erhöht. In wieweit diese Messungen mit klinischen Befunden wie Blendempfindlichkeit und Herabsetzung des Kontrastsehens korrelieren, kann quantitativ nicht vorhergesagt werden.

Vergleichende Messungen zur Abbildungsqualität von mono- und multifokalen Intraokularlinsen

W. Haigis [1], B. Klatt, J. Reiner und R. Guthoff [2]

Zusammenfassung. In Anlehnung an die von Holladay et al. durchgeführten Untersuchungen zum Zeilenauflösungsvermögen von Intraokularlinsen sind monofokale, simultane, bifokale und diffraktive Linsen untersucht worden. Geprüft wurde die Abbildungsqualität dieser Linsen in Luft sowie in Immersion bei parallel einfallendem monochromatischen Licht bei zentrierter, gekippter und dezentrierter Anordnung. Um den tatsächlichen Gegebenheiten im Auge Rechnung zu tragen, wurden die gleichen Linsen hinter einem künstlichen Hornhautsystem auf ihre Abbildungsqualität gemessen. Es zeigten sich auffallende Unterschiede in Abhängigkeit vom Herstellungsverfahren und den zugrunde liegenden optischen Prinzipien.

Summary. Measurements of spatial resolution as were described e.g. by Holladay et al. in 1987 were carried out for mono-, bi- and/or multifocal refractive and/or diffractive lenses designed for intraocular implantation. For all these lenses imaging quality in air as well as in immersion was assessed with monochromatic light for three lens orientations: centered, off-axis and tilted. Also, to make allowance for the optical configuration in situ, the imaging quality of these lenses was judged after they were positioned behind a model cornea lens. Lenses of different make, kind and optical working principle were found to be significantly different in imaging quality.

Einleitung

Zur Beschreibung der Abbildungsqualität von Intraokularlinsen wird in der Regel die sog. optische ‚Auflösung' der Linse herangezogen. Was dabei unter dem anschaulichen Begriff der ‚Auflösung' im einzelnen zu verstehen ist, wird erst durch eine bestimmte Meßvorschrift definiert; für Intraokularlinsen (IOL) ist diese im ANSI Standard Z80.7-1984 ([1] zit. nach [6]) festgelegt. Danach müssen Intraokularlinsen u. a. eine Mindestauflösung von 100 Linienpaaren pro mm (lp/mm) in Luft aufweisen.

Messungen zur Überprüfung der Auflösung von IOLs verschiedener Brechkraft und verschiedener Hersteller wurden etwa von Olson et al. [7] und Holladay et al. [6] durchgeführt. Alle dabei untersuchten Intraokularlinsen waren monofokal und von plankonvexer Geometrie.

Ziel der vorliegenden Arbeit war, solche Messungen an den heute verfügbaren bi- bzw. multifokalen IOL zu wiederholen und die sinngemäß in den Fern- und Nahfoci erhaltenen Ergebnisse den Resultaten für vergleichbare monofokale Intraokularlinsen gegenüberzustellen.

---

[1] Universitäts-Augenklinik, Josef-Schneider-Straße 11, D-8700 Würzburg,
[2] Universitäts-Krankenhaus Eppendorf, Augenklinik, Martinistraße 52, D-2000 Hamburg 20

Material und Methoden

Untersuchte Intraokularlinsen

Für die Messungen wurden reguläre Linsen von 4 verschiedenen Herstellern verwendet; die Linsen waren steril, original verpackt und bestimmt zur Implantation in menschliche Augen. Zum einen handelte es sich dabei um (klassische) monofokale (plankonvexe) Linsen, im folgenden mit ‚m1' charakterisiert. Bei den multifokalen Linsen waren konvex-konkave, plan-konvexe und bikonvexe Linsengeometrien vertreten. Zwei Hersteller multifokaler Linsen (bezeichnet mit ‚d1' und ‚d2') nutzen diffraktive optische Wirkungsprinzipien, ein anderer (mit ‚r1' bezeichnet) erreichte Bifokalität durch zwei refraktive Zonen (zentraler Nahteil mit 2 mm Durchmesser). Obgleich bifokale Linsen vom Wortsinn her auch unter die multifokalen Linsen fallen, sollen im folgenden mit ‚bifokal' die refraktiven 2-Zonen-Linsen und mit ‚multifokal' die diffraktiven IOLs bezeichnet werden. (Letztere weisen natürlich auch nur 2 Hauptfoci auf.)

Von jedem dieser 4 Linsentypen wurde ein Exemplar mit 17 dpt, ein weiteres mit einer Brechkraft aus dem Bereich 21 ± 1,5 dpt und ein drittes mit 25 dpt bzw. 26 dpt untersucht. Diesem Brechkraft-Bereich für die Ferne von 17–26 dpt entsprach ein Bereich von 20,5–29,5 dpt für die Nähe. (Für den Nahbereich waren z. T. 3,5 dpt, z. T. 4,0 dpt zu addieren.)

Für jede einzelne Intraokularlinse wurde die Auflösung im Fern- wie auch im Nahfokus für Aperturen von 2 mm und 4 mm entsprechend der weiter unten beschriebenen Meßmethode bestimmt. Die Messungen wurden in Luft durchgeführt, wobei die Linsen in zentrierter Position im Strahlengang angeordnet waren.

Über weitere Messungen an diesen IOL in dezentrierter und gekippter Lage in Luft wie auch in einem Augenmodell wird a.a.O. berichtet werden.

Experimentelle Bestimmung der Auflösung

Für die Messungen entsprechend dem zit. ANSI-Standard wurde eine optische Bank mit den in Abb. 1 dargestellten Komponenten benutzt [3, 7]. Eine Lichtquelle beleuchtet über eine Kondensorlinse eine Streuscheibe (Mattscheibe). Das Grünfilter erzeugt eine monochromatische Beleuchtung der Wellenlänge L = 555 nm für die Auflösungs-Testplatte (Standard USAF 1951 Three Bar Test Chart, im folgenden als 'USAF-target' bezeichnet).

Diese Testplatte umfaßt 60 identische Testfiguren verschiedener Größe, angeordnet in 10 Gruppen zu je 6 Elementen. Jede Testfigur besteht aus 3 horizontalen und 3 vertikalen Schwarz-Weiß-Balken (Linienpaaren) und repräsentiert je nach Gruppennummer G und Elementnummer E eine andere Ortsauflösung gemäß [7]

$$R_{USAF} = 2^{\{G + (E-1)/6\}} \tag{1}$$

mit G = −2, −1, 0, 1, . . . 7 und E = 1, 2, . . . 6

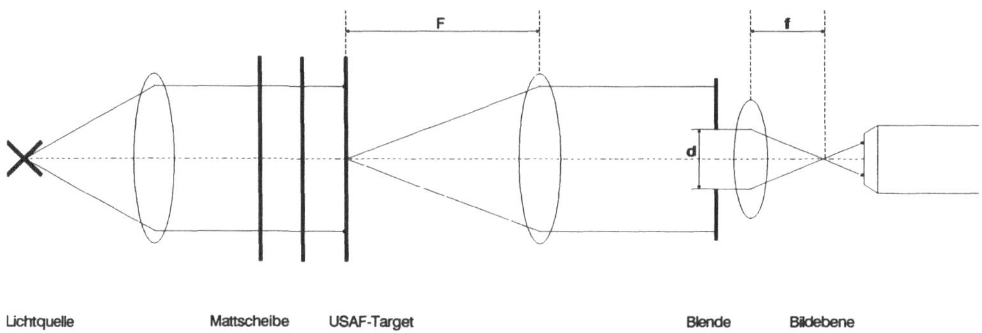

Abb. 1. Experimentelle Anordnung zur Bestimmung der Auflösung

Die Testfiguren des USAF-targets werden über eine Kollimatorlinse der Brennweite F (160 mm) ins Unendliche abgebildet. Die zu untersuchende IOL mit der Brennweite f, der eine Aperturblende mit dem Durchmesser d vorgesetzt ist, erzeugt ein Bild der Testplatte, welches durch ein Mikroskop betrachtet wird. Bestimmt wird die ‚feinststrukturierte' Testfigur, die gerade eben noch – als Schwarz-Weiß-Balkenmuster aufgelöst – erkannt wird. Mit der zugehörigen Gruppen- und Elementnummer ergibt sich dann aus (1) die Gegenstandsauflösung R_{USAF}.

Für den Sprung δR_{USAF} in der Auflösung beim Übergang von einer Testfigur auf die ‚nächstfeinere' erhält man aus (1)

$$\delta R_{USAF} = 1 - 2^{-1/6} \approx 11\% \tag{2}$$

woraus direkt ersichtlich ist, daß der zu erwartende Meßfehler mindestens in der Größenordnung von $\pm 11\%$ liegt.

Die Bildauflösung R_{IOL} hängt mit der gemessenen Auflösung R_{USAF} über den durch die Brennweiten F und f gegebenen Abbildungsmaßstab gemäß

$$R_{IOL} = R_{USAF} \frac{F}{f} \tag{3}$$

zusammen [3, 8].

Während sich die Brennweite f_{KW} in Kammerwasser (Brechungsindex $n_{KW} = 1,336$) einer IOL (aus PMMA mit Brechungsindex $n_{IOL} = 1,490$) mit der Brechkraft D_{IOL} (welche ja für Kammerwasser angegeben wird) direkt zu

$$f_{KW} = \frac{n_{KW}}{D_{IOL}} \tag{4}$$

ergibt, gilt für die Brennweite f_{Luft} dieser Linse in Luft (Brechungsindex $n_{Luft} = 1,000$) in der Näherung für dünne Linsen (d. h. vernachlässigbare Linsen-Mittendicke) [3,8]:

$$f_{Luft} = \frac{n_{Luft}\,(n_{IOL} - n_{KW})}{D_{IOL}\,(n_{IOL} - n_{Luft})} \tag{5}$$

Durch Einsetzen von f_{Luft} für f in (3) erhält man schließlich die zu bestimmende optische (Grenz-)Auflösung R_{IOL} in lp/mm für die untersuchte Intraokularlinse.

Theoretische Auflösungsgrenze

Die experimentell bestimmte Auflösung ist mit der theoretischen Auflösungsgrenze für eine ideale Linse gleicher Brennweite zu vergleichen, bei der die Abbildungsqualität lediglich durch Beugung beschränkt ist.

Die klassische beugungsbedingte Grenzauflösung R_{beug} ist abhängig von der Wellenlänge L des verwendeten Lichts und für eine Linse mit der Apertur d und der Brennweite f in einem Medium mit dem Brechungsindex n gegeben durch [4, 6]

$$R_{beug} = \frac{n\,d}{f\,L} \tag{6}$$

Abbildung 2 zeigt den (für monochromatisches Licht der Wellenlänge $L=$ 555 nm berechneten) theoretischen Verlauf der beugungsbedingten Grenzauflösung für verschiedene IOL-Brechkräfte in Luft und Kammerwasser bei Aperturen von 2 mm und 4 mm. Wie auch aus (6) ersichtlich, bewirkt eine Verdopplung der Apertur eine Verdopplung der Auflösungsgrenze. Weiter erkennt man, daß die beugungsbedingte Grenzauflösung in Luft ca. 3 (3,182 mit den oben angegebenen Werten für n_{IOL}, n_{KW} und n_{Luft}) mal größer ist als die von Wasser (analog ist die Brechkraft in Luft um den selben Faktor größer als in Kammerwasser).

Um Ergebnisse unter verschiedenen Meßbedingungen (z. B. Auflösungsmessungen für Linsen verschiedener Brennweiten) direkt miteinander verglei-

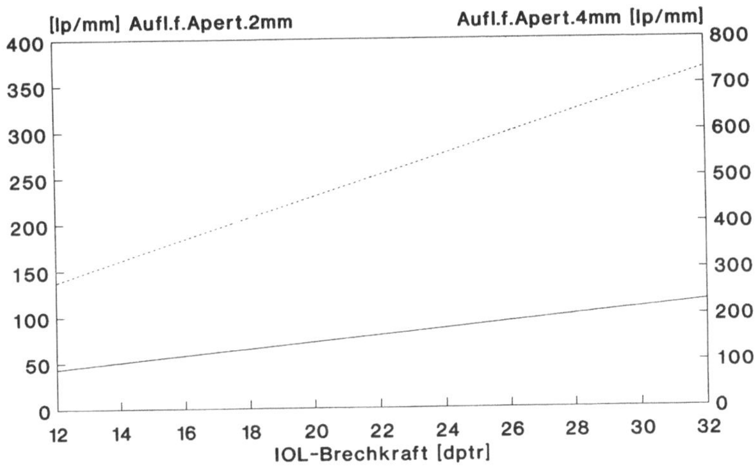

Abb. 2. Beugungsbedingte Grenzauflösung für Intraokularlinsen (IOL) in Luft (-----) und Kammerwasser (———) für Aperturen von 2 mm (Skala *links*) und 4 mm (Skala *rechts*), berechnet nach (6) mit (5) und (4) für $L=555$ nm, $n_{IOL}=1,490$, $n_{KW}=1,336$, $n_{Luft}=1,000$

chen zu können, bezieht man üblicherweise die experimentell bestimmten Auflösungen R_{IOL} auf die theoretischen Grenzwerte R_{beug}, d. h. man bildet den Quotienten

$$A := \frac{R_{IOL}}{R_{beug}}\, 100\% \tag{7}$$

welcher als ‚Auflösungseffizienz' („resolution efficiency") bezeichnet wird.

Ergebnisse

Jede Messung bestand aus mindestens 2 unabhängigen Einzelmessungen. Hierzu wurde das Okular zur Betrachtung des durch die IOL erzeugten Bilds der Testplatte vor und nach jeder Einzelmessung dejustiert und im Bereich des zu untersuchenden Focus auf größte Bildschärfe neu eingestellt.

Auflösung im Fernfocus

Die Meßergebnisse für die Auflösung im Fernfocus für Blenden von 4 und 2 mm sind in Abb. 3 dargestellt. Die Abszisse ist nach aufsteigender Brechkraft des Fernfokus unterteilt (allerdings nicht äquidistant). Nach Abb. 2 resp. [6] würde man für höhere Brechkräfte auch bessere Auflösungen erwarten. Wie ersichtlich wird dies experimentell für die Fernfoci des Linsenkollektivs nicht gefunden.

Bei einer Blendenöffnung von 4 mm (Abb. 3 oben) zeigen alle untersuchten Linsen Auflösungen besser als 150 lp/mm mit Ausnahme einer einzigen refraktiven Bifokal-Linse (‚r1', Auflösung < 50 lp/mm). Den höchsten Wert erzielt eine monofokale 22 dpt-Linse mit 450 lp/mm (‚m1'), gefolgt von einer refraktiven 20 dpt-Bifokal-Linse mit 410 lp/mm (‚r1'). Zu berücksichtigen ist hier natürlich der immanente Meßfehler von mindestens $\pm 11\%$ nach (2), welcher bei 450 lp/mm bereits $\approx \pm 50$ lp/mm ausmacht. Die Werte für die diffraktiven Bifokal-Linsen (‚d1' und ‚d2') schwanken zwischen 160 und 240 lp/mm, ohne daß eine Herstellerabhängigkeit ersichtlich wäre.

Die Reduktion des Blendendurchmessers auf 2 mm (Abb. 3 unten) führt bei allen Linsen zu kleineren Meßwerten für die Auflösung. Diese Abnahme liegt in der Größenordnung von 10–20% und ist damit deutlich geringer als man theoretisch (Reduktion der beugungsbedingten Grenzauflösung um den Faktor 2, vgl. [6]) erwarten würde. Dies dürfte im wesentlichen auf den deutlich reduzierten Kontrast bei der 4-mm-Blende im Vergleich zur 2-mm-Blende zurückzuführen sein: Geisterbilder, Lichthöfe, Farbsäume und Hintergrundaufhellungen (– verursacht durch die simultane Wirkung der anderen Foci –) machten die Entscheidung über die gerade eben noch aufgelöste Testfigur des USAF-targets bei den diffraktiven Multifokal-Linsen im Falle der 4-mm-Blende schwieriger als bei der 2-mm-Blende. Entsprechend sind die Abweichungen in den Meßergebnissen der verschiedenen Linsentypen untereinander für die 2-mm-Blende geringer als für die 4-mm-Blende: die Daten für erstere

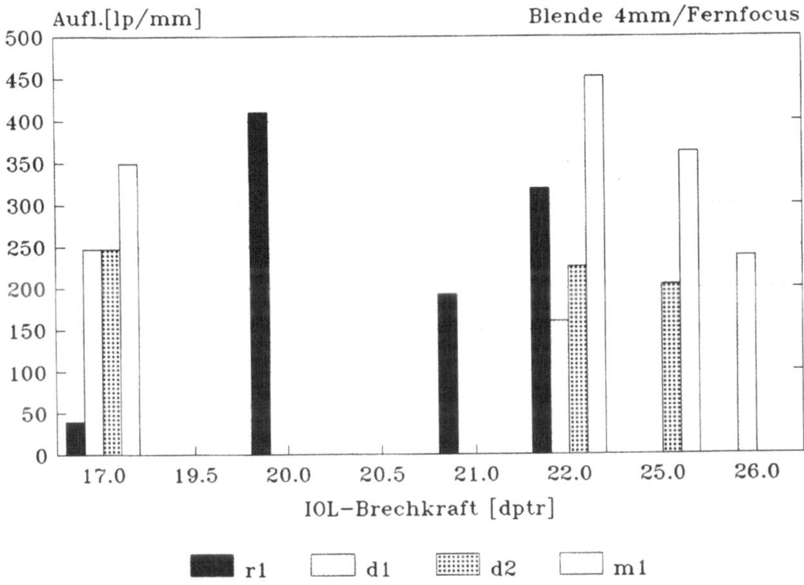

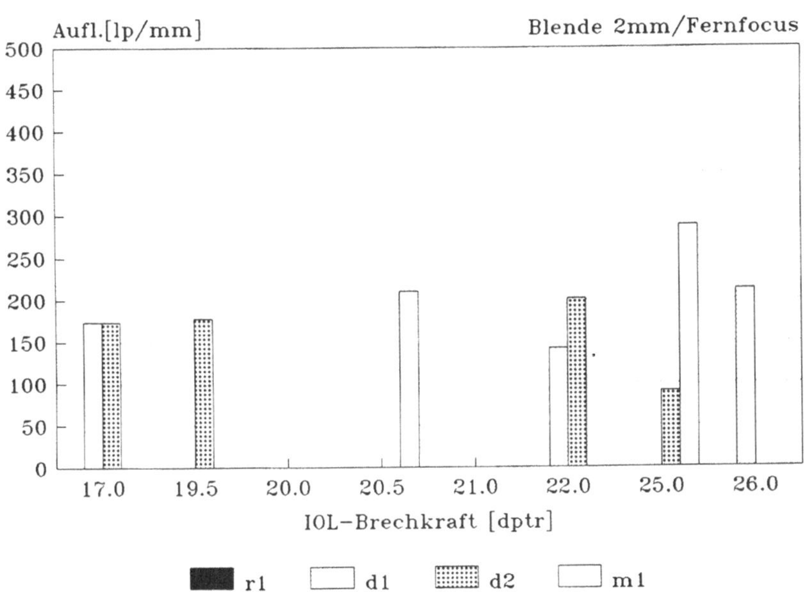

Abb. 3. USAF-target-Auflösung in Luft für zentrierte IOL-Lage, gemessen im Fernfocus bei 4 mm Blendenöffnung (*oben*) und 2 mm Blendenöffnung (*unten*). r1: refraktive Bifokallinsen; d1: diffraktive Multifokallinsen von Hersteller 1; d2: diffraktive Multifokallinsen von Hersteller 2; m1: monofokale IOL

scheinen ‚sicherer‘, da weniger durch (multifokale) Kontrastreduktion beeinflußt.

Erwartungsgemäß konnten bei den refraktiven Bifokal-Linsen (‚r1‘) keine Meßwerte mehr gewonnen werden, da die Blendenöffnung nur noch den Nahteil erfaßt. Abgesehen von einer diffraktiven Linse (‚d2‘, Auflösung 90 lp/mm) liegen alle Meßwerte über 100 lp/mm. Wie bei der 4-mm-Blende zeigt eine monofokale IOL (25 dpt) mit einem Wert von 290 lp/mm die höchste gemessene Auflösung. Bei den diffraktiven Linsen (‚d1‘ und ‚d2‘) folgen die Meßwerte für die 2-mm-Blende qualitativ demselben Verlauf wie für die 4-mm-Blende.

Auflösung im Nahfocus

Abbildung 4 zeigt die Meßergebnisse für den Nahfocus bei 2-mm- (unten) und 4-mm-Blende (oben). Sie sind qualitativ den Fernfocus-Ergebnissen vergleichbar: größere Unterschiede (Unsicherheiten) der Meßwerte für die einzelnen Linsentypen bei der 4-mm-Blende, geringere Unterschiede bei der 2-mm-Blende.

Entsprechend den höheren Nah-Focus-Brechkräften werden höhere Auflösungen erreicht. Bei den Messungen mit 4-mm-Blende weist eine monofokale 22 dpt-Linse mit 450 lp/mm den höchsten Meßwert auf, gefolgt von 2 weiteren monofokalen IOLs mit 17 dpt (350 lp/mm) und 25 dpt (360 lp/mm). Die diffraktiven multifokalen Linsen zeigen im Durchschnitt geringfügig höhere Auflösungen als die refraktiven Bifokal-IOL.

Sieht man von den monofokalen Linsen ab, so findet man beim restlichen (multifokalen) Ensemble – wie zu erwarten – bei kleinen Brechkräften eher geringere, bei größeren Brechkräften eher höhere Meßwerte für die Auflösung. Bei keiner der untersuchten Linsen wurde im Nahfocus bei 4-mm-Blende eine Auflösung unter 160 lp/mm gefunden; bei den Messungen mit 2-mm Blendenöffnung lösten alle IOLs mehr als 115 lp/mm auf.

In zwei Fällen (20,5 dpt und 25,5 dpt) unterscheiden sich die diffraktiven Multifokallinsen zweier Hersteller bei der 4-mm-Blende um ca. 20–30%; bei der entsprechenden Messung mit 2-mm-Blende liefern beide Linsen dasselbe Ergebnis. Für 2-mm Blendenöffnung wird die höchste Auflösung von einer diffraktiven (‚d1‘, 29,5 dpt) Multifocal-IOL mit 340 lp/mm erzielt. Die refraktiven Bifokal-Linsen (‚r1‘) liefern im gesamten Stärkenbereich für 2-mm- und 4-mm-Blende praktisch dieselben Meßwerte (180–260 lp/mm). Wie schon bei der 4-mm-Blende läßt sich auch bei den Meßwerten für 2 mm Blendenöffnung in grober Näherung eine Brechkraftabhängigkeit der Auflösung entsprechend der theoretischen Erwartung feststellen.

Auflösungseffizienz

In Abb. 5 sind unsere Meßergebnisse hinsichtlich ihres Auflösungs-Wirkungsgrades (‚Auflösungs-Effizienz‘ A lt. Definition (7)) zusammengestellt. Dazu wurde für jede Linse, für jeden Brennpunkt und für jede Blende die theoretische Beugungsgrenze nach (6) berechnet. Nach (7) wurden dann die bereits

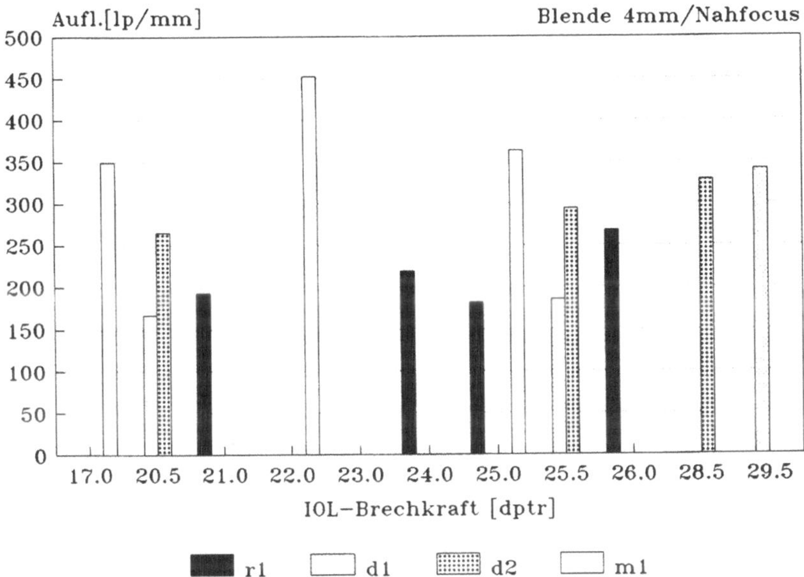

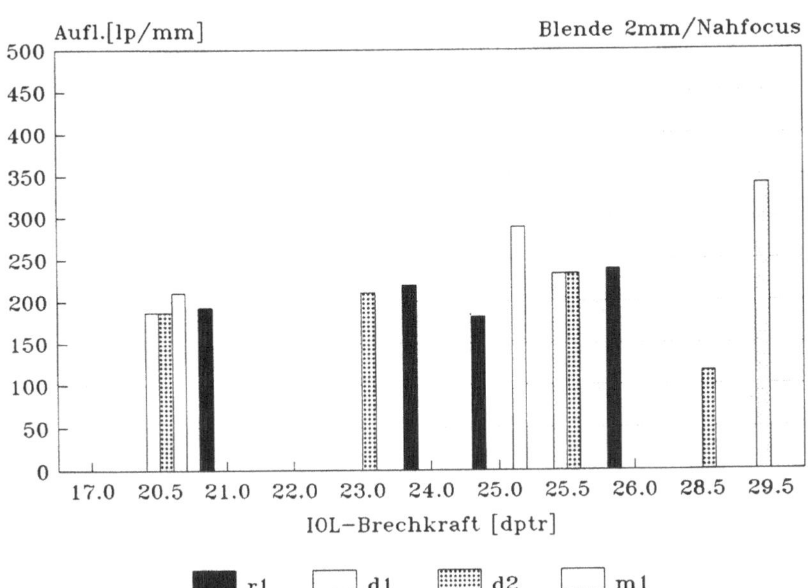

Abb. 4. USAF-target-Auflösung in Luft für zentrierte IOL-Lage, gemessen im Nahfocus bei 4 mm Blendenöffnung (*oben*) und 2 mm Blendenöffnung (*unten*); r1, d1, d2 und m1: wie bei Abb. 3

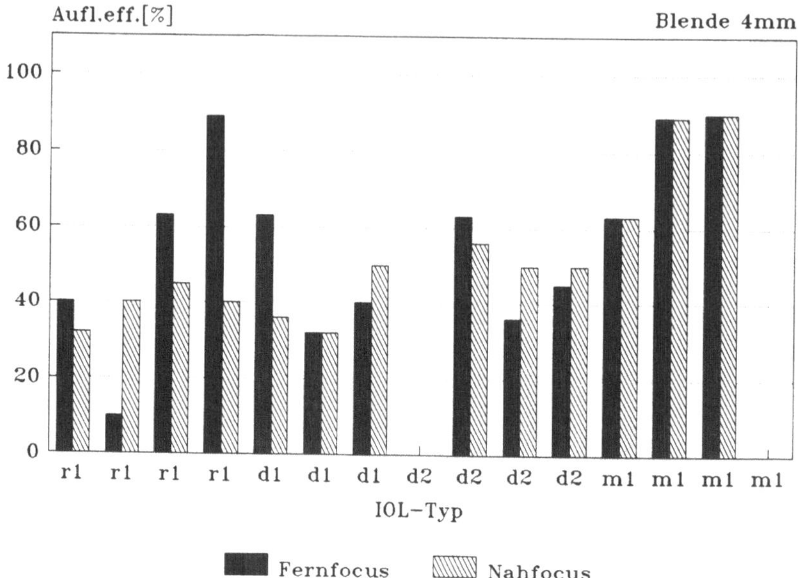

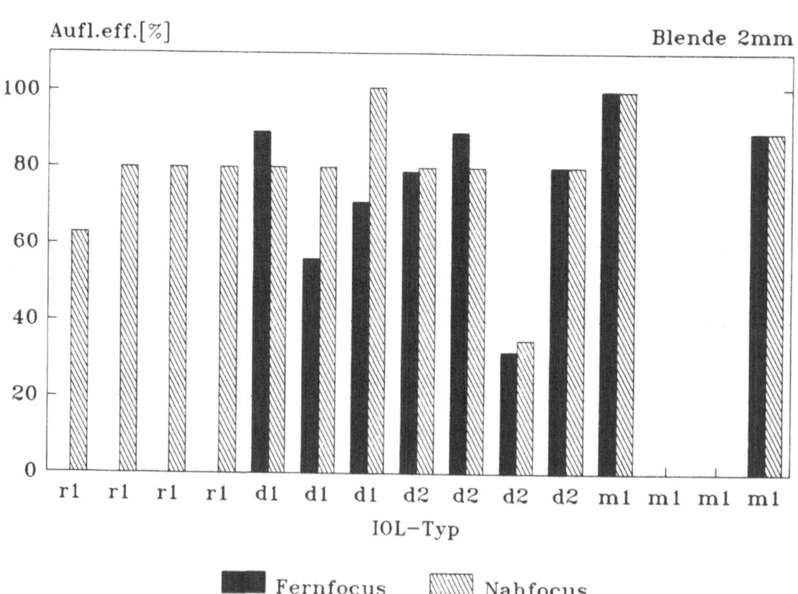

Abb. 5. Auflösungseffizienz in Luft für zentrierte IOL-Lage, gemessen im Fern- und Nah-focus bei 4 mm Blendenöffnung (*oben*) und 2 mm Blendenöffnung (*unten*), berechnet lt. (7); r1, d1, d2 und m1: wie bei Abb. 3

oben diskutierten (absoluten) Auflösungs-Meßwerte auf diese individuellen Beugungsgrenzen normiert.

Für die Berechnungen mußten die von den Herstellern angegebenen (Fern- und Nah-) Brechkraftwerte der IOL benutzt werden. Zwar sollten diese laut ANSI-Standard [1] auf ± 0,5 dpt genau sein – bei früheren Untersuchungen an monofokalen Intraokularlinsen wurden indes Abweichungen bis zu 1,5 dpt gefunden [7]. Somit ist der (errechnete) theoretische Wert für die Grenzauflösung mit einem schwer abzuschätzenden Fehler behaftet, der sich in der Auflösungseffizienz zusätzlich zu dem schon erwähnten immanenten Systemfehler [2] auswirkt. Realistisch erscheint ein Gesamtfehler für die Auflösungseffizienz in der Größenordnung von ± 15–20%.

Vergleicht man global die gefundenen Auflösungseffizienzen bei 4 mm und 2 mm Blendenöffnung, so sind diese bei der kleineren Blendenöffnung einheitlich höher mit geringeren Unterschieden zwischen den einzelnen Linsentypen als bei der 4-mm-Öffnung. Dies wurde schon oben in Zusammenhang mit dem deutlich schlechteren Kontrast bei größerer Blendenöffnung gebracht. Betrachtet man die diffraktiven IOLs („d1' und „d2') im Nah- und Fernfocus, so schwanken ihre Auflösungseffizienzen bei 4 mm Blendenöffnung in einem Bereich von ca. 30–65% bei einem Mittelwert von ca. 45%, bei 2 mm im Bereich 35–100% mit einem Mittelwert von ca. 75%. Dabei läßt sich weder zwischen den Werten von Fern- und Nah-Fokus noch zwischen den Ergebnissen für Linsen verschiedener Hersteller ein signifikanter Unterschied feststellen.

Die unterschiedlichen Auflösungseffizienzen der einzelnen Linsen spiegeln nicht zuletzt die bereits oben angesprochene fehlende strenge Brechkraftabhängigkeit der (absoluten) Auflösungsmeßwerte wider. Besonders deutlich wird dies bei den refraktiven Bifokal-Linsen („r1') bei 4-mm-Blende im Fernfocus: die Auflösungseffizienzen im Fernfocus erstrecken sich von 10% bis 89% bei einem Mittelwert von ca. 50%; die Variationen in den Ergebnissen für den Nahfocus sind mit 32–45% bei einem Mittelwert von 40% deutlich geringer.

Bei einer Blendenöffnung von 2 mm ist – baubedingt – bei den refraktiven Bifokallinsen kein Fernfocuseinfluß mehr vorhanden; die Auflösungseffizienz schwankt zwischen 62% und 80% bei einem Mittelwert von ca. 75% und erreicht damit denselben Wert wie bei den diffraktiven Multifokallinsen. Die höchsten Auflösungseffizienzen von 100% (vgl. Fehlerdiskussion) werden (bei 2 mm Blendenöffnung) erreicht von einer monofokalen („m1') Linse wie auch vom Nahfocus einer diffraktiven IOL („d1'). Mit 89% folgen die Fernfoci zweier diffraktiver Linsen (unterschiedlicher Hersteller) sowie einer weiteren monofokalen Linse. In der 4-mm-Blenden-Anordnung erreichten zwei monofokale und der Fernfocus einer refraktiven Bifokallinse mit ca. 90% die höchsten Auflösungseffizienzen.

Diskussion

Die oben erläuterten Meßwerte für die absolute Auflösung (in lp/mm) wie auch die Auflösungseffizienz (besonders Werte nahe 100%) sind selbstverständlich im Lichte der bereits diskutierten systemimmanenten und zusätzlichen Fehlermöglichkeiten zu bewerten. Bei kleiner Blendenöffnung waren die Unterschiede in den Ergebnissen für alle Linsen und Foci geringer als bei größerer Blende, wo der kontrastmindernde Einfluß multifokaler Simultan-Abbildungen bei den entsprechenden Linsen sich besonders bei hohen Ortsfrequenzen bemerkbar macht: die Hintergrundausleuchtung durch Bilder anderer Foci erschwert die Entscheidung, bei welcher Testfigur feine Details (hohe Ortsfrequenzen) noch aufgelöst werden können.

Hier werden auch die prinzipiellen Schwierigkeiten deutlich, die *Abbildungsqualität* einer Linse (wie die eines beliebigen anderen bildgebenden Systems) durch den Begriff ‚*Auflösung*' zu charakterisieren. Zum einen hängt die Abbildungsqualität noch von einer Vielzahl anderer geometrischer, optischer und technischer Parameter ab [5], zum anderen sollte man sich vergegenwärtigen, daß ‚Auflösung' allein von der jeweiligen Meßvorschrift her definiert ist: würde man in unserem Meßaufbau eine Testfigur mit z. B. einem anderen Ausgangskontrast (etwa sinusförmige anstelle von rechteckförmiger Kontrastvariation) verwenden, so ergäben sich entsprechend abweichende Meßwerte.

Zur optischen Charakterisierung von ‚simultan abbildenden' Multifokallinsen mit ihrer ‚per constructionem' ausgeprägten ‚Kontrastempfindlichkeit' würde sich daher besser ein Verfahren eignen, das den Einfluß einer Linse auf Auflösung *und* Kontrast erfassen kann. Ein solches Verfahren besteht in der Messung der sog. Modulations-Transfer-Funktion (MTF) [5, 2] und wird in der Industrie seit vielen Jahren (anstelle der ‚Auflösung') zur Charakterisierung von abbildenden Systemen (z. B. Foto-Objektiven) verwendet. Es ist zu erwarten, daß MTF-Messungen an refraktiven und diffraktiven Multifokallinsen zu ausgeprägteren Unterschieden zwischen den einzelnen IOL-Typen führen als dies bei den oben dargestellten Messungen der Auflösung der Fall ist.

Schlußbemerkung

Es wurden die optischen Auflösungen in Luft von je drei refraktiven und diffraktiven Multifokallinsen verschiedener Hersteller aus dem (Fern-)Brechkraftbereich 17–26 dpt sowie von äquivalenten Monofokallinsen bestimmt. Die Messungen wurden mit Hilfe des ‚USAF-targets' auf der Grundlage des entsprechenden ANSI-Standards für Blendenöffnungen von 2 mm und 4 mm jeweils für die Fern- wie auch für die Nah-Foci der untersuchten Linsen durchgeführt.

Bei den Messungen mit 4 mm Blendenöffnung wurden die höchsten Auflösungen von Monofokallinsen erreicht. Für alle Multifokallinsen (mit Ausnahme einer refraktiven Bifokallinse) war die gemessene Auflösung > 150 lp/mm im Fernfocus (17–26 dpt) bzw. > 160 lp/mm im Nahfocus (20,5–29,5 dpt).

Bei 2 mm Blendendurchmesser ergaben sich für alle Multifokallinsen mit Ausnahme einer diffraktiven Linse Auflösungen > 100 lp/mm im Fernfocus (17–26 dpt) und > 115 lp/mm im Nahfocus (20,5–29,5 dpt). Neben monofokalen Linsen erreichten bei der kleinen Blendenöffnung auch diffraktive Linsen sehr hohe Auflösungswerte. Im Rahmen der Meßgenauigkeit und verwendeten Versuchsanordnung konnten keine Unterschiede im Verhalten der diffraktiven Linsen verschiedener Hersteller beobachtet werden. Bei Reduktion des Blendendurchmessers von 4 mm auf 2 mm verschwand bei den refraktiven Bifokallinsen erwartungsgemäß der Einfluß des Fernfocus auf die Abbildungsqualität.

Die Meßergebnisse bei 4 mm Blendenöffnung schwanken aufgrund des geringeren Bild-Kontrasts deutlicher als bei 2 mm Blendenöffnung. Abgesehen von einer refraktiven Bifokallinse weisen alle untersuchten Linsen Auflösungseffizienzen $> 30\%$ auf und würden damit auch nach Holladay et al. [6] den entsprechenden Mindestanforderungen genügen. Im einzelnen ergaben sich bei 4 (2) mm Blendenöffnung durchschnittliche Auflösungseffizienzen von 81 (94)% für monofokale, und je 45 (75)% für refraktive bifokale und diffraktive multifokale Intraokularlinsen.

Literatur

1. ANSI (1984) American National Standard for Ophthalmics – Intraocular Lenses – Optical and Physical Requirements, ANSI Z80.7-1984, American National Standards Institute, New York, pp 6–12
2. Brock GC (1967) Reflections on thirty years of image evaluation. Photogr Sci Engl 11, Nr. 5:356–362
3. Dunn MJ (1978) The resolving power of intraocular lens implants. Am Intraocular Implant Soc J 4:126–129
4. Goodman JW (1968) Introduction to Fourier Optics. McGraw-Hill, New York St Louis San Francisco
5. Heynacher E, Köber F (1964) Auflösungsvermögen und Kontrastwiedergabe. Zeiss-Informat 12:29–32
6. Holladay JT, Ting AC, Koester CJ, Portney V, Willis TR (1987) Intraocular lens resolution in air and water. J Cataract Refract Surg 13:511–517
7. Olson RJ, Kolodner H, Kaufmann HE (1979) The optical quality of currently manufactured intraocular lenses. Am J Ophthalmol 88:548–555
8. Schröder G (1987) Technische Optik. Vogel, Würzburg

Oberflächenstruktur
verschiedener diffraktiver Implantlinsen

M. E. Reich [1], R. Waltersdorfer [1], H. Hanselmayer [1],
Ch. Faschinger [1] und J. Faulborn [1]

Zusammenfassung. Die Oberflächenstruktur von drei diffraktiven Implantlinsen von zwei verschiedenen Herstellungsfirmen wurde rasterelektronenmikroskopisch untersucht.

Diffraktive Kunstlinsen des Typs 815 LE ließen keine bedeutenden Oberflächenmängel erkennen. Schwere Qualitätsmängel wurden bei Linsen des Typs 53 D festgestellt mit Rauhigkeiten der Oberfläche und auch mit Auflagerungen, die möglicherweise Rückstände von Politurmaterial darstellen.

Zur Produktion von Kunstlinsen wird ein hoher Qualitätsstandard gefordert, der von entsprechenden Kontrollorganen, welche von Ophthalmochirurgen ausgewählt werden sollten, geprüft werden muß.

Summary. The surface of three diffractive implant lenses of two different manufactures each were investigated with a scanning electronic microscope.

No significant surface deficiencies were to be detected with type 815 LE of diffractive lenses. Major deficiencies as to quality were found in lenses of type 53 D with roughness on the surface and curtain layers, possibly residues of polishing materials.

A high standard in quality is demanded from companies which produce intraocular lenses. The quality of these lenses must be examined by a controlling board, which is to be chosen by the ophthalmologist.

Nach Kataraktoperationen und Implantationen von Kunstlinsen ist im Ergebnis der postoperativen Refraktion unter anderem auch ein hoher Qualitätsstandard der verwendeten Implantlinsen entscheidend. Von verschiedenen Autoren wurde die Oberflächenstruktur monofokaler Implantlinsen untersucht [2, 5, 4] und hierbei gewisse Produktionsfehler festgestellt.

In letzter Zeit wurde auch über Qualitätsmängel bei diffraktiven Kunstlinsen berichtet [6]. Anhand rasterelektronenmikroskopischer Untersuchungen wurden an der Rückfläche diffraktiver Implantlinsen eine Vielzahl von kleinen unregelmäßigen Rillen beschrieben. Zwischen zwei benachbarten diffraktiven Ringen wurden bis zu 16, vorwiegend konzentrisch angeordnete kleine Rillen beobachtet. Bei diffraktiven Implantlinsen einer anderen Herstellungsfirma wurden derartige Rillen nicht beobachtet, was auf exakte Polituren zurückgeführt wurde.

Da wir in letzter Zeit bei mehr als 100 Augen im Rahmen von EC-Kataraktoperationen diffraktive Linsen (Modell 815 LE) implantierten und hierbei gute klinische Ergebnisse, vor allem auch im multifokalen Effekt erreicht worden

---

[1] Universitäts-Augenklinik, Auenbruggerplatz 4, A-8036 Graz

sind, haben wir eine ähnliche Untersuchung wie vorhin erwähnt vorgenommen. Produkte von zwei verschiedenen Herstellern wurde also in die Untersuchung aufgenommen und die Qualität der Oberflächenstrukturen verglichen.

Material und Methode

Jeweils drei diffraktive Linsen des Typs 53 D und des Typs 815 LE mit einer Brechkraft von +20,0 bis +22,0 wurden aus dem Standardlager des Operationssaales entnommen. Es handelt sich also um Linsen, die von uns von zwei Herstellungsfirmen zur Implantation bei Kataraktoperationen gekauft worden sind.

Nach der sterilen Entnahme erfolgten Fotografien der Vorder- und der Rückseite der Implantlinsen mit einer Vergrößerung ×10 bis ×20. Im Rahmen der rasterelektronenmikroskopischen Untersuchungen [2] wurden die steril entnommenen Kunstlinsen auf metallischen Probentischen (stubs) mit Leitsilber befestigt. Nach Besputterung mit Gold erfolgten die Untersuchungen mit Vergrößerungen 150×, 350× und 1500×.

Ergebnisse

Typ 815 LE: Bei den jeweils untersuchten Linsen mit den Seriennummern LOT DY7706, LOT DY9686 und LOT DW7167 wurden unter stärkster Vergrößerung feinste Riefen erkannt; deren Oberfläche ist jedoch glatt, es wurden also keine rauhen oder unebenen, unregelmäßigen Bereiche gefunden (Abb. 1, 2).

Typ 53 D: Bei den untersuchten Linsen der zweiten Herstellungsfirma wurden bei einer Linse sehr schwere Qualitätsmängel, bei zwei weiteren signifikante Oberflächenläsionen beobachtet.

An der Oberfläche der ersten Linse mit der Seriennummer T 065143 fanden sich schon im Auflichtfoto bei einer Vergrößerung ×10 Unebenheiten und Rauhigkeiten sowohl im Zentrum der Linse als auch in den parazentralen und peripheren Stufenbereichen.

Bei den REM-Untersuchungen fanden wir bei einer Vergrößerung ×150 im Zentrum der Kunstlinse, also im optisch wertvollen zentralen Bereich grobe Unebenheiten von unregelmäßiger Struktur, so als ob Substanzen mit organischen oder sonstigen Stoffen auf der Oberfläche eingetrocknet sind (Abb. 3). In den peripheren Stufen finden sich ebenso unebene Stellen und z.T. unregelmäßige rauhe Oberflächen. An den Stufen finden sich zusätzlich etliche tiefe Rillen in weit größerem Ausmaß als bei Linsen des Typs 815 LE, wo ja nur feine Riefen erkennbar waren (Abb. 4). Mit einer Vergrößerung ×1500 fanden

---

[2] Dank der Österreichischen Nationalbank, aus deren Jubiläumsfonds das REM Jeol-T 200 zur Verfügung gestellt wurde.

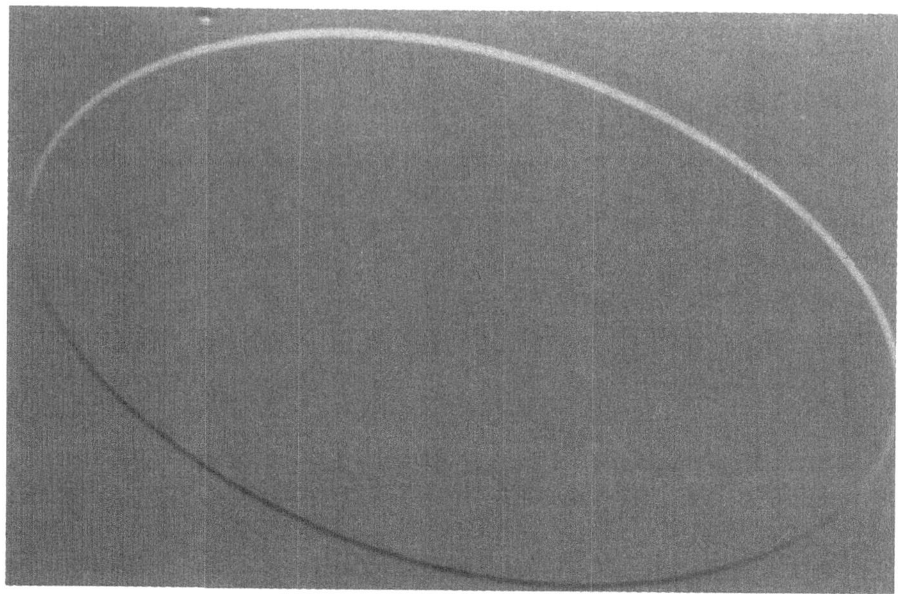

Abb. 1. Oberfläche der diffraktiven Implantlinse Typ 815 LE, +22,0 Dpt., bifokal +3,5,
Serien No LOT DY 7706. Zentrum mit kaum erkennbaren Riefen bei relativ glatter Oberfläche. REM ×150

Abb. 2. Oberfläche der diffraktiven Implantlinse Typ 815 LE, +22,0 Dpt., bifokal +3,5,
Serien No LOT DY 7706. Parazentrale Stufe mit relativ glatter Oberfläche. REM ×350

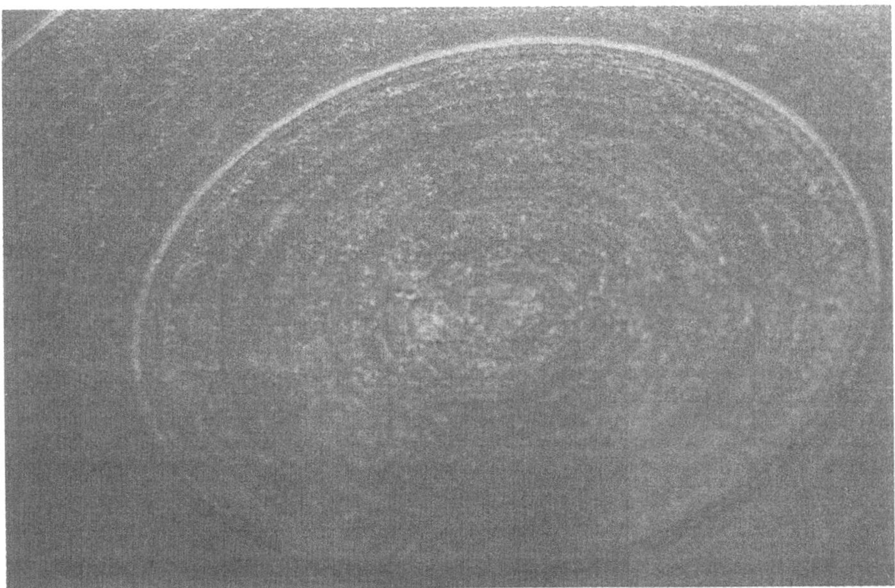

Abb. 3. Oberfläche der diffraktiven Implantlinse Type 53 D, +20,0 Dpt., Add. +3,5, Seriennummer T 065143. Zentrum mit sehr rauher, also unebener Oberfläche. REM ×150

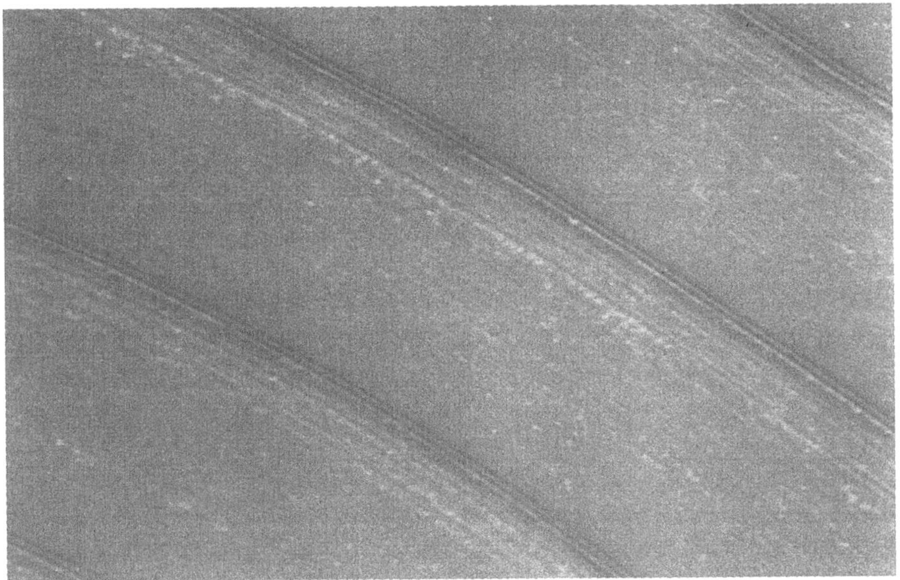

Abb. 4. Oberfläche der diffraktiven Implantlinse Typ 53 D, +20,0 Dpt., Add. +3,5, Seriennummer T 065143. Parazentrale Stufen mit unregelmäßigen rauhen Rillen, sowohl im eigentlichen Stufenbereich als auch auf der Stufe selbst. REM ×150

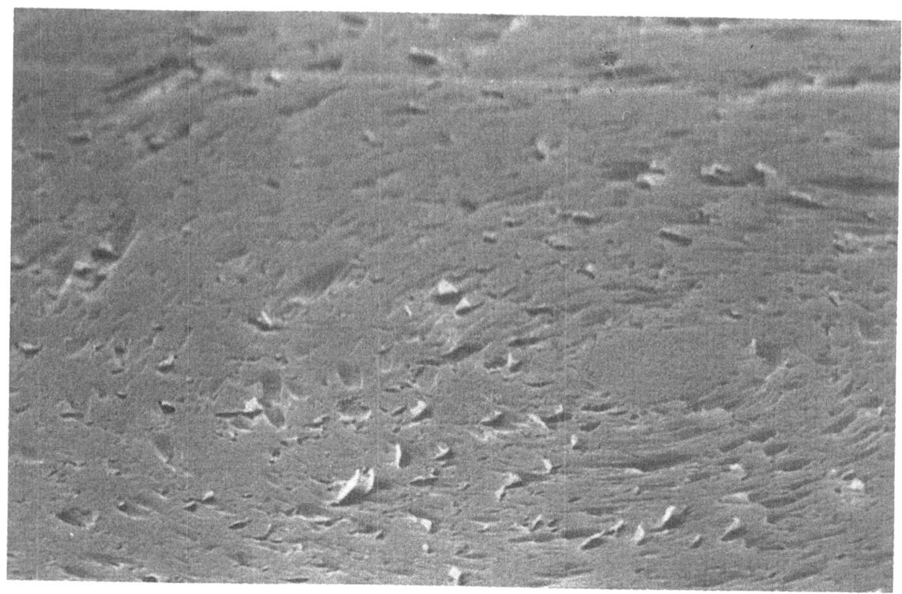

Abb. 5. Oberfläche der diffraktiven Implantlinse Typ 53 D, +20,0 Dpt., Add. +3,5, Seriennummer T 065143. Zentraler Bereich mit grabenartigen unregelmäßigen Vertiefungen, hakenförmigen, zackigen Erhebungen von unregelmäßiger Form. REM ×1500

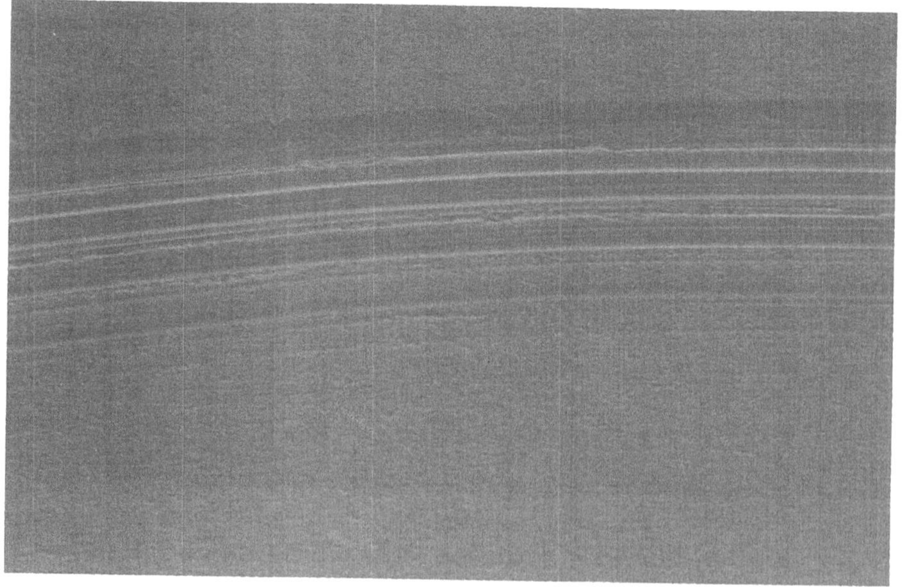

Abb. 6. Oberfläche der diffraktiven Implantlinse Typ 53 D, +20,5 Dpt., Add. +3,5, Seriennummer T 072684. Parazentrale Stufen mit tiefen unregelmäßigen Rillen. REM ×1500

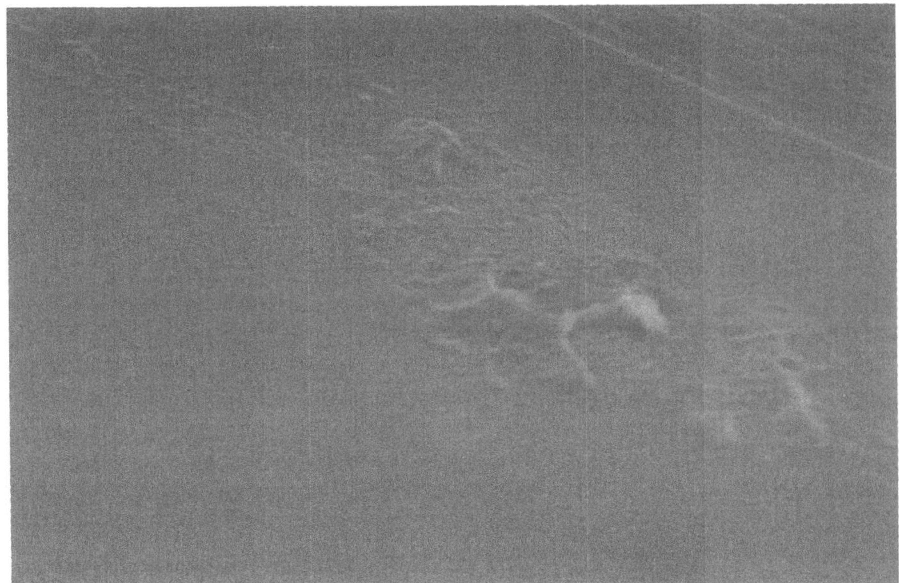

Abb. 7. Oberfläche der diffraktiven Implantlinse 53 D, +20,0 Dpt., Add. +3,5, Seriennummer T 073203. Parazentraler Bereich, offenbar extrakorporaler Linsenfremdkörper, mit dem PMMA in festem Kontakt (Rückstand eines Poliermittels?). REM ×1500

wir in weiten Bereichen der gesamten Linsenoberfläche grobe Rauhigkeiten (Abb. 5), bei welchen PMMA hakenförmig, unregelmäßig stufen-förmig sich vorwölbt; makroskopiert sind diese rauhen Oberflächenstrukturen durchaus mit einem „Reibeisen" vergleichbar.

An der zweiten Linse 53 D mit der Seriennummer T 072694 waren die erhobenen Befunde von wesentlich besserer Qualität. Es zeigten sich jedoch auch hier an den Stufen relativ tiefe Rillen (Abb. 6). In peripheren Bereichen fanden wir auch linsenexkorporale Auflagerungen (Abb. 7).

Die Untersuchungen der dritten Linse 53 D mit der Seriennummer T 073203 ergaben ähnliche Befunde wie bei der zuletzt angeführten.

Zusammenfassende Bemerkungen

Oberflächenstrukturuntersuchungen von diffraktiven Implantlinsen von zwei verschiedenen Herstellungsfirmen ließen große Qualitätsunterschiede erkennen. Beim Typ 53 D bestanden im Gegensatz zu den vorausgehenden Untersuchungen (Wenzel und Teping) sehr schwere Qualitätsmängel mit groben Rauhigkeiten, tiefen Rillen an den Stufen und bei einer Linse fanden sich Veränderungen, die wahrscheinlich als Rückstände irgendwelcher Politursubstanzen zu beurteilen sind.

Bei den untersuchten diffraktiven Implantlinsen des Typs 815 LE hingegen konnten wir keine bedeutenden Qualitätsmängel erkennen. Die Oberfläche erschien bei den REM-Untersuchungen auch bei höchster Vergrößerung glatt, es waren in peripheren Stufen lediglich bei starker Vergrößerung sehr feine Riefen erkennbar. Diese geringen, relativ gleichmäßig vorkommenden Veränderungen, scheinen die optische Qualität nicht wesentlich zu beeinflussen.

Inwieweit die gefundenen Qualitätsmängel des Linsentyps 53 D optische Auswirkungen haben, bedarf weiterer Untersuchungen. Die bei diesem Linsentyp darüber hinaus noch gefundenen Veränderungen, welche wahrscheinlich als exogen oder extern zu beurteilende Fremdstoffe angesehen werden müssen, also möglicherweise nicht reines PMMA darstellen, erheben die Frage des Entstehens eines toxic lens Syndromes. Obwohl wir ja wissen, daß in der Implantationschirurgie Fälle mit postoperativen schweren Reizzuständen durch bakterielle Infektionen verursacht werden, so erhebt sich die Frage, ob chronische postoperative Entzündungen auch durch Rückstände aus der Produktion, wie z. B. Reste von Politurmaterialien, entstehen können. Abgesehen von schädlichen Einwirkungen bei der Sterilisation, wie sie Burk et al. [1] beobachtet haben, können also wahrscheinlich auch aufgrund von Produktionsmängeln schädliche Einwirkungen entstehen, wie sie auch Ratner [3] beschrieben hat.

Obwohl unsere klinischen Erfahrungen anhand von mehr als 100 Augen, in welche diffraktive Linsen des Typs Style 815 LE implantiert worden sind, die von uns gestellten Erwartungen in optischer Sicht erfüllt haben, muß von allen Herstellern in der Produktion ein hoher Qualitätsstandard gefordert werden: Hierbei natürlich höchster Reinheitsgrad des PMMA, sichere atoxische Sterilisation, Bemühungen zur Erreichung einer glatten Oberfläche und natürlich auch Garantie der angegebenen Brechkraft der von Ophthalmochirurgen verwendeten Implantlinsen. Diese Qualitäten müssen aufgrund der jetzt gefundenen Untersuchungsergebnisse auch von Kommissionen, deren Zusammensetzung von Augenärzten bestimmt werden sollte, geprüft werden.

Literatur

1. Burk R, Hey R, Draeger J, Armbrecht U, Morszeck M (1986) Zum heutigen Stand der PMMA Intraokularlinsensterilisation. Klin Monatsbl Augenheilkd 188:45–46
2. Drews RC, Smith ME, Okun N (1978) Scanning electron microscopy of intraocular lenses. Ophthal AAOO 85:415
3. Ratner BD (1983) Analysis of surface contaminants on intraocular lenses. Arch Ophthalmol 101:1434–1439
4. Schnaudigel OE, Heider W (1986) Fehlerhafte Kunstlinsen. Klin Monatsbl Augenheilkd 188:613–614
5. Strobel J, Jakobi K (1986) Vergleichende rasterelektronenmikroskopische Untersuchungen von Hinterkammerlinsen der Typen Sinskey-Kratz und ähnlicher Modelle. Klin Monatsbl Augenheilkd 188:153–159
6. Wenzel M, Teping C (1989) Mikroskopische Untersuchungen zur Oberflächenqualität von diffraktiven intraokularen Linsen. Ophthalmorchirurgie 1:83–86

Vergleichende Untersuchungen der Kontrastempfindlichkeit bei multifokalen Intraokularlinsen

M. R. NOWAK[1]

Zusammenfassung. Durch das gleichzeitige Vorliegen von zwei Brennweiten bei diffraktiven multifokalen Intraokularlinsen ist aufgrund theoretischer Überlegungen eine Verminderung der Kontrastübertragung für jeden einzelnen Fokus anzunehmen. Mit verschiedenen Untersuchungsmethoden wurde bei jeweils 20 Augen mit monofokaler oder multifokaler Intraokularlinse die Kontrastsehschärfe gemessen. Es finden sich Unterschiede mit einem gering schlechteren Ergebnis bei multifokalen Intraokularlinsen, jedoch ohne statistische Signifikanz.

Summary. The coexistence of two focal lengths in diffractive multifocal intraocular lenses theoretically implies a decrease in contrast transmission for each individual focus. Various investigative methods were used to measure contrast sensitivity in 20 eyes with monofocal IOLs and in 20 eyes with multifocal IOLs. The measurements indicate a slightly poorer result with the multifocal lenses, although the difference is not statistically significant.

Die Verwendung von bifokalen Optiken des Simultantyps für Kontaktlinsen und Intraokularlinsen bringt von theoretischer Seite nicht nur Vorteile, sondern auch Nachteile mit sich. Die Vorteile bestehen darin, daß zwei Brennweiten nebeneinander und gleichzeitig, also simultan zur Verfügung stehen [11]. Damit verbunden ist jedoch eine Herabsetzung der Kontrastübertragung, die durch die überlagernde Abbildung des jeweils anderen Fokus verursacht wird (Abb. 1). Auf einer mikrooptischen Bank läßt sich die Abbildungsqualität von Intraokularlinsen darstellen. Tatsächlich ist bei einem solchen Laborversuch der Kontrast bei bifokalen Optiken reduziert, wobei die optische Auflösung nahezu unverändert ist. Inwieweit dadurch die Kontrastempfindlichkeit eines mit multifokaler Optik versehenen Auges beeinflußt wird, ist bisher nicht eindeutig geklärt. Mit zunehmender Qualität der Implantation von Intraokularlinsen ist nicht nur ein guter Visus als funktionelles Ergebnis anzustreben, es gilt auch, weitere Funktionen des Sehens wie Kontrastempfindlichkeit, Blendempfindlichkeit und Dämmerungssehen zu optimieren. Dies ist um so mehr bedeutend, als wir bei der Indikation zur Kataraktoperation immer weiter in Grenzbereiche kommen und mittlerweile durchaus Patienten mit einem Visus von 0,7 operieren. Wenn durch multifokale Intraokularlinsen tatsächlich Funktionsbeeinträchtigungen auftreten, so ist dies bei der individuellen Indikation zu berücksichtigen.

---

[1] Universitäts-Augenklinik, Friedrichstraße 18, D-6300 Gießen

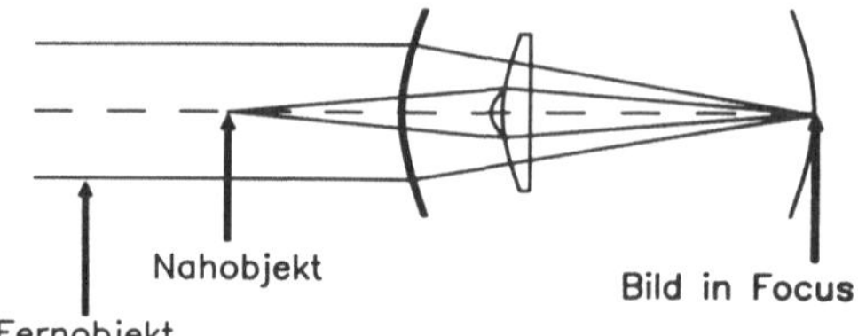

Abb. 1. Strahlengang bei diffraktiver multifokaler Intraokularlinse

Material und Methoden

Zur Messung der Kontrastempfindlichkeit stehen zahlreiche Methoden zur Verfügung, von denen einige, für die klinische Routine geeignete und einfach anwendbare ausgewählt wurden. Als Basiswert wurde der optimale Visus im freien Raum bestimmt. Die dabei ermittelte Refraktion wurde bei den folgenden Messungen ebenfalls als Korrektur eingesetzt. Das Autorefraktometer von Allergan-Humphrey, Modell 570 bietet die Möglichkeit der Visusbestimmung bei reduziertem Kontrast, wobei die Optotypen bei normaler Hintergrundhelligkeit aufgehellt sind. Der relative Kontrast beträgt 10%. Außerdem kann der Visus bei zusätzlicher Blendung (1460 cd/m^2) unter diesen Bedingungen gemessen werden. Die Pelli-Robson- und die Regan-Kontrasttafeln sind Methoden, bei denen Optotypen (Buchstaben) in verschiedenen Kontraststufen dem Probanden angeboten werden. Nach Pelli-Robson [8] wird eine Kontrastschwelle bei gleichbleibender Optotypengröße bestimmt, bei Regan [9, 10] wird der Visus bei 3 verschiedenen Kontraststufen gemessen.

Der Ginsburg-Test ist auf den Kontrasttafeln von Vistech realisiert [2]. In 5 Reihen mit verschiedenen Ortsfrequenzen, die verschiedenen Visusstufen entsprechen, wird der noch erkennbare Kontrast geprüft. Wurde in einer Prüfreihe kein Optotyp erkannt, so wird als Ergebnis der Wert „0" zugeordnet.

Wir haben bei 20 Augen mit monofokaler (Pharmacia 720A) und 20 Augen mit diffraktiver, multifokaler (3M, 815LE) Intraokularlinse bei insgesamt 40 Patienten mit den genannten Methoden die Kontrastempfindlichkeit gemessen. Es wurden konsekutiv ab Juli 1989 operierte Patienten ausgewählt, die sich zu einer entsprechenden Nachuntersuchung 3 Monate postoperativ bereit erklärt hatten.

Ergebnisse

Bei der Auswertung wurden 2 Patienten mit monofokaler und 1 Patient mit multifokaler Intraokularlinse wegen altersbedingter Maculopathie ausgeschlossen. Die Altersmittelwerte waren mit 66,3 Jahren (monofokale IOL) und 70,4 Jahren (multifokale IOL) in beiden Gruppen nicht signifikant verschieden. Auch bei den Visusmittelwerten ergab sich mit 0,9 und 0,8 kein signifikanter Unterschied.

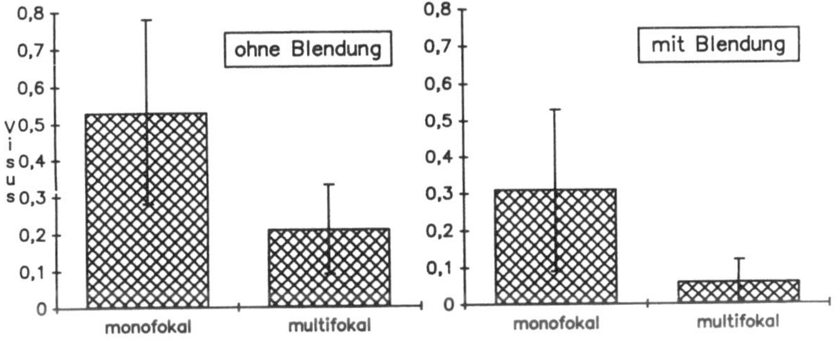

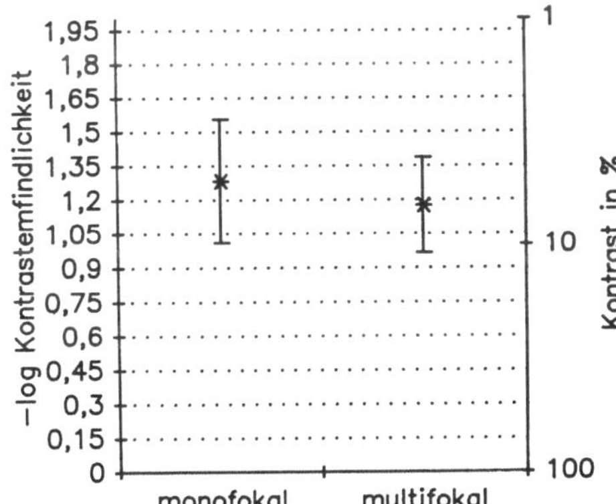

▲

Abb. 2. Niedrigkontrastmessungen am Autorefraktometer: Mittelwerte und Standardabweichungen

Abb. 3. Pelli-Robson-Kontrasttafeln: Mittelwerte und Standardabweichungen

Am Autorefraktometer (Abb. 2) liegen die Mittelwerte deutlich auseinander und sind mit einer Fehlerwahrscheinlichkeit von $p < 0,01$ signifikant verschieden. Bei Messung ohne wie mit Blendung unterscheiden sich die beiden Gruppen jeweils um etwa 3 Visusstufen, wobei unter Blendung häufig die Grenze des Meßbereichs (in 2 Fällen (11,1%) bei monofokaler und 8 Fällen (47,1%) bei multifokaler Intraokularlinse) erreicht wird, so daß eine zusätzliche visusreduzierende Wirkung durch Blendung nicht angenommen werden kann.

Mit der Pelli-Robson-Tafel (Abb. 3) wird ein Unterschied zwischen beiden Gruppen von 0,15 Logarithmus der Kontrastempfindlichkeit gefunden; dies entspricht einem Unterschied von einer Kontraststufe, wobei zwei Kontraststufen eine Halbierung oder Verdopplung des Kontrasts bedeuten. Die Regan-Tafeln (Abb. 4) führen nur bei Prüfung mit dem 4%-Kontrast zu einem unterschiedlichen Ergebnis. Bei hohem und mittlerem Kontrast wird ein gleicher Visus in beiden Gruppen erreicht.

Auf der Ergebnisdarstellung des Ginsburg-Tests ist zusätzlich der für die Altersgruppe von 20–70 Jahren angegebene Normbereich eingetragen (Abb. 5). Die Mittelwerte der Multifokal-Gruppe sind deutlich nach links verschoben, die Monofokal-Gruppe liegt am unteren Rand des hier nicht direkt zu vergleichenden Normbereichs. Für die Multifokal-Linsen bedeutet

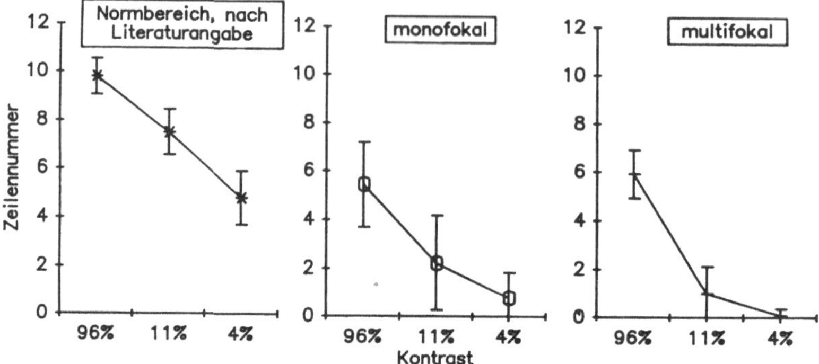

Abb. 4. Regan-Kontrasttafeln: Mittelwerte und Standardabweichungen

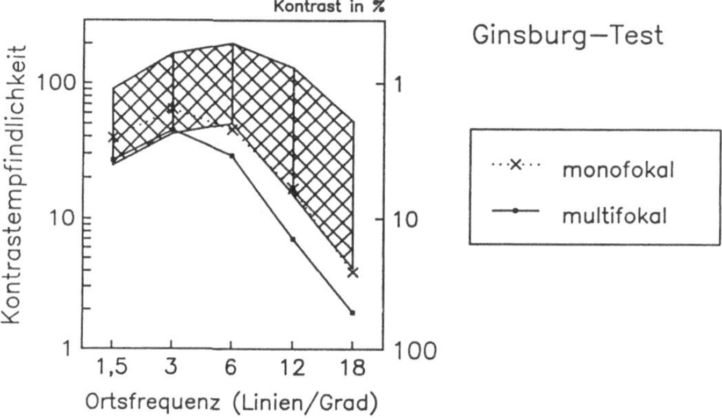

Abb. 5. Ginsburg-Test: Mittelwerte. Der *schraffierte* Bereich ist der von Ginsburg angege-bene Normbereich für gesunde Probanden zwischen 20 und 70 Jahren

dies, daß wie am Ergebnis der Regan-Tafeln dargestellt, eine Visusreduzierung nur bei niedrigen Kontrasten relevant wird. Die Ergebnisse mit den Pelli-Rob-son- und Regan-Tafeln, wie auch mit dem Autorefraktometer entsprechen der Horizontalverschiebung der Kontrastempfindlichkeitskurve beim Ginsburg-Test.

Diskussion

Ein Vergleich mit gesunden phaken Augen sollte nicht angestrebt werden, da zum einen aus früheren Untersuchungen bekannt ist, daß die Kontrastemp-findlichkeit bei monofokaler Pseudophakie herabgesetzt ist [5] und daß das Alter des Patienten zusätzlich das Meßergebnis beeinflußt [3, 12]. Die in der Literatur [2, 6, 9] angegebenen Normbereiche gelten meist für Probanden zwischen 20 und 50, maximal 70 Jahren.

Bei einem Vergleich der Ergebnisse der verschiedenen Methoden fällt auf, daß die Kontrastempfindlichkeit am Autorefraktometer einen größeren Unterschied zwischen monofokalen und multifokalen Intraokularlinsen aufweist als die anderen Methoden. Die Ursache dürfte darin liegen, daß bei diffraktiven Optiken die Kontrastübertragung wellenlängenabhängig ist, und bei diesem Gerät ein Grau-Gelb-Kontrast und kein Schwarz-weiß-Kontrast geprüft wird. Ob Blendung zu einer zusätzlichen Reduzierung des Niedrig-Kontrast-Visus führt, kann aufgrund der Grenzen des Meßbereichs nicht festgestellt werden.

Auch wenn Auflichttafeln nicht größtmögliche Reproduzierbarkeit gewährleisten [1, 4], so sind die Ergebnisse der 3 Methoden einheitlich: Eine Kontrastminderung bei multifokalen Intraokularlinsen macht sich erst bei geringen Kontrasten bemerkbar, die im täglichen Leben eher selten auftreten; dieses Ergebnis korreliert mit der Aussage aller etwa 140 bisher mit multifokaler Intraokularlinse versorgten Patienten, von denen keiner, auch im Vergleich zum phaken oder monofokal-pseudophaken Gegenauge eine Kontrastminderung subjektiv bemerkt und berichtet hat. Die theoretisch zu erwartende Halbierung der Kontrastempfindlichkeit tritt nach vorliegender Untersuchung nicht ein; möglicherweise spielen bisher nicht beschriebene oder nicht genau bekannte Anpassungsmechanismen eine Rolle, was zu der Beobachtung passen würde, daß sich der Visus erst nach Ablauf von 3 Monaten postoperativ stabilisiert [7] und den individuellen Maximalwert erreicht.

Literatur

1. Corwin TR, Richman JE (1986) Three clinical tests of the spatial contrast sensitivity function: a comparison. Am J Optom Physiol Opt 63:413–418
2. Ginsburg AP (1984) A new contrast sensitivity vision test chart. Am J Optom Physiol Opt 61:403–407
3. Green HA, Madden DJ (1987) Adult age differences in visual acuity, stereopsis, and contrast sensitivity. Am J Optom Physiol Opt 64:749–753
4. Higgins KE, Jaffe MJ, Coletta NJ, Caruso RC, de Monasterio FM (1984) Spatial contrast sensitivity, importance of controlling the patient's visibility criterion. Arch Ophthalmol 102:1035–1041
5. Lachenmayr B, Pateras N (1987) Dämmerungssehvermögen und Blendempfindlichkeit bei Pseudophaken. Fortschr Ophthalmol 84:173–179
6. Long GM, Penn DL (1987) Normative contrast sensitivity functions: the problem of comparison. Am J Optom Physiol Opt 64:131–135
7. Nowak MR, Jacobi KW (1990): Diffraktive multifokale Intraokularlinsen – eine prospektive klinische Studie. Klin Monatsbl Augenheilkd 196:43–47
8. Pelli DG, Robson JG, Wilkins AJ (1988) The design of a new letter chart for measuring contrast sensitivity. Clin Vision Sci 2:187–199
9. Regan D, Neima D (1983) Low-contrast letter charts as a test of visual function. Ophthalmology 90:1192–1200
10. Regan D (1988) Low-contrast letter charts and sinewave gratings in ophthalmological and neurological disorders. Clin Vision Sci 2:235–250
11. Simpson MJ (1989) The diffractive multifocal intraocular lens. Eur J Implant Refract Surg 1:115–121
12. Wright CE, Drasdo N (1985) The influence of age on the spatial and temporal contrast sensitivity function. Doc Ophthalmol 59:385–395

Diffraktive Implantlinsen: Kontrastsehschärfe, Blendung und multifokaler Effekt

H. Hanselmayer [1], R. Waltersdorfer, J. Berglöff und G. Glatz

Zusammenfassung. In einer Vergleichsreihe von 6 Fällen mit EC-Kataraktoperationen, bei welchen ins erste Auge eine monofokale und ins zweite Auge eine diffraktive Linse implantiert worden ist, wurde die multifokale Wirkung, die Kontrastsehschärfe, das Dämmerungssehen und die Binokularfunktion untersucht. Die gewonnenen Ergebnisse ließen keine klinisch bedeutenden Nachteile der von uns verwendeten diffraktiven Linse, sondern vor allem Vorteile im multifokalen Effekt erkennen. Die Brillenabhängigkeit kann mit diffraktiven Implantlinsen eindeutig verringert werden, falls optimale Bemühungen der Hersteller in einem hohen Qualitätsstandard gegeben sind und die Planung der postoperativen Refraktion mit vollem Einsatz erfolgt.

Summary. Six patients with EC-cataract extractions, with a monofocal implant lens on one eye and a diffractive lens implant on the second eye were tested as to the multifocal efficiency, contrast sensitivity, visual acuity under reduced contrast conditions and binocular performance. Results showed no disadvantages with diffractive lenses applied by us, but rather major advantages in the multifocal performance. It is definitely possible to reduce the necessity to wear glasses with diffractive implant lenses, if manufactures of such lenses maintain a high standard and if planning of post-operative refractions is carried out with full engagement.

In der Kataraktchirurgie wurde mit der Verwendung bifokaler Implantlinsen ein gewisser Fortschritt erreicht. Die optische Rehabilitation konnte mittels diffraktiver Implantlinsen verbessert werden, so daß eine Verminderung der Brillenabhängigkeit für die Ferne und gleichzeitig auch im Sehen in der Nähe erzielt wird [3, 6].

Seit März 1989 haben wir bei mehr als 100 Fällen im Rahmen von Kataraktoperationen diffraktive Kunstlinsen implantiert, wobei in der ersten Reihe von Patienten Augenerkrankungen, wie Makulopathien und Amblyopien, Optikusläsionen exkludiert worden sind.

Bei einer Serie von Nachuntersuchungen, mindestens 3 Monate postoperativ wurde der multifokale Effekt, die Kontrastsehschärfe, die Blendungsempfindlichkeit, das Dämmerungssehen und das Farbensehen anhand von 34 Fällen untersucht und mit einem Kollektiv von 19 Fällen verglichen, bei welchen monofokale implantiert worden sind. Diese Untersuchungsergebnisse ergaben eine etwas verminderte Kontrastsehschärfe in der Gruppe der diffraktiven Linsen, wie es auch schon in Voruntersuchungen festgestellt worden ist; bei der

---

[1] Universitäts-Augenklinik, Auenbruggerplatz 4, A-8036 Graz

Prüfung der Blendungsempfindlichkeit hingegen fanden wir im Gegensatz zu anderen Untersuchungen jedoch eine etwas höhere Blendwirkung bei Patienten mit monofokalen Linsen. Unsere beiden Kollektive (monofokal: diffraktiv) waren allerdings nicht sicher vergleichbar, da wir in die retrospektiv untersuchte Gruppe mit monofokalen Linsen nur sogenannte „best cases" mit einem Fernvisus von mindestens 0,8 oder besser in die Gegenüberstellung einbezogen haben.

Wir werden nun über unsere Untersuchungsergebnisse von Fällen berichten, bei welchen bei der Kataraktoperation ins erste Auge eine monofokale Linse, ins zweite Auge eine diffraktive implantiert worden ist. In diesem Kollektiv sollten die Ergebnisse, vor allem auch bezüglich der multifokalen Wirkung sicherer vergleichbar sein.

Patientengut

Es werden die Ergebnisse von 6 Patienten im Alter von 48–83 Jahren (durchschnittlich 67,8 Jahre) verglichen, bei welchen in das zuerst operierte Auge eine monofraktive, ins zweite Auge eine diffraktive Kunstlinse implantiert worden ist. Die praeoperative Refraktion lag bei geringen Abweichungen im emetropen Bereich. Nach EC-Kataraktoperation mittels Kernexpression und Absaugung der Linsenmassen wurde also eine monofraktive Linse Style 34 LE implantiert, ins zweite Auge eine diffraktive (Style 815 LE). Die Kontrollen erfolgten nach einem Zeitraum von mindestens 5 Monaten postoperativ. Es werden nun also frühe Spätergebnisse dargelegt.

Die Untersuchungen betreffend den multifokalen Effekt erfolgten s.c. Ferne und s.c. Nähe sowie c.c. Ferne, Nahvisus mit Fernkorrektur sowie Nahvisus mit Zusatz +3,0 in beiden Gruppen. Abgesehen vom Visus wurde auch die Kontrastsehschärfe mittels Gainsburg-Test, die Blendungsempfindlichkeit am BAT (Brightness Acuity Test), das Dämmerungssehen mit dem Rodenstock-Nyktometer, das Farbensehen mittels Nagelschem Anomaloskop und das Binokularsehen mit der Titmustafel, dem TNO-Test und dem Lang-Test geprüft.

Ergebnisse

Sie basieren auf den Daten der Nachuntersuchungen 5–9 Monate postoperativ. Bei den Augen mit monofokalen Implantlinsen betrug der postoperative Fernvisus im Mittel s.c. 0,63, c.c. 0,9, der Nahvisus mit Fern-c.c. 3,3, mit Nahzusatz Jäger 1,17. Bei den Augen mit diffraktiven Linsen betrug der Fernvisus im Mittel s.c. 0,48, c.c. 0,8, der Nahvisus s.c. Jäger 2, mit Fernzusatz Jäger 1,3. Daten der einzelnen Patienten können aus der Abb. 1 und 2 entnommen werden. Auffallend ist Fall 5, bei dem auch mit monofokaler Linse ohne Nahzusatz ein guter Nahvisus erreicht wurde. Wir können dieses Phänomen in Anlehnung an Lindström [5] als Pseudoakkommodation bezeichnen.

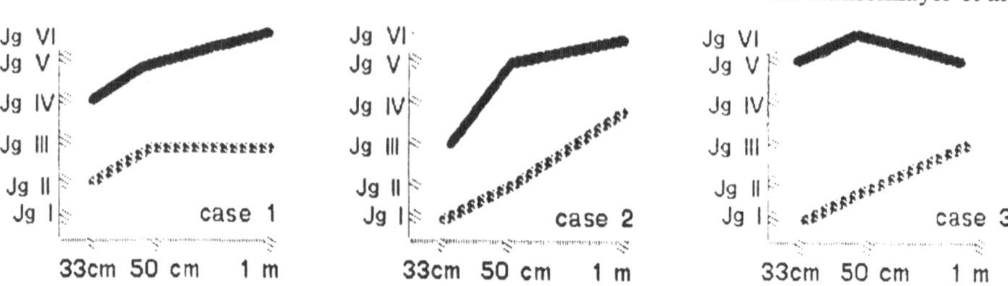

Abb. 1. Nahvisus der Fälle 1–3 mit Fernkorrektur. Bei dem ersten Auge mit monofokaler Linse (*dunkle Linie*) Nahvisus in 33 cm Jg. III–Jg. V. Nahvisus bei dem zweitoperierten Auge mit diffraktiver Linse (*schraffierte Linie*) in 33 cm bei Jg. I–Jg. II

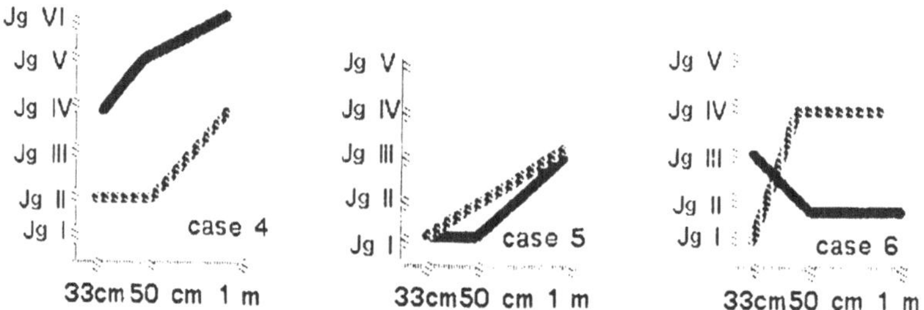

Abb. 2. Nahvisus der Fälle 3.–6. mit Fernkorrektur. Bei dem ersten Auge mit monofokaler Linse (*dunkle Linie*) Nahvisus in 33 cm bei Jg. I–IV. Nahvisus bei dem zweitoperierten Auge mit diffraktiver Linse (*schraffierte Linie*) in 33 cm bei Jg. I–II

Die Kontrastsehschärfe für die Ferne und Nähe ist in Abb. 3 und 4 dargestellt. Der Unterschied ist in beiden Vergleichsgruppen gering zugunsten der monofraktiven Implantlinsen und kaum von statistischer Signifikanz. Die Blendungsempfindlichkeit der Augen aus beiden Gruppen ist in der Abb. 5 und 6 zusammengestellt. Auch hier finden sich geringe Unterschiede, allerdings zugunsten der mit diffraktiven Linsen versorgten Augen.

Die Prüfung des Dämmerungssehens ergab in beiden Gruppen schwere Defekte, sowohl bei Augen mit monofokalen Linsen als auch bei jenen mit diffraktiven. Es konnten schon bei Stufe 1 (Dunkelheitskontrast von 1:23,5) keine genauen Angaben gemacht werden. Die untersuchten Patienten sahen lediglich die beleuchtete Scheibe und den zentralen schwarzen Punkt. Bei der Stufe 7 (Dunkelheitskontrast von 1:23,5 und Beleuchtungsstärke der Hornhaut von 0,35 Lux im Winkel von 3 Grad) konnten die untersuchten Patienten nicht einmal den schwarzen Punkt im Zentrum erahnen. Das Farbensehen ließ keine bedeutenden Veränderungen erkennen. Alle 6 Patienten hatten eine gute Binokularfunktion in der Ferne und mit entsprechender Nahkorrektur des monofokal operierten Auges auch in der Nähe.

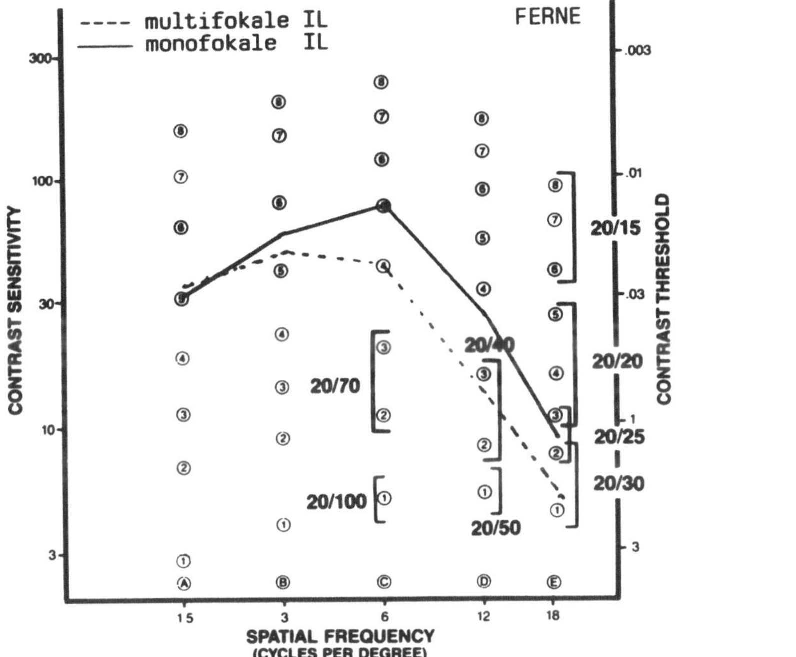

Abb. 3. Gainsburg-Test Ferne. Kontrastsehschärfe im Mittelwert der 6 Fälle in den Augen mit multifokalen Linsen etwas geringer als in den mit monofokalen versorgten

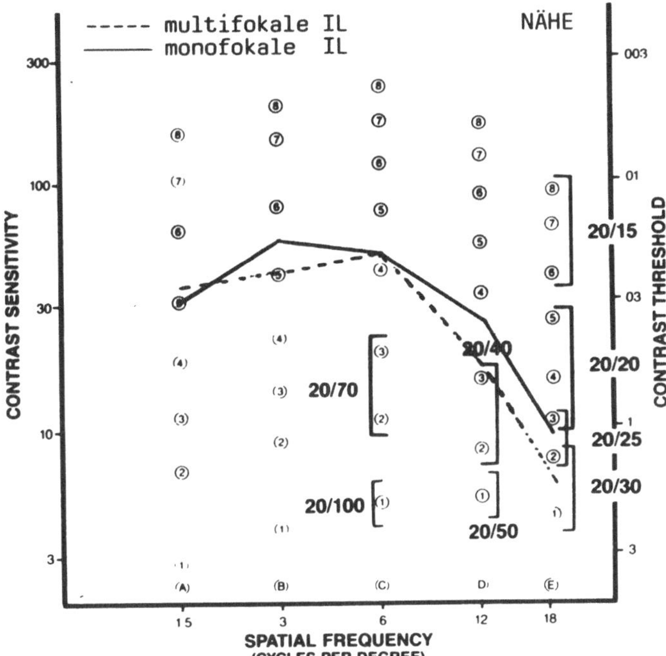

Abb. 4. Gainsburg-Test Nähe. Mittelwert der 6 operierten Fälle im Kontrastsehen in der Nähe. Auch hier ist bei den Patienten mit den diffraktiven Implantlinsen die Kontrastsehschärfe etwas geringer

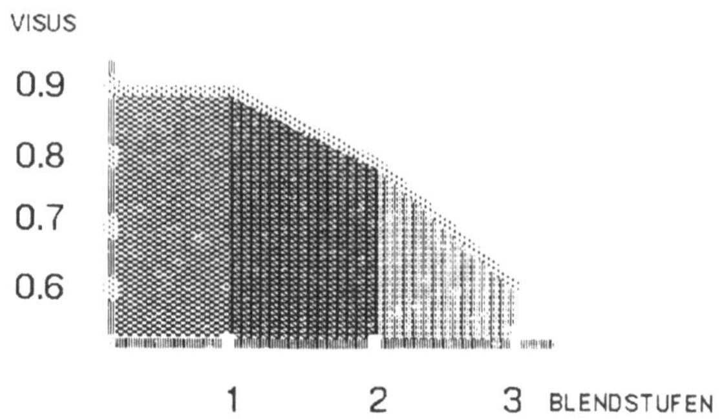

Abb. 5. BAT (Brightness Acuity Test) monofokale IL. Die Patienten zeigen bei Stufe 1 (Blendung 12 Ft lamberts) keine Visusverminderung. Bei Stufe 2 (Blendung 100 Ft lamberts) ist der Visus um 0,1 herabgesetzt. Bei Stufe 3 (Blendung 400 Ft lamberts) ist die Visusverminderung mit 0,27 deutlich

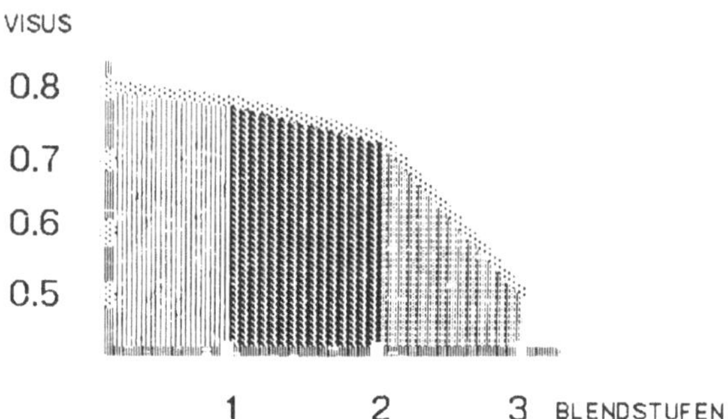

Abb. 6. BAT multifokale IL. Die Patienten zeigen bei Blendungsstufe 1 nur ganz geringe Visusverluste. Bei Stufe 2 ist der Visus nur um 0,05 reduziert und damit deutlich weniger als bei den monofokalen IL. Bei Stufe 3 ist die Visusminderung mit 0,3 ähnlich groß wie bei den monofokalen Linsen

Diskussion

Die Untersuchungsergebnisse über die multifokale Wirkung der von uns verwendeten diffraktiven Implantlinsen (Style 815 LE) stehen im wesentlichen im Einklang mit den von anderen Untersuchern. Mit dem von uns verwendeten Linsentyp konnte in der großen Mehrzahl der Fälle schon ohne Korrektur oder mit der Fernkorrektur ohne Nahzusatz ein befriedigender Nahvisus erreicht werden. In etwa 50% der Fälle kann also für Tätigkeiten im Alltagsleben eine gewisse Unabhängigkeit von der Brille erreicht werden, vorausgesetzt die Bemühungen in der Planung der postoperativen Refraktion erfolgen optimal. Der Aufwand zur Berechnung der Brechkraft der zu implantierenden Linse ist zeitlich relativ groß, vorausgesetzt es erfolgen mehrere Messungen der Hornhautbrechkraft, der Achsenlänge des Bulbus und es werden auch Erhebungen über die Brillenanamnese gewissenhaft durchgeführt. Die Dauer zur Berechnung der zur Emetropie führenden Kunstlinse kann bei der Mehrzahl der zu operierenden Patienten zeitlich ein ähnliches Ausmaß erreichen, wie es für die Operation und Implantation der Kunstlinse erforderlich ist.

Im operativen Bereich ist es natürlich unerläßlich, den postoperativen Astigmatismus minimal zu begrenzen, was durch eine exakte Readaptation der korneoskleralen Wunde erreicht werden kann. In der großen Mehrzahl der

Fälle besteht bei Einhaltung dieser Regel im Spätergebnis ein Astigmatismus von weniger als einer Dioptrie.

Im Vergleich zu den von der EMCS (Europäische Multizentrische Studie) und der Amerikanischen FDA-Untersuchung [3] haben wir im Fernvisus eine geringe Herabsetzung, allerdings ohne bedeutende klinische Relevanz gefunden. Der etwas verminderte Fernvisus wird subjektiv von unseren Patienten des Vergleichskollektives, bei welchen wir in das erste Auge eine monofokale und in das zweite Auge eine diffraktive Linse implantiert haben, nicht als nachteilig angegeben, sondern die Möglichkeit auch in der Nähe zu sehen als wertvoll empfunden und auch die von uns gestellte Frage „Welches Auge ist besser?", wurde zugunsten des mit diffraktiver Linse implantierten Auges beantwortet.

Die Blendungsempfindlichkeit war in beiden Gruppen ähnlich, und ist bei Kunstlinsenträgern im Vergleich zu phaken Augen eindeutig erhöht, wie es ja schon Lachenmayr u. Pateras [4] festgestellt haben. Ebenso ist das Dämmerungssehen schwer beeinträchtigt, so daß es nach den von Aulhorn [1] angegebenen Empfehlungen betreffend Kraftfahrzeugtauglichkeit einer Überarbeitung bedarf, um unsere operierten Patienten keinesfalls vom Straßenverkehr ausschließen zu müssen. In der Wirkung des bifokalen bzw. multifokalen Effektes bestehen noch ungeklärte Phänomene, so vor allem die von Lindström [5] als „Pseudoakkommodation" bezeichnete Gegebenheit, daß in seltenen Fällen auch Patienten, welche mit einer monofokalen Kunstlinse versorgt worden sind, ein gutes Nahsehen mit Fernkorrektur erreichen.

Literatur

1. Aulhorn E (1990) Die Blendungsempfindlichkeit. In: Straub W (Hrsg) Die ophthalmologischen Untersuchungsmethoden. Enke, Stuttgart, S 960–970
2. Baumgartner I, Huber-Spitzy V, Grabner G (1990) Erste Ergebnisse der Implantation einer bifokalen Intraokularlinse vom neuen Typ. In: Freyler H, Skorpik Ch, Grasl M (Hrsg) 3. Kongreß der DGII. Springer, Wien New York, S 356–360
3. Jacobi KW, Nowak MR, Strobel J (1990) Bifokale Intraokularlinsen nach Kataraktextraktion – eigene Erfahrungen, Europäische Multizentrische Studie und FDA-Studie. In: Freyler H, Skorpik Ch, Grasl M (Hrsg) 3. Kongreß der DGII. Springer, Wien New York, S 351–355
4. Lachenmayr B, Pateras N (1987) Dämmerungssehvermögen und Blendungsempfindlichkeit bei Pseudophaken. Fortschr Ophthalmol 84:173–179
5. Lindström R (1990) Bifokal intraocular lenses. XXVI. IOC Singapur 1990
6. Nowak MR, Jacobi KW (1990) Diffraktive multifokale Intraokularlinsen. Eine prospektive klinische Studie. Klin Monatsbl Augenheilkd 196:43–47

Indikationen für die Implantation diffraktiver Intraokularlinsen nach Auswertung von 50 Fällen

R. Guthoff[1], J. Luttke[2], S. Riemann[1], G. Dornbach[2],
J. Draeger[1] und J.P. Kammann[2]

Zusammenfassung. Bei 48 Patienten wurden 50 diffraktive Intraokularlinsen (3M Typ P751E) implantiert (mittleres Patientenalter 71 Jahre). Nach einer mittleren Nachbeobachtungszeit von 7,5 Monaten wurden die Sehschärfen in 5, 3 und 1 m und in 40 cm mit bester Fernkorrektur und ohne Korrektur bestimmt. 35 Patienten wünschten eine Fernkorrektur. Danach betrug die mittlere notwendige Korrektur $-0,7$ dpt. sph $= -1,25$ cyl. 12 Patienten benötigten die Fernkorrektur zum Lesen, 8 Patienten waren auf eine Bifokalbrille angewiesen. Es bestand kein Zusammenhang zwischen der Fähigkeit beide Foci auszunutzen und der Dezentrierung der Linse (bis 1 mm bei 7 Patienten, bis 1,5 mm bei 2 Patienten). 39 Patienten waren mit dem Visusergebnis zufrieden. Auf Befragen wurden folgende Sehstörungen geäußert: Auffällige Sehminderung in der Dämmerung (12), Ringe um Lichtquellen (8), starke Blendung (5), Unsicherheit beim Treppenlaufen (5), gelegentlich Kopfschmerzen und Doppelbilder (4). Der Anteil der Patienten, der im Alltag auf die Brille verzichten konnte, war gering. Eine Überlegenheit diffraktiver multifokaler Linsen gegenüber monofokalen scheint z. Z. noch nicht belegbar. Endgültige Empfehlungen sind noch nicht zu geben, weitere kontrollierte Studien notwendig.

Summary. Diffractive multifocal IOL's (3M Co. Type P75IE) were implanted in 50 eyes of 48 patients (mean age 71 years). At an average postoperative follow-up time of 7.5 months, visual acuities were documented at 5, 3 and 1 meter(s) and at 40 cm. Uncorrected visual acuities were as follows: 5 m; 0.32; 3 m; 0.24; 1 m; 0.28; 40 cm; 0.46. Best-corrected visual acuities were: 5 m; 0.7; 3 and 1 m; 0.5; 40 cm; 0.84. Thirty-five patients required a distance spectacle correction. Mean correction values for all patients summated was -0.7 diopter sphere and -1.25 diopter cylinder. Twelve patients used a distance spectacle correction for reading, while 8 needed a bifocal spectacle correction. These results were not explained by IOL decentration (1 mm in 7 patients and 1.5 mm in 2 further subjects). Thirty-nine of the patients were satisfied subjectively with their lenses. Twelve had difficulty seeing in reduced illumination, 8 were bothered by haloes around lights, 5 dazzled easily, 5 had visual difficulties climbing stairs, and 4 had headaches or double vision. The proportion of patients who required no glasses for everyday activities was small. Working age imployed persons and motor vehicle drivers appear to be questionable candidates for implantation with this IOL.

Multifokale Intraokularlinsen wurden bereits in mehreren klinischen Studien untersucht [6, 5]. Refraktive und diffraktive Prinzipien stehen zur Verfügung, um mehrere Brennweiten auf einer intraokularen Linse unterzubringen. Die physikalischen Grundlagen sind bekannt [4, 6, 2]. Wir wissen jedoch noch wenig über die sinnesphysiologischen Phänomene, die es einer bestimmten Anzahl von Patienten ermöglichen, die unbestreitbaren Defizite der Abbildungsqualität [2] in Vorteile für die eigene visuelle Orientierung umzumünzen

[1] Universitäts-Krankenhaus Eppendorf, Augenklinik, Martinistraße 52, D-2000 Hamburg 20
[2] St. Johannes-Hospital, Augenabteilung, Johannesstraße 9–11, D-4600 Dortmund 1

[3]. Wir wissen noch wenig über das Umfeld der Patienten, die von den Eigenschaften der neuen Linsen profitieren und von den Situationen, in welchen diese Form der Abbildung keine Vorteile, sondern vielleicht sogar Nachteile mit sich bringt.

Multifokale Optiken haben sich bei Kontaktlinsenträgern bisher nicht durchsetzen können [1]. In der Kataraktchirurgie müssen wir jedoch dieses neue Konzept als irreversible optische Korrektur unseren Patienten gegenüber vertreten können. Erste ermutigende Publikationen zu diesem Thema stammen von Percival [6] und Nowak u. Jacobi [5].

Material und Methode

Wir haben nach besonders ausführlicher, präoperativer Aufklärung bei insgesamt 48 Patienten 50 diffraktive Linsen der Fa. 3M (Typ P751E) implantiert. Die nachstarbegünstigende konvex/konkave Optik und die relativ steifen Haptiken haben wir dabei schweren Herzens in Kauf genommen. Das Patientenalter lag zwischen 49 und 83 Jahren, im Mittel bei 71 Jahren, die mittlere Nachbeobachtungszeit beträgt z. Z. 7,5 Monate. Zu Nachuntersuchungen standen uns 40 der 48 Patienten zur Verfügung.

Bei den Nachkontrollen haben wir eine Refraktionsbilanz durchgeführt, den Visus in verschiedenen Entfernungen mit und ohne Korrektur geprüft, den Retinometervisus bestimmt [7], die Kontrastempfindlichkeit und die Blendungssehschärfe gemessen (über diese beiden Parameter s. Luttke et al. 1990) sowie die Brillenwünsche der Patienten analysiert.

Besonders wichtig erschienen uns die 1. spontan und 2. auf Befragen geäußerten Sehstörungen, die im weitesten Sinn mit dem optischen Prinzip der verwendeten Intraokularlinse in Zusammenhang gebracht werden könnten.

Visuskontrollen mit und ohne Korrektur erfolgten in einem Prüfabstand von 5, 3 und 1 m jeweils mit E-Haken sowie mit den nach Aulhorn modifizierten Niedentafeln in 40 cm Entfernung. Die unkorrigierten Visuswerte (Abb. 1) lagen im Mittel bei 0,32 in 5 m, bei 0,24 in 3 m, bei 0,28 in 1 m, bei 0,46 in 40 cm Abstand. Mit der bestmöglichen Fernkorrektur erreichten die Patienten in 5 m eine Sehschärfe von 0,7, in der mittleren Distanz um 0,5, in der Nähe 0,84 (Abb. 2).

Retrospektiv hat sich die Nahsehprobe nach Nieden (modifiziert nach Aulhorn) als nicht geeignet erwiesen, die Anstiege der Nahsehschärfe mit und ohne Korrektur sind als Folge der nicht standardisierten Prüfbedingungen zu deuten.

35 Patienten, das entspricht 87%, wünschten eine Fernbrille, die mittlere Refraktion betrug −0,7 sph mit einem mittleren Zylinder von −1,25 dpt. 12 Patienten verwendeten eine Fernbrille zum Lesen, 8 Patienten waren nicht in der Lage, den diffraktiven Anteil der Linse auszunutzen und benötigten eine Bifokalbrille. Die Dezentrierungen, wie sie bis ca. 1 mm bei 7 Patienten, bis 1,5 mm bei weiteren 2 Patienten auftraten, standen nicht im Zusammenhang mit der Unfähigkeit, den diffraktiven Nahteil auszunutzen.

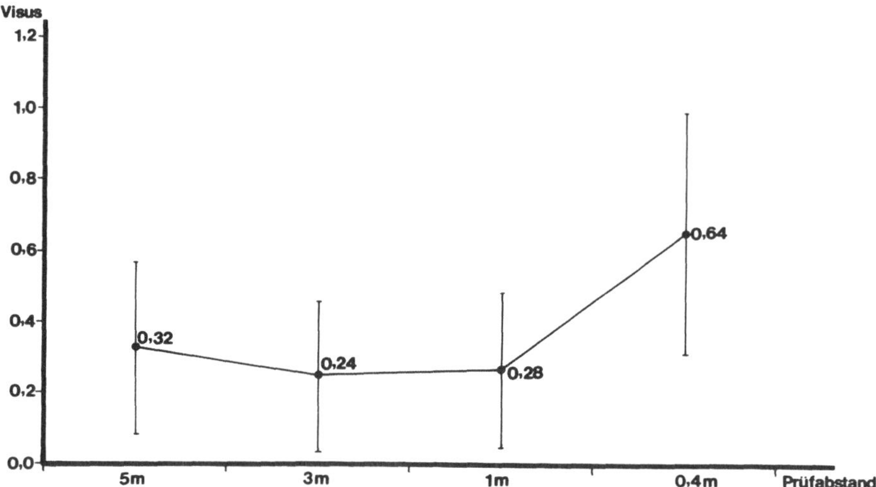

Abb. 1. Visus bei 40 Patienten nach Implantation einer diffraktiven Intraokularlinse in unterschiedlicher Entfernung. Visusangaben ohne Korrektur

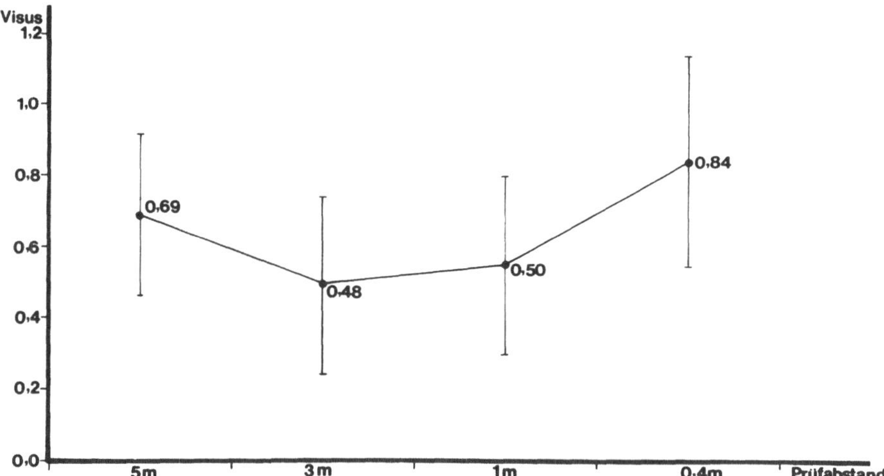

Abb. 2. Visus bei 40 Patienten nach Implantation einer diffraktiven Intraokularlinse in unterschiedlicher Entfernung. Visusangaben mit bester Fernkorrektur

Spontan geäußerte Sehstörungen

39 der nachuntersuchten Patienten waren mit ihrer Linse zufrieden. Bei allen war es zu einer Visusbesserung gegenüber der präoperativen Situation gekommen. Ein Patient, der als Friseur arbeitet, klagte über häufige Kopfschmerzen und gelegentliches Verschwommensehen.

Auf Befragen geäußerte Sehstörungen

Auf Befragen gaben 12 Patienten an, in der Dämmerung besonders schlecht zu sehen, 8 Patienten sahen Ringe um Lichtquellen, 5 Patienten fühlten sich verstärkt geblendet, 5 Patienten klagten über Unsicherheit beim Treppenlaufen, besonders beim Hinuntergehen, 4 Patienten gaben gelegentliche Kopfschmerzen und Doppelbilder an.

Diskussion

Aus der Tatsache, daß 39 der 40 nachuntersuchten Patienten zufrieden waren, läßt sich nur bei erster Betrachtung eine vollständige Rechtfertigung unseres Vorgehens herleiten. Welche Erklärungsmöglichkeiten bieten sich für die darüber hinaus geäußerten Visusstörungen:

Das Dämmerungssehen wird gekennzeichnet durch eine Kontrastminderung, die durch diffraktive Intraokularlinsen weiter verstärkt wird. Nur 40% der Lichtmenge steht für jeden Fokus zur Verfügung. 60% wirken als Streulicht, wobei 20% als Beugungsmaxima höherer Ordnung zu verstehen sind. Ringe um Lichtquellen können als Beugungsmuster gedeutet werden, die Unsicherheit beim Treppenlaufen könnte durch einen relativ schlechten Visus in der mittleren Distanz erklärt werden. Betrachten wir den Symptomenkomplex Doppelbilder und Kopfschmerzen als Ausdruck astenopischer Beschwerden, so sollte an die Möglichkeit gedacht werden, daß durch die Kombination Multifokallinse mit presbyoper klarer Linse oder monofokalem Implantat auf dem Partnerauge sehr unterschiedlich große Bildpaare in Nähe und Ferne auftreten. Nach Berechnungen von Haigis liegt diese Differenz bei Iseikonie in der Ferne, in der Nähe bei ca. 5%. Die unterschiedliche Lage der Nahkorrektur im optischen System führt bei Blickbewegungen darüber hinaus zu prismatischen Wirkungen im Bereich des stärker brillenglaskorrigierten Partnerauges.

Eine bisher nicht erklärliche Diskrepanz fanden wir zwischen der mittleren retinalen Sehschärfe bei Verwendung des Retinometers nach Rassow [7] mit 0,37 gegenüber der mittleren bestkorrigierten Sehschärfe von 0,48. Es wäre denkbar, daß im Nahfeld der Beugung bereits kleine optische Störzonen im Bereich der hinteren Linsenkapsel, die bei Lichtbrechung die Abbildungsqualität nicht beeinflussen, das kohärente Laserlicht in nicht kalkulierbarer Weise ablenken. Die Fundusfotografie durch diffraktive Linsen hindurch ergibt – wie wir es nach den Aufnahmen aus der optischen Bank [2] erwarten – unscharfe Abbildungen des Augenhintergrundes, so daß wir die Leistung des sensorischen Systems mit unseren physikalischen Meßmethoden bisher nur sehr unvollständig oder gar nicht beschreiben können.

Unsere Erfahrungen decken sich in ihrer Tendenz mit den Befunden von Percival [6] und Nowak u. Jacobi [5]. Beide Untersucher berichten von einigen Patienten, die über Blendung oder über Probleme beim Dämmerungssehen klagen. Alle Autoren finden einheitlich gute Resultate bei der bestkorrigierten

Fernsehschärfe, die sich auch von Vergleichskollektiven nach Implantation von monofokalen Intraokularlinsen nicht unterscheidet. Diese Befunde sollten nicht darüber hinwegtäuschen, daß eine Visusbestimmung unter standardisierten Bedingungen nur die Fähigkeit des visuellen Systems wiedergibt, kleine Details bei hohem Kontrast zu erkennen (Rassow 1988, Körner 1989). Im Alltag spielen jedoch z. B. Blendungssehschärfe, Kontrastwahrnehmung und Dämmerungssehschärfe eine große Rolle, auch wenn diesen Parametern im Zusammenhang mit Intraokularlinsenimplantationen bisher noch wenig Beachtung geschenkt wurde. Nach den vorliegenden Ergebnissen glauben wir, daß eine allgemeine Überlegenheit diffraktiver, multifokaler Linsen gegenüber monofokalen Intraokularlinsen noch nicht belegbar ist. Der Patientenanteil, der im Alltag vollständig auf eine Brille verzichten kann, ist gering. Berufstätige und Kraftfahrer sollten unseres Erachtens von der Implantation diffraktiver Intraokularlinsen ausgeschlossen werden. Endgültige Empfehlungen sind noch nicht zu geben, weitere kontrollierte Studien notwendig.

Literatur

1. Freeman MH, Stone J (1987) A new diffractive bifocal contactlens. Transactions of the British Contractlens Association, pp 15–22
2. Haigis W, Klatt B, Reiner J, Guthoff R (1990) Vergleichende Messungen zur Abbildungsqualität von mono- und multifokalen Intraokularlinsen. Referat gehalten auf der IV. Tagung der Deutschen Gesellschaft für Intraokularlinsen-Implantation, 6./7. 4. 90, Essen
3. Hubel DH (1988) The eye. In: Eye, brain and vision. Scientific Am Library Ser 22. Freeman, New York, p 33
4. Krause K (1990) Refraktive intraokulare Optik. Referat gehalten auf der IV. Tagung der Deutschen Gesellschaft für Intraokularlinsen-Implantation, 6./7. 4. 90, Essen
5. Luttke J, Guthoff R, Dornbach G, Kammann JP, Draeger J (1990) IV. Kongreß der Deutschen Gesellschaft für Intraokularlinsen-Implantation, 6./7. 4. 90, Essen
6. Nowak MR, Jacobi KW (1990) Diffraktive multifokale Intraokularlinsen. Eine prospektive klinische Studie. Klin Monatsbl Augenheilkd 196:43–47
7. Rassow B, Kusel R (1990) Diffraktive, intraokulare Optik. Referat gehalten auf der IV. Tagung der Deutschen Gesellschaft für Intraokularlinsen-Implantation, 6./7. 4. 90, Essen
8. Rassow B, Wolf D (1977) Die Messung der retinalen Sehschärfe mit dem Laserinterferenz-Gerät als klinische Routinemethode. Adv Ophthalmol 34:116–142

Klinische Untersuchung an Patienten mit diffraktiver IOL

J. Luttke [1], R. Guthoff [2], G. Dornbach [1], J. P. Kammann [1] und J. Draeger [2]

Zusammenfassung. Anhand des sogenannten Kontrast-Sensitivitäts-Tests nach Ginsburg wurde das Kontrastsehen von Trägern diffraktiver IOL mit dem Kontrastsehen von Trägern monofokaler IOL verglichen. Zudem wurde versucht, Dämmerungssehen und Blendungsempfindlichkeit am gleichen Patientengut mit dem Rodenstock-Nyktometer zu bestimmen. Das Nyktometer stellte sich jedoch wegen seiner zu geringen Kontraste und der zu hohen angebotenen Blendung für eine Untersuchung an Trägern intraokularer Linsen als ungeeignet heraus. Der Kontrast-Sensitivitäts-Test nach Ginsburg zeigte deutlich besseres Kontrastsehen der Träger monofokaler IOL. Daher sollte insbesondere bei Patienten aus bestimmten Berufsgruppen vor der Implantation einer diffraktiven IOL sorgfältig abgewogen werden, ob diese physikalisch-optische Eigenschaft für den jeweiligen Patienten nicht eine Einbuße der postoperativ angestrebten visuellen Qualität bedeutet.

Summary. The "contrast sensitivity test" of Ginsburg was used to compare the contrast vision of diffractive IOL wearers with that of monofocal IOL wearers. An effort was also made to determine twilight vision and glare sensitivity in the same population using the Rodenstock nyctometer, but this device proved unsuitable in IOL wearers due to its inadequate contrast levels and excessive glare. The Ginsburg contrast sensitivity test demonstrated markedly better contrast vision in the monofocal lens wearers. This implies that the physical and optical properties of diffractive IOLs might compromise the desired postoperative visual outcome, a fact that should be carefully considered before the implantation of a diffractive IOL, especially in patients belonging to certain occupational groups.

In Anlehnung an die Beobachtungen von Herrn Guthoff möchte ich anhand desselben Patientengutes über unsere Untersuchungen der Blendungsempfindlichkeit und Kontrastsensitivität nach Implantation diffraktiver IOL berichten.

Von den 50 mit einer diffraktiven IOL versorgten Augen konnten wir 39 Fälle einer Prüfung des Dämmerungssehens und der Blendungsempfindlichkeit mit dem Rodenstock-Nyktometer, sowie einer Prüfung des Kontrastsehens mit dem Contrast-Sensitivity-Test nach Ginsburg zuführen. Um vergleichbare Ergebnisse zu erzielen, nahmen wir dieselben Untersuchungen bei identischer Beleuchtungsdichte und Umfeldbeleuchtung an 30 Probanden mit monofokaler IOL vor.

---

[1] Augenklinik des St. Johannes-Hospitals, Dortmund, Johannesstraße 9–11, D-4600 Dortmund
[2] Universitäts-Krankenhaus Eppendorf, Augenklinik, Martinistraße 52, D-2000 Hamburg 20

Da der Ginsburg-Test ein nicht standardisierter Test ist, wurde zusätzlich
zur Ermittlung des Normbereiches für die Kontrastsensivität einer Normalpopulation der Test bei gleichen Voraussetzungen an 20 phaken Augen unterschiedlichster Refraktion mit einem Fernvisus von 0,7 und besser durchgeführt.

Zu den Beobachtungen am Nyktometer

Verwendet wurde ausschließlich die Testscheibe 501 mit den geringsten Anforderungsstufen, entsprechend den größten Kontrastwerten ohne und mit Blendung. Das dem Gerät zugrundeliegende Sehzeichen nach Hartmann ist ein
dunkles, kreisförmiges Zeichen, welches von einem hellen Landoltring umschlossen wird und somit eine abstehende Nocke aufweist, die vom Prüfling zu
erkennen ist. Das Sehzeichen bleibt in seiner Größe konstant und entspricht
einem Visus von 0,1, lediglich das Leuchtdichte-Verhältnis von Sehzeichen zu
Umfeld wird verändert.

Tabelle 1 zeigt die spärlichen Ergebnisse bei der Prüfung ohne Blendung,
mit Blendung waren in beiden Gruppen keine Angaben zu erhalten. Daher
erschien uns das Nyktometer zur vergleichenden Beurteilung des Kontrastsehens dieser beiden Patientengruppen als ungeeignet, da die Kontraste zu gering
angeboten werden, und die Blendung zu stark ist.

Zur weiteren Prüfung der Kontrastempfindlichkeit verwendeten wir den
Contrast-Sensitivity-Test nach Ginsburg (Abb. 1). Dieser Test bietet dem Probanden eine Serie von Sinusgittern als Testobjekte an, welche in ihrem Hell-
Dunkel-Streifenmuster unterschiedlich abgestimmt sind. Zudem weisen die
Streifenmuster eine gewisse Orientierung nach rechts, links oder senkrecht auf.
Aus einer Prüfdistanz von 3 Metern werden Streifenmuster mit Liniendichten
oder einer sogenannten Ortsfrequenz von 1,5 bis 18 Linienpaaren pro Sehwinkelgrad angeboten. Je weiter man sich auf der Tafel nach rechts orientiert, um
so geringer werden die Kontrastschwellen. Grundvoraussetzung für die korrekte Durchführung des Tests ist eine definierte und konstante Beleuchtungsdichte im Umfeld des Untersuchten. Diese wird mit $150-300$ cd/m^2 angegeben
und wurde bei unseren Untersuchungen mit 185 cd/m^2 gemessen.

Da das Kontrastsehen unmittelbar abhängig von Refraktionszustand und
Visus des jeweiligen Probanden ist, haben wir die Durchführung des Tests
ohne und mit bester Fernkorrektur vorgenommen. Der Visus mit Fernkorrek

Tabelle 1. Ergebnisse am Rodenstock-Nyktometer ohne Blendung

Kontrast	Diffraktive IOL n = 39	Monofokale IOL n = 30
1 : 23,5	5	4
1 : 5,0	1	2

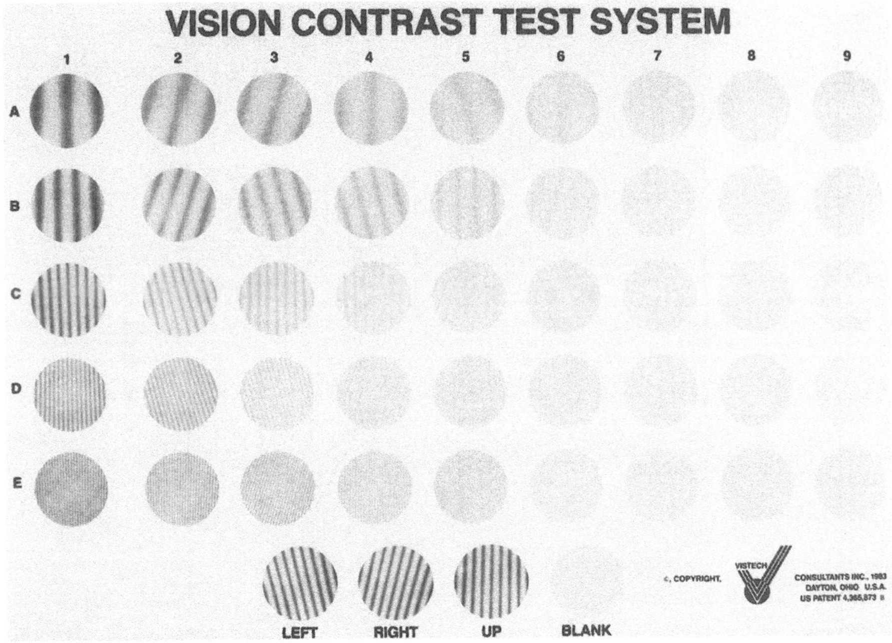

Abb. 1

tur lag bei 0,7 und besser. Zusätzlich räumten wir jedem Probanden eine Adaptationszeit von 7 min ein. Die Ergebnisse wurden in Anlehnung an den von Ginsburg entwickelten Prüfbogen graphisch dargestellt (Abb. 2, 3). Die bogenförmige Fläche in den Abbildungen stellt die Spanne der Kontrastempfindlichkeitsfunktionen der von uns ermittelten Normalpopulation dar.

Ergebnisse des Ginsburg-Tests

In der Gruppe der Träger diffraktiver IOL ist die Kontrastempfindlichkeit bei niedrigen und hohen Ortsfrequenzen sowohl mit als auch ohne Korrektur verglichen mit der Kontrastempfindlichkeit von Trägern monofokaler IOL geringer. Hohe Ortsfrequenzen, insbesondere bei niedrigen Kontrastschwellen, wurden von Probanden mit monofokalen IOL noch erkannt, von Trägern diffraktiver IOL jedoch nicht. Die mit bester Fernkorrektur bestimmte Kontrastempfindlichkeitsfunktion der Gruppe der mit monofokalen IOL versorgten Augen ist zum größten Teil im unteren Normbereich angesiedelt.

Bei den in unserem Patientengut ermittelten Werten für das durchschnittliche Sehvermögen in der Ferne mußten wir davon ausgehen, daß auch im Ginsburg-Test ein deutlich erkennbarer Unterschied hinsichtlich des Kontrastsehens zwischen Trägern multifokaler IOL und Trägern monofokaler IOL nicht zu erkennen ist. Diese Erwartung bestätigte sich für den Durchschnitt

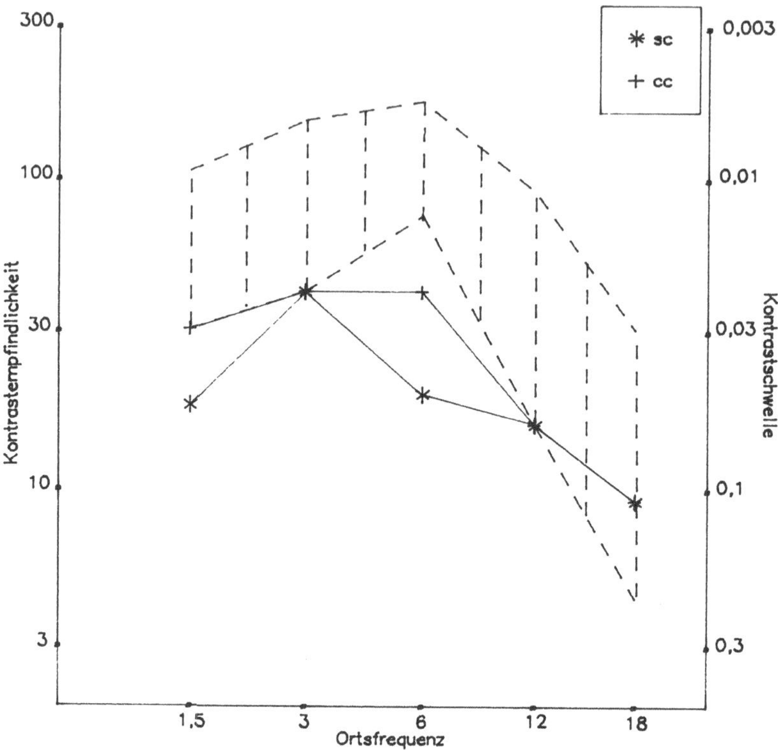

Abb. 2. Kontrastempfindlichkeit von Trägern monofokaler IOL. Fernvisus cc $\geq$ 0,7, N = 30

aller untersuchten Fälle. Nach unseren Beobachtungen an einem selektionierten Patientenkollektiv mit einem Sehvermögen für die Ferne von 0,7 und besser erwiesen sich die Träger monofokaler IOL bezüglich ihrer Kontrastempfindlichkeit als deutlich überlegen.

Neben Details wie Pupillenweite, Dezentrierung der IOL und organischen Parametern wie Irispigmentdefekte oder Kapselfalten ist die Linsengeometrie der diffraktiven IOL mit ihren physikalisch-optischen Eigenschaften als ursächlich anzusehen. Die Streuung eines Anteils des einfallenden Lichts an den Fresnel-Zonen und das stets vorhandene, durch den zweiten Fokus der diffraktiven IOL produzierte und vom Patienten zu unterdrückende Nebenbild spielen bei der Beeinträchtigung der Kontrastempfindlichkeit eine Rolle. Monofokale IOL verfügen nicht über derartige optische Eigenschaften, da sie nach dem Prinzip der Lichtbrechung arbeiten und eine erheblich geringere Streuung der einfallenden Lichtmenge bewirken.

Die Ergebnisse erlauben folgende Schlußfolgerungen:

1. Das Nyktometer ist aus zuvor schon genannten Gründen für die Untersuchung des Dämmerungssehens, des Kontrastsehens und der Blendungsempfindlichkeit für den größten Teil der Träger von IOL ungeeignet.

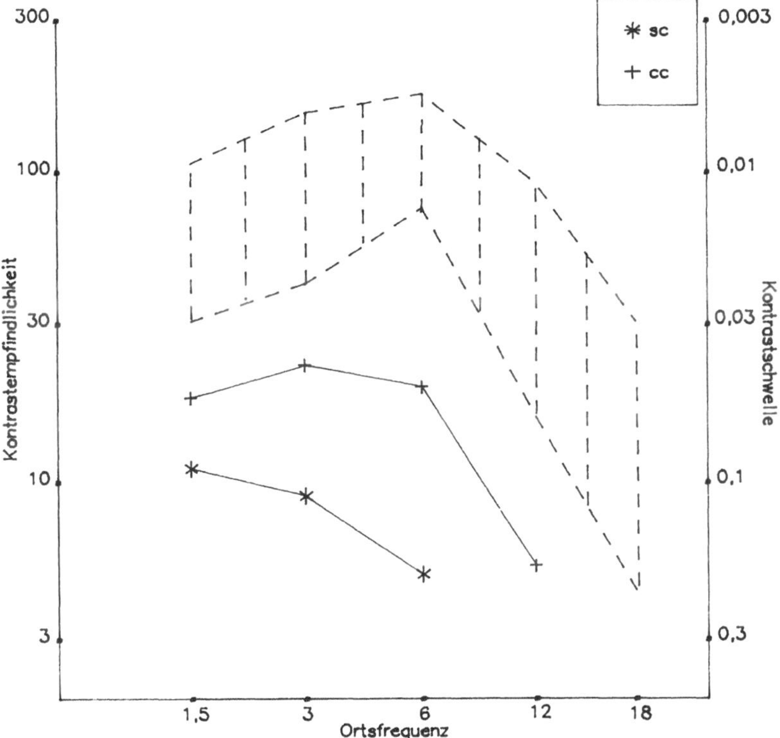

Abb. 3. Kontrastempfindlichkeit von Trägern diffraktiver IOL. Fernvisus cc ⩾ 0,7, N = 22

2. Die Ergebnisse des Ginsburg-Tests an dem beschriebenen selektionierten Patientengut zeigen, daß vor der Implantation einer diffraktiven IOL von seiten des die Indikation stellenden Arztes die speziellen Anforderungen des jeweiligen Patienten an sein Sehvermögen, seine Sehqualität und seinen Sehkomfort unbedingt beachtet werden müssen.

Weiterhin sollte stets, insbesondere bei jüngeren Patienten, die berufliche Tätigkeit und die damit verbundenen Ansprüche an Sehvermögen und Kontrastempfindlichkeit berücksichtigt werden. Nach unserer Ansicht ist die Implantation einer diffraktiven IOL bei Patienten bestimmter Berufsgruppen aufgrund des zu erwartenden verminderten Kontrastsehens bei ohnehin geringerem Dämmerungssehen bedenklich.

Unsere Beobachtungen lassen es nicht in jedem Falle ratsam erscheinen, zur Operation anstehenden Cataract-Patienten mit postoperativ zu erwartendem guten bis sehr guten Sehvermögen die Implantation einer diffraktiven IOL zu empfehlen.

Literatur

1. Ginsburg AP (1984) A new contrast sensitivity vision test chart. Am J Opt Physiol Opt 61:403–407
2. Nowak MR, Jacobi KW (1990) Diffraktive multifokale Intraokularlinsen – eine prospektive Studie. Klin Monatsbl Augenheilkd 196:43–47
3. Olsen T, Corydon L (1990) Contrast sensitivity in patients with a new type of multifocal intraocular lens. J Cataract Refract Surg 16:42–46
4. Rassow B (1988) Zur Bestimmung der Kontrastempfindlichkeit. Klin Monatsbl Augenheilkd 193:93–98

Refraktive Chirurgie

Lamellierende refraktive Hornhautchirurgie

F. HOFFMANN [1]

Zusammenfassung. Die Nachteile von 9 verschiedenen Verfahren der refraktiven Hornhautchirurgie werden dargestellt. Kein Verfahren der lamellierenden Hornhautchirurgie hat bisher die Präzision der Intraokularlinse erreicht und ist daher konkurrenzfähig. Theoretische Verbesserungen bestehen im Schneiden der Gewebelinsen mit dem Diamanten oder im Einsatz des Excimer-Lasers. Zum jetzigen Zeitpunkt kann nicht beantwortet werden, ob der Diamant oder der Excimer-Laser das bessere Werkzeug zum präzisen Abtragen einer Hornhautlamelle darstellt.

Summary. The disadvantages of 9 different techniques of refractive corneal surgery are examined. No technique of lamellar corneal surgery has yet achieved the precision of an intraocular lens, and none can compete with implant therapy. Theoretical improvements would include cutting the tissue lenses with a diamond knife or use of the Excimer laser. At present it cannot be stated whether the diamond or laser would be the better instrument for the precision removal of a corneal lamella.

Intraokulare Linsen lassen sich heute bis auf $+1$ Dioptrie genau voraus berechnen. Zum heutigen Zeitpunkt ist demgegenüber die Genauigkeit der lamellierenden refraktiven Hornhautchirurgie klein. Zwischen bewährten und nichtbewährten Operationsverfahren kann daher nicht differenziert werden. Statt dessen sollen die möglichen Fehlerquellen und Verbesserungsmöglichkeiten der verschiedenen Verfahren der lamellierenden refraktiven Hornhautchirurgie erörtert werden.

Refraktionsänderung durch Gefrierdrehbank

Diesen Verfahren der refraktiven Hornhautchirurgie ist gemeinsam, daß der Krümmungsradius der äußeren Hornhautoberfläche geändert wird, indem eine Hornhaut oder Hornhautlamelle in einer Drehbank mit Gefriereinrichtung zu einer Gewebelinse gedreht wird. Diese später auf das Auge genähte Gewebelinse bewirkt Änderungen des Krümmungsradius der äußeren Hornhautoberfläche und damit eine Refraktionsänderung.

---

[1] Augenklinik, Klinikum Steglitz, Freie Universität Berlin, Hindenburgdamm 30, D-1000 Berlin 45

Keratomileusis

Bei der Keratomileusis wird die mit Hilfe eines Mikrokeratoms von der Hornhaut abgetrennte kreisrunde Hornhautlamelle in der Gefrierdrehbank je nach gewünschter Refraktionsänderung im Zentrum [3] oder in der Peripherie [4] verdünnt und nach dem Wiederaufnähen der Hornhautkrümmungsradius entsprechend vergrößert oder verkleinert.

Epikeratophakie

Bei diesem Verfahren wird am Patientenauge lediglich das Hornhautepithel entfernt und eine Spenderhornhautlamelle, die in der Gefrierdrehbank entsprechend zentral oder peripher verdünnt wurde, auf das Patientenauge aufgenäht [16].

Keratophakie

Die Keratophakie stellt ein heute nicht mehr gebräuchliches Verfahren dar, mit dem eine Aphakie optisch korrigiert werden konnte. Zwischen die beiden, mit einem Mikrokeratom voneinander getrennten, Hornhautlamellen wurde eine Gewebelinse gelegt, die in einer Gefrierdrehbank aus einer Spenderhornhaut gedreht worden war [5].

Der Gefrierprozeß führt zu einer Reihe von nicht gelösten Problemen. Während des Einfriervorganges wird das Hornhautgewebe verformt, indem der Durchmesser der Hornhautscheibe schrumpft und ihre Dicke zunimmt [1]. Die Verformung ist von der Einfriergeschwindigkeit und zahlreichen anderen Faktoren abhängig, die nur schwer konstant gehalten werden können. Die Verformung der Hornhautlamelle ist zum Zeitpunkt der Herstellung der Gewebelinse nicht meßbar. Anstelle genauer Meßwerte werden daher mittlere Erfahrungswerte verwendet. Die resultierende Dicke der Gewebelinse weist daher eine erhebliche Streubreite auf. Barraquer hat daher eine computerisierte Drehbank entwickelt, bei der die erforderlichen Radien nur noch per Tastendruck eingegeben werden müssen. Die Zeit für die Herstellung der Gewebelinsen kann identisch gehalten werden. Bei der Epikeratophakie soll die Präzision der Gewebelinse dadurch gesteigert werden, daß die Gewebelinsen zentral an einer Stelle hergestellt werden und von dort versandt werden.

Andere wesentliche Probleme des Gefrierprozesses, wie die Zerstörung der Keratozyten [8, 10] und die damit zusammenhängende verzögerte Rückbildung des Hornhautödems, lassen sich durch diese Maßnahmen nicht beseitigen.

Refraktionsänderungen durch Mikrokeratom

Die vielfältigen Nachteile des Gefrierprozesses haben dazu geführt, daß alternative Verfahren entwickelt wurden, mit deren Hilfe Hornhautlamellen mit einem Mikrokeratom zu Gewebelinsen geschnitten wurden. Da eine Klinge grundsätzlich nur plan schneiden kann, muß die Hornhaut mit Hilfe von Linsen so verbogen werden, daß die Schnittebene die Planfläche einer plankonvexen oder plankonkaven Linse bildet.

BKS-Set

Bei dem von Barraquer entwickelten Mikrokeratom wird eine Hornhautlamelle nach dem Prinzip eines Hobels entfernt [2]. Die Klinge steht 25° schräg zur Schnittebene und trennt eine Hornhautlamelle oberflächenparallel ab (Abb. 1 a). Bei diesem Vorgang ist es erforderlich, daß die Hornhaut applaniert wird und daß die Applanationsfläche mit dem Mikrokeratom über die Hornhaut geschoben wird. Beim Abtrennen der Hornhautlamelle kann keine Linse geschnitten werden, da beide Flächen systemabhängig plan sein müssen. In dem BKS-Set kann eine Hornhautlamelle jedoch mit dem Epithel nach unten über einer konvexen oder konkaven Linse durch einen Klemmring und durch Unterdruck fest fixiert werden, so daß eine Applanationsfläche nicht erforderlich ist. Das Mikrokeratom kann in einem zweiten Schnittvorgang in diesem BKS-Set entsprechend plankonvexe oder plankonkave Linsen schneiden [15].

Rotorkeratom

Beim Abtrennen einer Hornhautlamelle mit dem Rotorkeratom liegt die nicht oszillierende sondern rotierende Klinge in der Schnittebene. Erforderlich ist

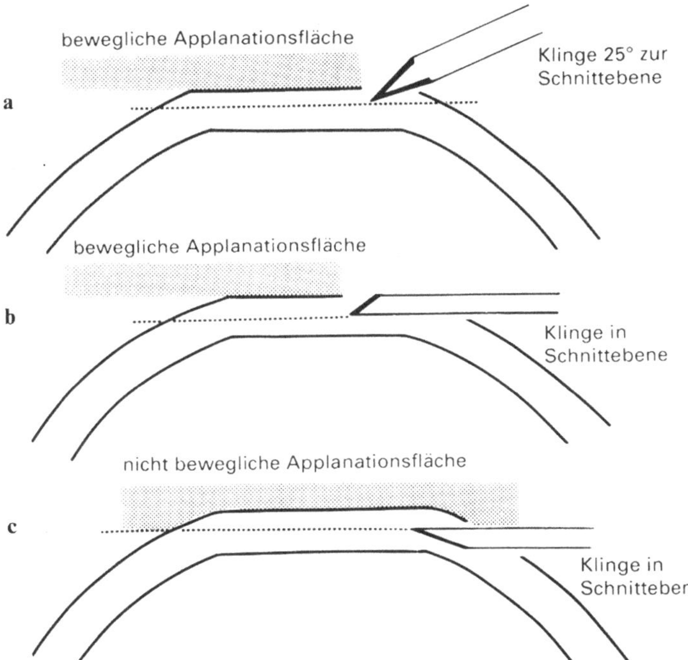

Abb. 1 a–c. Konstruktionsunterschiede verschiedener Mikrokeratome. **a** Barraquer-Mikrokeratom; **b** Rotorkeratom; **c** Berlin-Mikrokeratom

wie beim Barraquer-Mikrokeratom eine Applanationsfläche, die mit dem Mikrokeratom über das Auge bewegt wird (Abb. 1 b). Auch mit diesem Mikrokeratom können Hornhautlamellen nur oberflächenparallel abgetrennt werden, da während des Schnittvorganges systemabhängig zwei plane Flächen erforderlich sind. Auch für das Rotorkeratom gibt es eine mikrochirurgische Werkbank, in der Hornhautlamellen an konvex oder konkav geformte Oberflächen durch Unterdruck fixiert werden. In einem zweiten Schnittvorgang können mit dem Mikrokeratom entsprechend geformte plankonvexe oder plankonkave Lentikel geschnitten werden [7].

Berlin-Mikrokeratom

Bei diesem Mikrokeratom liegt die Klinge in der Schnittebene und gleitet während des Schnittvorganges unter einer fest angesaugten Applanationsfläche entlang. Da diese Applanationsfläche während des Schnittvorganges nicht bewegt wird, können in die Applanationsfläche am Patientenauge bereits konkav oder konvex geformte Linsen integriert werden (Abb. 1 c). Beim Abtrennen der Hornhautlamelle entsteht so in dem hinteren Anteil der Hornhaut eine der gewünschten Brechkraft entsprechende Krümmung [9].

Theoretisch haben mit dem Mikrokeratom geformte Gewebelinsen jedoch einen Nachteil gegenüber den mit der Gefrierdrehbank hergestellten Linsen. Scherkräfte können eine Abweichung von der Rotationssymmetrie bewirken, besonders dann, wenn eine nicht sehr scharfe Klinge gegen das Gewebe drückt.

Mit dem Berlin-Mikrokeratom abgetrennte linsenförmige Hornhautlamellen wurden im Achsschnitt mit dem Universalmeßmikroskop vermessen. Dabei stellte sich heraus, daß Scherkräfte den Scheitel der Gewebelinse bis zu 0,8 mm verschoben hatten, obwohl im Berlin-Mikrokeratom eine Saphirklinge verwendet worden war. Bei der Vermessung der Kreisform der abgetrennten Hornhautlamellen zeigte es sich, daß sowohl bei der Verwendung des Barraquer-Mikrokeratoms als auch bei der Verwendung des Berlin-Mikrokeratoms die Hornhautlamellen in der Vorschubrichtung des Mikrokeratoms um 0,2 mm länger waren als die senkrecht dazu liegenden Durchmesser [13].

Refraktionsänderungen durch andere Methoden

Keratomileusis in situ

Bei diesem Verfahren wird mit dem Barraquer-Mikrokeratom zunächst eine Hornhautlamelle oberflächenparallel abgetrennt. Anschließend wird das Mikrokeratom ein zweites Mal auf das Auge aufgesetzt, und es wird aus der tiefer gelegenen, nicht entfernten Hornhautlamelle eine dünne weitere Hornhautlamelle mit einer kleinen optischen Zone ebenfalls oberflächenparallel entfernt. Diese wird verworfen. Schließlich wird die äußere und die innere Hornhautlamelle wieder miteinander vernäht [11]. Die zentrale Hornhautverdünnung bewirkt die Vergrößerung des äußeren Krümmungsradius und so die Abnahme der Brechkraft. Aus einem Normogramm geht hervor, daß eine Änderung der

Brechkraft um + 5 Dioptrien eine optische Zone von 4,5 mm und eine Dicke der abzutrennenden Hornhautlamelle von 0,05 mm erfordert, während für eine Änderung der Brechkraft um + 11 Dioptrien eine Hornhautlamellendicke von 0,1 mm bei gleicher optischer Zone erforderlich sind. Klinische Ergebnisse dieses Operationsverfahrens wurden bisher nicht publiziert.

Lamelläre Keratotomie

Dieses Verfahren kann zur Korrektur einer mittleren Hyperopie verwandt werden. Es werden möglichst dicke Hornhautlamellen, die 70 bis 80% der gesamten Hornhautdicke ausmachen, vom Patientenauge abgetrennt und an der gleichen Stelle wieder aufgenäht [12]. Dadurch soll es zu einer Vorwölbung des Hornhautscheitels kommen. Hat die abgetrennte Hornhautlamelle einen Durchmesser von 6,0 mm, so werden – 4 Dptr. korrigiert. Hat die Hornhautlamelle einen Durchmesser von 5,0 mm, so werden – 6,5 Dptr. korrigiert. Klinische Ergebnisse dieses Operationsverfahrens wurden bisher nicht publiziert.

Kunststoffimplantate

Ähnlich wie bei der Keratophakie wird eine Hornhautlamelle vom Patientenauge mit dem Mikrokeratom abgetrennt und nach dem Auflegen einer Linse wieder eingenäht. Im Gegensatz zur Keratophakie besteht diese Linse aus einem Hydroxyaethylmethacrylat, welches nach tierexperimentellen Studien gut verträglich sein soll [6]. Erste klinische Daten, die in einer multizentrischen Studie gewonnen wurden, weisen auf eine relativ genaue Korrektur der Refraktion hin [14]. Unbeantwortet ist die Frage, wie auf Dauer beim Menschen Kunstmaterialien in der Hornhaut vertragen werden. Die Hornhautlamellen gehen keine feste Verbindung mit der Kunstlinse ein, ebenso ist bisher nicht geklärt, ob das Hornhautendothel die Trennung der Hornhautlamellen auf Dauer ohne Problem übersteht. Der Vorzug dieser Methode besteht darin, daß Kunstmaterialien mit großer Präzision rotationssymmetrisch hergestellt werden können, und daß Refraktionsänderungen mit großer Wahrscheinlichkeit präzise erfolgen können.

Zum jetzigen Zeitpunkt läßt sich nicht erkennen, ob sich eines der geschilderten Verfahren auf Dauer durchsetzen wird. Noch ist nicht bekannt, ob die Probleme des Gefrierprozesses weiter reduziert werden können, ob die Scherkräfte beim Schneiden einer Gewebelinse mit dem Mikrokeratom so weit reduziert werden können, daß die Linsen näherungsweise rotationssymmetrisch werden oder ob Kunststoffimplantate auf Dauer toleriert werden. Mit großer Wahrscheinlichkeit kann die Schnittqualität durch die Verwendung von Diamentklingen wegen ihrer größeren Schärfe verbessert werden. Bisher sind aber noch keine Ergebnisse publiziert, bei denen die Schnittqualität zwischen Saphirklinge und Diamantklinge unterschieden wurde. Auch ist unklar, wie weit mit einer Diamentklinge erzeugte Formschnitte mit einer Excimer-Laser-Keratomileusis konkurrieren können. Bei der radialen Keratotomie hat sich der Excimer-Laser dem Diamanten nicht überlegen gezeigt.

Literatur

1. Ainslie D, Mathalone MBR (1972) The effects of freezing on the shape of the corneal disc. Arch Soc Am Ophthalmol Optom 9:49–63
2. Barraquer JI (1967) El Microqueratomo en Chirugia Corneal. Arch Soc Am Ophthalmol Optom 6:69–101
3. Barraquer JI (1967) Keratomileusis. Int Surg 48:103–117
4. Barraquer JI (1980) Keratomileusis for the correction of aphakia. Symposium on Medical and Surgical Diseases of the Cornea, Mosby St. Louis. Trans New Orleans Acad Ophthalmol, pp 450–479
5. Barraquer JI (1972) Keratophakia. Trans Ophthalmol Soc UK 92:499–517
6. Beekhuis WH, McCarey BE, Waring GO, van Rij G (1986) Hydrogel keratophakia: a microkeratome dissection in the monkey model. Br J Ophthalmol 70:192–198
7. Böhnke M, Draeger J, Klein L, Kolhaas M (1989) Zur Entwicklung neuer Haltemechanismen und Formschalen für die Anfertigung refraktiver Hornhautschnitte. Fortschr Ophthalmol 86:276–278
8. Hoffmann F, Harnisch JP (1981) Effects of freezing on the corneal stroma of the rabbit after keratophakia. Graefes Arch Klin Exp Ophthalmol 215:243–248
9. Hoffmann F, Jessen K (1985) Keratokyphose zur optischen Korrektur der Aphakie. Fortschr Ophthalmol 82:86–87
10. Rich LF, Friedlander MH, Kaufman HE, Granet N (1981) Keratocyte survival in keratophakia lenticules. Arch Opthalmol Chicago 99:677–680
11. Riuz Murcia LA (1988) Keratomileusis in situ. Quintum Forum Ophthalmologicum, Bogota
12. Ruiz Murcia LA (1988) Lamellar keratotomy for correction of hyperopia. Quintum Forum Ophthalmologicum, Bogota
13. Schüler A, Jessen K, Hoffmann F (1990) Accuracy of the Microkeratome keratectomies in pig eyes. Invest Ophthalmol Vis Sci (in press)
14. Steinert RF, Colin J, Durrie DS, Kelley C, McDonald MB, Nordan LT, Price FW, van Rij G (1989) Hydrogel intracorneal implantation for the correction of aphakia. 15th annual meeting, Castroviejo Corneal Society, New Orleans
15. Swinger CA, Krumeich J, Cassiday D (1986) Planar lamellar refractive keratoplasty. J Refract Surg 2:17
16. Werblin TP, Kaufman HE (1981) Epikeratophakia: the surgical correction of aphakia. Curr Eye Res 1:131

Der heutige Stand der Epikeratophakie

M. Busin [1]

Zusammenfassung. Es hat sich im Verlauf des letzten Jahrzehnts herausgestellt, daß die Epikeratophakie eine sichere und wirksame Methode zur Korrektur von Brechungsfehlern ist. Linsen aus bearbeitetem, lyophilisiertem Gewebe werden dabei am häufigsten benutzt und haben, im Vergleich zu Linsen aus Frischgewebe, einige Vorteile. Die postoperativen Ergebnisse können nur dann optimiert werden, wenn die richtigen Indikationen für die Epikeratophakie strikt beachtet werden. Die Indikation zur Epikeratophakie besteht dann, wenn es nicht möglich ist, den Brechungsfehler durch konventionelle Mittel wie Brille oder Kontaktlinsen zu korrigieren. Die Epikeratophakie ist der operative Eingriff der Wahl für aphake Augen, bei denen die Einpflanzung von intraokularen Linsen kontraindiziert ist. Patienten mit Keratokonus dürfen, um für die Epikeratophakie in Frage zu kommen, keine zentralen kornealen Narben haben. Während die Epikeratophakie sowohl bei Aphakie als auch bei Keratokonus hervorragende Ergebnisse gezeigt hat, hat sie sich für die Korrektur von Myopien als ungenau erwiesen. Zur Zeit beschränkt sich ihre Anwendung bei Myopien auf seltene Fälle von hochgradiger einseitiger Myopie. Im allgemeinen jedoch treten nach Epikeratophakie insgesamt nur selten Komplikationen auf, die nur bei einer relativ kleinen Prozentzahl der Fälle (4% für Aphakie und Keratokonus, 10% für Myopie) zum Herauslösen der Linse führen.

Summary. Over the last decade, epikeratophakia has proved to be a safe, effective surgical procedure for the correction of refractive errors. Prelathed, lyophilized tissue lenses are most often used when performing epikeratophakia and offer several advantages over fresh tissue lenses. The postoperative results can be optimized only if the right indications for epikeratophakia are strictly followed. Basic indication for all types of epikeratophakia is the impossibility of correcting the refractive error with conventional, conservative means, such as spectacles or contact lenses. Epikeratophakia is the surgical procedure of choice in those aphakic eyes where the implantation of an intraocular lens is contraindicated. Keratoconus patients must not have central corneal scars in order to be eligible candidates for epikeratophakia. While both aphakic epikeratophakia and the procedure for keratoconus have shown excellent results, the correction achieved with myopic epikeratophakia has proved to be inaccurate. The current use of myopic epikeratophakia is limited to rare cases of unilateral high-degree myopia. However, overall complications after epikeratophakia are rare and lead to lenticule removal in a relatively small percentage of cases (4% for aphakia and keratoconusa, 10% for myopia).

1979 wurde die Epikeratophakie von Kaufman zur Korrektur einseitig aphaker Patienten eingeführt, die mit Brille nicht korrigiert werden konnten und eine Kontaktlinsenunverträglichkeit aufwiesen [5]. Später wurde die Methode in leicht abgewandelter Form zur Korrektur von Keratokonus [6, 9] und Myopie [10] eingesetzt.

---

[1] Universitäts-Augenklinik Bonn, Sigmund-Freud-Straße 25, D-5300 Bonn 1

Das Prinzip der Epikeratophakie zur Aphakie- und Myopiekorrektur besteht darin, nach vorübergehender Entfernung des Epithels die vordere Hornhautoberfläche des Empfängers durch Aufnähen eines vorher entsprechend geschliffenen Lentikels aus Hornhautgewebe dergestalt zu verändern, daß die gewünschte optische Brechkraft resultiert.

Wie andere optische Linsen, ist die Gewebelinse zur Aphakiekorrektur eine Pluslinse, die in der Mitte dicker als in der Peripherie ist (Abb. 1). Entsprechend ist der Lentikel zur Myopiekorrektur eine Zerstreuungslinse, die im Zentrum dünner als in der Peripherie ist (Abb. 2).

Bei Anwendung der Epikeratophakie zur Korrektur des Keratokonus wird die Brechkraft der Empfängerhornhaut modifiziert, indem eine Planlinse unter Spannung auf die Hornhautoberfläche aufgenäht und dadurch eine Abflachung und Verstärkung der verdünnten, ektatischen Empfängerhornhaut erzielt wird. Nach 11jähriger Erfahrung mit der Epikeratophakie ist es nun möglich, eine vorläufige Bilanz über die Effektivität, über eventuelle Probleme und mögliche Lösungen zu ziehen.

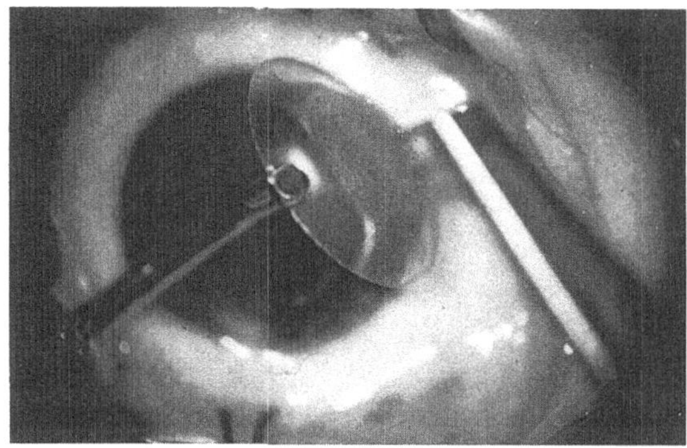

Abb. 1. Epikeratophakielinse zur Aphakiekorrektur intraoperativ

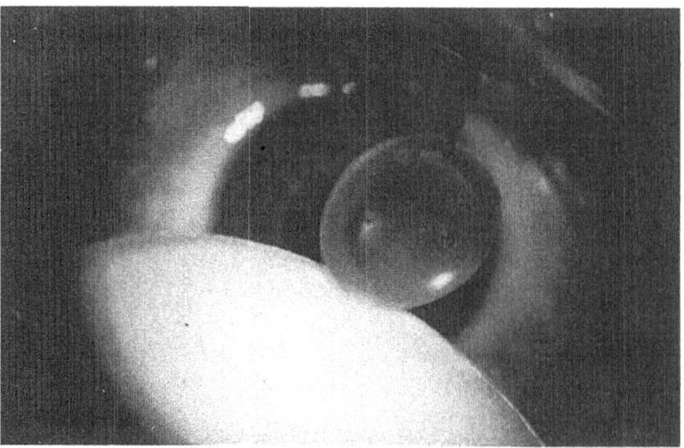

Abb. 2. Epikeratophakielinse zur Myopiekorrektur intraoperativ

Histologie

Bei der klassischen Epikeratophakiemethode werden vorgeschliffene, lyophilisierte Lentikel benutzt. Korneagewebe, welches für perforierende Keratoplastik aufgrund schlechter Endothelfunktion nicht mehr geeignet ist, gelangt als Lentikel bei der Epikeratophakie zum optimalen Einsatz. Der Vorteil vorgeschliffener, lyophilisierter Lentikel besteht auch darin, daß der Chirurg nicht nach frischem Spendermaterial suchen muß, was häufig problematisch sein kann.

Vor kurzem wurde die Befürchtung geäußert, daß das Tieffrieren und Lyophilisieren des Korneagewebes zu Strukturschäden führen und postoperative Komplikationen, wie etwa chronische epitheliale Defekte oder stromale Einschmelzungen, hervorrufen könne [1]. Neuere elektronenmikroskopische Untersuchungen an Lentikel, die wegen plötzlich aufgetretener Krankheit des Patienten nicht transplantiert wurden, konnten zeigen, daß sowohl die Integrität der Bowmanschen Membran als auch der interfibrilläre Abstand des Stromakollagens erhalten sind [7]. Dagegen konnten andere Abnormitäten, wie etwa große stromale Zwischenräume, bestätigt werden [7]. Ihr Einfluß auf das postoperative Ergebnis ist jedoch fraglich.

Als eine Alternative zur Verwendung vorgeschliffener, lyophilisierter Gewebelinsen haben einige Autoren in jüngerer Zeit Epikeratophakielinsen vorgestellt, die aus frischem Material mit Hilfe eines speziellen, dem Mikrokeratom verwandten Gerät, hergestellt werden [8]. Bislang ist jedoch diese Art von Linsen bei zu wenigen Operationen verwendet worden, um einen verläßlichen Vergleich zu den länger eingeführten lyophilisierten Linsen zu ziehen. Der Zwang, frische Hornhäute zu benötigen, die Möglichkeit immunologischer Abstoßungsreaktionen gegen transplantierte lebende Keratozyten, sowie die mögliche verminderte optische Präzision bedürfen noch weiterer Untersuchungen. Jedoch ist bei dieser Technik mit Sicherheit einer der Hauptvorteile der konventionellen Epikeratophakiemethode, nämlich der technisch einfache Vorgang, verloren. Das ist möglicherweise der Grund, weshalb sich das Verfahren mit frischem Material bisher nicht in einem größeren Kreise durchgesetzt hat.

Indikationen

Die Epikeratophakie wurde ursprünglich zur Korrektur der Aphakie bei Erwachsenen eingeführt, zu einer Zeit, als die intraokularen Hinterkammerlinsen noch nicht die Therapie der Wahl bei der Aphakie darstellten. In den folgenden Jahren zeigte sich, daß das relativ einfach chirurgische Vorgehen, die gute Vorhersagbarkeit und der schnelle postoperative Visusanstieg sehr zugunsten der extrakapsulären Kataraktoperation mit Implantation von Hinterkammerlinsen sprach. Jedoch gibt es noch Fälle, bei denen eine intraokulare Linse nicht implantiert werden kann und eine Kontaktlinsenunverträglichkeit be-

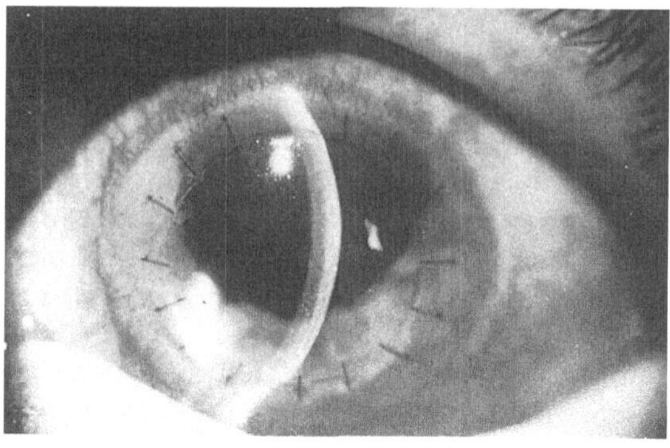

Abb. 3. Zustand nach Epikeratophakie zur Aphakiekorrektur 2 Wochen postoperativ

steht: für diese Patienten stellt sich mit der Epikeratophakie die einzige Alternative zum einseitigen Sehen dar (Abb. 3).

Beispiele sind Patienten mit traumatischer Aphakie, deren irregulärer Astigmatismus zu einem großen Anteil durch den „Kontaktlinseneffekt" der Epikeratophakie korrigiert werden kann; aphake Patienten, bei denen die notwendigen anatomischen Strukturen zur Aufhängung einer intraokularen Linse nicht vorhanden sind; aphake Patienten mit chronischer intraokularer Entzündung; aphake Glaukompatienten mit Zustand nach fistulierender Operation und Entfernung der Linsenhinterkapsel. Weiter sind insbesondere Kinder, die nach Linsenabsaugung wegen kongenitaler Katarakt oder nach Trauma aphak sind, optimale Kandidaten für eine Epikeratophakie, wenn eine Kontaktlinsenunverträglichkeit besteht.

Die Myopie stellt nur in sehr ausgewählten Fällen eine Indikation zur Epikeratophakie dar. So kann zum Beispiel eine einseitige Myopie mit entsprechenden Aniseikonieproblemen erfolgreich durch eine Epikeratophakie behoben werden, wenn Kontaktlinsen nicht vertragen werden (Abb. 4). Voraussetzung ist jedoch, daß das körperliche Wachstum abgeschlossen und die Myopie mindestens ein Jahr lang nicht fortgeschritten ist. Eine beidseitige Myopie geringen bis mäßigen Ausmaßes stellt keine Indikation zur Durchführung einer Epikeratophakie dar. Brechungsfehler, die optimal mit einer Brille korrigiert werden können, sollten aus ethischen Gründen nicht zur Durchführung einer chirurgischen Maßnahme in Betracht gezogen werden, da der Grund für ein derartiges Verfahren ein rein kosmetischer wäre.

Bei Keratokonus ist die Epikeratophakie zur chirurgischen Therapie indiziert, wenn die Brille zur Korrektur nicht ausreicht, Kontaktlinsenunverträglichkeit besteht und keine zentrale Hornhautnarbe vorliegt (Abb. 5). Ein Keratokonus mit zentralen Hornhauttrübungen ist eine zwingende Indikation zur perforierenden Keratoplastik. Diese klassische Therapiemethode zur chirurgischen Keratokonuskorrektur hat hier im Vergleich zu ihren sonstigen Indikationen die beste Langzeitprognose.

Jedoch gibt es mindestens vier Vorteile der Epikeratophakie gegenüber der perforierenden Keratoplastik. Zum einen ist die Epikeratophakie ein extra-

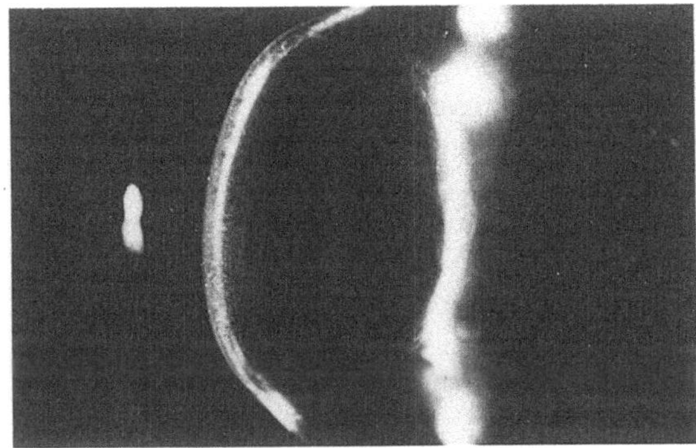

Abb. 4. Spaltlampenbefund
3 Monate nach Epikerato-
phakie zur Myopiekorrektur.
Die Epikeratophakielinse
und die darunterliegende
Empfängerhornhaut sind gut
zu erkennen

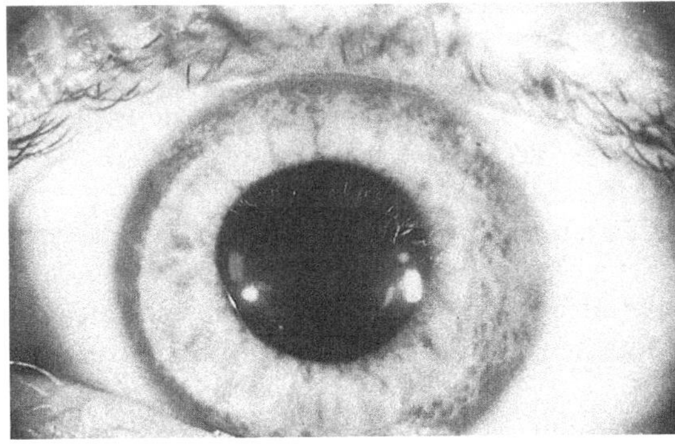

Abb. 5. Zustand nach
Epikeratophakie zur
Keratokonuskorrektur
4 Monate postoperativ

okulares Verfahren und stellt technisch nicht allzu hohe Anforderungen. Zweitens macht die Abwesenheit von Spenderendothel und lebenden Keratozyten die Epikeratophakielinse immunologisch inert, so daß Abstoßungsreaktionen nach Epikeratophakie nicht vorkommen. Postoperativ ist keine Steroidtherapie nötig, und es können daher alle möglichen Nebeneffekte solcher Medikamente vermieden werden. Ein weiterer Vorteil der Epikeratophakie ist ihre Wiederholbarkeit. Sollte beispielsweise das Visusergebnis für den Patienten unbefriedigend sein, so kann das Verfahren ohne weiteres wiederholt oder auch eine konventionelle perforierende Keratoplastik angeschlossen werden.

Schließlich, im Gegensatz zur perforierenden Keratoplastik, werden die Fäden bei der Epikeratophakie bereits nach 2 und nicht erst nach 6–12 Monaten entfernt. Dadurch wird wesentlich früher das endgültige Operationsergebnis und der beste postoperative Visus erreicht.

Ergebnisse

Trotz der relativ einfachen Durchführbarkeit der Epikeratophakiemethode können viele wechselnde Einflüsse das Endresultat verändern, inklusive der postoperativen Nachsorge und des Zeitpunktes der Fadenentfernung.

Um optimale Ergebnisse zu erreichen, sind folgende Punkte wichtig: 1. Durchführung der Operationen durch denselben, auf dem Gebiet der refraktiven Chirurgie erfahrenen Operateur; 2. ein langer stationärer Aufenthalt und somit engmaschigere Beobachtung zur rechtzeitigen Behandlung früh auftretender Komplikationen; 3. regelmäßige postoperative Kontrolle durch denselben Operateur, um eventuelle Spätkomplikationen zu beherrschen und den postoperativen Astigmatismus möglichst gering zu halten.

Die Visusergebnisse der erwachsenen aphaken Patienten in unserer Untersuchungsserie zeigten, daß die beste korrigierte Sehschärfe im Durchschnitt postoperativ behalten werden konnten, wobei einige Patienten über, einige unter dem präoperativ maximal erreichbaren, aber praxisirrelevanten Wert lagen [2]. Weiter muß man beachten, daß es sich bei diesen Augen, bei denen die Indikation für eine Epikeratophakie korrekt gestellt wurde, nicht um normale Augen, sondern um bereits mehrmals operierte Augen handelte. Dies erklärt die teilweise niedrigen postoperativen Ergebnisse.

Bei aphaken Kindern konnte der beste korrigierte Visus in den meisten Fällen verbessert werden, wobei das Vorhandensein unterschiedlich tiefer Amblyopie das Endergebnis stark beeinflußte [2].

Von zwei myopen Patienten, die an unserer Klinik bis jetzt operiert worden sind, wünschte einer, wegen der Verschlechterung der besten korrigierten Sehschärfe die Entfernung der Epikeratophakielinse, während der andere, ein geistig behindertes 16jähriges Mädchen, durch die Operation einen großen Gewinn hatte [2].

Keratokonus-Patienten zeigten schließlich eine wesentliche Verbesserung der Sehschärfe, die zudem noch früher erreicht wurde als bei mit herkömmlicher Keratoplastik operierten Patienten [2].

Postoperative Komplikationen

Die Entfernungsrate der Epikeratophakielinse schwankt in der amerikanischen Literatur zwischen 4% bei Aphakie [11, 13] und Keratokonus [10] und ca. 10% bei Myopie [12]. Bei den über 90 in Bonn operierten Patienten war 2mal die Lentikelentfernung notwendig [2].

Das postoperative unbefriedigende refraktive Ergebnis ist die häufigste Ursache für die Entfernung [10–14]. Unter- und Überkorrektur, die sich weder durch Brille noch durch Kontaktlinsen beheben lassen, kommen meistens bei myopen Patienten vor [12]. Der Grund dafür scheint von den Eigenschaften der Epikeratophakiemethode zur Korrektur der Myopie abzuhängen.

Die zentrale Hornhautkrümmung muß hier unphysiologisch etwas konkaver gestaltet werden, jedoch scheint das Überwachsen des Epithels das zu verhindern [4]. Weiter kann das Schleifen auf die gewünschte Brechkraft der Epikeratophakielinse von der stromalen Seite zur Bildung von Falten in der Bowmanschen Membran führen, die die Sehschärfe beeinflussen können [3].

Astigmatismus unterschiedlichen Ausmaßes kann häufig postoperativ vorkommen. Mit Hilfe des Photokeratoskopes kann die selektive Fadenentfernung in den meisten Fällen den Astigmatismus so begrenzen, daß eine Korrektur durch Brille oder Kontaktlinse möglich ist.

Jedoch können selten Entlastungsschnitte notwendig sein, und, wenn auch diese Maßnahme versagt, müßte die Epikeratophakielinse entfernt werden. In einem der zwei in Bonn operierten myopen Patienten bestand ein irregulärer Astigmatismus sogar nach Entlastungsschnitten, der die Entfernung des Lentikels notwendig machte. Als Endresultat ergab sich die gleiche Hornhautkrümmung, die präoperativ bestanden hatte.

Bleibende Epitheldefekte, die nach amerikanischen Autoren eine andere häufige Ursache für Epikeratophakieversagen darstellen [10–14], müssen engmaschig kontrolliert werden, können aber unserer Erfahrung nach praktisch immer erfolgreich behandelt werden. Epitheldefekte, die die Anwendung einer therapeutischen Kontaktlinse notwendig machten, traten in nur 7 Fällen auf. Auf eine Tarsorrhaphie mußte lediglich in einem Fall zurückgegriffen werden. Bei diesem Patienten konnte die Tarsorrhaphie erfolgreich eine beginnende stromale Einschmelzung aufhalten, die die Sehschärfe hätte beeinflussen können.

Infektionen, früher besonders bei Kindern beobachtet [13], sind insgesamt sehr selten, jedoch sehr gefährlich, wenn sie auftreten. Der zweite Lentikel unserer Serie wurde bei einem behinderten Jungen aufgrund einer Pneumokokken-Infektion entfernt. Unter antibiotischer Therapie kam es zur Heilung, so daß eine erneute Epikeratophakie in Kürze geplant ist.

Epitheliale Zysten können sich zwischen Epikeratophakielinse und Empfängerhornhaut entwickeln. Sie liegen meistens peripher, bleiben mäßig begrenzt und können sich sogar spontan zurückbilden. In keinem der 7 Fälle unserer Serie, bei denen solche Zysten beobachtet wurden, mußte man auf einen chirurgischen Eingriff zurückgreifen, auch wurde in keinem Fall der Visus beeinträchtigt.

Schlußbemerkung

Zusammenfassend ist die Epikeratophakie eine zufriedenstellende Methode zur Korrektur gravierender Brechungsfehler. Die Epikeratophakie ist ein extraokularer, reversibler und eventuell wiederholbarer Eingriff. Bei korrekter Indikationsstellung sind die Ergebnisse hoch befriedigend und meistens komplikationslos. Die Epikeratophakie bietet sich bei Patienten, die sonst kein beidäugiges Sehen erhalten können, als einzige Möglichkeit zur Korrektur ihres Brechungsfehlers an.

Literatur

1. Binder PS, Zavala EY, Baumgartner SD, Nayak SK (1986) Combined morphologic effects of cryolathing and lyophilization on epikeratoplasty lenticules. Arch Ophthalmol 104:671–679
2. Busin M, Nüßgens Z (1990) Epikeratophakie. Fortschr Ophthalmol (im Druck)

3. Cusumano A, Busin M, Spitznas M, Koch F (1990) Epikeratophakia for the correction of myopia: lenticule designs and related histopathological findings. Refract Corneal Surg (in press)
4. Frangieh GT, Wagoner MD, Steinert R (1988) Refractive regression following myopic epikeratoplasty. Invest Ophthalmol Vis Sci 29 [Suppl]:311
5. Kaufman HE (1980) The correction of aphakia. Am J Ophthalmol 89:1–10
6. Kaufman HE, Werblin TP (1982) Epikeratophakia for the treatment of keratoconus. Am J Ophthalmol 93:342–347
7. Koch F, Spitznas M, Busin M, Cusumano A (1990) Electron microscopic examination of prelathed, lyophilized tissue used for epikeratophakia in humans. Refract Corneal Surg (in press)
8. Krumeich JH, Swinger CA (1987) Nonfreeze epikeratophakia for the correction of myopia. Am J Ophthalmol 103:397–403
9. McDonald MB, Koenig SB, Safir A, Kaufman HE (1983) Onlay lamellar keratoplasty for the treatment of keratoconus. Br J Ophthalmol 67:615–618
10. McDonald MB, Klyce SD, Suarez H, Kandarakis A, Friedlander MH, Kaufman HE (1985) Epikeratophakia for myopia correction. Ophthalmology 92:1417–1422
11. McDonald MB, Kaufman HE, Durrie DS, Keates RH, Sanders DR (1986) Epikeratophakia for keratoconus: the nationwide study. Arch Ophthalmol 104:1294–1300
12. McDonald MB, Kaufman HE, Aquavella JV, Durrie DS, Hiles DA, Hunkeler JD, Keates RH, Morgan KS, Sanders DR (1987) The nationwide study of epikeratophakia for aphakia in adults. Am J Opthalmol 103:358–365
13. McDonald MB, Kaufman HE, Aquavella JV, Durrie DS, Hiles DA, Hunkeler JD, Keates RH, Morgan KS, Sanders DR (1987) The nationwide study of epikeratophakia for myopia. Am J Ophthalmol 103:375–383
14. Morgan KS, McDonald MB, Hiles DA, Aquavella JV, Durrie DS, Hunkeler JD, Kaufman HE, Keates RH, Sanders DR (1987) The nationwide study of epikeratophakia for aphakia in children. Am J Ophthalmol 103:366–374

Visusentwicklung bei erwachsenen Patienten nach Epikeratophakie mit vorgeschliffenem, lyophilisiertem Material

U. Denninger[1], M. Busin[1] und M. Spitznas[1]

Zusammenfassung. Bei 32 erwachsenen Patienten (18 Personen mit Aphakie und 14 Personen mit Keratokonus) wurde die Visusentwicklung nach Epikeratophakie mit vorgeschliffenem, lyophilisiertem Spendergewebe in allen Fällen mindestens 6 Monate postoperativ kontinuierlich untersucht. Sechs der aphaken Patienten waren zwischen 20 und 40 Jahre alt, sieben zwischen 40 und 60 Jahren und fünf über 60 Jahre alt. Zwölf der Patienten mit Keratokonus waren zwischen 20 und 40 Jahre und zwei waren zwischen 40 und 60 Jahre alt. Die Visusentwicklung wurde präoperativ, sowie 2, 4, 8, 12, 26 und 52 Wochen postoperativ dokumentiert. An jedem Untersuchungstermin wurde die zentrale Transparenz, sowohl der Empfängerhornhaut als auch der Epikeratophakielinse, mit Hilfe der Scheimpflug-Photographie bestimmt. Alle operativen Maßnahmen wurden nach den allgemein anerkannten Epikeratophakie-Techniken durch denselben Operateur durchgeführt. Alle Nähte wurden bei den Aphakie-Patienten innerhalb eines Monats und bei den Keratokonus-Patienten innerhalb von zwei Monaten postoperativ entfernt. Einen Monat nach der Nahtentfernung erreichten 38,8% der Aphakie-Patienten und 60% der Keratokonus-Patienten ihre präoperativ maximal korrigierte Visusleistung. Die Messungen der Hornhauttransparenz korrelierten dabei nicht mit der Visusentwicklung. Im Gegensatz zu anderen Autoren zeigen unsere Ergebnisse eine schnellere postoperative Zunahme der Visusleistung und eine Unabhängigkeit vom Alter des Patienten.

Summary. Visual recovery after epikeratophakia using precarved, lyophilized tissue has been prospectively evaluated in a series of 32 consecutive adult patients (18 aphakia and 15 keratoconus) with a minimum postoperative follow-up period of 6 months. Six of the aphakic patients were between 20 and 40 years of age, 7 between 40 and 60 years, and 5 over 60 years. Twelve of the keratoconus patients were between 20 and 40 years of age, and 2 were between 40 and 60 years. Visual acuity was measured by means of Snellen charts preoperatively as well as 2, 4, 8, 12, 26 and 52 weeks after epikeratophakia. At each examination time the central clarity of both the recipient cornea an epikeratophakia lens was evaluated by means of Scheimpflug photography. All surgical procedures were performed by the same surgeon according to the standard epikeratophakia techniques. Sutures were removed in all aphakic patients within 1 month postoperatively, and in all keratoconus patients within 2 months after surgery. One month after suture removal, 38.8% of the aphakic patients and 60% of the keratoconus patients achieved their final best corrected visual acuity. Corneal clarity measurements did not correlate with visual acuity. Our data show visual recovery after epikeratophakia to be quicker than reported by other authors and to be unaffected by the patient's age.

Seit der Einführung der Epikeratophakie durch Kaufman [3] im Jahre 1979 ist diese Operationsmethode an mehreren tausend Patienten angewandt worden. Diese relativ neue Technik der refraktiven Chirurgie hat sich als effektiv zur

---

[1] Universitäts-Augenklinik Bonn, Sigmund-Freud-Straße 25, D-5300 Bonn 1

Korrektur sowohl der Aphakie [6, 8] als auch des irregulären, myopischen Astigmatismus bei Keratokonus erwiesen [4, 5] während der Erfolg bei rein myopen Patienten durch die hohe Rate der postoperativen Komplikationen begrenzt ist [7]. Zur Erlangung der gewünschten Korrektur werden tiefgefrorene, lyophilisierte Gewebe-Linsen benutzt, die intraoperativ rehydriert werden.

Elektronenmikroskopische Studien haben jedoch gezeigt, daß die Gewebe-Linsen während der Herstellung geschädigt werden können [1]. Dies könnte den postoperativen Verlust der Gewebe-Transparenz und somit die Verzögerung der Visusentwicklung, die schon von einigen Autoren beobachtet worden sind, zur Folge haben. Insbesondere bei älteren Patienten, deren postoperativer Heilungsverlauf langsamer verläuft, könnte dieser Mechanismus eine entscheidende Rolle spielen.

Um diese Problematik zu untersuchen, haben wir die Visusentwicklung bei allen erwachsenen Patienten, die sich einer Epikeratophakie zur Aphakie- oder Keratokonuskorrektur im Zeitraum von September 1987 bis Juni 1989 unterzogen haben, sowohl untersucht als auch mit ihrem Alter korreliert.

Patienten und Methode

Die vorliegende Studie umfaßt 33 Augen von 32 Patienten. Achtzehn Augen von 18 Patienten wurden wegen Aphakie und 15 Augen von 14 Patienten wegen Keratokonus operiert. Ein 19jähriges Mädchen mit Keratokonus wurde beidseits versorgt. Die Patienten wurden in drei Altersgruppen eingeteilt:

1) 6 aphake Patienten und 12 Keratokonuspatienten zwischen 20 und 40 Jahren;
2) 7 aphake Patienten und 2 Keratokonuspatienten zwischen 40 und 60 Jahren;
3) 5 aphake Patienten über 60 Jahren.

Die Visusüberprüfung erfolgte präoperativ und 2, 4, 8, 12, 24 und 52 Wochen postoperativ. Festgestellt wurde sowohl der Rohvisus, als auch die optimal korrigierte Sehschärfe nach Keratometrie. In allen Fällen entsprach die angewandte chirurgische Technik dem von amerikanischen Autoren beschriebenen Standardverfahren [5–8]. Die Fädenentfernung erfolgte bei den aphaken Patienten innerhalb des ersten postoperativen Monats, bei den Keratokonuspatienten innerhalb der ersten beiden Monate. Der Beobachtungszeitraum nach Epikeratophakie betrug in der vorliegenden Studie mindestens 6 Monate bei allen Patienten.

Ergebnisse

Die Abb. 1–3 stellen die Entwicklung der bestkorrigierten Sehschärfe bei den aphaken Patienten in den oben erwähnten Altersgruppen dar. Teil a der Abbil-

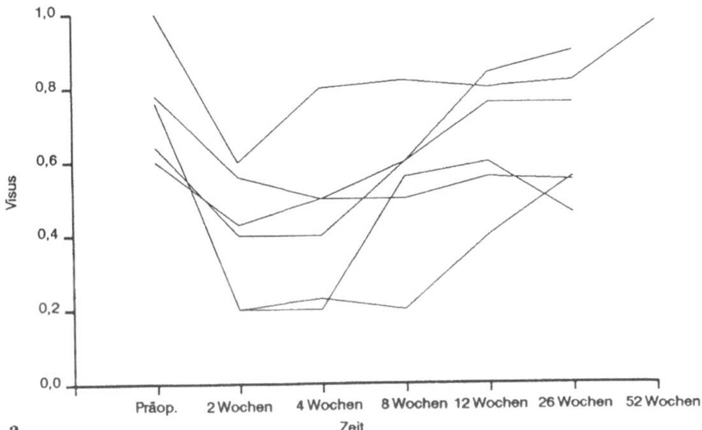

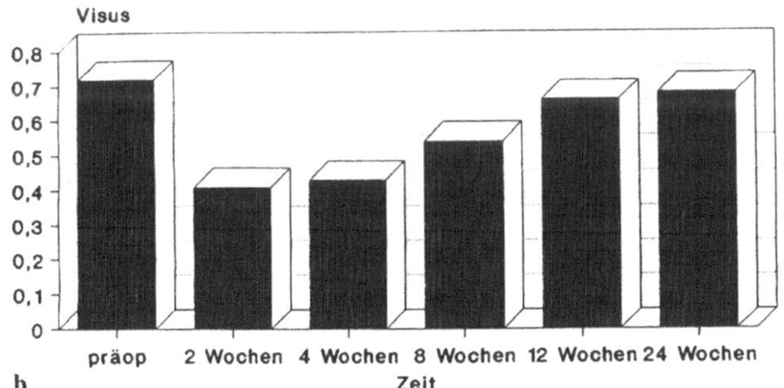

Abb. 1. **a** Individuelle und **b** durchschnittliche bestkorrigierte Visusentwicklung nach Epikeratophakie bei aphaken Patienten im Alter zwischen 20 und 40 Jahren

dungen zeigt die individuelle Visusentwicklung jedes Patienten über den beobachteten Zeitraum in der entsprechenden Gruppe, während Teil b diese Werte zusammenfaßt und somit den Durchschnittswert an den verschiedenen Untersuchungsterminen demonstriert. Die Patienten der Altersgruppen 20–40 Jahre und 40–60 Jahre erreichten postoperativ in nahezu allen Fällen ihre durchschnittliche präoperative Sehleistung innerhalb von 12 Wochen. Im Gegensatz dazu erlangte die Altersgruppe der über 60jährigen ihre präoperative Visusleistung auch 6 Monate nach Epikeratophakie nicht. Insgesamt konnten 38,8% der aphaken Patienten ihre endgültige Sehschärfe einen Monat nach der Nahtentfernung, entsprechend 2 Monaten postoperativ, erreichen.

Abbildung 4 zeigt die Ergebnisse der Keratokonus-Patienten im Alter zwischen 20 und 40 Jahren. Die geringen präoperativen Visusleistungen trotz bester Korrektur resultieren aus dem in den meisten Fällen vorhandenen irregulären Astigmatismus. Der vergleichsweise schnelle postoperative Visusanstieg erklärt sich zum Teil aus dem operativen Ausgleich der Hornhautverkrümmung. Bereits 2 Wochen nach Epikeratophakie war die bestkorrigierte

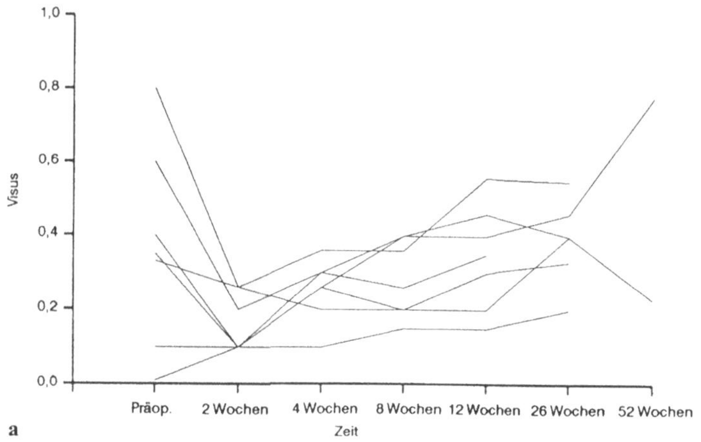

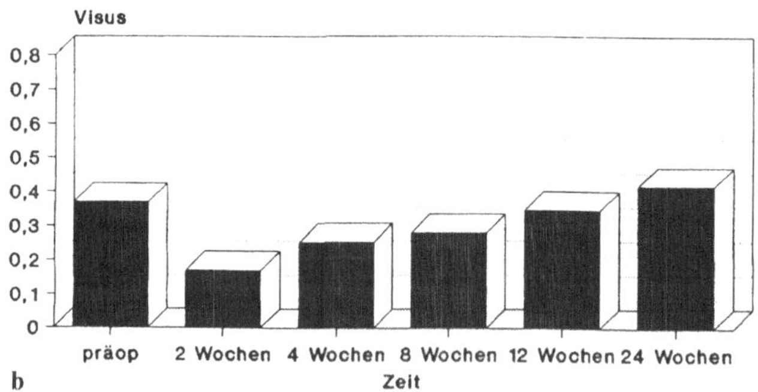

Abb. 2. a Individuelle und **b** durchschnittliche bestkorrigierte Visusentwicklung nach Epikeratophakie bei aphaken Patienten im Alter zwischen 40 und 60 Jahren

Sehschärfe mit den präoperativen Werten vergleichbar. Eine ähnliche Entwicklung war auch bei den 2 Keratokonus-Patienten im Alter zwischen 40 und 60 Jahren feststellbar.

Einen Monat nach der Nahtentfernung, entsprechend 3 Monaten postoperativ, konnten insgesamt 60% der Keratokonus-Patienten ihre endgültige Sehschärfe erreichen.

Diskussion

Die Visusentwicklung nach Epikeratophakie wurde bisher kontrovers diskutiert. Verschiedene Autoren gehen dabei von einem relativ langsamen Prozeß aus, haben jedoch dazu keine Ergebnisse veröffentlicht. Insbesondere eine reduzierte Transparenz der Epikeratophakie-Linsen wurde als eine der möglichen Ursachen für eine langsame postoperative Visusentwicklung diskutiert. Vor kurzem ist jedoch gezeigt worden, daß es in den meisten Fällen zu einer

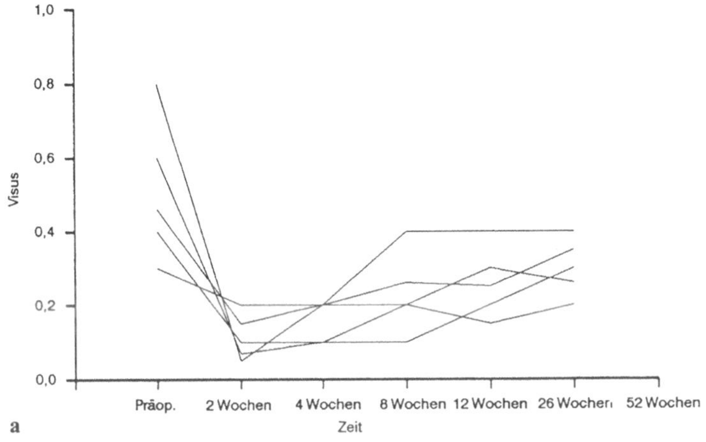

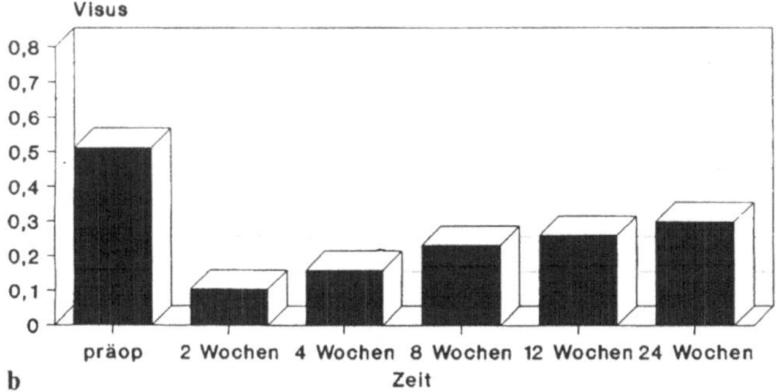

Abb. 3. a Individuelle und **b** durchschnittliche bestkorrigierte Visusentwicklung nach Epikeratophakie bei aphaken, über 60jährigen Patienten

Erholung der kornealen Transparenz innerhalb von 8–12 Wochen nach Epikeratophakie kommt [2]. Allerdings ist eine Korrelation zwischen Visusleistung und kornealer Transparenz nur schwer zu verifizieren, da gleiche Sehleistungen durchaus mit verschiedenen Transparenzzuständen der Hornhaut in Übereinklang zu bringen sind. In diesem Zusammenhang könnten die angenommenen Vorteile frischen Gewebes gegenüber tiefgefrorenem, lyophilisiertem Gewebe bei der Verwendung als Epikeratophakie-Linsen mehr theoretischer als praktischer Natur sein.

In unserer Studie war die Sehleistung bei der großen Mehrzahl der Patienten bereits 12 Wochen nach Epikeratophakie vergleichbar mit der präoperativen Sehschärfe. Zu diesem Zeitpunkt waren alle Nähte entfernt und in jedem Fall war eine Frist von 4 Wochen zur Stabilisierung der Hornhautkrümmung gewährleistet. Daher erscheint es möglich, daß der durch die Nähte verursachte irreguläre Astigmatismus, wie es auch bei perforierender Keratoplastik der Fall ist, für die relativ langsame Visusentwicklung nach Epikeratophakie verantwortlich ist. Jedoch zeigt die Tatsache, daß die über 60jährigen Patienten

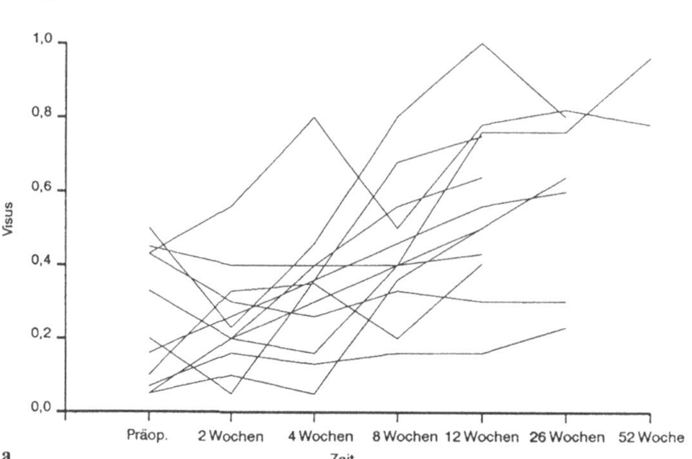

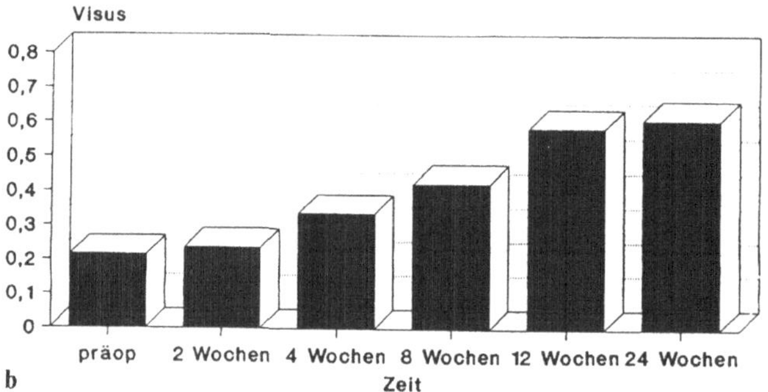

Abb. 4. a Individuelle und **b** durchschnittliche bestkorrigierte Visusentwicklung nach Epikeratophakie bei Keratokonus-Patienten im Alter zwischen 20 und 40 Jahren

sogar 6 Monate postoperativ die durchschnittliche präoperative Sehschärfe nicht erreichen konnten, die Beteiligung anderer Faktoren (z. B. epitheliale oder stromale Heilungsprozesse) bei der Geschwindigkeit der Visusentwicklung. Diese Beobachtung stimmt mit den Ergebnissen der amerikanischen „nationwide" Studie der Epikeratophakie bei erwachsenen apaken Patienten überein [6].

Darüber hinaus muß man bei der Betrachtung der Visusentwicklung nach Epikeratophakie zwischen der Operation zur Aphakiekorrektur und der zur Keratokonuskorrektur unterscheiden, da diese in ihrer alternativen Behandlung grundsätzlich differieren. Die Aphakiekorrektur durch eine Intraokularlinse erlaubt eine schnellere postoperative Visusentwicklung als ein Epikeratophakie-Verfahren, weil das endgültige Ergebnis in der Regel bereits 4–6 Wochen postoperativ erreicht wird. Daher ist die Indikation zur Epikeratophakie streng und nur bei bestehender Kontraindikation zur Intraokularlinsen-Implantation, insbesondere bei jüngeren Patienten zu stellen.

Zur chirurgischen Korrektur des Keratokonus bietet die Epikeratophakie gegenüber der perforierenden Keratoplastik mehrere Vorteile: sie ist eine extraokuläre, reversible und eventuell wiederholbare Operationsmethode, bei der keine Abstoßungsreaktion möglich ist. Zusätzlich zeigen unsere Ergebnisse, daß die Epikeratophakie das endgültige Visusergebnis früher als eine perforierende Keratoplastik ermöglicht. Bei der Mehrzahl der Patienten ist dies bereits 3 Monate nach Epikeratophakie der Fall. Im Gegensatz dazu müssen Patienten nach einer perforierenden Keratoplastik 6 bis 12 Monate auf die endgültige Nahtentfernung und die damit verbundene Visusleistung warten. Zusammenfassend kann gesagt werden, daß die Visusentwicklung nach Epikeratophakie mehrere Wochen in Anspruch nimmt, jedoch in den meisten Fällen schneller als von einigen Autoren angegeben verläuft. Bei den älteren aphaken Patienten dauert dieses Prozeß länger. Die ausschlaggebenden Faktoren, die diese Zeitspanne verursachen, sind bis heute nicht eindeutig geklärt. Es ist jedoch wahrscheinlich, daß die durch die Nähte bedingte Unregelmäßigkeit der Hornhautkrümmung insbesondere bei jungen Patienten die entscheidende Rolle spielt.

Literatur

1. Binder PS, Zavala EY, Baumgartner SD, Nayak SK (1986) Combined morphologic effects of cryolathing and lyophilization on epikeratoplasty lenticules. Arch Ophthalmol 104:671–679
2. Busin M, Spitznas M, Hockwin O (1990) Evaluation of functional and morphologic parameters of the cornea after epikeratophakia using prelathed, lyophilized tissue. Ophthalmology 97:330–333
3. Kaufman HE (1980) The correction of aphakia. Am J Ophthalmol 89:1–10
4. Kaufman HE, Werblin TP (1982) Epikeratophakia for the treatment of keratoconus. Am J Ophthalmol 93:342–347
5. McDonald MB, Kaufman HE, Durrie DS et al. (1986) Epikeratophakia for keratoconus. The nationwide study. Arch Ophthalmol 104:1294–1300
6. McDonald MB, Kaufman HE, Aquavella JV et al. (1987) The nationwide study of epikeratophakia for aphakia in adults. Am J Ophthalmol 103:358–365
7. McDonald MB, Kaufman HE, Aquavella JV et al. (1987) The nationwide study of epikeratophakia for myopia. Am J Ophthalmol 103:375–383
8. Morgan KS, McDonald MB, Hiles DA et al (1987) The nationwide study of epikeratophakia for aphakia in children. Am J Ophthalmol 103:366–374

Der Einfluß der Pachymetrie auf die Ergebnisse der radiären Keratotomie

K. D. Teichmann[1] und D. Uthoff[1]

Zusammenfassung. Die Ergebnisse der ersten 160 radiären Keratotomien eines Operateurs werden besprochen. Nahezu alle Operationen wurden an Angestellten einer großen Klinik oder ihren Angehörigen vorgenommen. Insgesamt wurde an 141 Augen von 76 Patienten jeweils ein einziger ambulanter Eingriff in Lokalanästhesie durchgeführt. In 104 Fällen wurden 4 Einschnitte und in 37 Fällen 8 Einschnitte gelegt. Für die ersten 40 Operationen wurde das Mikrometermesser auf 500 µ gestellt (Gruppe I). Weitere 46 Operationen wurden mit einer Einstellung von 550 µ vorgenommen (Gruppe II). Bei 55 Augen wurde pachymetriert und eine Einstellung von 110% der dünnsten ermittelten Hornhautdicke gewählt (Gruppe III). Einen Visus von 0,5 oder besser erzielten 77,5% in Gruppe I, 87,0% in Gruppe II und 87,3% in Gruppe III. 50% in Gruppe I, 69,6% in Gruppe II und 61,8% in Gruppe III erreichten einen Visus von 1,0 oder besser. Korrigiert wurden durchschnittlich 2,5 dptr. in Gruppe I, 3,09 dptr. in Gruppe II und 3,64 dptr. in Gruppe III. Die Perforationshäufigkeit betrug 0% in Gruppe I, 2,17% in Gruppe II und 3,6% in Gruppe III. Trotz dieser bestenfalls durchschnittlichen Resultate waren die meisten Patienten mit dem Erfolg des Eingriffes sehr zufrieden.

Summary. We discuss the results of the first 160 radial keratotomies performed by one surgeon. Nearly all operations were carried out on employees of one large hospital or their relatives. Altogether 141 eyes of 76 patients were subjected to one single out-patient procedure in local anesthesia. 4 cuts were placed in 104 cases and 8 cuts in 37 cases. The first 40 operations were done with the micrometer knife setting fixed at 500 µ (group I). The next 46 operations were carried out with the setting at 550 µ (group II). 55 eyes were subjected to pachymetry and the setting was chosen at 110% of the thinnest measured corneal thickness (group III). An uncorrected visual acuity of 0.5 or better was achieved by 77.5% of eyes in group I, 87.0% in group II, and 87.3% in group III. 50% of eyes in group I, 69.6% in group II and 61.8% in group III reached a visual acuity of 1.0 or better. On the average 2.5 diopters of myopia were corrected by the operation in group I, 3.09 diopters in group II and 3.64 diopters in group III. The rate of inadvertent corneal perforation was 0% in group I, 2.17% in group II and 3.6% in group III. In spite of these, at best average results, most of the patients were very happy with the results of the procedure.

Den größten Einfluß auf den Korrektureffekt der radiären Keratotomie haben, in dieser Reihenfolge, die Schnittiefe, der Durchmesser der optischen Zone und die Schnittzahl. Der Effekt des Eingriffs ist damit begrenzt durch die mögliche Schnittiefe (unter 100%), die minimale optische Zone (knapp 3 mm) und die Schnittzahl (maximal 32). Die ideale Schnittiefe ist unbekannt. Angestrebt wird eine Schnittiefe von 85 bis 95% der Hornhautdicke, da darunter

---

[1] Augenklinik Kiel-Bellevue, Lindenallee 21, D-2300 Kiel

der Effekt rasch abfällt. Voraussetzung für die Erreichung dieses Ziels ist eine exakte Pachymetrie, ein präzise kalibrierbares Mikrometermesser mit scharfer Klinge und eine gute chirurgische Technik. Einer der Autoren (K.D.T.) begann 1987 an einer Klinik in Saudi Arabien (Armed Forces Hospital, Riyadh) mit der radiären Keratotomie bei einer kleinen Zahl sorgfältig ausgewählter, stark motivierter Patienten. Dabei stand anfänglich ein Pachymeter nicht zur Verfügung. Der Erfolg der Operation wurde von den Patienten trotzdem als so gut empfunden, daß die Nachfrage erheblich größer war als erwartet. Es wurden von Mai bis November 1987 40 Augen operiert mit einer Standardkalibrierung von 500 μ (Gruppe I), von Dezember 1987 bis April 1988 46 Augen mit einer Kalibrierung von 550 μ (Grupe II) und schließlich, nach Eintreffen des Pachymeters, 55 Augen von Mai bis Juli 1988 (Gruppe III), wobei 110% der geringsten pachymetrisch ermittelten Hornhautdicke für die Kalibrierung gewählt wurden.

Ergebnisse

Die Ergebnisse werden dargestellt in Tabellenform (Tabellen 1–4). In allen drei Gruppen korrelierte der Effekt mit der präoperativen Myopie (s. Abb. 1), d. h. ein und derselbe chirurgische Eingriff verringerte die Brechkraft um so mehr, je höher die präoperative Myopie lag. Tagesschwankungen über 0,5 dptr. traten nur in den ersten 3–6 Wochen postoperativ auf. Vermehrte Blendungsempfindungen wurden von dem Patienten verneint, jedoch wurden

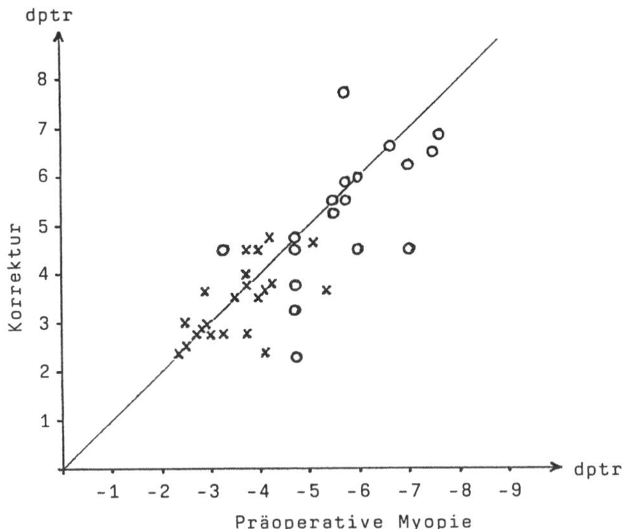

Abb. 1. Streuung der Resultate bei gleichbleibender Operation (3 mm optische Zone, Kalibrierung 110% der niedrigsten gemessenen Hornhautdicke). ×=4 Inzisionen; ○=8 Inzisionen

Tabelle 1. Resultate der radiären Keratotomie in den drei Gruppen (s. Text)

| Gruppe | Visus $\geq 0,5$ | Visus $\geq 1,0$ | Durchschn. Myopie | | Durchschn. Korrektur durch die Operation | Postop. Korr. $\leq \pm 1,0$ dptr |
| | | | präop. | postop. | | |
	%	%	dptr	dptr	dptr	%
I	77,5	50,0	−3,22	−0,64	2,55	70
II	87,0	69,6	−3,61	−0,52	3,09	80
III	87,3	61,8	−3,79	−0,15	3,64	78

Tabelle 2. Hyperopie nach der radiären Keratotomie

| Gruppe | Anzahl Augen | Hyperopie | | | | | |
		$\leq 0,5$	$\leq 1,0$	$\leq 2,0$	$\geq 3,0$	Alle	%
I	40	1	1	1	0	3	7,5
II	46	5	0	1	1	7	15,2
III	55	5	2	3	0	10	18,2

Tabelle 3. Korrigierender Effekt von 4 Inzisionen

| Gruppe | Optische Zone mm | Korrektur (dptr) | | Anzahl Augen |
		Durchschn.	(von − bis)	
I	3,0	2,9	(0,75−4,5)	15
	3,5	2,2	(0,75−3,0)	10
II	3,0	3,45	(1,5−5,75)	14
	3,5	2,2	(1,5−3,5)	15
III	3,0	3,9	(2,4−4,75)	22
	3,5	2,25	(1,5−3,6)	8

Tabelle 4. Korrigierender Effekt von 8 Inzisionen

| Gruppe | Optische Zone mm | Korrektur (dptr) | | Anzahl Augen |
		Durchschn.	(von − bis)	
I	3,0	4,0	(2,75−5,25)	7
II	3,0	4,5	(1,25−5,5)	8
III	3,0	5,2	(2,25−7,75)	18

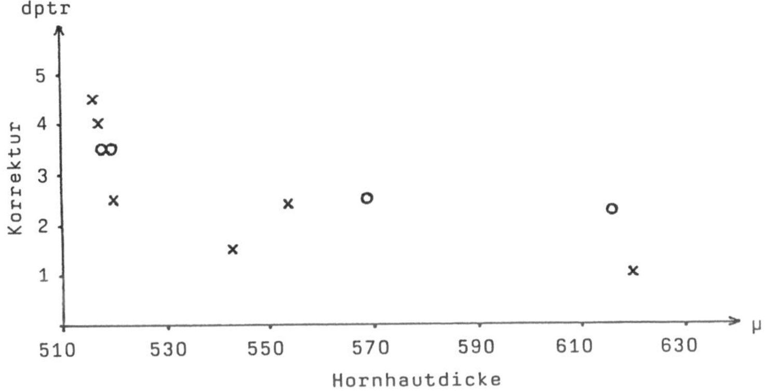

Abb. 2. Operationseffekt in Abhängigkeit von der (nachträglich gemessenen) Hornhautdicke. × = Standardoperation 4 Inzisionen, 3 mm optische Zone, 500 µ Kalibrierung; ○ = Standardoperation 4 Inzisionen, 3 mm optische Zone, 550 µ Kalibrierung

Tabelle 5. Abstammung der Patienten

Westliche	54%
Saudi Arabische	31,6%
Verschiedene andere	14,4%

nächtliche Lichtstreuphänomene durch Scheinwerfer registriert. Alle Patienten gewöhnten sich rasch an dieses Phänomen und betrachteten es als nicht oder nur wenig störend. Die durchschnittlichen Pachymetriewerte betrugen 522 µ bei einem Streubereich von 454–620 µ. Zur Mikroperforation kam es in 0% der Augen in Gruppe I, in 2,17% der Gruppe II und in 3,6% der Gruppe III. Bei später pachymetrierten Patienten der Grupe I zeigte sich ein stärkerer Korrektureffekt bei dünner Hornhaut (s. Abb. 2).

Das Durchschnittsalter der Patienten betrug 30 Jahre (19–50). Die Patienten gehörten zahlreichen Nationalitäten an (s. Tabelle 5).

Diskussion

Die Ergebnisse entsprechen weitgehend denen in der Literatur veröffentlichten [1, 4, 5, 7–10]. Dies trifft zu, sowohl hinsichtlich der postoperativen Abweichung von der Emmetropie um 1 dptr., als auch für den Prozentsatz mit einem postoperativen unkorrigierten Visus von ≥ 0,5 bzw. ≥ 1,0. Mit einer Kalibrierung von 550 µ (Gruppe II) bzw. bei der pachymetriegestützten Korrektur (Gruppe III) waren die Ergebnisse deutlich besser als in Gruppe I. Zwischen Gruppe II und Gruppe III bestanden keine eindeutigen Unterschiede hinsichtlich Visus und Restrefraktion. Der durchschnittlich korrigierte Dioptrienwert lag mit 3,74 dptr. in Gruppe III deutlich höher als in Gruppe II (3,09 dptr.) und Gruppe I (2,55 dptr.).

Beunruhigend sind die großen Streubereiche der Korrekturwerte bei gleichen chirurgischen Parametern (Tabellen 3 und 4). Bei genauer Analyse zeigt sich, warum diese starken Unterschiede sich nicht entsprechend ungünstig auf das erzielte Resultat auswirken. Wie aus Abb. 1 zu ersehen ist, korreliert der Korrektureffekt stark mit der präoperativen Myopie, d. h. die Operation dosiert sich in einem bestimmten Maße selbst. Dieser Emmetropierungseffekt kann gegenwärtig nicht eindeutig erklärt werden. Er hängt nicht oder nur teilweise von der Hornhautbrechkraft ab. In der PERK-Studie [6] konnte dieser Effekt nur in abgeschwächter Form registriert werden, wegen der rigiden Vorgabe der chirurgischen Parameter für einen bestimmten präoperativen Myopiebereich. Eine sorgfältige Studie dieses interessanten Phänomens scheint wünschenswert.

Überkorrekturen mit nachfolgender Hyperopie lassen sich nicht völlig vermeiden. Selbst in Gruppe I, wo ein starker Trend zur Unterkorrektur zu beobachten war, ergab sich bei einzelnen Patienten eine Überkorrektur. Dieser Effekt war stärker ausgeprägt bei Gruppe II und Gruppe III. Will man so operieren, daß Überkorrekturen sicher vermieden werden, verlieren die erreichten Resultate für den Patienten stark an Wert. Ein möglicher Weg, dieses Problem zu vermeiden, besteht darin, beim ersten Eingriff nur 4 Schnitte zu machen und die optische Zone so zu wählen, daß bewußt unterdosiert wird. Dieser Testeingriff erlaubt dann, die Reaktionsweise des Patienten abzuschätzen, so daß bei der Operation des zweiten Auges die Dosierung entsprechend angepaßt werden kann. Nachteilig ist dabei, daß für einen größeren Prozentsatz der zuerst operierten Augen ein zweiter Eingriff nötig wird.

Die Perforationsrate war in allen drei Gruppen akzeptabel niedrig. Die starke Streuung der Pachymetriewerte unterstreicht nachdrücklich die Wichtigkeit einer exakten Messung der Hornhautdicke, trotz akzeptabler Resultate in Gruppe II.

Hinsichtlich des angestrebten Resultats wird allgemein empfohlen, den Patienten leicht unterzukorrigieren. Diese Empfehlung scheint berechtigt, besonders im Hinblick auf eine bei bis zu 30% der Patienten beobachtete leichte Zunahme des Korrektureffekts in den ersten 4 Jahren nach der Operation [2, 3]. Unsere eigenen Erfahrungen zeigen, daß die Patienten den Erfolg der Operation gleichsetzen mit dem unkorrigierten Fernvisus. Für den Patienten ist subjektiv eine postoperative Hyperopie von 1 dptr. das bei weitem bessere Resultat als eine Restmyopie von 1 dptr. Arzt und Patient nähern sich also dem Idealresultat der Emmetropie asymptotisch aus verschiedenen Richtungen. Dieser potentielle Zielkonflikt sollte präoperativ ausführlich besprochen werden. Aufgrund unserer Erfahrungen mit über 200 radiären Keratotomien geben wir folgende Empfehlungen:

1. Streben Sie bei der ersten Operation nach Unterkorrektur!
2. Operieren Sie zuerst das stärker myope Auge!
3. Wählen Sie die kleinste optische Zone und die geringste Anzahl von Schnitten!

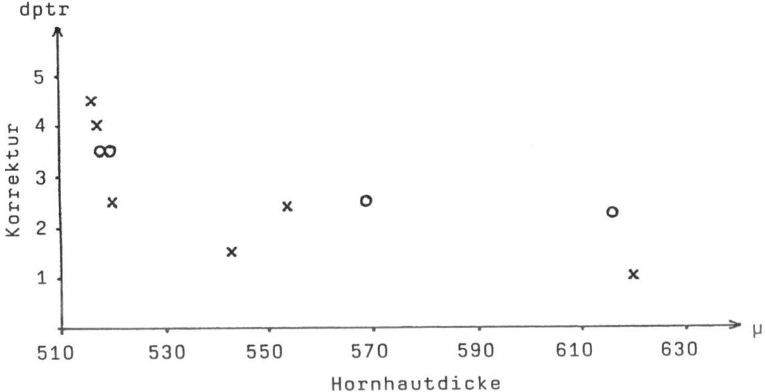

Abb. 2. Operationseffekt in Abhängigkeit von der (nachträglich gemessenen) Hornhautdicke. × = Standardoperation 4 Inzisionen, 3 mm optische Zone, 500 μ Kalibrierung; ○ = Standardoperation 4 Inzisionen, 3 mm optische Zone, 550 μ Kalibrierung

Tabelle 5. Abstammung der Patienten

Westliche	54%
Saudi Arabische	31,6%
Verschiedene andere	14,4%

nächtliche Lichtstreuphänomene durch Scheinwerfer registriert. Alle Patienten gewöhnten sich rasch an dieses Phänomen und betrachteten es als nicht oder nur wenig störend. Die durchschnittlichen Pachymetriewerte betrugen 522 μ bei einem Streubereich von 454–620 μ. Zur Mikroperforation kam es in 0% der Augen in Gruppe I, in 2,17% der Gruppe II und in 3,6% der Gruppe III. Bei später pachymetrierten Patienten der Grupe I zeigte sich ein stärkerer Korrektureffekt bei dünner Hornhaut (s. Abb. 2).

Das Durchschnittsalter der Patienten betrug 30 Jahre (19–50). Die Patienten gehörten zahlreichen Nationalitäten an (s. Tabelle 5).

Diskussion

Die Ergebnisse entsprechen weitgehend denen in der Literatur veröffentlichten [1, 4, 5, 7–10]. Dies trifft zu, sowohl hinsichtlich der postoperativen Abweichung von der Emmetropie um 1 dptr., als auch für den Prozentsatz mit einem postoperativen unkorrigierten Visus von ≥0,5 bzw. ≥1,0. Mit einer Kalibrierung von 550 μ (Gruppe II) bzw. bei der pachymetriegestützten Korrektur (Gruppe III) waren die Ergebnisse deutlich besser als in Gruppe I. Zwischen Gruppe II und Gruppe III bestanden keine eindeutigen Unterschiede hinsichtlich Visus und Restrefraktion. Der durchschnittlich korrigierte Dioptrienwert

Schlußfolgerungen

Die radiäre Keratotomie ist ein einfacher und sicherer Eingriff, der sich bei der Korrektur leichter und mittlerer Myopien bis 6 dptr. und darüber bewährt hat. Wichtig ist eine präzise, sorgfältige chirurgische Technik. Empfehlenswert ist die bewußte Unterkorrektur beim ersten Eingriff durch die Beschränkung der Schnittzahl auf 4 und die Wahl einer entsprechend großen optischen Zone.

Literatur

1. Arrowsmith PN, Marks RG (1988) Four-year update on predictability of radial keratotomy. J Refract Surg 4:37–45
2. Deitz MR, Sanders DR (1985) Progressive hyperopia with long-term follow-up of radial keratotomy. Arch Ophthalmol 103:782–784
3. Deitz MR, Sanders DR, Raanan MG (1986) Progressive hyperopia in radial keratotomy. Long-term follow-up of diamond-knife and metal-blade series. Ophthalmology 93:1284–1289
4. Deitz MR, Sanders DR, Raanan MG (1987) A consecutive series (1982–1985) of radial keratotomies performed with the diamond blade. Am J Ophthalmol 103:417–422
5. Kremer FN, Marks RG (1983) Radial keratotomy: Prospective evaluation of safety and efficacy. Ophthalmic Surg 14:925–930
6. Lynn MJ, Waring GO, Sperduto RD, et al (1987) Factors affecting outcome and predictability of radial keratotomy in the PERK study. Arch Ophthalmol 105:42–51
7. Neumann AC, Osher RH, Fenzl RE (1984) Radial keratotomy: A comprehensive evaluation. Doc Ophthalmol 56:275–301
8. Salz JJ, Salz MS (1988) Results of four- and eight-incision radial keratotomy for 6 to 11 diopters of myopia. J Refract Surg 4:46–50
9. Sawelson H, Marks RG (1987) Three-year results of radial keratotomy. Arch Opthalmol 105:81–85
10. Waring GO, Lynn MS, Culbertson W, et al (1987) Three year results of the Prospective Evaluation of Radial Keratotomy (PERK) study. Ophthalmology 94:1339–1354

Staroperation und Linsenimplantation –
Ein Aufklärungsvideo für Patienten

CH. SPALECK [1]

Zusammenfassung. Anatomische Details des Auges, der Linse und ihrer Trübungen lassen sich im Aufklärungsgespräch zwischen Arzt und Patient vor einer geplanten Operation ebensowenig ohne bildliche Darstellung vermitteln, wie Grundzüge und Ablauf der Operation.

Geeignetes Material in Deutsch steht leider bislang nicht zur Verfügung.

In diesem Video, das für den Gebrauch in der Praxis des Arztes konzipiert ist, werden dem Patienten als Vorbereitung zum persönlichen Gespräch mit dem Arzt in verständlicher Weise Entstehung und Formen der Cataract, Ablauf der Operation in vereinfachten Schemata und als OP-Mitschnitt, sowie Erfolgsaussichten und intra- und postoperative Komplikationen erklärt.

Summary. Counselling for operation the ophthalmologist often faces a great problem in explaining the anatomy of the eye, the lens and it's opacifications as well as cataract surgery and IOL-implantation in particular to a layperson.

The lack of suitable material in German is obvious.

This videotape is designed for the use in the doctor's office and explains in an understandable way the nature and forms of cataract, principle and steps of cataract removal and IOL insertion and the cause and incidence of intra- und postoperative failure/and complications.

---

[1] Marktplatz 13, D-8078 Eichstätt

Neue IOL-Implantationstechnik für konventionelle Kapselsacklinsen und für die Adatomed „Vario Haptik"-Linse

F. Skjärpe [1]

Zusammenfassung. Eine neue Implantationspinzette fixiert die Intraokularlinsen-Optik am Äquator der künstlichen Linse entlang, ohne Kontakt mit der empfindlichen Optik der Vorder- oder Rückfläche. Bügelartige Verlängerungen der Pinzetten-Tranchen bedecken die periphere Oberfläche der Optik und lassen genügend Raum, um jede Art von Schlaufen zu fassen und zu halten. Die Schlaufen der fixierten Linse werden unter diesen Flügeln gefaltet. Damit wird die Intraokularlinse zu einem kleinen elliptischen Implantat, das sehr leicht in den Kapselsack eingeführt werden kann. Wird die Pinzette leicht geöffnet, gleiten die gebogenen Schlaufen aus der Pinzettenhalterung in den Kapselsackäquator, und zwar durch den Schlitz zwischen der Intraokularlinsen-Optik und dem vorderen Rand der Pinzette. Danach kann die „leere" Pinzette aus dem Kapselasck entfernt werden. Diese Technik wird benutzt, um die Adatomed „Vario Haptik"-Linse und die konventionellen Linsen der Typen 77P, 71 P und 65 HN von Adatomed zu implantieren.

Der Video-Film zeigt das Falten der Haptik, die Implantation, das Loslassen der Haptik im Kapselsack, das Entfernen der Pinzette aus dem Kapselsack. Außerdem wird demonstriert, wie durch die Weiterentwicklung des Prototypes dieser Pinzette die Implantationstechnik stets weiter verbessert werden konnte bis zu einem optimalen Design, das eine leichte Implantation ermöglicht.

Summary. A new implantation forceps fixates the IOL optic along the equator of the artificial lens without touching the delicate anterior or posterior optical surface. Curved extensions of the forceps blades cover the peripheral surface of the optic while leaving sufficient room to grasp and hold any type of loop. With the loops of the fixated lens folded beneath the forceps blades, the IOL becomes a small, elliptical implant that is very easily inserted into the capsular bag. When the forceps is opened slightly, the curved loops slip from the jaws into the equator of the bag, passing through the gap between the IOL optic and the anterior edge of the forceps. Afterward the "empty" forceps is removed from the capsular bag. This technique is used to implant the Adatomed "Vario-Haptic" lens as well as conventional lens types 77 P, 71 P, and 65 HN by Adatomed.

The video demonstrates the folding of the haptic, the implantation, the release of the haptic into the capsular bag, and the removal of the forceps from the bag. It is also shown how refinements in the prototype of this forceps have led to continual improvements of implantation technique, culminating in an optimum design that permits easy implantation.

---

[1] Augenabteilung, Senksalsjukhuset i Rogaland, Armaner Hansensvei 20, N-4011 Stavanger

Phakoemulsifikation und Implantation bei voroperierten Augen

B. SCHWAB [1]

Zusammenfassung. In der Kataraktchirurgie stellt der operative Zugang und die Schnittführung bei Augen mit funktionierendem Sickerkissen nach vorangegangener fistulierender Glaukomoperation ein gewisses Problem dar. Es wird die Technik der Phakoemulsifikation und der anschließenden Implantation einer Intraokularlinse in den Kapselsack demonstriert. Nach Anlegen eines peripheren cornealen Schnittes unter Schonung des Sickerkissens erfolgt nach Lösen von eventuell vorhandenen hinteren Synechien die Kapsulorhexis. Die Phakoemulsifikation und der anschließende Absaugevorgang werden unter Zuhilfenahme des push-pull-Hakens vorgenommen, so daß eine Iridotomie und eine Irisnaht nicht erforderlich sind. nach Erweitern des Schnittes erfolgt die Implantation der Intraokularlinse in den Kapselsack. Vor- und Nachteile des Verfahrens sowie alternative Möglichkeiten werden dargestellt und diskutiert.

Summary. The surgical approach and the location of incisions in eyes with functioning filtering bleb after prior fistulating glaucoma operation constitutes a certain problem in cataract surgery. The technique of phacoemulsification and subsequent implantation of an intraocular lens into the capsular bag is demonstrated. After making a peripheral corneal incision avoiding damage to the filtering area, capsulorhexis is carried out after detaching any posterior synechias which may be present. The phacoemulsification and the subsequent aspiration procedure are carried out using the push-pull-hook, so that an iridotomy and an iris suture are not necessary. After extending the incision, the intraocular lens is implanted into the capsular bag. Advantages and disadvantages of the procedure as well as alternative methods are described and discussed.

---

[1] Augenabteilung, Kreiskrankenhaus, D-5510 Saarburg

Zur Kapselsackbelastbarkeit – Zusammenhänge zwischen Eröffnungstechniken und mechanischer Stabilität

R. Guthoff[1], W. Elstermann[1] und J. Draeger[1]

Zusammenfassung. Die mechanische Stabilität des von Kern- und Rindenmassen gereinigten Kapselsacks wird wesentlich von der Beschaffenheit der Kapsulotomieränder bestimmt. Bei der „Dosenöffnertechnik" entstehen zwangsläufig multiple, radiär gerichtete Einrisse in der vorderen Linsenkapsel, die bei Belastung in den Kapselsackäquator und darüber hinaus in die Hinterkapsel hinein weiterreißen können.

Stabilere Verhältnisse liefern die Briefschlitzkapsulotomie und im besonderen Maße die zirkulär glattrandige Kapsulorhexis.

Durch In-vitro-Messungen mit einem elektronischen Dynamometer lassen sich Grenzwerte ermitteln, die zum Weiterreißen über die vorgegebenen Kapsulotomiebegrenzungen hinaus führen.

Im Film werden die unterschiedlichen Techniken der Kapsulotomie in vivo demonstriert und dem Meßvorgang gegenübergestellt. Die simultane Aufzeichnung der durch einen Meßfühler erzeugten Kapselsackbelastung und der Registrierkurve erlauben eine Zuordnung des Grades der Kapselsackverformung und der dazu notwendigen Kräfte. Die Belastbarkeit der unterschiedlichen Kapseleröffnungen reicht von ca. 0,5–12 mN.

Schlußfolgerungen für die klinische Arbeit: Bei geplanter Kapselsackfixation der Kunstlinse sollte eine briefschlitzförmige, durch Rhexis erweiterte und eine durch primäre zirkuläre Rhexis erzeugte Kapsulotomie verwendet werden.

Summary. The mechanical stability of a capsular bag cleaned of nuclear and cortical material is critically influenced by the characteristics of the capsulotomy margins. The "can-opener" technique invariably produces multiple radially directed tears in the anterior lens capsule that may spread to the equator of the capsular bag and even into the posterior capsule when stresses are applied.

A more stable situation is created by the letterbox capsulotomy and especially by a circular, smooth-bordered capsulorhexis.

Through in vitro measurements with an electronic dynamometer, it is possible to determine the boundary values at which tearing will occur beyond the predefined limits of the capsulotomy.

The video demonstrates the various capsulotomy techniques in vivo and the corresponding measurements. Simultaneous recordings of the capsular bag stress produced by a sensor element and the deformation curve enable us to relate the degree of capsular bag distortion to the forces necessary to produce it. The stress tolerance of the various capsulotomy openings ranges from approximately 0.5 to 12 mN.

The clinical implication: A letterbox capsulotomy extended by rhexis or a capsulotomy produced by a primary circular rhexis should be used in cases where capsular fixation of the artificial lens is proposed.

---

[1] Universitäts-Krankenhaus Eppendorf, Augenklinik, Martinistraße 52, D-2000 Hamburg 20

Implantation
einer bikonvexen Multifokalintraokularlinse

M. R. Nowak[1] und K. W. Jacobi[1]

Zusammenfassung. Es wird die sichere Implantation einer diffraktiven multifokalen Intraokularlinse mit bikonvexer Optik in den Kapselsack nach Kapsulorhexis dargestellt.

Summary. An effective technique is demonstrated for the implantation of a diffractive multifocal intraocular lens with a biconvex optic into the capsular bag following capsulorhexis.

[1] Universitäts-Augenklinik, Friedrichstraße 18, D-6300 Gießen

Implantationstechnik kompressibler PMMA-Disklinsen bei Kapsulorhexis

H. Hermeking[1] und E. Gerke[1]

Zusammenfassung. Abweichend vom bisherigen Vorgehen, kompressible PMMA-Disklinsen mit Hilfe der Letterbox-Technik in den Kapselsack einzubringen, wird eine instrumentelle Technik dargestellt, die es erlaubt, 9–10 mm große PMMA-Disk-Linsen mit kompressibler Rundhaptik durch eine nur 4 mm große kreisrunde und in sich geschlossene Kapsulorhexis-Öffnung in den Kapselsack zu implantieren.

Gleichzeitig wird die endokapsuläre Position der Linse in der Kapsel dargestellt und damit die Erhaltung der anatomischen symmetrischen Strukturen verdeutlicht, die diese instrumentelle Implantationstechnik ermöglicht.

Der Vorteil der dargestellten Technik besteht darin, eine dem Kapselsack entsprechende Linsenkonfiguration zu verwenden, die in Verbindung mit der entsprechenden operativen Technik hinsichtlich der Zentrierung der Linse und Ausspannung des Kapselsackes zu einer optimalen Situation führt.

Summary. In contrast to the usual method for inserting compressible PMMA disc lenses into the capsular bag using the letter-box technique, an instrumental technique is presented for implanting 9- to 10-mm PMMA disc lenses with a compressible round haptic into the capsular bag through a circular capsulorhexis only 4 mm in size.

The endocapsular position of the implanted lens is documented to illustrate the preservation of symmetrical anatomic structures which makes this instrumental implantation technique possible.

The advantage of this technique is that it permits the use of a lens configuration that conforms to the capsular sac and, when combined with the appropriate operating technique, creates an optimum situation in terms of lens centering and capsular tension.

---

[1] Klinikum Barmen, Augenklinik, Heusnerstraße 40, D-5600 Wuppertal-Barmen

Die endokapsuläre Intraokularlinsenfixation

J.H. Greite[1] und M.E. Zirm[1]

Zusammenfassung. Das Verhalten des Kapselsackes während der Operation und der Implantation verschiedener Intraokularlinsen wird in klinischen und entsprechend experimentellen Operationsausschnitten gezeigt.

Summary. The behaviour of the capsular bag during surgery and implantation of various intraocular lenses will be shown in clinical and corresponding experimental video clips.

[1] Augenabteilung des Städtischen Krankenhauses München-Harlaching, Sanatoriumsplatz 2, D-8000 München 90

Phakoemulsifikation und Linsenimplantation in Fällen von Cataracta complicata

D. KLAAS [1]

Zusammenfassung. Die Cataracta complicata mit fast vollständig synechierter enger Pupille erfordert eine spezielle Operationstechnik. Nach bimanueller Synechienlösung (neue Technik), Kapsulorhexis und Hydrodelineation wird die Phakoemulsifikationstechnik bei enger Pupille demonstriert, sowie die kontrollierte Linsenimplantation in den Kapselsack gezeigt.

Summary. Complicated cataract with a small pupil extensively involved by synechiae requires a special operating technique. Following bimanual division of the synechiae (new technique), capsulorhexis, and hydrodelineation, the phacoemulsufication technique for a small pupil is demonstrated, as is the procedure for controlled lens implantation into the capsular bag.

---

[1] Bahnhofstraße 5, D-8904 Friedberg

Sachverzeichnis

H. Freyler, C. Skorpik, M. Grasl, Universität Wien (Hrsg.)

3. Kongreß der Deutschen Gesellschaft für Intraokularlinsen Implantation

2. bis 4. März 1989, Wien

1990. XX, 483 S. 279 z. Tl. farb. Abb. Geb. DM 158,– ISBN 3-211-82175-9

Dieser Berichtsband zum 3. Kongreß der Deutschen Gesellschaft für Intraokular-linsen Implantation bietet wichtige Informationen über den letzten Stand der Kunst-linsenimplantation: Es werden neue Erkenntnisse über Physiologie, Pathophysiolo-gie, Pathohistologie und Pharmakologie der Intraokularlinsenimplantation sowie der letzte Stand der Implantation flexibler Intraokularlinsen abgehandelt. Auch Probleme der Anästhesie und eine Vielfalt von Operationstechniken sowie even-tuelle Komplikationen bei Intraokularlinsenimplantation werden dargestellt. Ausführlich wird über die diversen Intraokularlinsentypen, speziell die multifokale Intraokularlinse, berichtet. Neue Verfahren der Biometrie werden vorgestellt; das abschließende Kapitel befaßt sich mit der refraktiven Hornhautchirurgie, ihren Tech-niken und Alternativen.

K. W. Jacobi, Universität Gießen; **K. Schott,** Essen; **B. Gloor,** Universität Zürich (Hrsg.)

1. Kongreß der Deutschen Gesellschaft für Intraokularlinsen Implantation

6. bis 7. März 1987, Gießen

Geleitwort von C. D. Binkhorst

1988. XII, 183 S. 75 Abb. 27 Tab. Geb. DM 118,– ISBN 3-540-18585-2

Das Buch enthält die ausgewählten Vorträge des 1. Kongresses der Deutschen Gesellschaft für Intra-okularlinsen Implantation 1987 in Gießen. Neben neuen Erkenntnissen in der Grundlagenforschung des Grauen Stars, der Katarakt-Operation und der Intraokularlinsen Implantation werden Operations-techniken, die Sekundärimplantation, die Linsen-implantation bei Glaukomaugen und nach Netzhaut-ablösungen dargestellt. Die Anwendung des YAG-Lasers zur Eröffnung der vorderen und hinte-ren Linsenkapsel sowie flexible weiche Intraokular-linsen werden diskutiert. Das Gebiet der refraktiven Hornhautchirurgie und hier insbesondere die Erfah-rungen der Epikeratophakie werden ausführlich abgehandelt.

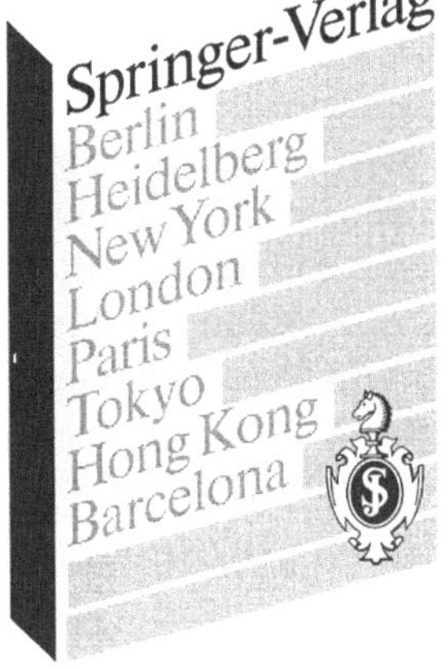

W. Buschmann, Universität Würzburg; **H.-G. Trier,** Universität Bonn

Ophthalmologische Ultraschalldiagnostik

mit Atlas, Standardisierung und Einordnung in den augenärztlichen Untersuchungsgang

1989. XVI, 494 S. 503 Abb. in 808 Teilbildern, 74 Tab. Geb. DM 240,–
ISBN 3-540-18619-0

In diesem Buch wird die Ultraschalldiagnostik des Auges und der Orbita einschließlich der Ultraschall-Biometrie für alle Anwendungsbereiche umfassend dargestellt, ebenso die zum Verständnis von Möglichkeiten und Grenzen der Methode erforderlichen physikalisch-technischen Grundlagen. Unter Berücksichtigung der Richtlinien der International Electrotechnical Commission (IEC) entwickelten die Autoren klinisch anwendbare Meßverfahren. Die beschriebenen echographischen Ergebnisse sind erstmals nicht mehr an ein Gerät oder einen Gerätetyp gebunden. Die Ultraschalldiagnostik wird nicht unabhängig abgehandelt, sondern in den augenärztlichen Untersuchungsgang eingeordnet. Ausgehend vom klinischen Bild wird die Indikationsstellung zur Echographie beschrieben.
Nutzen und Grenzen des Verfahrens werden, wo angebracht, bei der Besprechung der einzelnen Krankheitsbilder durch Hinweise auf andere spezielle Untersuchungsmethoden ergänzt.
So erhält der Opthalmologe klare Informationen darüber, bei welchen Krankheitsbildern die Ultraschalldiagnostik wesentlich zur Klärung beitragen kann. Gleichzeitig erleichtern objektive meßtechnische Kriterien den Umgang mit dem jeweiligen Gerät. Das Buch berücksichtigt die Anforderungen der kassenärztlichen Bundesvereinigung für Ausbildung und Geräte zur Ultraschalldiagnostik sowie die sicherheitstechnischen Anforderungen der Medizin-Geräte-Verordnung.

Preisänderungen vorbehalten.

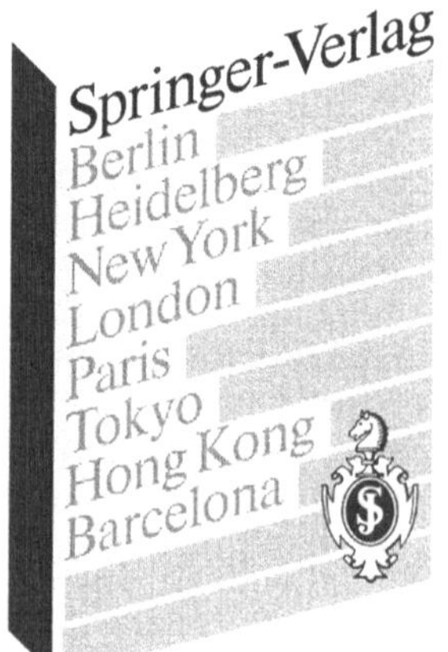